宫颈、阴道和外阴疾病
阴道镜学图谱
Colposcopy of the Cervix, Vagina, and Vulva

注　意

医学在不断进步。虽然有关安全问题的注意事项必须遵守，但是由于新的研究和临床经验在不断拓宽我们的知识，在治疗和用药方面做出某些改变也许是必需的或适宜的。建议读者核对所开每种药品生产厂商的最新产品信息，确认推荐剂量、服药方法与时间及禁忌证。决定患者服药剂量和最佳治疗方式的责任在实施治疗的医师，即有赖于其个人经验和对每位患者的了解。出版商和著者对于因本出版物而引起的任何人身或财产损伤和(或)损失，均不承担任何责任。

出版者

宫颈、阴道和外阴疾病
阴道镜学图谱

Colposcopy of the Cervix, Vagina, and Vulva

A COMPREHENSIVE TEXTBOOK

原　著　　Michael S. Baggish, M.D.

主　译　　夏恩兰　卞美璐　王友芳
　　　　　耿　力　陈丽玉

插　图　　Joe Chovan

北京大学医学出版社
Peking University Medical Press

图书在版编目（CIP）数据

宫颈、阴道和外阴疾病阴道镜学图谱 / (美) 巴格希 (Baggish, M. S.) 著；夏恩兰等译.
—北京：北京大学医学出版社，2005. 8

书名原文：Colposcopy of the Cervix, Vagina and Vulva: A Comprehensive Textbook
ISBN 978-7-81071-776-2

Ⅰ. 阴…　Ⅱ. ①巴…②夏..　Ⅲ. ①宫颈疾病－阴道镜检②阴道疾病－阴道镜检
③外阴疾病－阴道镜检　Ⅳ. R713.1

中国版本图书馆 CIP 数据核字 (2005) 第 049180 号

北京市版权局著作权合同登记号：01-2004-5928

Colposcopy of the Cervix, Vagina, and Vulva: A comprehensive textbook
Michael S. Baggish
ISBN: 978-0-323-01859-3
ISBN: 0-323-01859-9

Authorized Simplified Chinese translation from English language edition published by the Proprietor.
978-981-259-245-3
981-259-245-8

Elsevier (Singapore) Pte Ltd
3 Killiney Road, #08-01 Winsland House I, Singapore 239519
Tel: (65) 6349-0200, Fax: (65) 6733-1817

First Published 2006
2006 年初版

宫颈、阴道和外阴疾病阴道镜学图谱

主　　译：夏恩兰　卞美璐　王友芳　耿力　陈丽玉
出版发行：北京大学医学出版社（电话：010-82802230）
地　　址：(100191) 北京市海淀区学院路38号　北京大学医学部院内
网　　址：http://www.pumpress.com.cn
E-mail：booksale@bjmu.edu.cn
印　　刷：北京圣彩虹制版印刷技术有限公司
经　　销：新华书店
责任编辑：朱丽虹　马联华　**责任校对**：王怀玲　**责任印制**：郭桂兰
开　　本：889mm × 1194mm　1/16　**印张**：24.5　**字数**：603千字
版　　次：2006年 1 月第 1版　2012年 2 月第 3 次印刷
书　　号：ISBN 978-7-81071-776-2
定　　价：265.00 元

译者名单

主 译：

夏恩兰	首都医科大学附属复兴医院妇产科	教授
卞美璐	北京中日友好医院妇产科	教授
王友芳	中国医学科学院北京协和医院妇产科	教授
耿　力	北京大学第三医院妇产科	教授
陈丽玉	福建省厦门市中山医院妇产科	主任医师

译 者（按姓氏笔画排序）：

于　丹	首都医科大学附属复兴医院妇产科	主治医师
陈庆云	北京中日友好医院妇产科	副主任医师
张俊吉	中国医学科学院北京协和医院妇产科	博士研究生
杨　毅	中国医学科学院北京协和医院妇产科	博士研究生
贺桂芳	北京中日友好医院妇产科	主治医师
黄晓武	首都医科大学附属复兴医院妇产科	主治医师
戴　毅	中国医学科学院北京协和医院妇产科	博士研究生

译者前言

自 1925 年德国医师 Hans Hinselmann 首次描述阴道镜检查宫颈、阴道病变，至今已经过去80年。80年来，这一技术不断改进提高。现在，这一技术结合宫颈刮片及病理学检查结果诊治宫颈、阴道、外阴病变，已在世界范围内推广应用，成为住院医师培训必不可少的一部分。

笔者40年前曾在上海第一人民医院师从著名妇产科专家林元英教授，学习阴道镜技术，当时的设备还很简单。如今设备已今非昔比，阴道镜检查结合宫颈细胞学 TBS 分类系统对宫颈病变的诊断价值进一步提高。尽管阴道镜检查的国际术语几经改变，但基础术语还是当年的，那时的学习情景还历历在目。

此次有幸与北京大学医学出版社合作，组织编译《宫颈、阴道和外阴疾病阴道镜学图谱》这本书。本书作者 Michael S. Baggish 医师是美国俄亥俄州辛辛那提市 Good Samaritan 医院妇产科主任，辛辛那提大学医学院教授，美国《妇科手术》杂志的主编，著有《盆腔解剖及妇科手术图谱》等书。本书是他在总结 30 多年临床工作经验基础上著成的，书中收集了 300 多幅清晰的照片和绘图，内容涉及阴道镜的各个方面，包括：阴道镜名词、器械操作，以图解的方式阐述阴道镜技术在宫颈、阴道、外阴疾病诊断中的应用技巧及相关病理学检查结果，可谓图文并茂。目前，国内尚缺乏这样一部全面、生动的有关阴道镜技术的著作，特别是，本书有关阴道镜对阴道、外阴病变诊断价值方面的内容较现已出版的不同版本的“阴道镜图谱”要详尽。希望这部译著的出版能真正成为一本推广阴道镜技术的“综合性教科书”，对提高我国阴道镜技术的诊疗水平起到一定的推进作用，同时促进这一技术的规范化、系统化，指导临床医师工作，造福广大患者！

本书译者有我国阴道镜技术方面的专家，亦有在此领域不断钻研的医师，感谢她们的出色工作。

译文难免出现疏漏之处，敬请广大同行提出宝贵的意见和建议。

夏恩兰

2005 年 7 月

著者前言

阴道镜检查术是一种用来观察下生殖道疾病的光学检查技术。起初这种技术仅局限于检查宫颈病变，但正如本书标题所示，除宫颈病变外，阴道镜检查还有助于阴道及外阴病变的诊断。

本书是为了满足初学者学习基础知识的需要，为有一定经验的临床医师学习高级操作规程及有丰富经验的阴道镜专家更新知识的多方面需要而编写的。本书也适于希望从事阴道镜工作的专业护士和家庭医师。如果本书在未来几年里能继续作为购买者的参考书，那么我们所期待的第二个目标也会实现。

尽管初看上去本书的题材范围很窄，但事实并非如此。实际上，通过放大系统观察宫颈病变的相当简单化的经验，近30年来已经扩展为涉及女性解剖和功能重要器官疾病的研究和治疗的重要领域。

本书提供了大量彩色阴道镜照片，清晰的绘图，以及必要且实用的组织病理学和细胞学显微照片。本书是基于我个人自 1965 年～ 1967 年初次学习阴道镜技术及后来在研究生教学和临床教授阴道镜检查术的经验著成的。对于阴道镜学习者来说，一张照片胜过一千句描述这种说法是再正确不过了。

为方便读者循序渐进的学习，本书分为五个部分。

第一部分主要是阴道镜检查的专业术语、器械操作和一般特点。

第二部分是本书内容最多的章节，重点介绍阴道镜检查术在特定部位如宫颈、阴道、外阴病变的作用。各部位又分成几个相应的章节，分述阴道镜对下生殖道的特殊解剖部位的综合应用，并侧重于阴道镜检查方面。每一部位的最末一节提供了著者30年来收集的真实病例，以及显示其结果的彩色阴道镜照片。

第三部分详述了生殖道不同部位上皮内瘤变的多个治疗方案的选择。这些治疗方案用图解的形式显示了每种操作的各种技巧，以帮助读者在实际操作中运用。

第四部分主要阐明了在瘤样病变的处理中与阴道镜作用相关的许多特殊伴随情况和（或）容易混淆的部分。本章讨论了2001年TBS诊断系统宫颈细胞学报告的有关问题，并提供了两个图表以利于读者处理一系列将来可能会遇到的实际问题。这样安排是为了避免出现其他书中常见的令人费解的流程图。传统的树状分支图常常令人困惑，我个人认为这种图表不便阅读且难以理解。如果其他人同意这一看法，那么不难理解读者在实际应用中很难回忆起树状图表的内容。因此在一位美工的协助下，我采用彩色图像和图标相结合的形式，制定了基于结果数据的随访指南及必要的检查步骤。

本书最后一部分提供了大量的参考文献。我阅读了许多关于阴道镜检查的书籍。这些书为不同国家作者所写，包括：英国、法国、德国、挪威、澳大利亚和美国。我尽我所能使本书的内容更有趣，并尽量避免出现类似其他著作中出现的冗长难懂的叙述。参考文献中提到的某些著作已经绝版，其中包括 Fluhman、Jorden 和 Singer 的关于宫颈病变的书。其实这些书中也包含了精彩的参考文献、图片和示意图。

本书引用了众多参考文献，目的是通过大量的新、老数据做详尽的分析。许多现代作者倾向于用最新的数据取代过去的研究结果，这一点是令人遗憾的。我发现以前的旧文献中有许多令人感兴趣的、有价值的和准确的信息。在“新的报告”中重述已知的事实和“发现”已有的数据并非罕见。

（贺桂芳译　卞美璐校）

目　　录

第一部分

阴道镜的历史背景和常识

第 1A 章
历史背景

1925年，Hinselman首次描述了应用双目解剖显微镜和一束强光源检查宫颈和阴道病变得到的放大图像。在Schiller发明了碘试验的同时，Hinselmann介绍了运用醋酸试验帮助检出早期宫颈癌。这些技术使阴道镜检查的优势得到加强。在 Schauenstein、Schottlander 和 Kermauer 等人描述早期宫颈癌 (表面癌和原位癌) 的工作基础上，Hinselmann描述了在转化区观察到的微小、点状肿瘤和白斑。

1936年，Hinselmann进一步描述了点状血管、云片状白斑和镶嵌图像。1988年，Wespi记述了1936年他在汉堡－阿尔特纳市政医院接受 Hinselmann 长达 3 周的指导时获得的经验。他详述了阴道镜检查术近50年的发展历史，包括早期和现在的某些术语的来源。

阴道镜研究的部分历史并不光彩。Hinselmann 从前的学生 Eduard Wirths 曾经担任纳粹奥斯威辛集中营的首席医师。他通过手术方式取得集中营中成千上万名女囚的宫颈，并送至其哥哥在汉堡－阿尔特纳市的实验室。正是在此实验室中，Hinselmann 指导研究了这些宫颈组织。二战结束时，Hinselmann因战争罪，包括上述行为而被投入监狱。

在 20 世纪 60 年代早期的美国，纽约哥伦比亚大学医学院的理查德和巴尔提摩约翰 · 霍普金斯大学医学院医院的Davis唤醒了人们对阴道镜技术的兴趣。在苏联入侵捷克斯洛伐克之后，一位著名的阴道镜专家Aldolf Stafl逃到了美国并在霍普金斯医院就职。在此期间，Stafl 提高和改进了阴道镜技术。与此同时，佛罗里达州迈阿密市的一位私人开业医师和企业家Joseph Scott在全国范围内推广了阴道镜技术，并成立了从事阴道镜进口贸易的公司。Stafl 和 Scott 开展了培训课程，并于1968年正式开展了阴道镜诊断的应用。之后不久，关于这个题材的两本优秀著作 (一本作者是 Kolstad 和 Stafl，另一本作者是 Coppleson、Pixley 和 Reid) 出版发行。数年后的 1984 年，Cartier 的经典彩色图谱第二版问世。

现在，阴道镜技术是住院医师培训课程的一个必不可少的组成部分，并且是宫颈巴氏涂片筛查结果异常时宫颈进一步检查的公认标准。阴道镜技术对妇科的最大贡献在于它能准确定位取活检送病理检查的部位。

总之，常规宫颈巴氏涂片筛查和阴道镜检查相结合使癌前病变的早期诊断和治疗成为可能，大大降低了导致妇女死亡的宫颈癌的发生率。

第 1B 章

专业术语

棘皮症：鳞状上皮的棘细胞层增生；或者是上皮钉突增宽和延长，向真皮组织内延伸。

腺病：阴道壁内的黏液腺组织。

间变：恶性肿瘤细胞缺乏结构分化和组织来源。细胞成熟程度低。

萎缩：组织的组成成分或细胞体积缩小或衰退。

异型性：是一个经常被病理学家用到的非特异性术语，描述一种不寻常的或异常的细胞构型或状况，偶尔用于鳞状细胞增生，如基底细胞增生。

原位癌：以细胞核和胞浆内的变化为特征的异常细胞，这些变化包括染色过深、多形的、核浆比例紊乱、核分裂增多、上皮全层细胞成熟度低和结构紊乱。上皮角化过度或角化不全被视为成熟度异常而不诊断原位癌。原位癌也被列入上皮内瘤变 3 级内。

湿疣：在显微镜下的组织标本显示乳头状增生、棘皮症、角化不全或角化过度，可诊断湿疣。上皮内常见挖空细胞。

湿疣样变：符合鳞状上皮湿疣病理诊断标准中的数条而非全部即可。肉眼观，典型病变处扁平、颜色苍白而非乳头状且肥厚。上皮内可见挖空细胞。

非典型增生：细胞生长或成熟障碍，以异常细胞形状及细胞的组织结构或排列方向被破坏为特征。这些变化局限于上皮内。根据上皮被异型细胞占据的程度和范围，非典型增生分为轻、中、重度三级。

异位：腺上皮出现在部分宫颈上。此术语指腺细胞从正常位置移位至其他部位。

宫颈管腺体：是一个误称，指宫颈管上皮下陷形成的裂隙或隐窝。它们部分组成了宫颈局部解剖皱褶部分和宫颈黏膜显微结构。

宫颈管化生：宫颈管细胞从原颈管内部延伸至颈管外口到达阴道。常因妊娠或口服激素类避孕药引起，也可因产前暴露于己烯雌酚引起。

糜烂：是一种误称，指在宫颈阴道部分出现宫颈管黏膜或有分泌黏液作用的上皮。真性糜烂是指鳞状上皮的丢失。

外翻：宫颈管黏膜从颈管内向宫颈外口方向生长或延伸。

角化过度：复层鳞状上皮角质层增厚，其特点是肉眼可见白色增厚组织。角化程度越高，组织越白 (图 1-1) 。

增生：细胞或组织构成成分的数量增多。

肥大：现有细胞或组织构成成分体积的增大。

上皮内瘤变：是涉及宫颈、阴道、外阴上皮的癌前病变。尽管此术语定义这些部位的病变最多也最准确，但它也用于描述女性生殖道其他部位的病变。非典型增生和上皮内瘤变十分相似。上皮内瘤变分为三级：1 级 (轻度) ，2 级 (中度) ，3 级 (重度) 。

浸润癌：异常细胞向上皮外和底层及周围基质浸润生长。细胞向相反的方向过度分化或成熟细胞向下侵入基质，都常常标志着浸润早期阶段。有时也可能累及淋巴管或血管结构。

恶性肿瘤：是一种等同于癌的、致病力强、威胁生命的状况，能引起局部或远处浸润及正常组织的破坏。

微小浸润：不借助于辅助手段或阴道镜不能被诊断出来的早期间质浸润。只有经显微镜下观察组织切片，才能确诊。通常情况下，侵犯间质只突破上皮基

底膜下数毫米 (1 ~ 2mm)，且显微镜下观察一系列组织切片时，无淋巴或血管的侵犯。

肿瘤：新生物。此术语指的是以细胞分裂失控为特征的生长失调现象。实质上，细胞核被程序性地转入或转化为永久自主性地生存。

原始上皮组织：指鳞柱转化区发生移行前特定部位的上皮组织。原始上皮组织包括两种类型，即宫颈阴道部的鳞状上皮和宫颈管内的黏膜上皮，两种上皮在宫颈解剖外口相毗连。

角化不全：是一种角化层中可见细胞核的异常角化类型 (图 1-1)。

鳞状上皮化生：化生是指一种类型细胞被另一种类型细胞取代。对宫颈来说，腺细胞常常被鳞状上皮细胞取代。化生过程开始于基底膜下，此处全能或储备细胞程序性地改变其分化方向。不成熟的鳞状细胞形成，并迅速地增多，最终取代其上的分泌黏液的腺上皮，将柱状上皮推向宫颈管或阴道。女性一生中有3次生理性鳞状上皮化生：新生儿期、青春期和妊娠期。

狭窄：开口、管腔或管状结构的大小严重缩小，是瘢痕形成或纤维化后的典型表现。

转化区：宫颈柱状上皮和各种分化阶段的化生鳞状上皮共存的区域。该区域最典型特征是包括原始鳞柱交界区。

（贺桂芳 译　卞美璐 校）

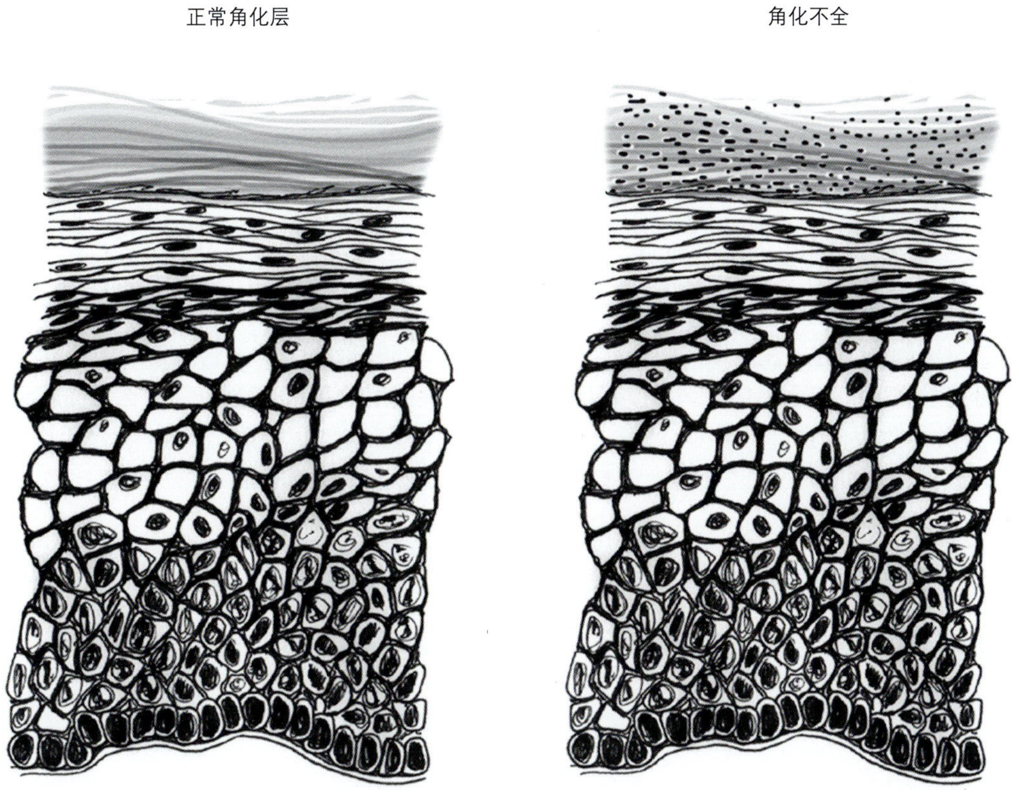

图 1-1　图示为正常鳞状上皮 (左侧) 和角化不全鳞状上皮 (右侧)。角化不全是一种角化层中可见细胞核的异常角化类型。

第 2 章

阴道镜

阴道镜是一种双目解剖显微镜。双目阴道镜的优势在于其可提供三维视野。阴道镜配有卤素或氙的强光源。在现有的型号中，远端光源通过光纤传导给显微镜以提供照明。在以前的型号中，光源与光学系统安装在同一个外壳中，常常用变阻器来调节光的强度。现代阴道镜可以很容易地通过调节弹簧或液压系统来实现悬臂的上下移动 (图 2-1*A* 和 *B*、2-2 和 2-3) 。

阴道镜的物镜决定焦距。调节物镜可以改变焦距。大多数物镜的调节范围为 250mm (近) ～ 400mm (远) 。平均焦距为 300mm (图 2-4 *A*) 。阴道镜的目镜能额外增加图像的放大倍数 (例如，×10) 。对于大多数患者来说，目镜可被调节到 0 状态进行齐焦。先将显微镜目镜调为0，然后操作者应将显微镜放大倍数直接调至最高，然后逐渐向低调节，同时调节目镜直至在双目镜中均获得清晰的图像 (图 2-4*B*) 。

放大倍数可在低倍 (× 4) 至高倍 (× 25)范围内变动，加上目镜提供的放大倍数 (图 2-4*C*) 。通过调节显微镜顶部的刻度盘，可以增加或降低放大倍数。有些类型的阴道镜采用的是变焦镜头而不是预先设置好放大倍数。某些高质量的显微镜允许操作者从显微镜上拆下目镜，插入分光器 (图2-4*D*) 。分光器能将部分返回的光线转移至一个附加装置中 (例如，35mm宝来相机或摄像机 [图2-4*E*]) 。另外，还可能附加用于教学的直视下的双目或单目目镜。如前所述，先进的阴道镜能提供远处光源产生的强冷光 (图 2-4*F* 和 *G*) 。

为充分发挥阴道镜的作用，操作者应对该仪器十分熟悉。操作者尤其应知道绿色滤光镜的位置，因为此滤镜能帮助确认异常血管。同时，操作者还应充分地了解仪器的操作原理并能对其进行简单的检修。

在实际环境中，阴道镜有简单的，也有复杂的。但无论使用的是哪种类型，关键的因素是多层次的放大倍数、好的光学系统和强光 (图 2-5、2-6 和 2-7) 。

进行阴道镜检查时最好配有可电动升降的移动台面，那些精心设计的台面能分别升高其顶部和底部。如果使用的是固定台面，那么检查者需弯着背以获得最佳检查角度。另外，位置不合适也会给阴道镜下定位活检带来困难。

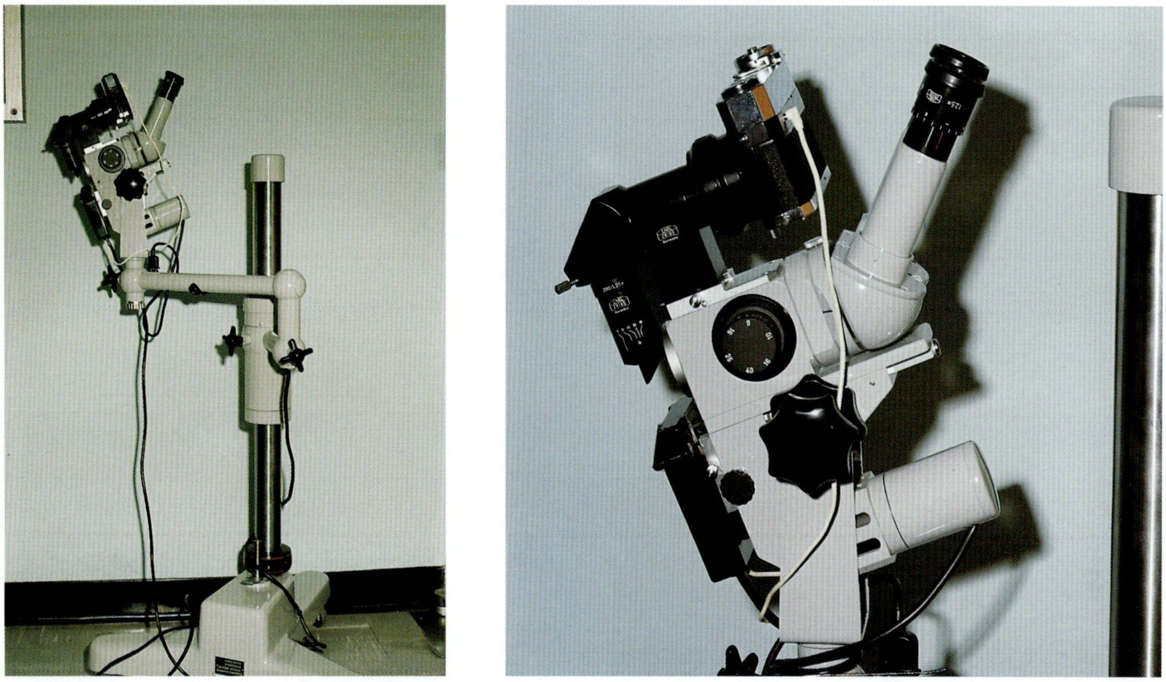

A　　B

图 2-1　**A**. 典型的 20 世纪 60 年代的阴道镜的光学系统在质量上与现代的阴道镜不相上下。**B**. 通过旋转固定在仪器左侧的刻度盘，能随时调节放大倍数，从 × 6 至 × 10。双目镜能分别单独调焦。照相机被固定在仪器的顶部。闪光装置被接合固定在物镜下方。仪器靠白炽灯提供光源。

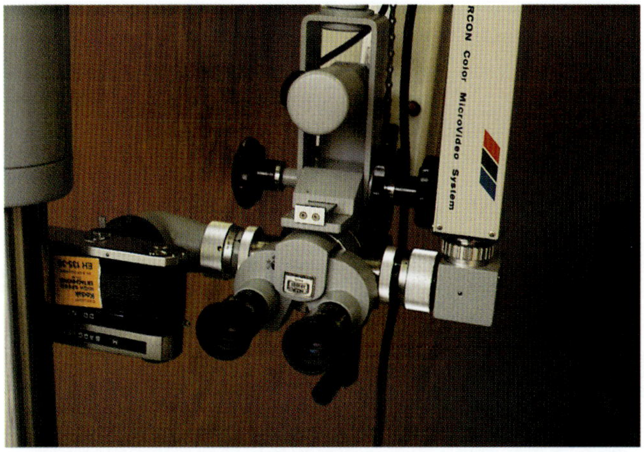

图2-2　20世纪70年代的阴道镜配有分光器。其右侧装有Circon牌的摄像机，左侧装有附有物镜的35mm照相机。支架的滑杆位于图片的最左方。

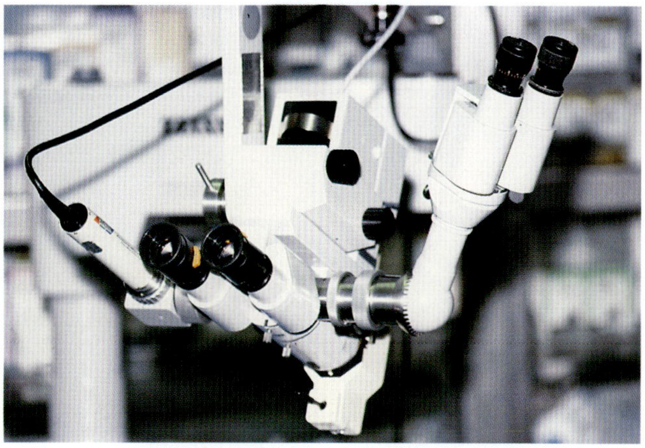

图2-3　20世纪80年代的阴道镜配备有卤素光源和双筒教学目镜。通过弹簧系统移动悬臂能很精确地调节镜头的位置。尽管教学目镜是双目的，但图像一致。

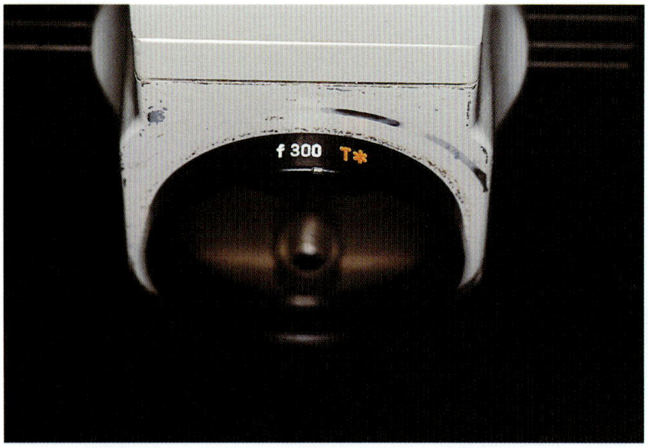

A

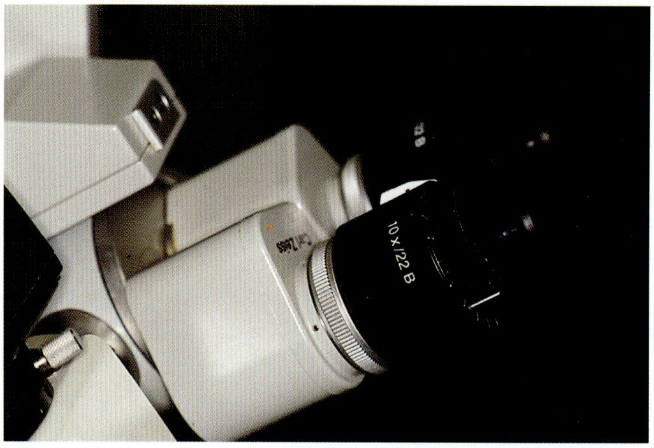

B

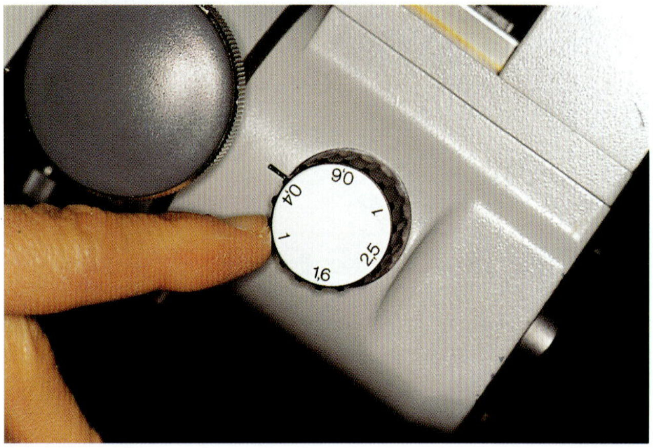

C

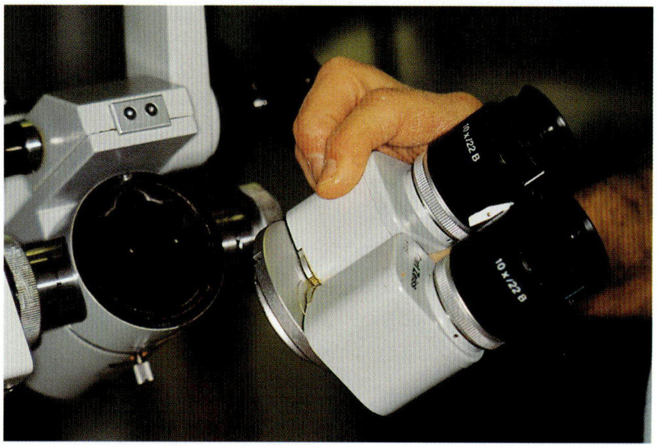

D

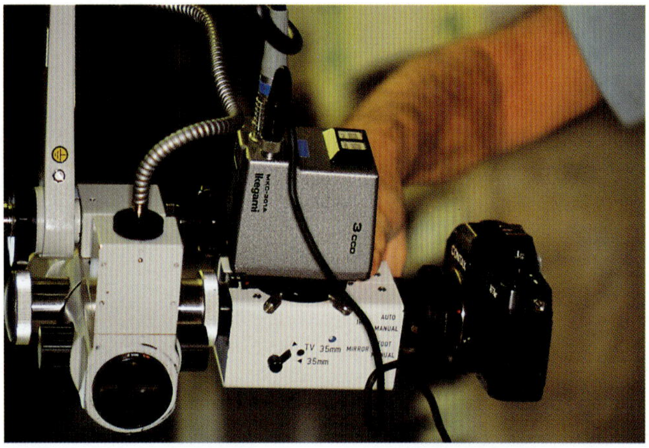

E

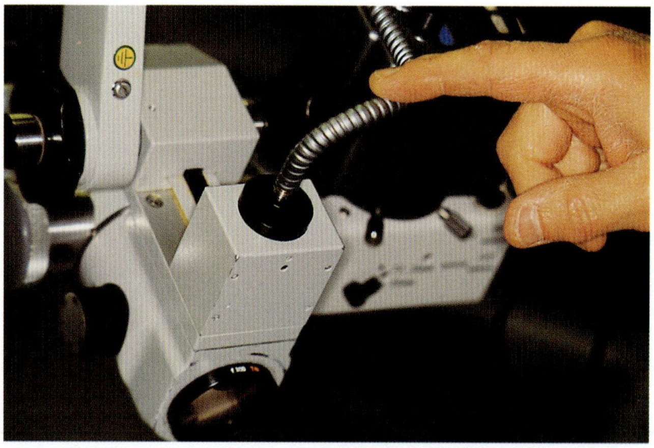

F

图 2-4 **A**. 物镜的外周注明有焦距，在本图片中，注明的焦距为 300mm，对在宫颈和阴道进行观察和操作最佳。**B**. 图中目镜的放大倍数为 10 倍，而且可单个进行调节。**C**. 放大倍数范围从低倍 (× 4) 到高倍 (× 25) 。大多数情况下使用的放大倍数介于 × 4 至 × 16。**D**. 松开拇指旋钮能将双目镜从分光器上分离下来。同理，分光器也能从阴道镜上取下来。**E**. 这种 20 世纪 90 年代的阴道镜被固定在 S-2 型平衡支架上 (见图 3-1*B*) ，并配有可调节手臂和光导纤维照明系统。在分光器左侧固定装有一个 35mm 静态照相机和三芯片摄像机。**F**. 在物镜的正后方，机器外壳表面顶部连接有光缆。波纹状的光缆总保持冷的状态，因为光源发生器距离阴道镜较远。(待续)

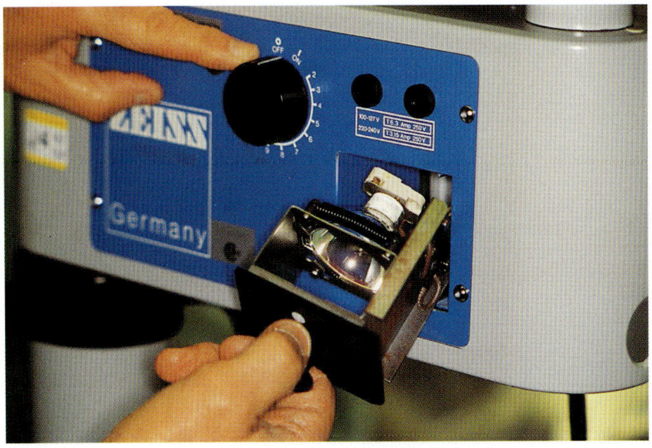

G

图 2-4 G. 光源发生器和卤素灯泡位于支架里面，离阴道镜主体较远。

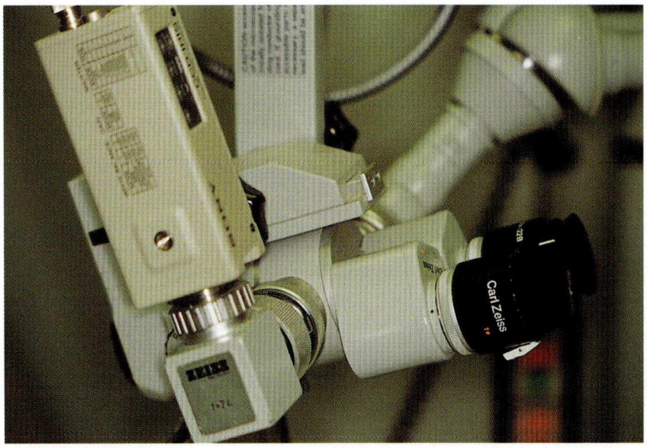

图2-5 这是一个配有分光器的阴道镜。能装一个价格适中的单芯片照相机。这种装置对于教学和拍下患者的资料、制作幻灯片或录像是理想的。

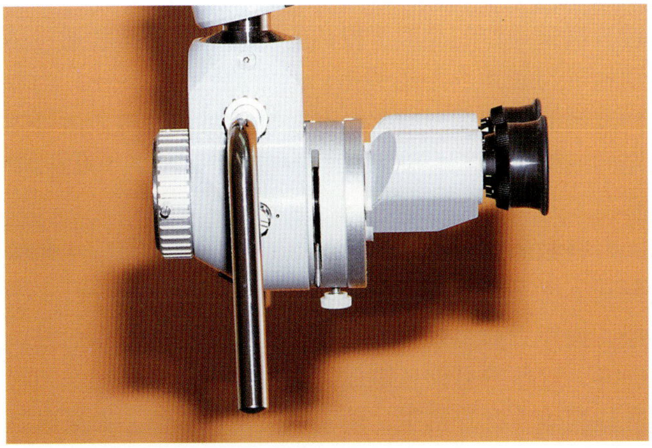

图2-6 这是一种支架固定式易控制的简易阴道镜，具有极好的光学系统和纤导光源。

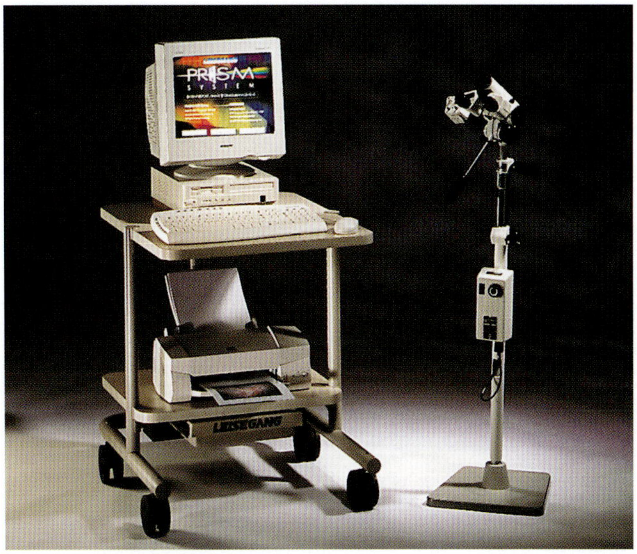

图2-7 这种阴道镜是为诊所和门诊部设计的，增设了电脑储存信息系统和数字图像打印机。

（贺桂芳 译 卞美璐 校）

第3章

检查结果记录

资料的准确记录是阴道镜检查的必不可少的一部分。大多数情况下，资料都以附有简短描述或图例的草图形式来记录。对于作者本人来说，这种类型的草图是有帮助的，但对于其他需要查看患者资料的人来说，用处不大。另外一种方法是利用模板图加上一套已设计好的术语来记录每次阴道镜检查的过程。如果作者是一位有一定水平的美工，那么这些记录则对其他人查看资料有帮助 (图 3-1*A*) 。

很显然，最好的记录应该是检查者所见图像的复制 (图3-1*B*) 。在光学系统分光器部位装上教学目镜能使其他人同检查者一样看到图像。尽管这种教学镜不能提供真正的检查者所见到的三维图像 (图 3-2)，但这种通过第二者或第三者来记录的图像比程式化的绘图更具优越性。

20世纪后期，随着新技术应用于教学目镜，在分光器上安装静态相机或摄像机成为可能。20世纪70年代起，随着光敏感度的增强、体积的缩减及解析度的增加，视觉图像的解析度有了很大的提高。摄像机作为一种附件还带来其他一些好处，众多的旁观者均能与操作者看到同样的图像 (图 3-3) 。同时，患者也能看见操作视野及异常和正常的解剖部位。最后，阴道镜检查结果能被记录下来并进行编辑，还可获得静态数码图片。

有几种静态相机可以在不同的配置下安装到阴道镜上。无论有无电视底座，最常见的安装方式是通过分光器进行的(图 3-4*A* 和 *B*) 。由于能提供较清楚的细节部分，大多数相机都采用 35mm 型的。尽管常用宝来相机拍即刻静态照片，但打印出的相片质量不如35mm照片。目前，数码相机虽然还不能提供相同质量的35mm照片，但其质量有望提高并最终能拍出35mm缩微照片。

包含有环形大透镜、与闪光灯相连的宫颈照相系统能替代被固定好的 35mm 显微镜相机 (图 3-5) 。这种方式能获得连续的精美照片。在某些方面，这种照相机相当于一种便携式阴道镜。相机主体被固定在通过扳机来操作的类似于枪柄的装置上。操作者通过移动相机与宫颈的距离调焦，然后拍照 (图 3-6) 。当看到清楚的宫颈图像时，松开扳机拍照。使用显微镜固定的或35mm宫颈照相机时，推荐使用ASA 100或200彩色胶片。

将数码相机和计算机连接到阴道镜上是近年来的创新。数码相机能向电脑屏幕传送视野中的真实图像。操作者利用鼠标可在图像上添加图解和指示符。同样，这些符号信息也成为文件的一部分。图像和报告能存储在计算机里，便于以后重新查阅。如果电脑同时连接彩色打印机，则能打印出数码照片并附在患者的病历里。这种通过绘图和照片相结合的系统提供了精确、详细的记录，对教学和科研非常有利 (图3-7*A* 和 *B*) 。

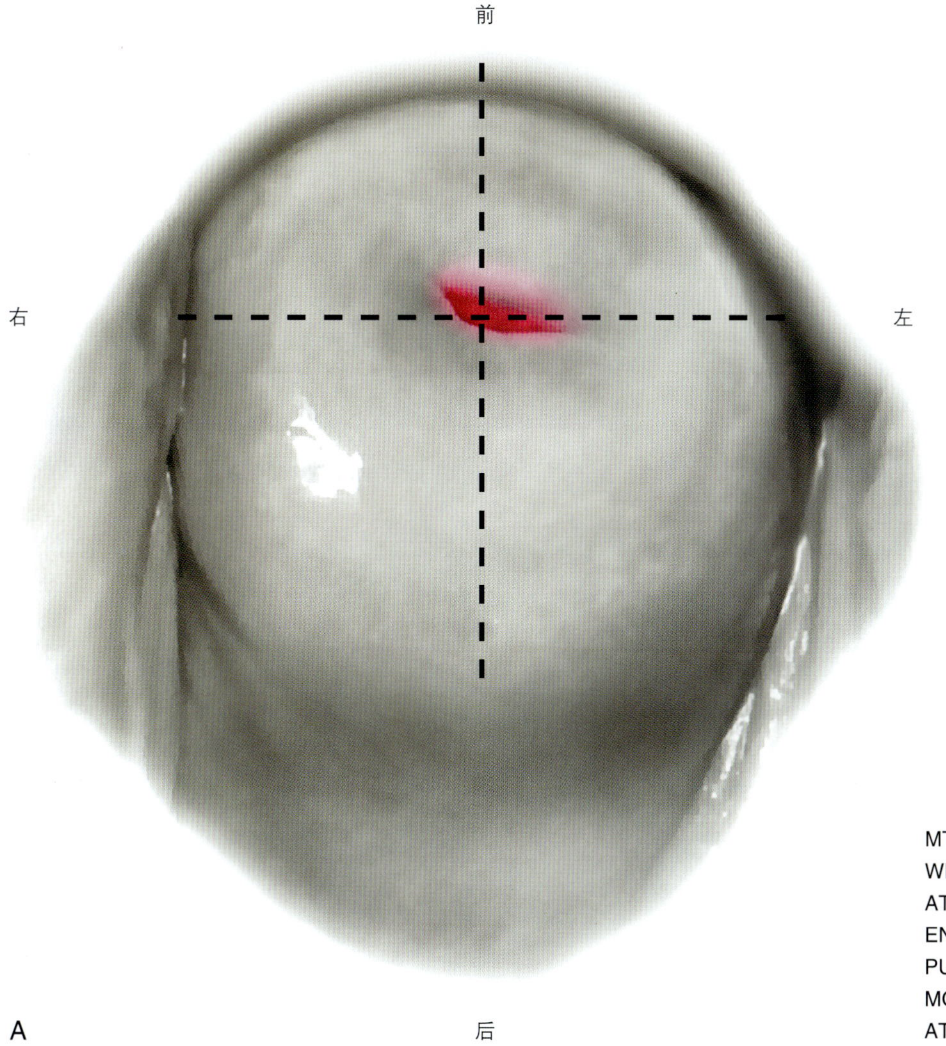

MTPL	= 化生
WE	= 白色上皮
ATZ	= 异常转化区
ENDCx	= 宫颈管
PUNC	= 点状血管
MOS	= 镶嵌
ATP VES	= 非典型血管

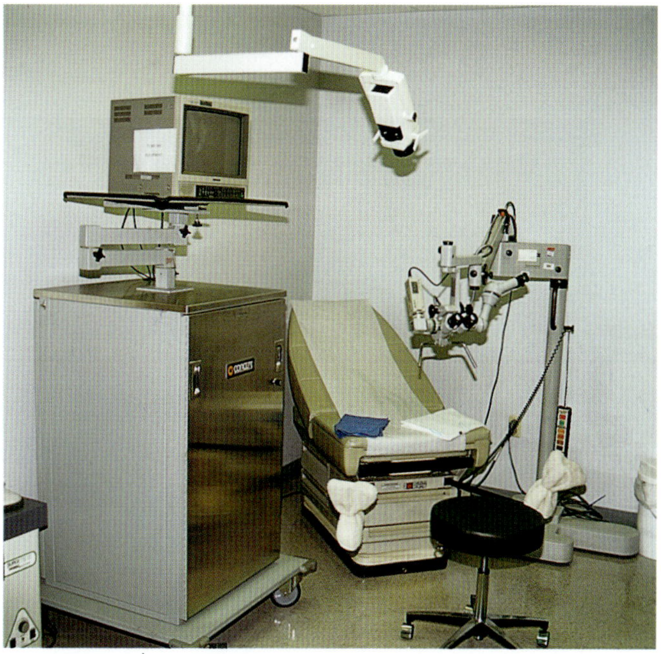

图 3-1　**A**. 操作者根据这个设计好的简易模板，大略地描述所见病变，并记录病变部位。附常用的缩略语。**B**. 这套诊所专用阴道镜检查系统其摄像机通过分光器与光学系统相连，可提供准确完整的资料记录。

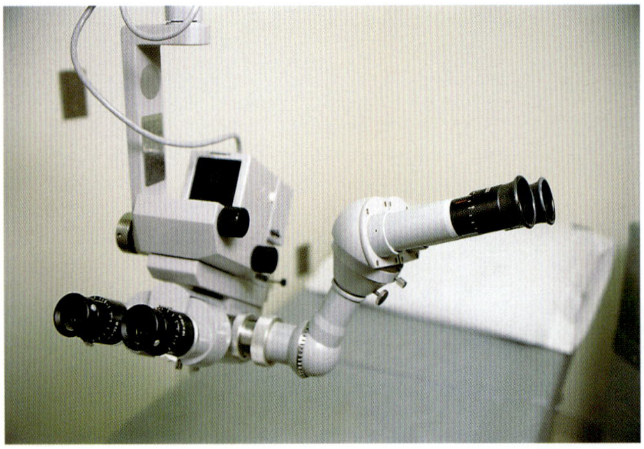

图 3-2　此图显示的是通过分光器联结在阴道镜上的双目教学镜。此教学镜不能提供三维图像。

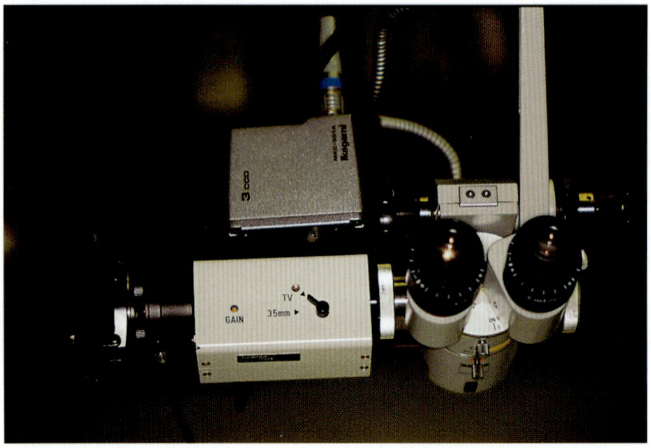

图3-3　此图显示的是通过分光器联结在阴道镜上的三芯片摄像机。

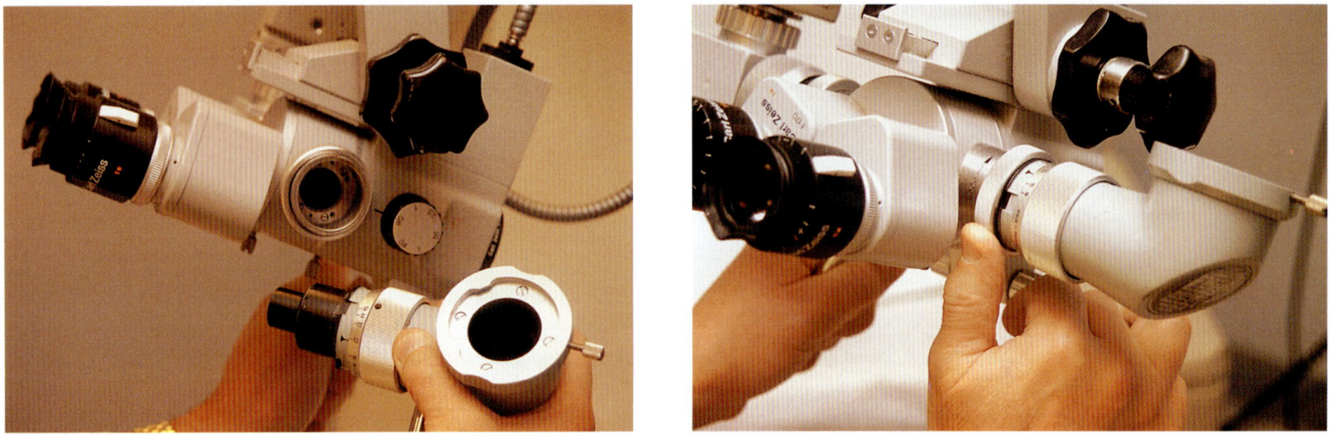

A

B

图3-4　**A**. 35mm照相机通过一个单独的接口连接在摄影偶联装置上。

B. A图所示装置被固定在分光器2上。摄像机则装在相反的一侧。

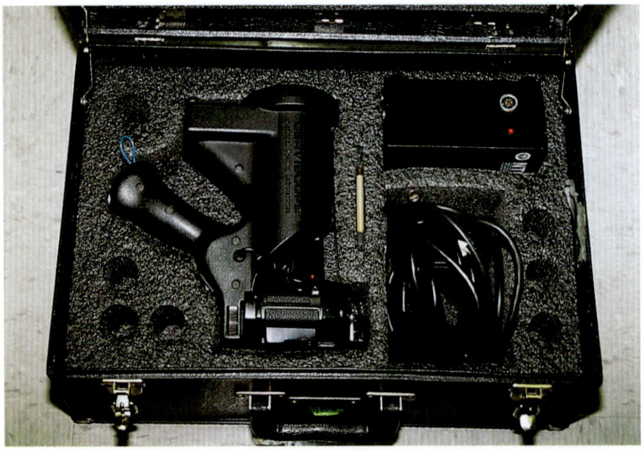

图3-5　完整的宫颈照像系统包括35mm照相机和一个固定在便携式控制装置上的复合透镜系统。还包括变压器和电源线。

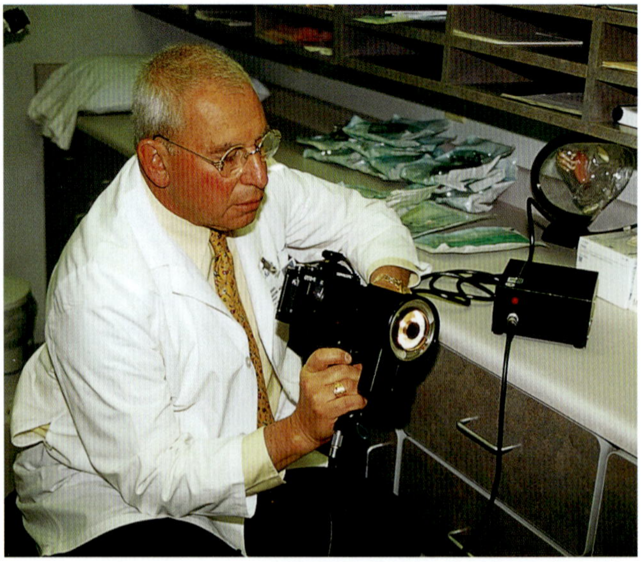

图3-6　将照相机对准宫颈，通过移动镜头与宫颈间的远近距离来调焦。环形闪光灯提供照明。

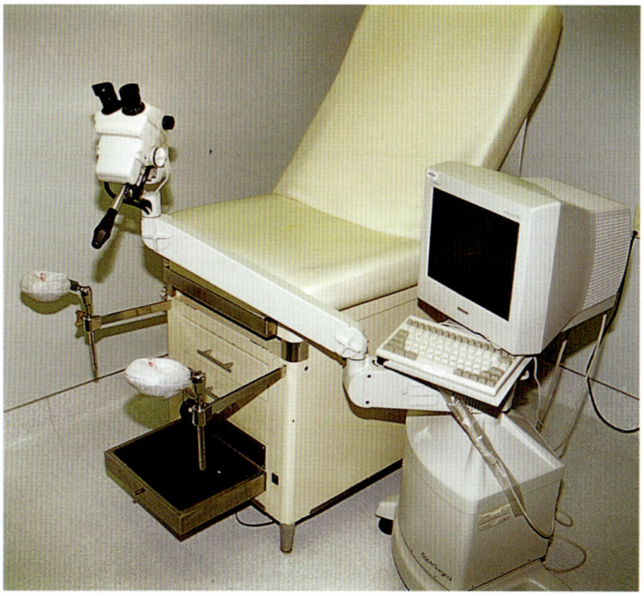

A

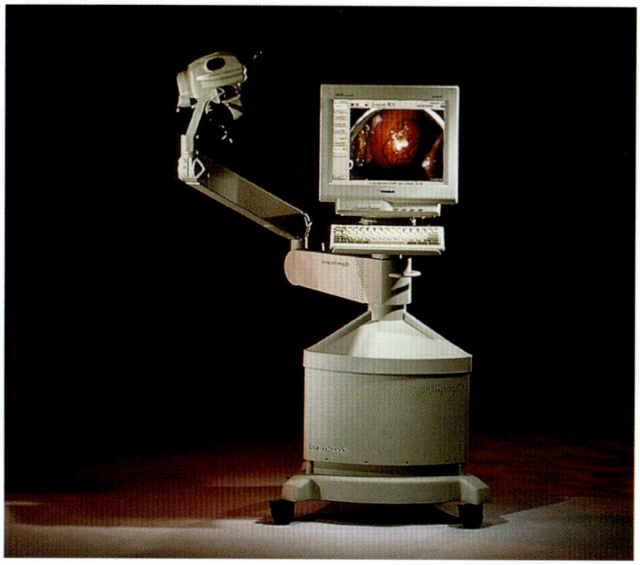

B

图 3-7　**A**. 这台计算机辅助的阴道镜能输入和检索数字文件和标记。**B**. 实时摄像机能直接传送数字图像。

（贺桂芳 译　卞美璐 校）

第4章
细胞学

以往，宫颈阴道细胞学报告的临床含义存在明显的混淆。部分原因与实验室之间的分类和报告方法不同有关。一直以来，最古老的分类方法之一是巴氏5级分类法，尽管缺乏特异性和精确度，有些地方仍在使用这种分类方法。

Ⅰ级　正常
Ⅱ级　炎症
Ⅲ级　非典型增生
Ⅳ级　原位癌
Ⅴ级　可疑浸润癌

1988年至1991年间，为建立一套统一的细胞学分级和报告系统，妇科病理学家们创立了 Bethesda 系统。Bethesda 系统将细胞学结果分为如下几类：

正常细胞学

良性细胞学改变

- 感染
- 反应性改变

上皮细胞异常

鳞状上皮细胞异常

A. 未确定诊断意义的非典型鳞状上皮细胞

B. 低度鳞状上皮内病变
- HPV 感染
- CIN Ⅰ或轻度非典型增生

C. 高度鳞状上皮内病变
- CIN Ⅱ（中度非典型增生）和 CIN Ⅲ（重度非典型增生或原位癌）

D. 鳞癌

腺上皮细胞异常

A. 良性子宫内膜细胞

B. 未确定意义的腺细胞

C. 宫颈内膜腺癌

D. 子宫内膜腺癌

E. 子宫外腺癌

其他恶性肿瘤

2001年，早期的Bethesda分类系统经修改成为改良的2001版TBS系统，表4-1显示的是2001年刊登在《现代妇产科》(Contemporary Obstetrics and Gynecology) 杂志上的新Bethesda分类系统。表4-2显示的是2002年*JAMA*上刊登的新Bethesda分类系统的节略版。

宫颈阴道细胞数量足够与否及检查结果精确与否，取决于实际操作者(医师、护士或助理医师)从宫颈或阴道获得满意取材的能力。满意的取材既包括鳞状细胞，又包括宫颈内膜细胞或鳞状化生细胞。

必须妥善保存标本以保证结果的准确性。用不同的器械对宫颈进行取材，以获得不同性质的细胞：宫颈阴道部用刮板取材，鳞柱交界处用带有叉状尾部的细刮板取材，宫颈管用细胞刷取材。

为能做出准确诊断，临床医师必须熟悉细胞学术语和与重要疾病相关的细胞学表现。正常宫颈包含三种类型的来自宫颈阴道部的鳞状细胞：表层细胞或雌激素敏感细胞(图4-1)；中层细胞或孕激素敏感细胞(图4-2)；以及副基底细胞(图4-3)。宫颈管内成分含有从宫颈管内脱落下来的分泌黏液的柱状上皮细胞

表 4-1　2001 年改良的 TBS 诊断系统

标本类型：指明巴氏涂片或液基制片或其他。

标本质量

满意 (描述是否存在宫颈或转化区细胞成分和其他质控指标，例如部分血细胞、炎性细胞。)

不满意 (详细说明原因)

　拒收或不做制片的标本 (详述原因)

　标本进行制片并做了检查，但因为某种原因无法满意地对上皮的异常做出评估 (详述原因)

总分类 (任选)

　未见上皮内病变或恶性病变

　上皮细胞异常：见结果描述 (详细说明鳞状上皮或腺上皮)

　其他 (例如年龄≥ 40 岁的女性的子宫内膜细胞)：见结果描述

细胞自动识别

　如果阅片是用自动化设备检查的，说明其方法和结果

辅助实验

　简述实验方法并提供明确的报告。

结果描述

未见上皮病变或恶性病变 (在没有瘤变的细胞学证据时，要在前面的总分类或此描述结果中陈述，无论是否有微生物或其他非肿瘤性细胞形态特征)

微生物

　滴虫性阴道炎

　真菌感染形态符合念珠菌属

　阴道菌群的变异提示细菌性阴道病

　细胞学形态符合放线菌属

　细胞形态改变符合单纯疱疹病毒感染

其他非肿瘤性的形态特征 (本项可任选；未列出所有的病变)

　反应性细胞改变，与下列因素相关：

　　炎症 (包括典型修复)

　　放疗

　　宫内节育器

　子宫切除后涂片中出现腺细胞

　萎缩

上皮细胞异常

　鳞状上皮细胞

　非典型鳞状上皮细胞

　　未确定意义的非典型鳞状上皮细胞 (ASC-US)

　　不除外高度鳞状上皮内病变 (HSIL)的非典型鳞状上皮细胞 (ASC-H)

　低度鳞状上皮内病变 (包括HPV感染、轻度非典型增生和CIN Ⅰ) (LSIL)

　高度鳞状上皮内病变 (包括中重度非典型增生、原位癌或 CIN Ⅱ 和 CIN Ⅲ) (HSIL) 及可疑浸润癌的高度鳞状细胞病变

　鳞癌

腺上皮细胞

　非典型腺上皮细胞

　　宫颈管内膜细胞 *(无其他说明或在注解中说明)*

　　子宫内膜细胞 *(无其他说明或在注解中说明)*

　　腺细胞 *(无其他说明或在注解中说明)*

　疑肿瘤的非典型腺上皮细胞

　　宫颈管内膜细胞倾向瘤变

　　腺细胞倾向瘤变

　宫颈内膜原位腺癌

　腺癌

　　宫颈内膜腺癌

　　子宫内膜腺癌

　　子宫外腺癌

　　不明来源的 (或) 不能分类的

其他

　年龄≥40岁妇女的子宫内膜细胞 (无鳞状上皮内病变时详细说明)

其他恶性肿瘤：(详述)

建议 (任选)

　建议应当是简短的，并与专业出版物发表的临床随访规范一致。应包括相关出版物的参考文献。

(承蒙允许，引自 Contemp Obstet Gynecol 46:25，2001.)

(图4-4) 。鳞柱交界处存在幼稚的或未成熟的 (化生的) 鳞状细胞。在巴氏涂片中常常能见到这些细胞。

新的取材技术，尤其是薄层细胞制片技术，能减少碎片并在玻片上提供更一致的单层薄层细胞。不论采用的是哪种收集方法，都应立即对标本进行固定，以防止细胞丢失。显然，碎片和人工产物的减少提高了筛查和诊断的准确性 (图 4-5*A* 至 *D*) 。

因为正常情况下阴道不包含有腺细胞，典型的阴道取材样本只包含鳞状上皮细胞。但是对某些妇女来说，包括那些长期服用已烯雌酚者，阴道内可见黏液腺组织。

细胞异常分为细胞核异常或细胞浆异常。未确定意义的非典型鳞状上皮细胞应比那些不成熟的化生细胞更加引起注意，但其重要性又不如低度鳞状上皮内病变时所见的非典型细胞 (图 4-6*A* 和 *B*) 。

核异常包括核增大、核形异常、核深染 (色黑)、染色质聚集 (与染色质均匀分布相反)，以及多核。

细胞浆异常包括细胞浆量相对于细胞核来说减少；核浆比倒置；角化不良或异常角蛋白形成；以及空泡或空晕形成。

表 4-2 2001TBS 诊断系统 (节略版)

标本质量
- 满意 (描述是否存在宫颈或转化区细胞成分)
- 不满意 (详细说明原因)
- 拒收或不做制片的标本 (详述原因)
- 标本进行制片并做了检查，但因为某种原因而无法满意地对上皮的异常做出评估 (详述原因)

总分类 (任选)
- 未见上皮内病变或恶性病变
- 上皮细胞异常
- 其他

结果描述
- **未见上皮内病变或恶性病变**
- 微生物
  - 滴虫性阴道炎
  - 真菌感染，形态符合念珠菌属
  - 阴道菌群变异提示细菌性阴道病
  - 细菌形态符合放线菌属
  - 细胞形态改变符合单纯疱疹病毒
- 其他非肿瘤性的形态特征 (任选；未列出所有的病变)
  - 反应性细胞改变，与下述因素相关：
    - 炎症 (包括典型修复细胞)
    - 放疗
    - 宫内节育器
    - 子宫切除后涂片出现腺细胞
  - 萎缩

上皮细胞异常
- 鳞状上皮细胞
  - 非典型鳞状上皮细胞 (ASC)
    - 未确定意义的非典型鳞状上皮细胞 (ASC-US)
    - 不除外高度鳞状上皮内病变的非典型鳞状上皮细胞 (ASC-H)
  - 低度鳞状上皮内病变 (包括 HPV 感染、轻度非典型增生和 CIN Ⅰ) (LSIL)
  - 高度鳞状上皮内病变 (包括中重度非典型增生、原位癌、和 CIN Ⅱ及 CIN Ⅲ) (HSIL)
  - 鳞癌
- 腺上皮细胞
  - 非典型腺上皮细胞 (详述宫颈管内膜细胞，子宫内膜细胞或无其他说明) (AGC)
  - 倾向瘤变的非典型腺上皮细胞 (详述宫颈管内膜细胞倾向瘤变或无其他说明 (AGC-N)
  - 宫颈内膜原位腺癌 (AIS)
  - 腺癌

其他 (未全部列出)
- 年龄≥ 40 岁的妇女的子宫内膜细胞

自动识别或辅助实验 (适当描述)

建议 (任选)

(承蒙允许，引自 JAMA 287:2114，2002.)

细胞学诊断标准

挖空细胞

此类型的细胞与HPV感染有关，其特征是核周大空腔和核异常，包括核形异常、多核、染色质结构异常或多倍体 (图 4-7*A* 和 *B*) 。

低度上皮内病变

根据 Bethesda 诊断标准，异常细胞呈单个或片状排列。核异常限于成熟细胞，包括核浆比例增高、双核或多核。核深染，但染色质常常均匀分布。细胞边界清晰。

高度鳞状上皮内病变

根据 Bethesda 诊断标准，异常细胞分布呈单个、片状或合胞体样排列。尽管胞浆角化程度高，核异常出现在未成熟细胞。相对于低度鳞状上皮内病变来说，核浆比例进一步减小。核深染，染色质呈明显颗粒状。总体来说，细胞体积较低度鳞状上内病变细胞体积小 (图 4-8*A* 和 *B*) 。

鳞 癌

细胞改变是高度上皮内病变所见异常的延续。细胞形状奇异且带有长尾，核周空穴、多核、深染及核形异常提示浸润癌。同样，出现小片状、多形的、深染的细胞也是浸润的特征，这些细胞主要含有与典型的坏死和炎性细胞相关的核物质。有时也可见到异常的细胞分裂象 (图 4-9*A*) 。

异常的细胞学报告并非诊断性的 (图4-9*B*) ，应该做进一步检查，包括阴道镜检查和取活检。当巴氏涂片结果级别高于定位活检结果时，提示应更广泛的取样，包括锥切和环切术。

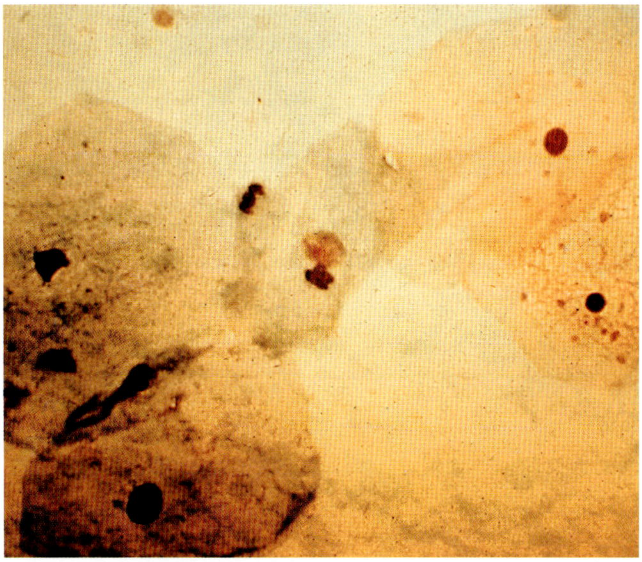

图 4-1　正常表层细胞含丰富的嗜伊红、呈橙色－粉红色的胞浆。可见单个核深染及固缩。(Leo Koss医学博士提供)

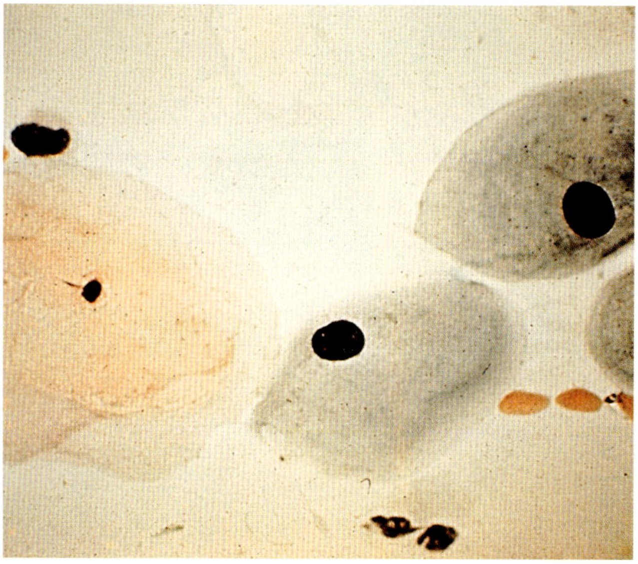

图4-2　中间层细胞位于上皮层较深处，并且在月经周期的黄体期增多，而表层细胞反映雌激素水平增高期。舟状细胞一般呈嗜碱染色(蓝染)。细胞核大小一致，但比表层细胞大。(Leo Koss医学博士提供)

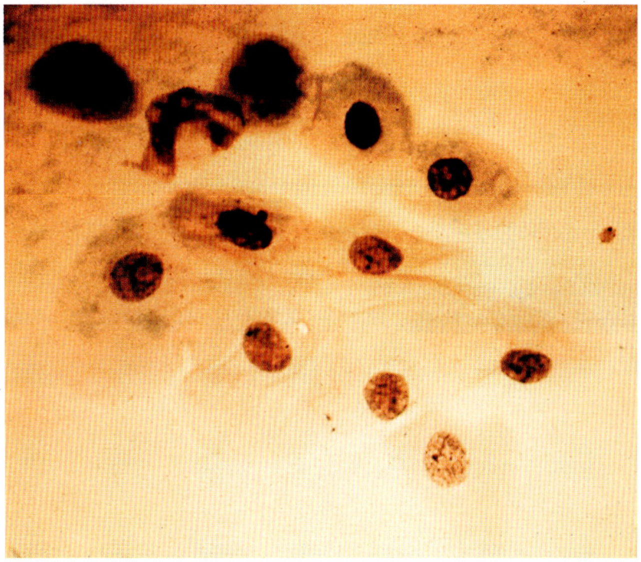

图4-3　副基底细胞是最深层细胞。这种类型的细胞多来自萎缩的宫颈 (例如绝经后或缺乏雌激素者)。其体积较图 4-1 和 4-2 中显示的细胞小，而且胞浆较少，核相对较大，核形规则，染色质分布均匀。(Leo Koss医学博士提供)

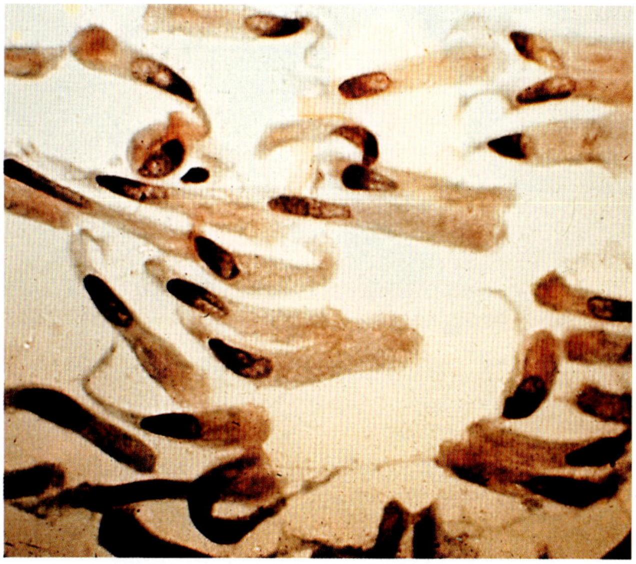

图4-4　正常的巴氏涂片也可见宫颈内膜细胞。这些柱状的、含有黏液的细胞形状规则，卵圆形核位于基底部，胞浆染色后呈灰色。(Leo Koss医学博士提供)

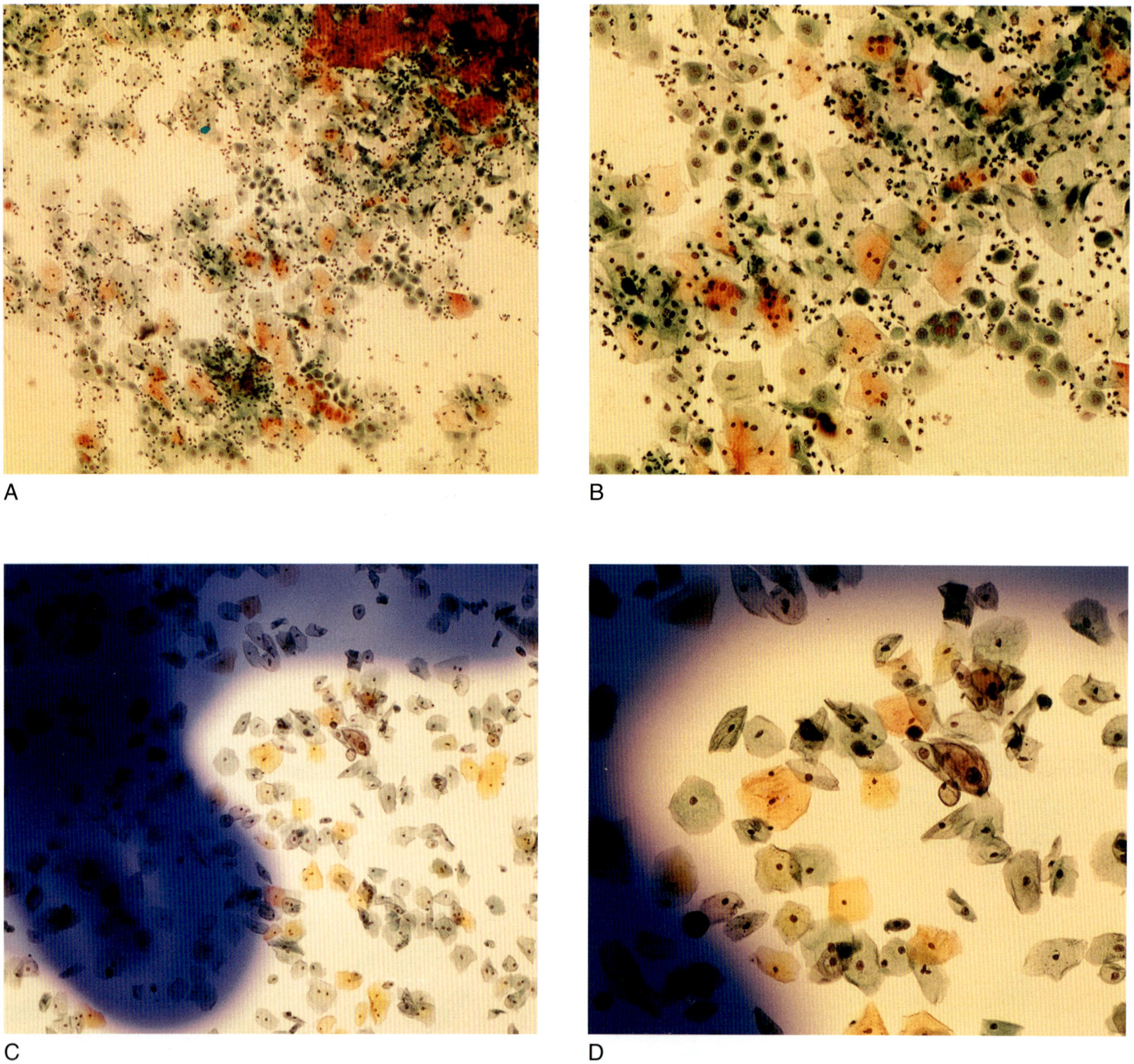

图 4-5 **A**. 低倍镜下标准的宫颈细胞学制片。**B**. 在高倍镜下观察图 A，可见炎症细胞遮盖住了部分细胞。**C**. 与图 A 的制片相比较，薄层细胞制片含杂质较少。**D**. 高倍镜下清晰的细胞说明了为什么薄层液基制片优于传统的制片方法 (B)。

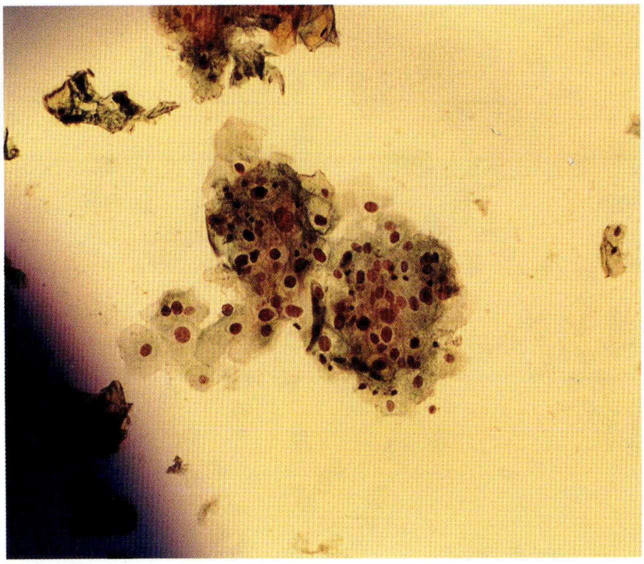
A

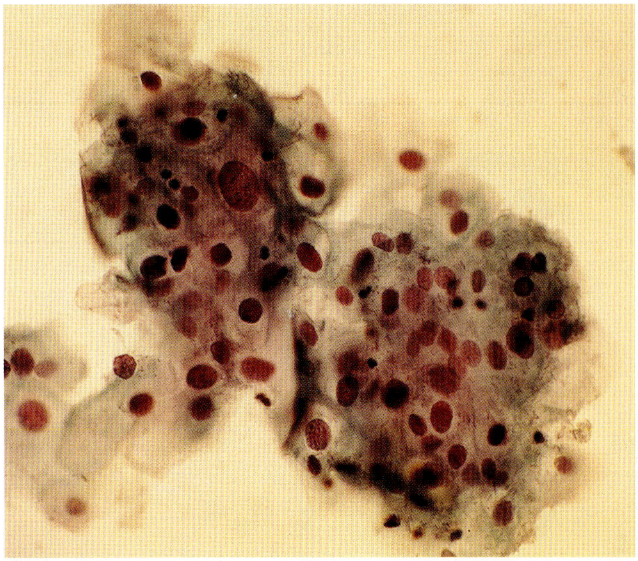
B

图 4-6 **A**. 低倍镜下显示的团状细胞，细胞和核呈轻度非典型性。该样本的分级为未确定诊断意义的非典型鳞状上皮细胞。**B**. 图A中制片在高倍镜下观察，可见异常大小和形状的细胞核。另外，有些细胞呈双核，至少3个以上细胞显示挖空细胞的早期表现。该样本级别为未确定意义的非典型鳞状细胞。这些变化提示低度鳞状上皮内病变或非典型湿疣性病变。

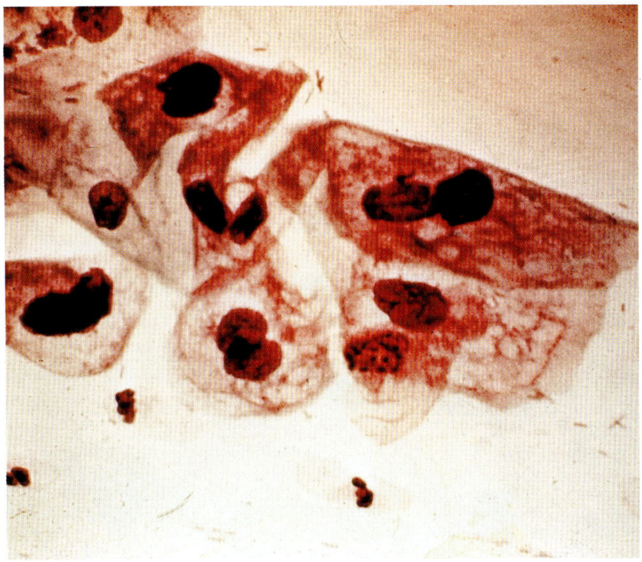
A

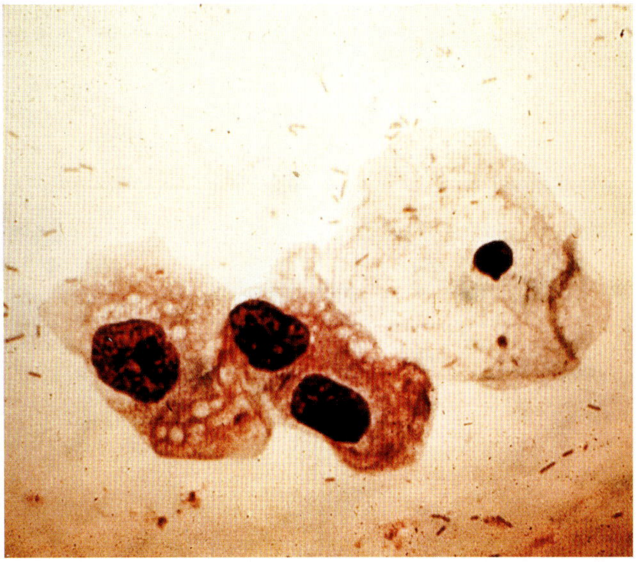
B

图 4-7 **A**. 图中非典型增生的细胞提示核深染、双核以及胞浆空泡。这些是HPV感染的特征改变。(Leo Koss医学博士提供) **B**. 通过核的非典型性或多倍体性，细胞浆空泡形成，以及空腔与残留胞浆有清楚的界限，挖空细胞可以识别。(Leo Koss医学博士提供)

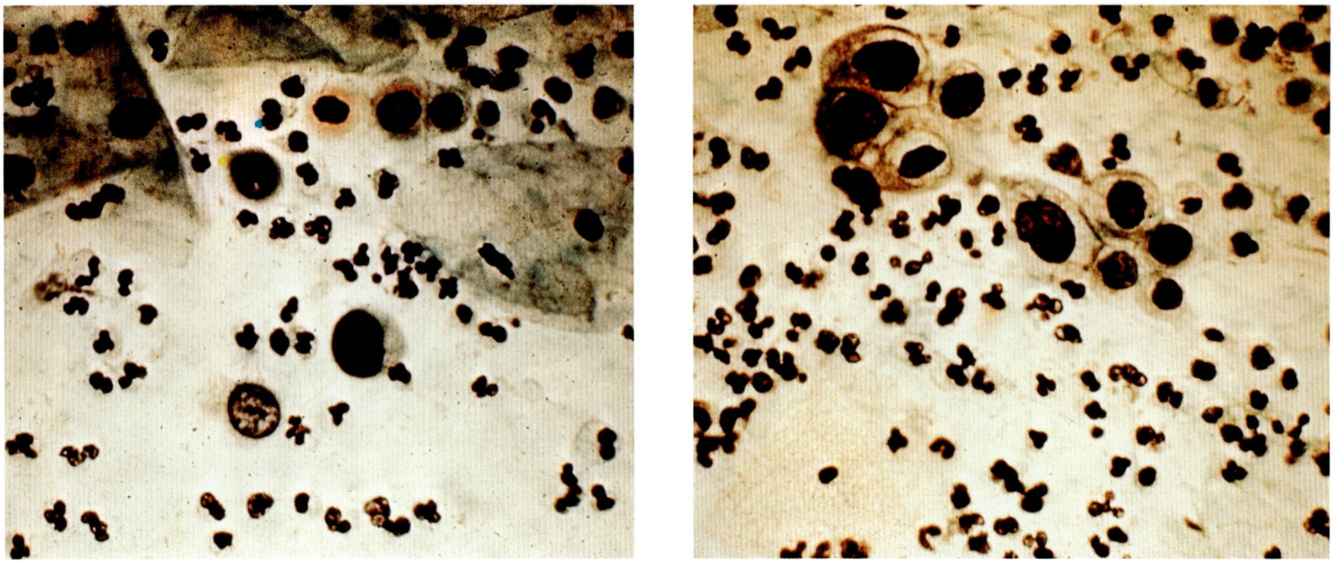

A　　B

图 4-8　**A**. 这些小细胞的核大且深染，是原位癌的特征。可见单个角化的、有核的细胞 (位于图片上层中部)。**B**. 这些恶性细胞取材自原位癌。显示 HPV 感染的特征性变化，深染的核周可见清楚的胞浆空腔。

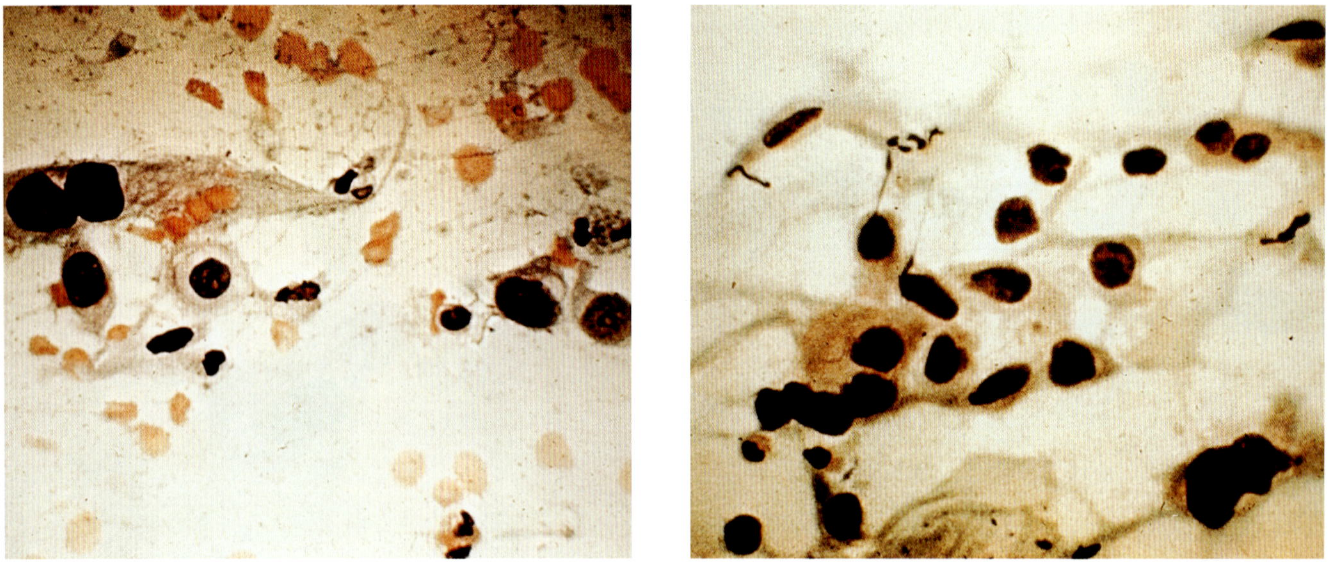

A　　B

图4-9　**A**. 此片显示浸润癌。可见外形怪异的、似蝌蚪状的细胞，其顶部含有两个黑核。(Leo Koss医学博士提供) **B**. 这一串恶性柱状细胞含色深或浓染的核，胞浆呈黏液分泌形式。

（卞美璐　贺桂芳　译）

第5章
检查指征

因为能提供多种放大倍数和强光，阴道镜或手术显微镜对于下生殖道疾病的诊治十分有用。显然，阴道镜检查对于良性、癌前和恶性病变的诊治有广泛的适应证。

宫颈

阴道镜最常用于可疑宫颈癌前病变的诊断。大多数情况下，患者的巴氏涂片结果异常时行阴道镜检查。对宫颈癌高危人群进行大样本细胞学筛查已得到公认。对那些宫颈细胞学结果提示癌前病变的患者来说，这种筛查方法能做出客观的判断。细胞学检查与其说是一种完全的诊断方法，不如说是一种筛查手段。

任何患者的细胞学结果反复提示不明意义的非典型鳞状细胞、鳞状上皮内病变、腺细胞异常或可疑癌时，均应行阴道镜检查。有研究者建议，对细胞学结果为不明意义的任何非典型鳞状细胞者行“反射性”的HPV-DNA检测和分型。HPV低危型或HPV阴性患者可每年重复细胞学检查随访。因此，阴道镜检查的目的是确定不借助辅助手段不能检查出的非典型细胞的来源。宫颈病变经光镜证实后，就可以进行下一步的阴道镜下定位活检了。为充分利用阴道镜的定位优势，只有通过阴道镜透镜能连续观察到视野时，方可取活检。将阴道镜移开，在操作者先前看到的宫颈上皮异常的部位取活检是不够准确的，而且没有充分发挥阴道镜下定位活检的优势。活检的目的是为了对组织标本进行组织病理学分析以明确诊断。

阴道

与宫颈的情况相同，阴道细胞学筛查结果异常提示可疑癌前病变。阴道壁细胞的非典型增生结果与绝经后妇女因雌激素缺乏、阴道黏膜萎缩有关。虽然如此，谨慎的临床医师也应对这些患者行阴道镜检查。在检查时，需要用长的、好的皮肤拉钩暴露被阴道皱襞隐藏的部位。与宫颈类似，也需要在阴道镜下定位活检来明确阴道病变的诊断。

外阴

与宫颈和阴道的阴道镜检查不同，外阴病变的阴道镜检查极少是因为细胞学筛查结果异常。典型的外阴阴道镜检查指征是肉眼可见的可疑病变。阴道镜检查能将病变放大，以便更好地决定其性质以及辨别单靠肉眼看不出的较小的病变。同样，外阴阴道镜下定位活检比非阴道镜下取样更准确。外阴有数种非瘤样皮肤病变，而阴道镜的明显优势是将这些皮肤病变放大从而获得准确的诊断。

（陈庆云 译　卞美璐 校）

第二部分

阴道镜在特定部位的应用

A：阴道镜检查宫颈病变

第 6 章　宫颈的大体解剖和组织学
第 7 章　宫颈病理学
第 8 章　专业术语
第 9 章　阴道镜的常规操作
第 10 章　活检技巧
第 11 章　实例分析

B：阴道镜检查阴道病变

第 12 章　阴道的大体解剖和组织学
第 13 章　阴道病理学
第 14 章　专业术语
第 15 章　阴道镜的常规操作
第 16 章　活检技巧
第 17 章　实例分析

C：阴道镜检查外阴病变

第 18 章　外阴的大体解剖和组织学
第 19 章　外阴病理学
第 20 章　专业术语
第 21 章　活检技巧
第 22 章　实例分析

A

阴道镜检查宫颈病变

第6章

宫颈的大体解剖和组织学

大体解剖学

宫颈位于子宫的最下部（图6-1*A*至*C*）。外行常把其描述为子宫的狭窄部分。宫颈分为两部分：宫颈阴道部或外宫颈，宫颈阴道上部。宫颈阴道部分突入阴道，被阴道的4个穹窿环绕。检查阴道时看不见宫颈阴道上部，因其位于阴道穹窿以上部位。宫颈呈圆柱状，长约3～4cm，直经约1～3cm。宫颈的直径大小取决于患者的状态是未经产的（1cm），还是经产的（3cm）。宫颈阴道部的明显标志是其开口，即宫颈外口。宫颈外口能大概标志宫颈阴道部和宫颈管交界处。宫颈外口的大小和形状变化取决于患者是否曾经妊娠，或是否经历过宫腔器械操作（图6-2*A*和*B*）。未经产的宫颈外口平均直经为3～4mm。宫颈阴道部表面光滑，呈深粉红色。宫颈管颜色介于红色与桔红色之间，并有成串的乳头状结构，是由于上皮在固有层内下陷似裂隙而形成（图6-3）。宫颈外口黏液透亮或粘稠，取决于月经周期的不同阶段。

众所周知，在宫体与宫颈交界处有3mm宽、类似括约肌状的入口为宫颈内口。宫颈内口是进入宫腔的入口点（图6-4）。进入宫腔需外力扩张内口。宫颈管位于内外口之间。宫颈管长3.5～4cm，内膜表面形成数条纵行的黏膜皱襞。这些皱褶增加了分泌黏液的柱状上皮细胞阴道棕榈状襞的表面积（图6-5）。从阴道棕榈状襞周围伸出更多分枝状皱褶，形成棕榈树状即所谓的侧柏树。皱褶之间有隐窝或裂隙，其深度从1～2mm至1.2cm之多(图6-6*A*和*B*；6-7)。

组织学（显微解剖学）

宫颈阴道部被覆复层鳞状上皮且基本上为黏膜。宫颈无角化层，除非脱垂后暴露在外环境中时。

宫颈阴道部由5层不同类型的细胞组成（图6-8*A*）。第一层是单层的基底细胞，直接与基底膜接触，将上皮与其下的基质分离开来。这类细胞幼稚且分裂活性高，核浆比例大。第二层或棘细胞层，由数层细胞组成，较基底层细胞稍大，胞浆较多。因细胞间普遍有桥结构而得名。同基底细胞层，其分裂活性正常（图6-8*B*和*C*）。

第三层由比棘细胞层细胞稍大、且能产生糖原的细胞组成。这些细胞胞浆中有空泡而易于辨别，但不要与挖空细胞相混淆。第四层由不含空泡的、具嗜碱染色特点的扁平细胞组成。第五层，有时也称角质层（见图6-8*B*和*C*），由进行性变扁平、被拉长、不含空泡的细胞组成，核小而固缩，胞浆嗜伊红。

宫颈管由一层分泌黏液的、核位于基底部的高柱状上皮组成（图6-9*A*）。宫颈管大约从外口至内口水平内衬柱状上皮。通过过碘酸希夫染色（Schiff）或胭脂红染色能很容易地检出组织切片中的黏液成分。黏液细胞顺着宫颈管裂隙的走向降至下方的宫颈基质部(图6-9*B*）。这些腺体走向弯曲而复杂，有时能达到大于1cm的深度（图6-10*A*）。制片时皮刀切过裂隙，方向有些为横切面，有些为矢状切面或纵切面(图6-10*B*）。由于切面不同，产生了看起来似黏液腺的假性“宫颈腺体”。这些结构并非真正的葡萄状腺体。

转化区的未成熟鳞状上皮细胞位于变化区宫颈外口成熟的复层鳞状上皮与宫颈管内单层的分泌黏液的

柱状上皮之间 (图 6-11*A* 至 *F* 和 6-12) 。此细胞构成有许多名称，包括鳞状上皮化生、鳞柱交界进行性分化，以及储备细胞增生。几乎所有正常宫颈都能看到鳞状上皮化生的不同阶段。鳞状上皮化生的机制与上皮内瘤变的遗传学发生机制相关。

Fluhmann 描述了鳞状上皮化生的 5 个阶段。第一阶段是上皮下储备细胞鳞化，柱状上皮下出现单层的立方形细胞。第二阶段是不成熟细胞进一步增生形成 5～6层红染的立方细胞，使柱状上皮细胞从基底膜上分离出去。第三阶段是不成熟鳞状细胞形成 8 ～ 12 层并开始分化。腺上皮脱落至宫颈管内。在第四和第五阶段，细胞继续分化并达到顶点，形成 20 ～ 30 层含有上述五类细胞的成熟鳞状上皮 (图 6-13*A* 至 *F*) 。

宫颈基质由交织有动脉、静脉、淋巴管的纤维结缔组织组成。基质深部是由低立方形细胞构成的腺体 (图6-10*A*) 。典型的情况是，有一种结构的体积明显较周围结构大，较大的结构是中肾管，较小结构可能为中肾小管残迹或中肾管外突部分。中肾管可能存在于卵巢冠和处女膜之间的任何部位 (图 6-14) 。

在基底层细胞或柱状上皮细胞和其下的基质中的结缔组织之间可见基底膜。过碘酸希夫试验时，基底膜呈品红染色。具有向各方面分化的全能储备细胞位于基底膜下。此层由立方形细胞组成，这些细胞的核呈圆形、深染、位于中心，核周有清晰的空晕。这种储备细胞在起源于苗勒管的任何组织中均可见到，它来源于原始腹膜细胞，而原始腹膜细胞内陷入体腔间质形成胚胎苗勒管。储备细胞未来分化成苗勒管来源的生殖道的何种类型的细胞取决于其分化程序。这样看来，宫颈或宫体出现输卵管上皮就可以解释了。同样，这些部位的储备细胞鳞化可导致输卵管和子宫内膜的化生过程。

在宫颈颅侧部分与宫体下部相接处，或称子宫峡部，宫颈基质所含平滑肌数量逐渐增多 (见图6-14) 。同样，子宫内膜中典型的含糖原的柱状上皮细胞间出现散在的分泌黏液的柱状细胞。

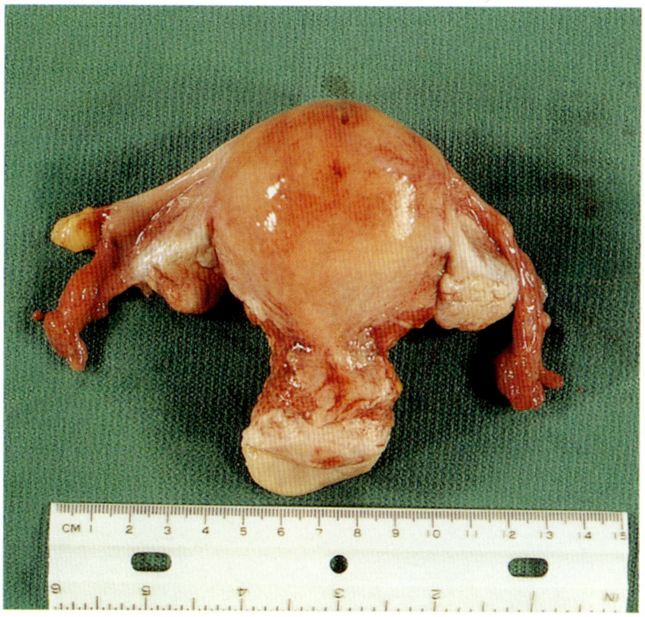

A

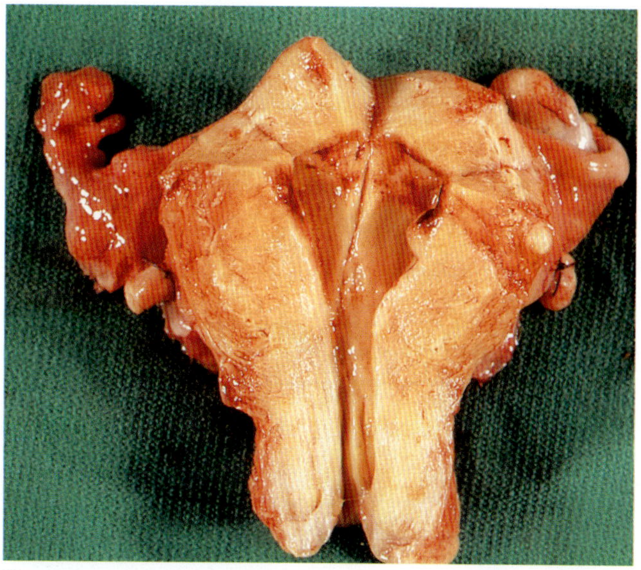

B

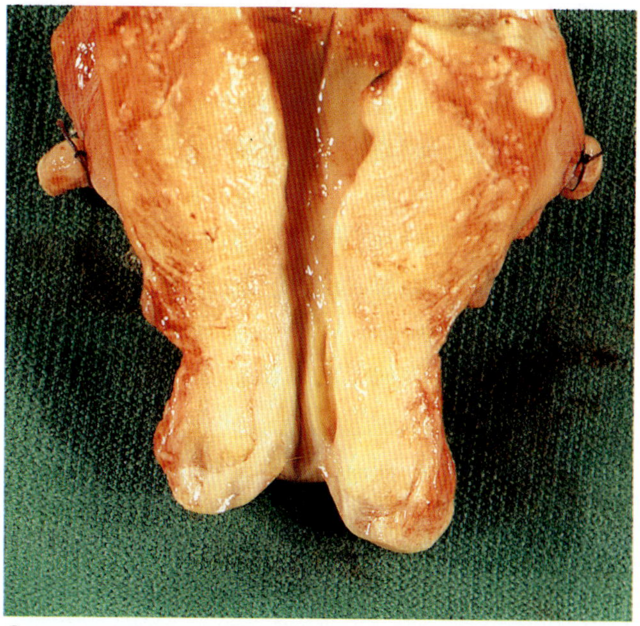

C

图6-1　**A**. 宫颈是宫体的最下部，由两部分组成：直接凸入阴道的宫颈阴道部，肉眼可直接看到；阴道上部，位于阴道黏膜反折以上，妇科检查时不能看见。**B**. 宫颈由上皮及其下的基质组成，通过宫颈管使阴道与宫腔相通。**C**. 宫颈从外口至内口长约 3 ～ 4cm。

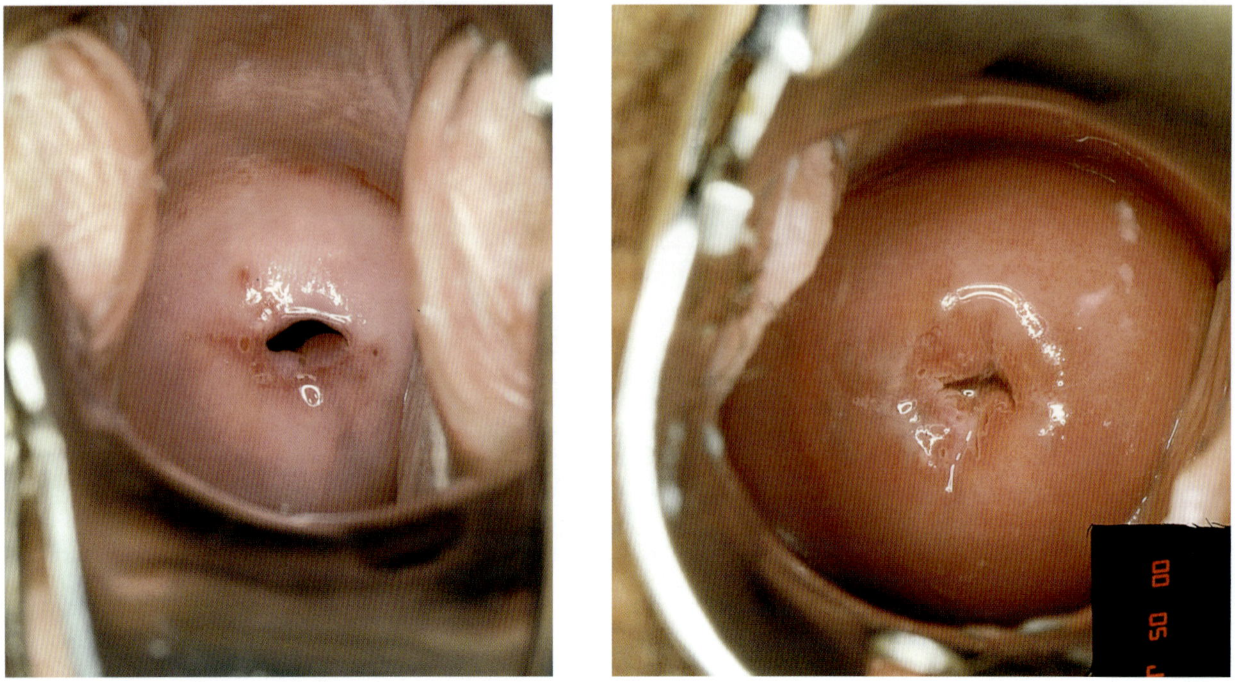

A　　B

图 6-2　**A**. 图示为有明显开放的宫颈外口的正常宫颈，其间充满透亮黏液 (雌激素作用) 。鳞柱交界刚好位于外口内侧。**B**. 在宫颈外口水平可见鳞状上皮化生。未成熟鳞状细胞 (化生) 的特征是腺体开口和醋白上皮。

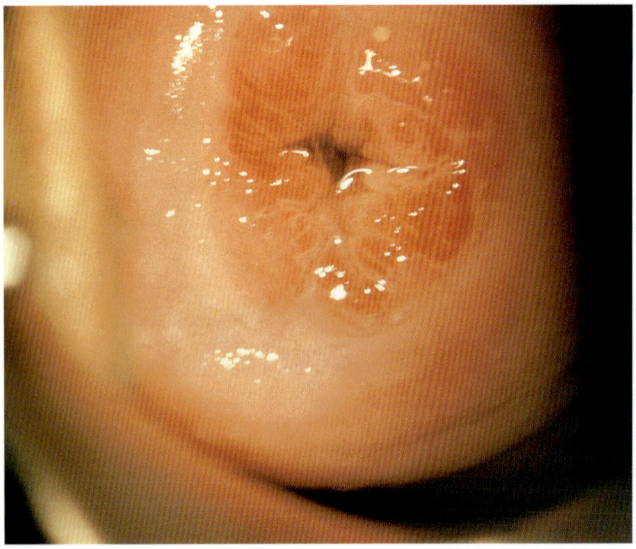

图6-3　通过桔红色的单层黏液上皮可鉴别宫颈管组织。宫颈阴道部可见鳞柱交界区。

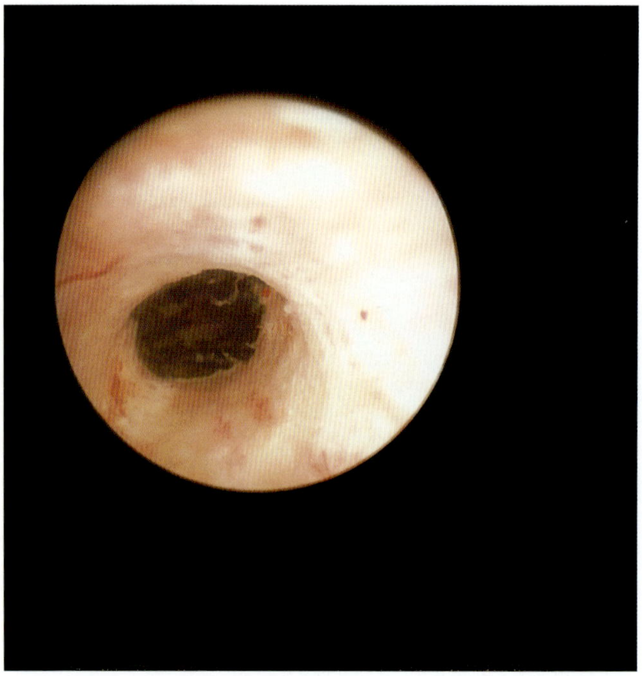

图 6-4　宫腔镜检查时所见宫颈内口。宫腔镜放置在宫颈管中间，可见生理性狭窄。只有通过内镜检查时才能观察到宫颈的阴道上部分。

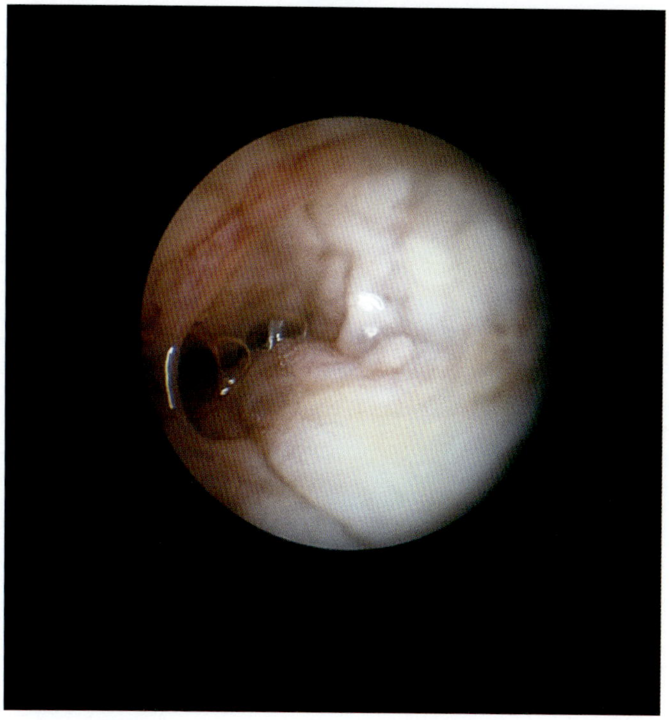

图6-5　图示为宫颈管特征性的乳头和裂隙。在读者的左侧可看到 CO_2 气泡冒出，由此证实存在腔隙。

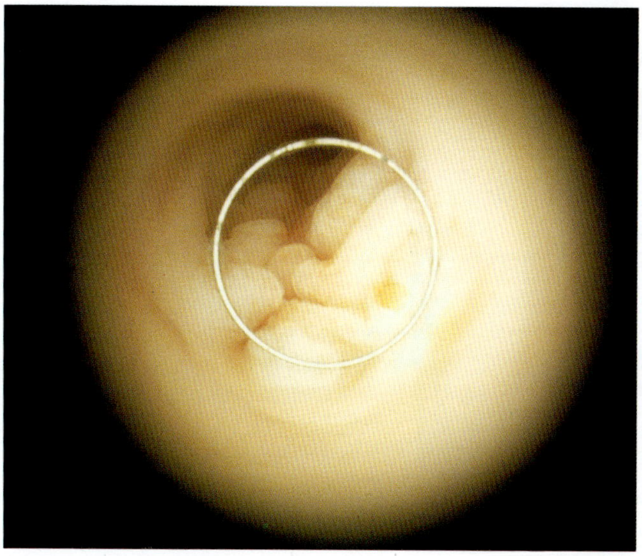

A

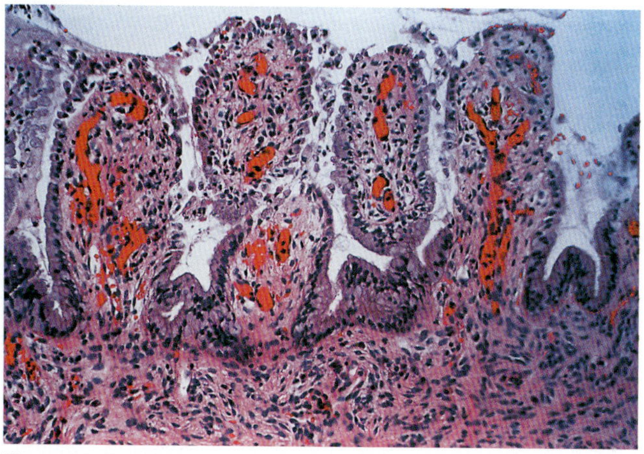

B

图 6-6　**A**. 通过带有 6mm 直径观察环的接触性宫腔镜可以观察到宫颈管皱褶和裂隙产生的侧柏树状结构。**B**. 宫颈管黏膜的纵切面显示黏膜乳头和血管。血管延伸至乳头状皱褶的末端，这也是宫颈管黏膜为红色外观的原因。

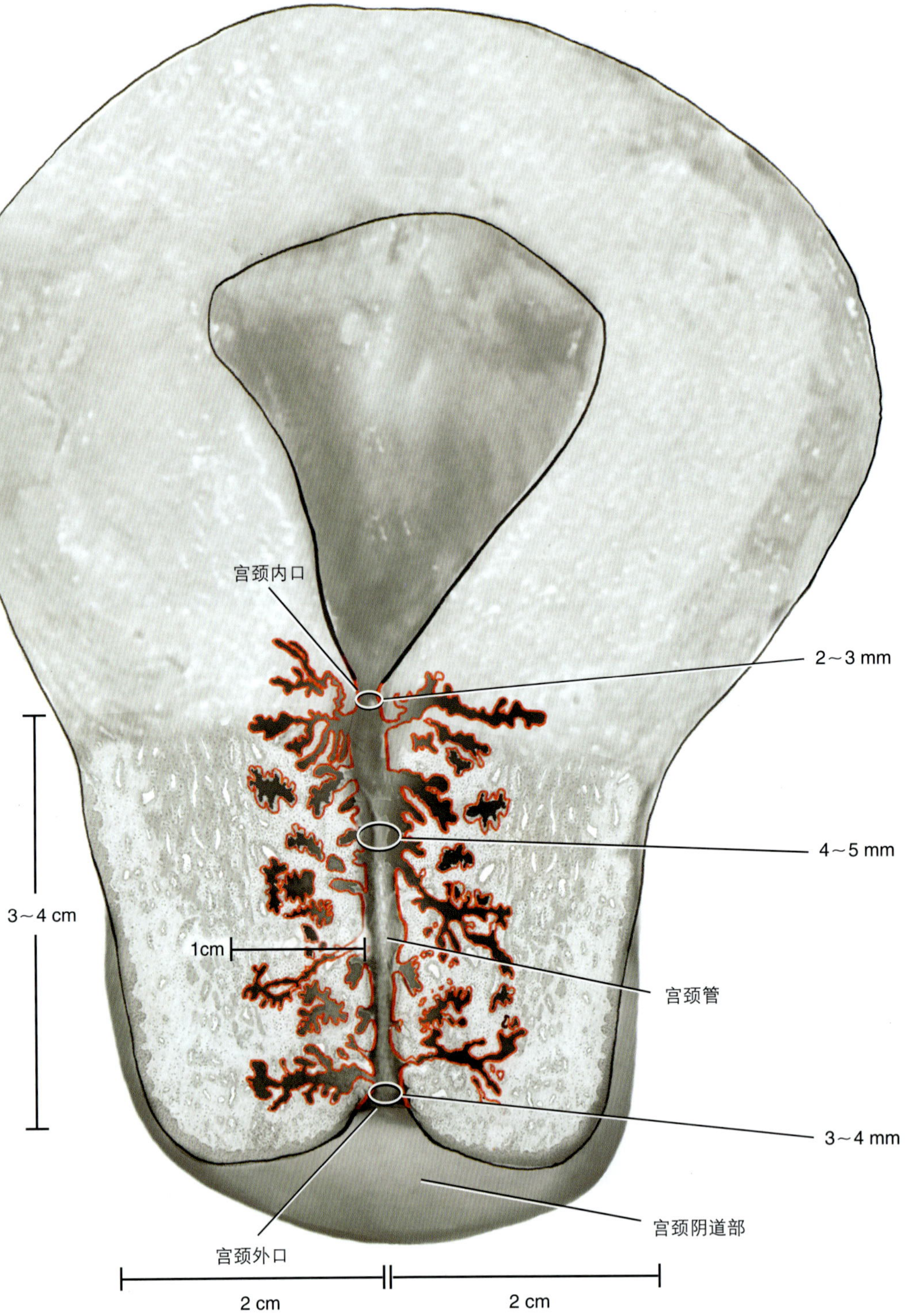

图6-7　图示为正常子宫的矢状面观，图例的详细标注显示宫颈管结构的大概比例。经产妇宫颈的直径约为未经产妇宫颈直径的 2 倍。能看见曲折深入到下面基质部的宫颈管裂隙结构。

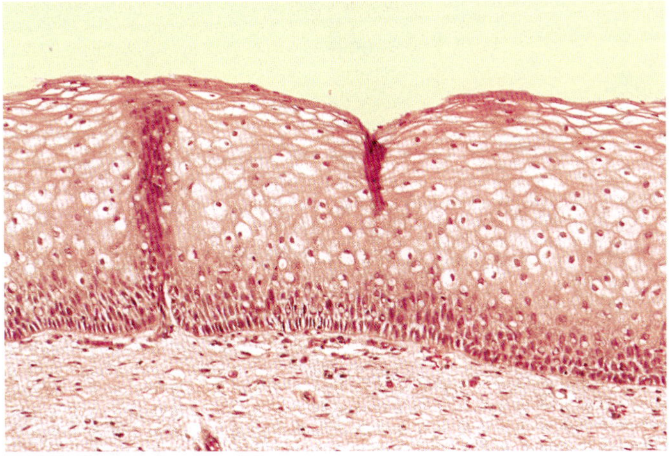

A

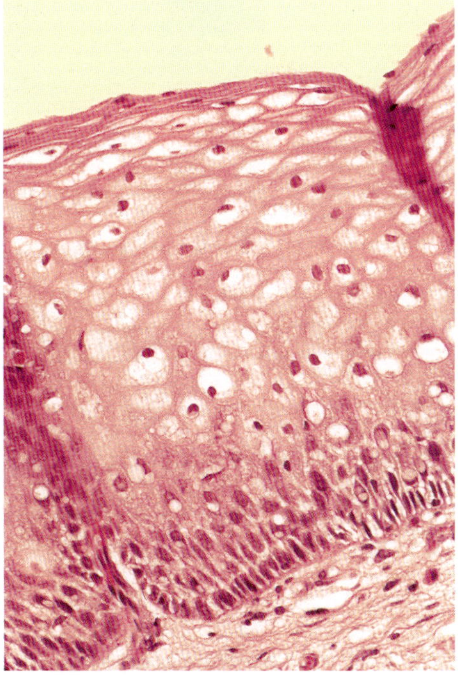

B

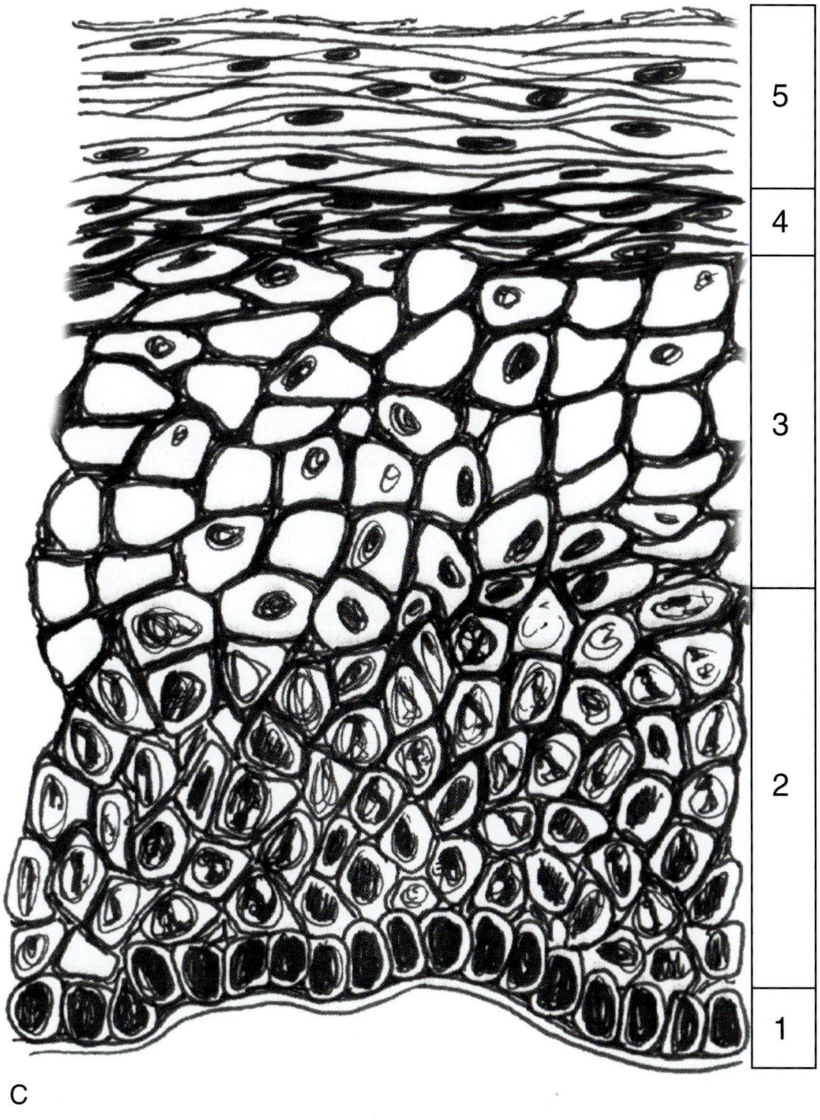

C

图6-8　**A**. 此切片取材自正常宫颈阴道部黏膜组织，显示了从基底至表面的正常有序的结构，在低倍镜下，嗜碱染色后的副基底细胞和基底细胞呈现连续的、薄的黑线。**B**. 高倍镜下观察可见成熟的宫颈阴道部上皮的多层组织结构。上皮约有20层细胞厚。基底细胞层位于基底膜上（过碘酸希夫染色），将上皮与其下的基质分开。基质中含血管，加滤光镜能看到成熟的宫颈外口呈粉白色外观。**C**. 图例显示了五层细胞的层次：1, 基底细胞层；2, 棘细胞层；3, 含糖原的透明细胞层；4, 不含空泡的扁平细胞层；5, 胞浆角化、核小的扁平细胞层；这一层为角质层。

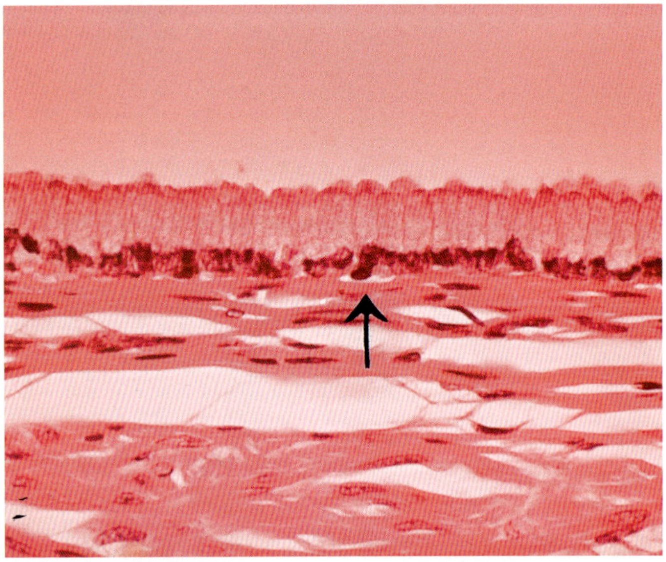

A

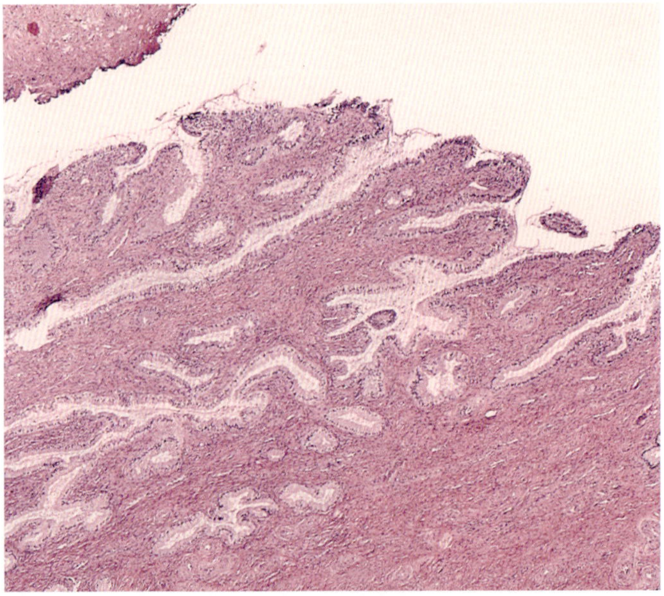

B

图 6-9 **A**. 图示为单层分泌黏液的柱状上皮组成的正常宫颈管的下三分之一部分的放大切面，可见缺乏有丝分裂像的均匀的基底细胞核。可见储备细胞位于下面的基质（箭头所示）。**B**. 低倍镜下可见宫颈管黏膜呈乳头状排列。相邻乳头之间形成叶状的裂隙。

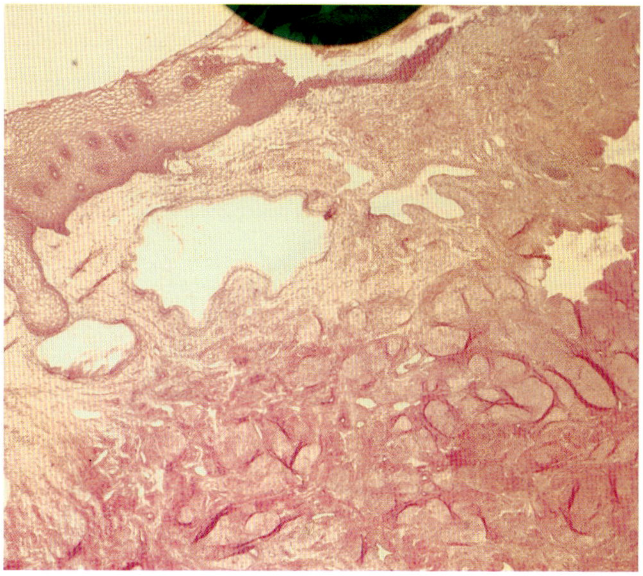

D

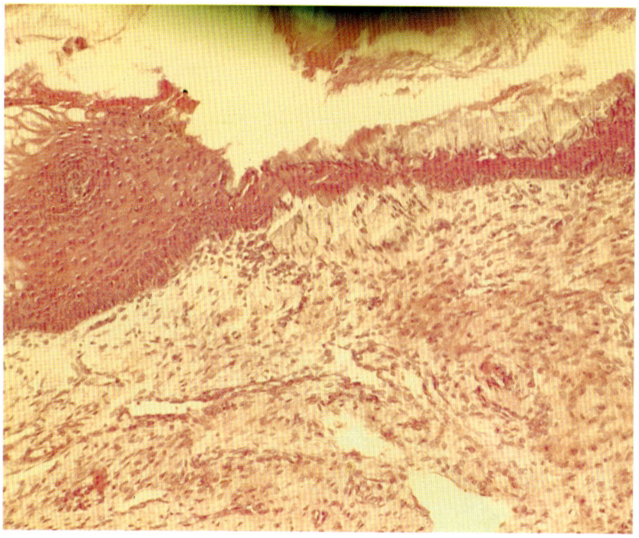

E

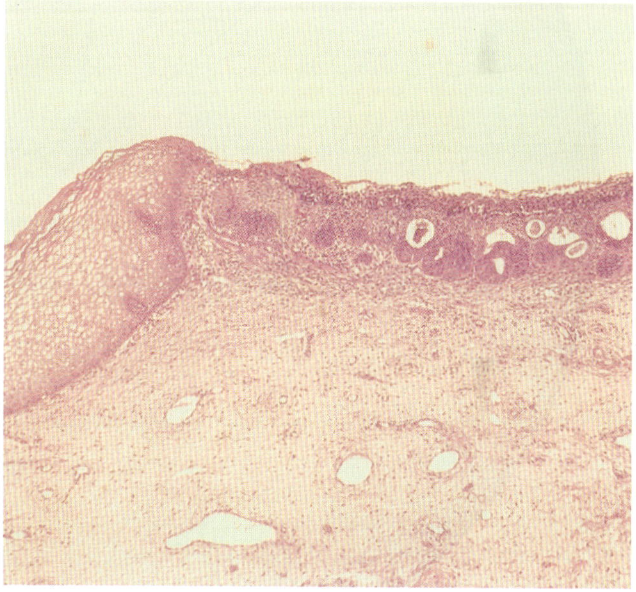

F

图6-11　**D**. 低倍镜下，可见鳞柱交界处一团红染的细胞 (鳞化) 向上延伸至宫颈管黏液上皮的下面。**E**. 此放大像显示的是多层成熟的化生细胞 (左侧) 和宫颈管内未完全成熟的 3 ~ 4 层鳞状化生上皮。由于化生的鳞状细胞的增生，数簇腺细胞被推至颈管黏膜表面。**F**. 图示为增生活跃的转化区，可见颈管内和颈管下广泛的化生。一些腺体或裂隙被化生细胞包绕。红色鳞状细胞形成有腔隙的外观。

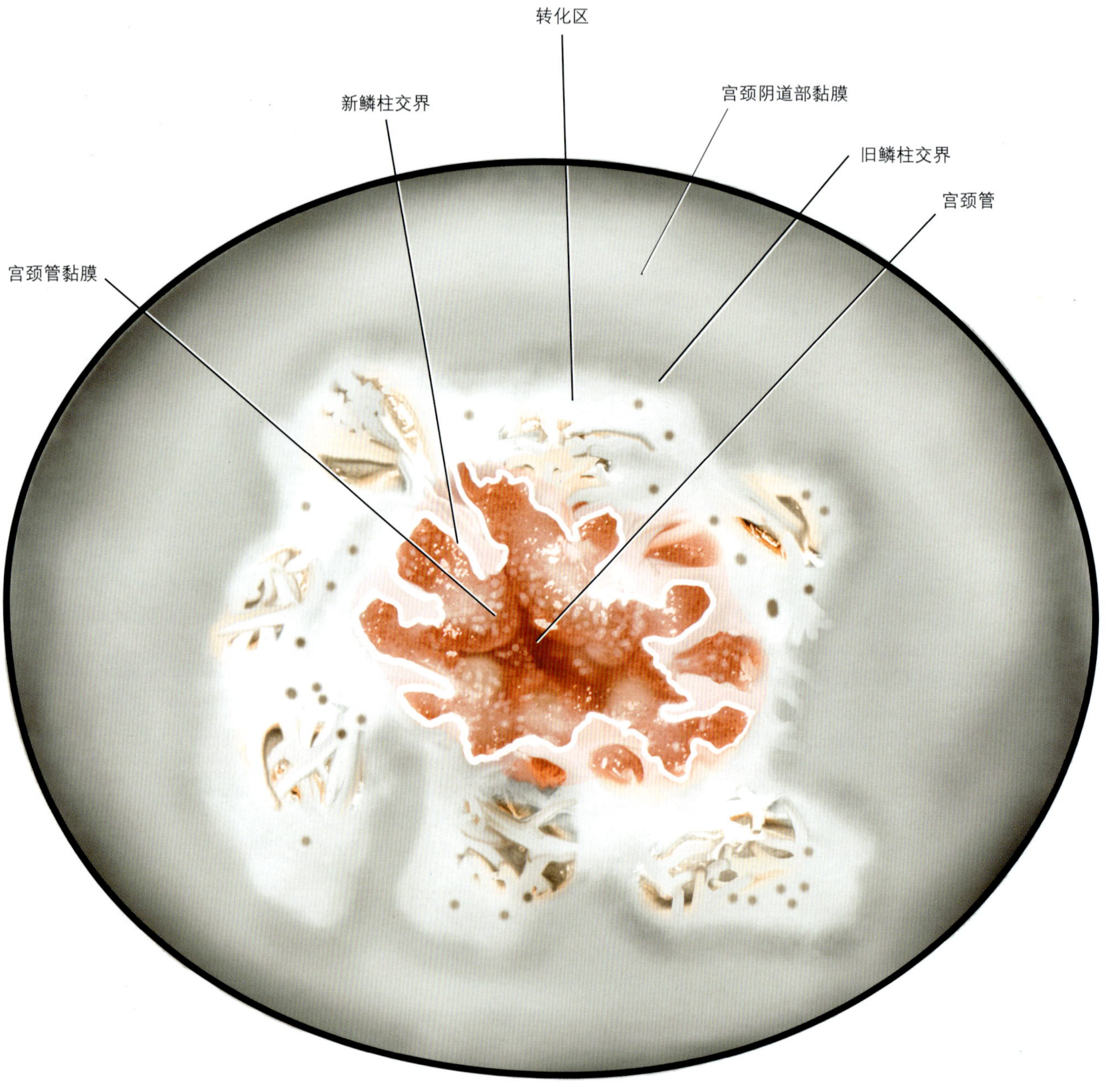

图6-12 宫颈上可见正发生变化的转化区。可见旧转化区周围几乎是完全化生的上皮，并有残留的腺体开口和裂隙。此区域腺上皮增生的变化显示转化区向宫颈阴道部外移。这种变化是由于腺细胞增殖引起，是妊娠、口服避孕药或其他雌激素刺激的结果。

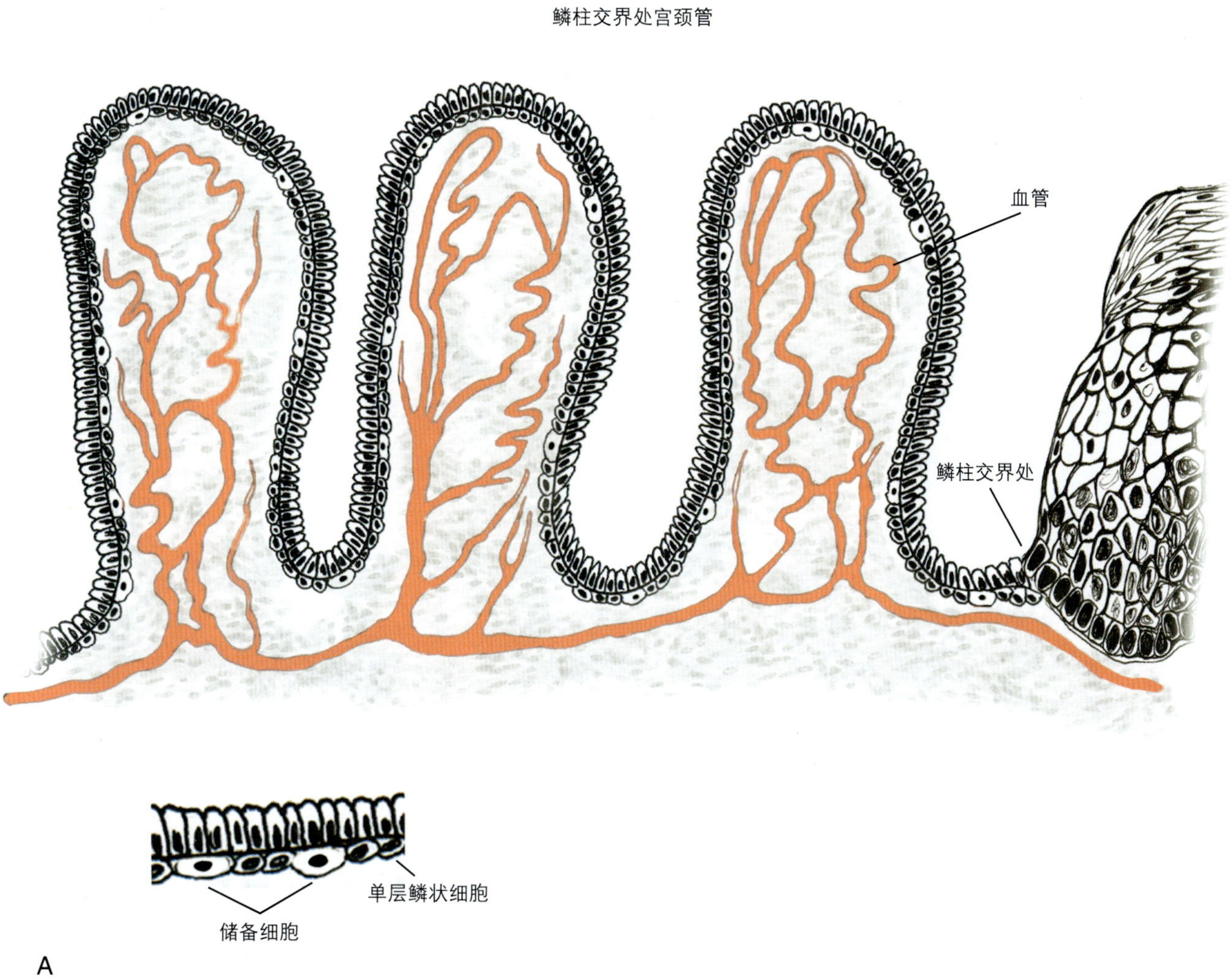

图 6-13 **A**. 宫颈管鳞化的最早期阶段。上皮下的储备细胞向单层幼稚鳞状细胞分化，有时被误认为是储备细胞。血管延伸至乳头顶部。(待续)

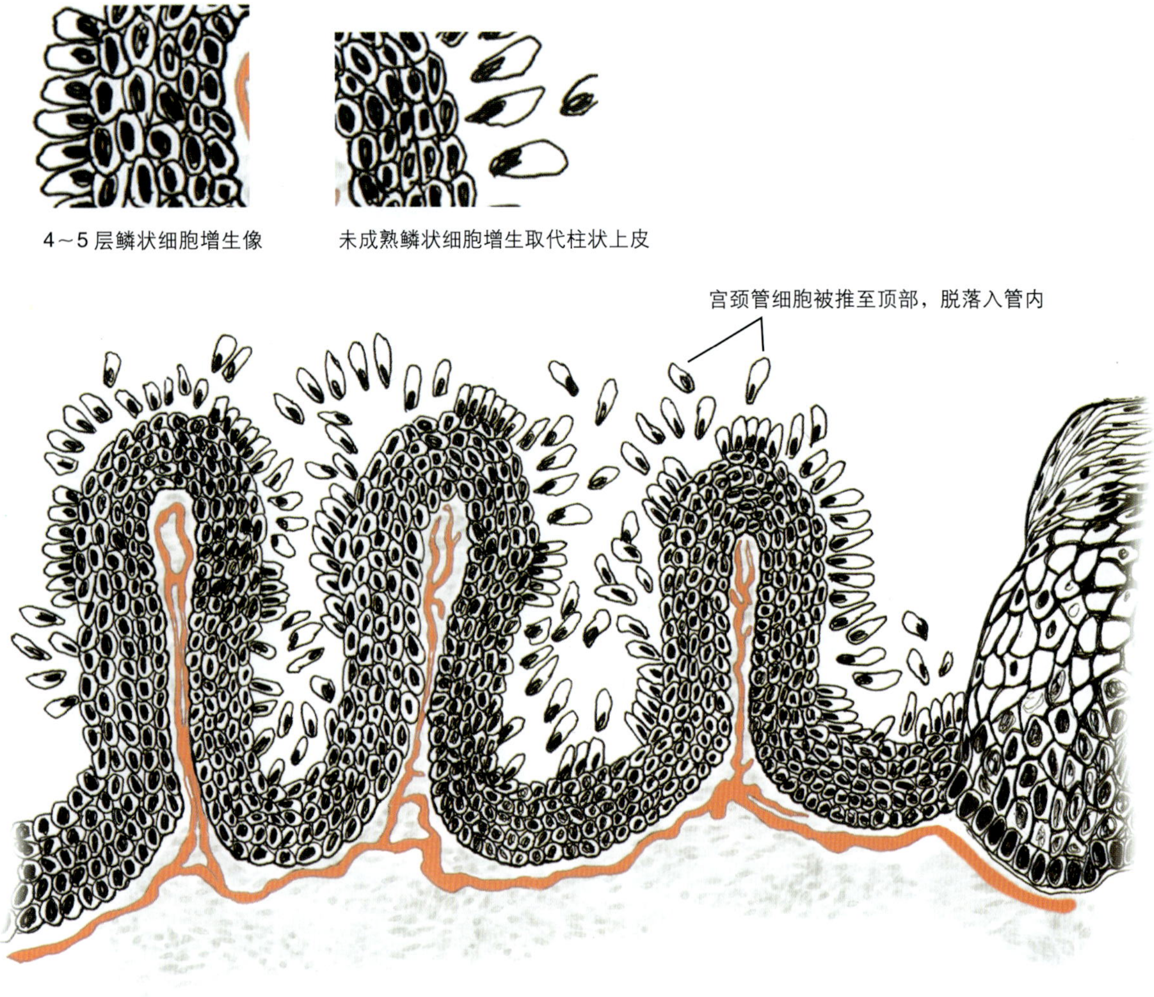

B

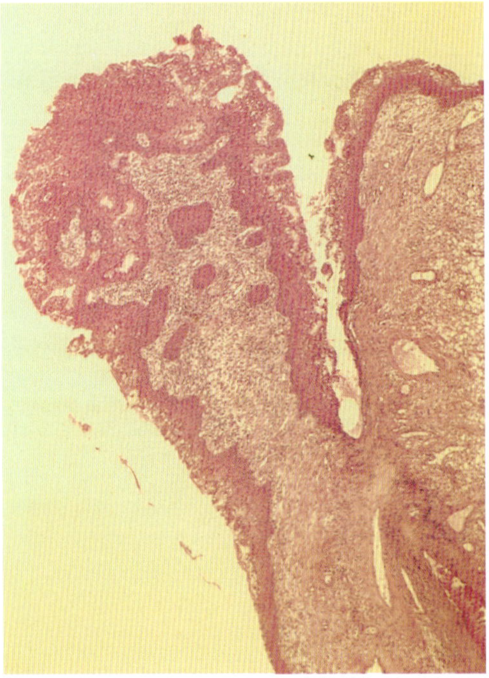

C

图 6-13 **B**. 图示为化生过程的第 2 ～ 3 阶段。在柱状上皮下，未成熟鳞状细胞增生为5～12层。鳞状细胞推落顶部的柱状黏液细胞至颈管内。随着鳞状细胞的不断增生，血管被向下推移，这是因为乳头轴被越来越多的鳞状细胞占据，导致基质中的血管退缩。**C**. 图为宫颈管切面，显示周边排列有宫颈管黏膜的两个乳头。黏膜下和裂隙内可见广泛的化生：右侧的红染细胞显示的是化生的第1、2阶段，左侧显示的是第3阶段。(待续)

图6-13　**D**. 高倍镜下所见乳头结构。可见化生的 (红色) 鳞状细胞包绕了宫颈管表面和内部的细胞。化生细胞的层数不断增加，使相邻的裂隙融合 (第 3 阶段) 。**E**. 乳头相互融合和血管重新定位移至基底部 (第 4 阶段) 。**F**. 新的转化区呈星形，位于解剖外口附近。

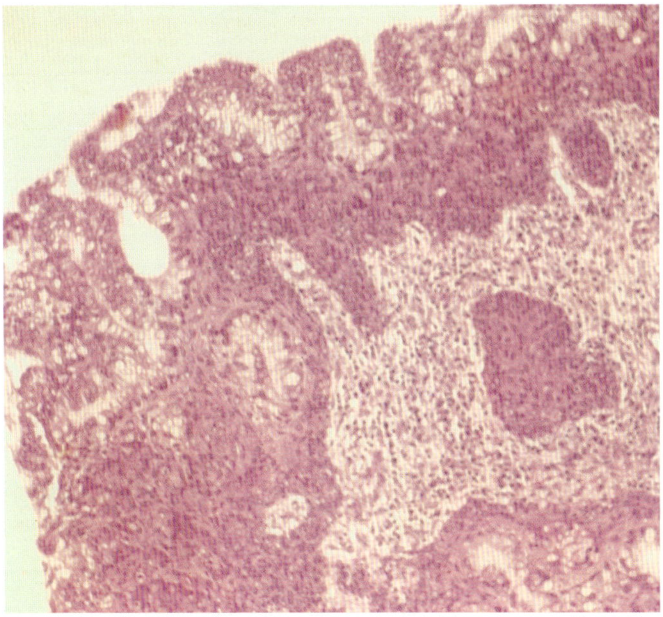

D

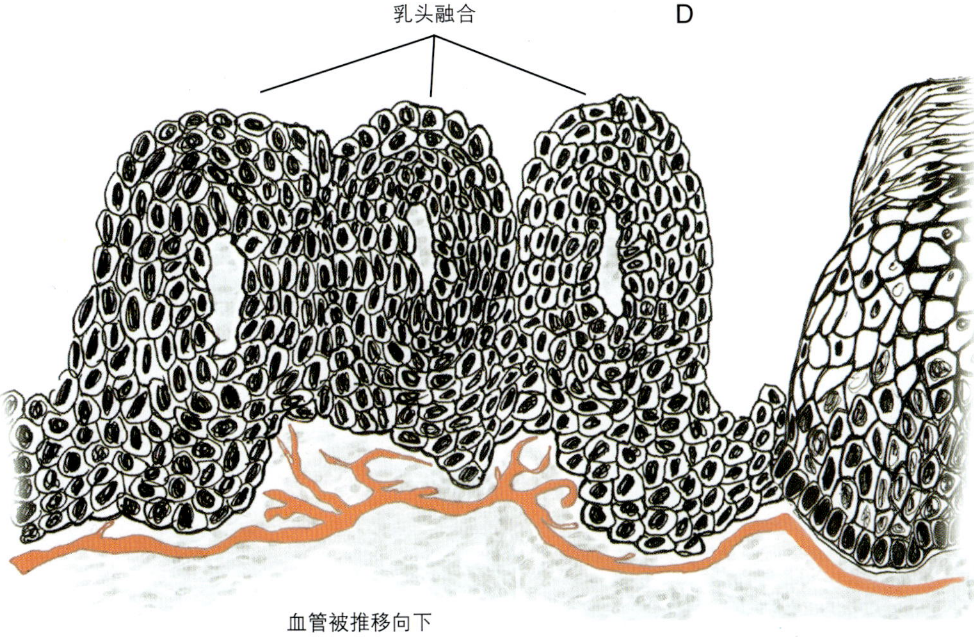

E

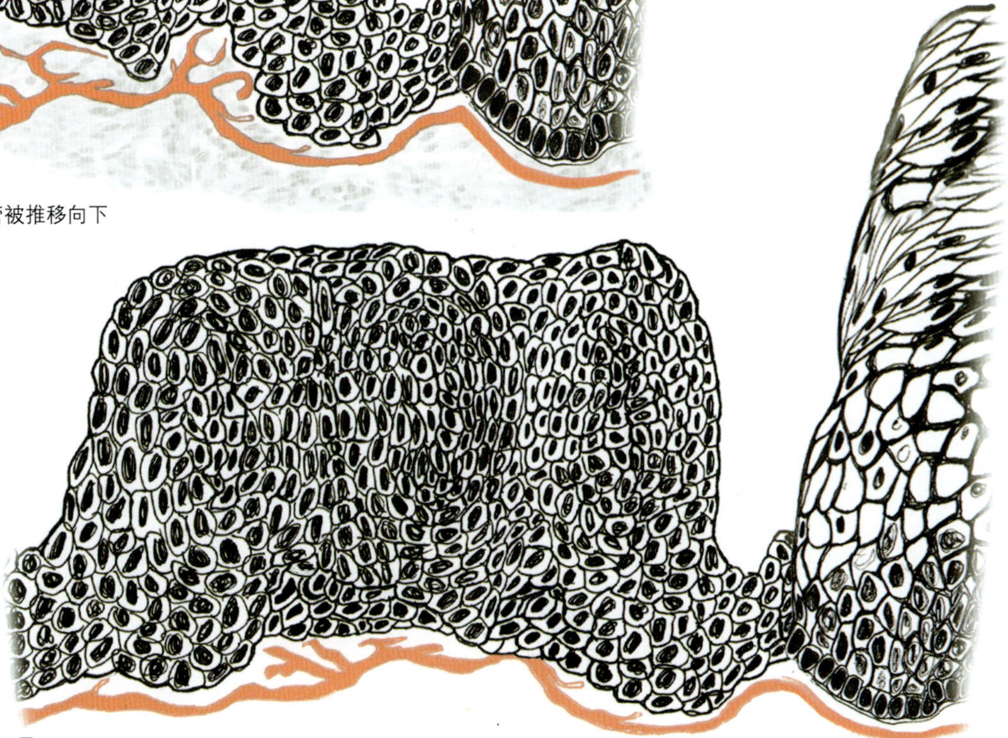

F

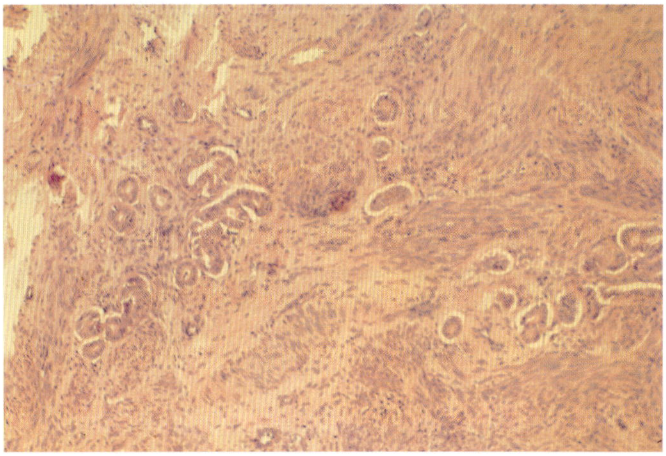

图6-14 在宫颈管上部的基质深部可见许多被覆立方上皮的小细管，它们是中肾管(午非管)的残迹。在宫颈上部和宫体下段之间的过渡区可见平滑肌细胞。

（陈庆云 译 卞美璐 校）

第 7 章

宫颈病理学

从正常宫颈上皮到非典型增生上皮的最早改变可以视为在鳞状上皮化生内的细胞异常 (图7-1*A*至*C*)。这些异常被称为细胞非典型、非典型化生、非典型微腺性化生、非典型储备细胞增生 (图7-2*A*至*C*)。这些改变是非特异的，并不表示瘤变。炎症常引起类似的非典型变化 (图7-3*A*至*C*)。对于大多数妇女和少女，在宫颈上皮间质和宫颈转化区及其周围都有炎症细胞，尤其是浆细胞，但是，慢性宫颈炎的诊断通常基于炎症的程度 (图 7-3*D* 和 *E*)。炎症，特别是当与感染相关时，可引起细胞学异常，可误以为早期瘤变 (图 7-4*A*至*E*)。反应性炎性改变通常在抗微生物或抗真菌治疗6～8周后消退。一般来说，良性病变是可逆的，而肿瘤性病变是不可逆的。但是，有些良性疾患或先天性异常可以具有怪异的特征 (图 7-5*A* 至 *H*)。

人乳头状瘤病毒

宫颈细胞感染人乳头状瘤病毒引起的异常可以通过阴道镜或高倍显微镜确认 (图7-6*A*)。显微镜下其鳞状上皮的特征包括棘皮病、乳头状瘤病和角化不全 (图 7-6*B*和*C*)。发现挖空细胞可证实人乳头状瘤病毒的诊断 (图 7-7*A* 至 *C*)。

与正常化生细胞不同，被人乳头状瘤病毒感染的储备细胞和细胞核的发育途径发生改变，导致成熟异常和非典型增生细胞的形成 (图7-8*A*)。异常细胞群的增殖导致血管穿透上皮细胞群而产生血管异常 (图7-8*B*和*C*)。异常血管穿透的最终结果是阴道镜下观察到的点状血管和镶嵌 (图 7-8*D* 和 *E*)。另外，随着细胞群中细胞数目的增加，血管受推挤相互远离而间距增加 (图 7-8*F*)。

宫颈上皮内瘤变

1 级

宫颈上皮内瘤变 1 级 (CIN Ⅰ) 的诊断基于发现异常基底细胞样细胞侵犯复层鳞状上皮层的下三分之一，表现为核染色深、多形性、核浆比例增加、缺乏成熟 (图7-9*A*)。宫颈上皮的上三分之二可见正常成熟的正常细胞形态 (图 7-9*B*)。

2 级

具有异常细胞改变，兼有许多有丝分裂和异常有丝分裂像，侵犯上皮层的一半，诊断为宫颈上皮内瘤变 2 级 (CIN Ⅱ) (图 7-10*A*)。从上皮的中间部分到表面可有正常的成熟过程 (图7-10*B*)。CIN Ⅱ (中度非典型增生) 可以直接进展到浸润性鳞癌，而不经过CIN Ⅲ的中间步骤 (图 7-10*C*)。

3 级

宫颈上皮内瘤变 3 级 (CIN Ⅲ) 包括宫颈重度非典型增生 (> 50% 的上皮层有异常) 和原位癌 (全层异常)。细胞缺乏正常成熟和排列。在重度非典型增生中，少数上层细胞可显示分化。上皮最表层的角化不全不构成正常成熟 (图 7-11*A* 至 *D*)。

具有大的、核深染的基底细胞样细胞，与显示恶性角化不良和异常有丝分裂像的细胞相交织，从基底层到表层构成同样的病变类型。上层也可见不一致的有丝分裂，以及在基底旁和基底层内的个别细胞角化

(图 7-12*A*)。典型病变有丝分裂活跃 (图 7-12*B*)。在高度上皮内瘤变中，瘤变细胞蔓延进入宫颈内膜表层上皮和下面的宫颈内膜裂隙，比在低度中更常见。根据Fluhmann的研究，75%的重度非典型增生与裂隙侵犯有关 (图 7-13*A* 至 *C*)。

连续切片重构研究显示，裂隙受累来源于鳞柱上皮转化区的瘤变上皮的直接蔓延，并向上延伸进入颈管和裂隙 (图 7-14*A* 和 *B*)。这种颈管蔓延垂直进展很少大于 1 ~ 1.5cm (图 7-15*A* 至 *C*)。其他的研究显示，非典型增生细胞可穿透裂隙进入其下的间质，深度可达 3.8mm。

浸润性鳞状细胞癌

当瘤变细胞或细胞巢在基底膜下的间质内可见时，诊断为浸润性疾病 (图 7-16*A* 和 *B*)。宫颈腺体受累不构成裂隙浸润。有以下几种类型的浸润可见上皮呈舌形或明显的钉突，蔓延进入间质，伴有过成熟细胞逐渐脱落进入结缔组织 (图 7-17*A* 和 *B*)；上皮钉突可直接侵犯间质，并与表面上皮分离；表层上皮下可见大小不同的细胞巢。

浸润细胞比非浸润细胞更怪异、更具多形性，核异形性更明显 (图7-18)。淋巴侵犯常见，当组织块连续切片时更常见到 (图 7-19*A* 和 *B*)。浸润灶周围可见显著的炎性反应，在最初仅诊为原位癌的切片中出现此种炎症反应，提示早期浸润 (图 7-20)。

腺 癌

尽管大多数宫颈非浸润性和浸润性疾病起源于鳞状细胞，但腺癌的发生率在不断上升。颈管腺癌占宫颈恶性肿瘤的比例，1970 年为 5%，1990 年上升为 20%。原位腺癌常与原位鳞状细胞癌共存。在宫颈管分泌黏液的柱状细胞中发现有丝分裂像绝不是正常现象，常伴有早期瘤变 (图7-21)。颈管及其裂隙的表面细胞也可显示胞核的拉长、深染、多核。细胞复层化也是瘤样改变的特征。腺体向间质出芽是浸润的征象 (图 7-22)。与原位腺癌有关的细胞增殖与症状明显的腺癌的早期间质浸润难以鉴别 (图7-23)。通过分段搔刮颈管和内膜腔及应用黏液染色，可以鉴别颈管原发腺癌与继发性子宫内膜癌 (图 7-24*A* 和 *B*)。

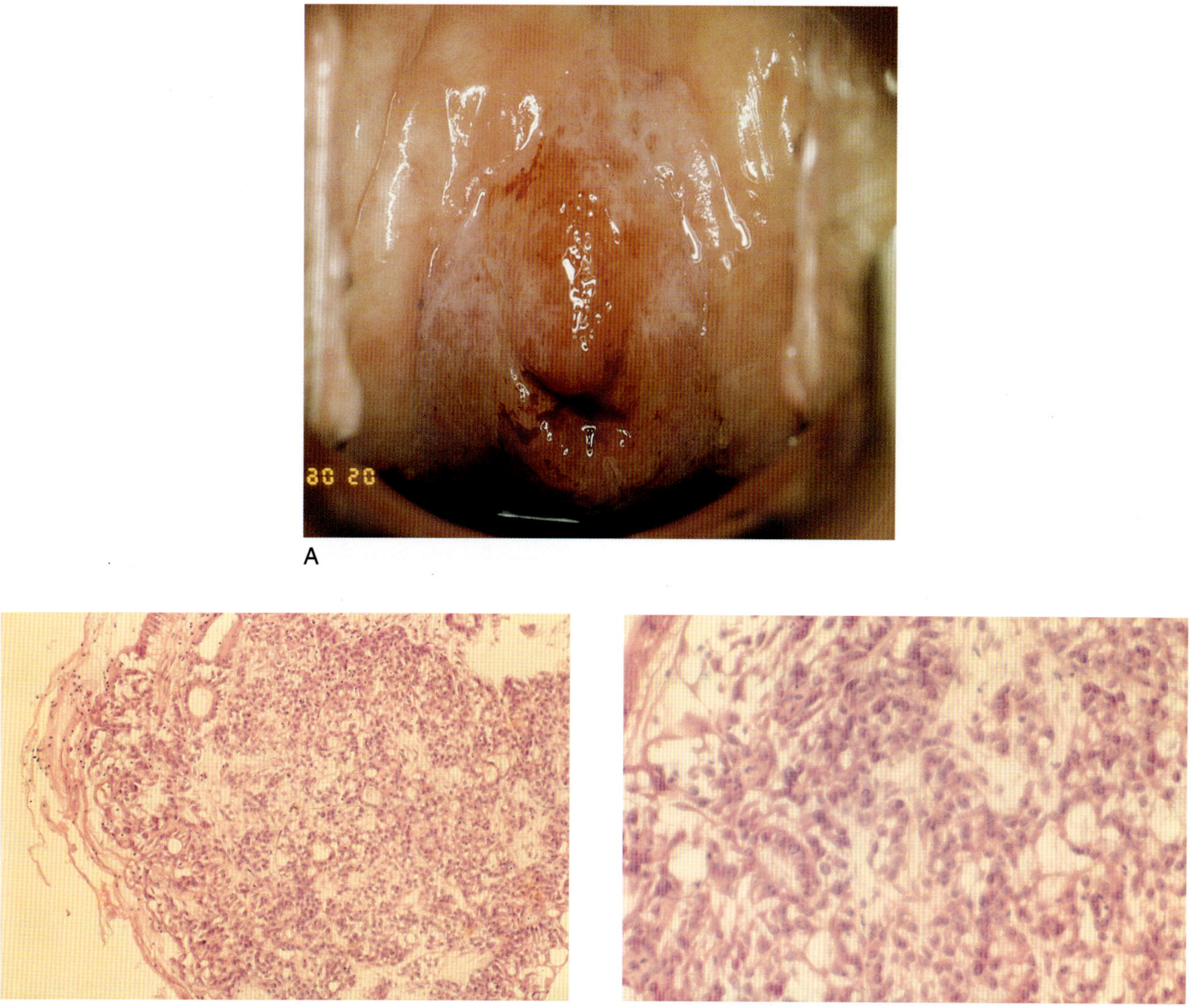

A　B　C

图 7-1　**A**. 此图宫颈有宽阔的转化区。在左上象限和右侧可见不成熟鳞状化生区。**B**. 1 点处活检标本显示非典型的微腺性黏液样化生。小的腺腔被密集的多面体状细胞包围，可能被误认为腺癌或腺鳞癌。刊登在《Obstetrics and Gynecology》杂志上的一份病历报告将类似的发现误以为透明细胞腺癌。**C**. 图 B 的高倍镜观显示多边形腺腔围以不成熟良性化生的鳞状细胞。

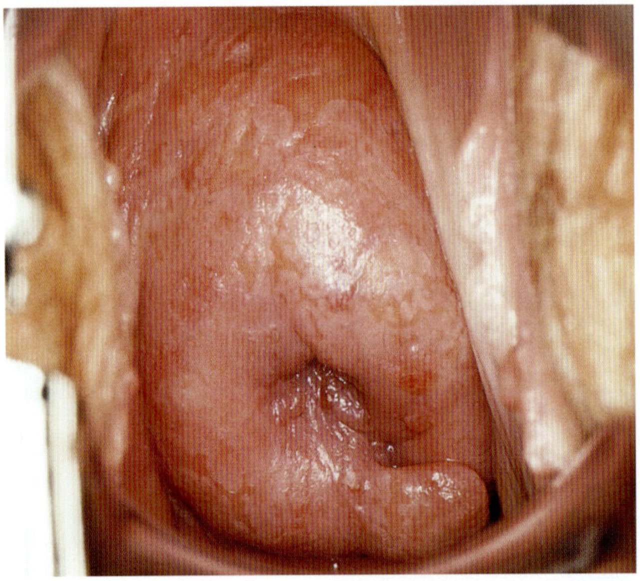
A

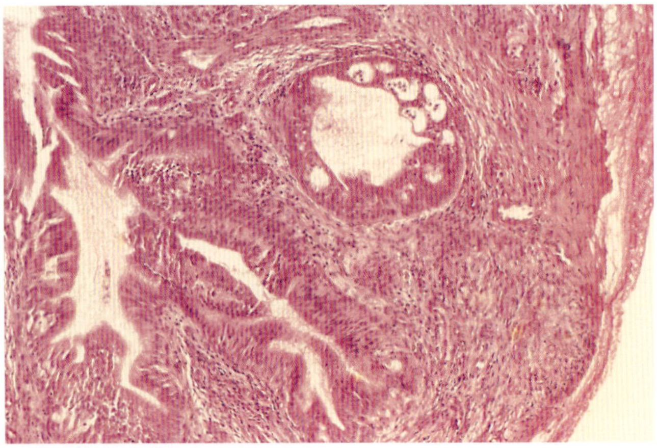
B

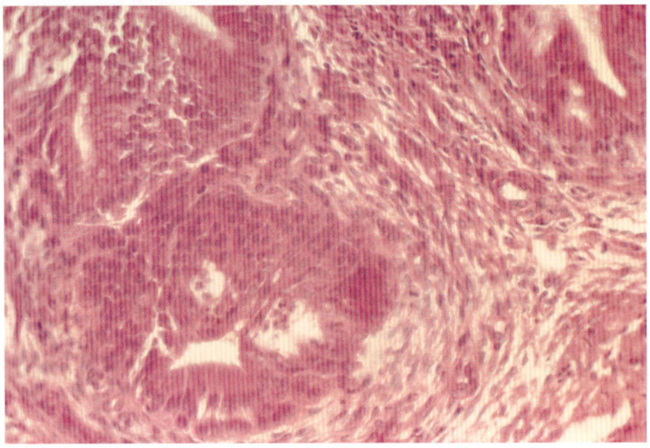
C

图 7-2 **A**. 此图宫颈几乎被延伸至阴道穹窿的白色上皮覆盖。患者无己烯雌酚暴露史，患者的母亲的产前记录也显示无此药物使用史。**B**. 图 2A 的宫颈活检显示非典型储备细胞增生。这些不成熟的鳞状化生细胞显示轻度核非典型性。**C**. 图 B 的放大观，显示围绕清晰腺结构的不成熟鳞状细胞替代柱状分泌黏液细胞。结构和排列比图 7-1*B* 和 1*C* 中所见的过程更明确。

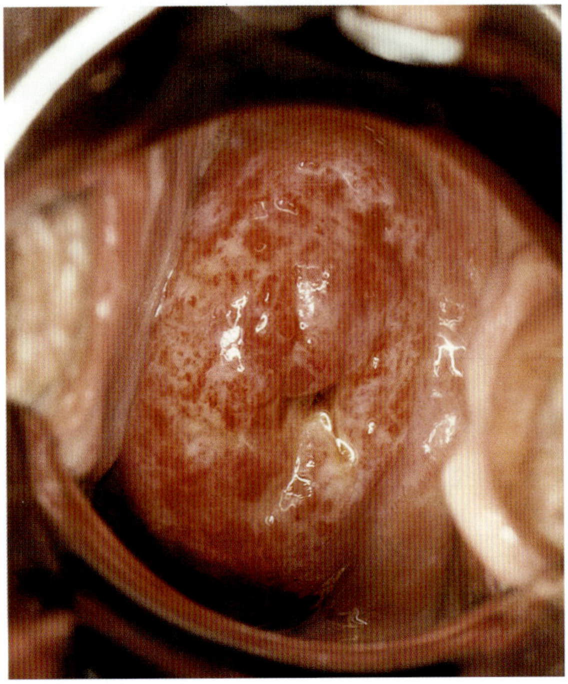
A

图 7-3 **A**. 此图宫颈显示外翻、鳞状化生和重度炎症。由于炎性血管的存在，活检会引起明显的出血。(待续)

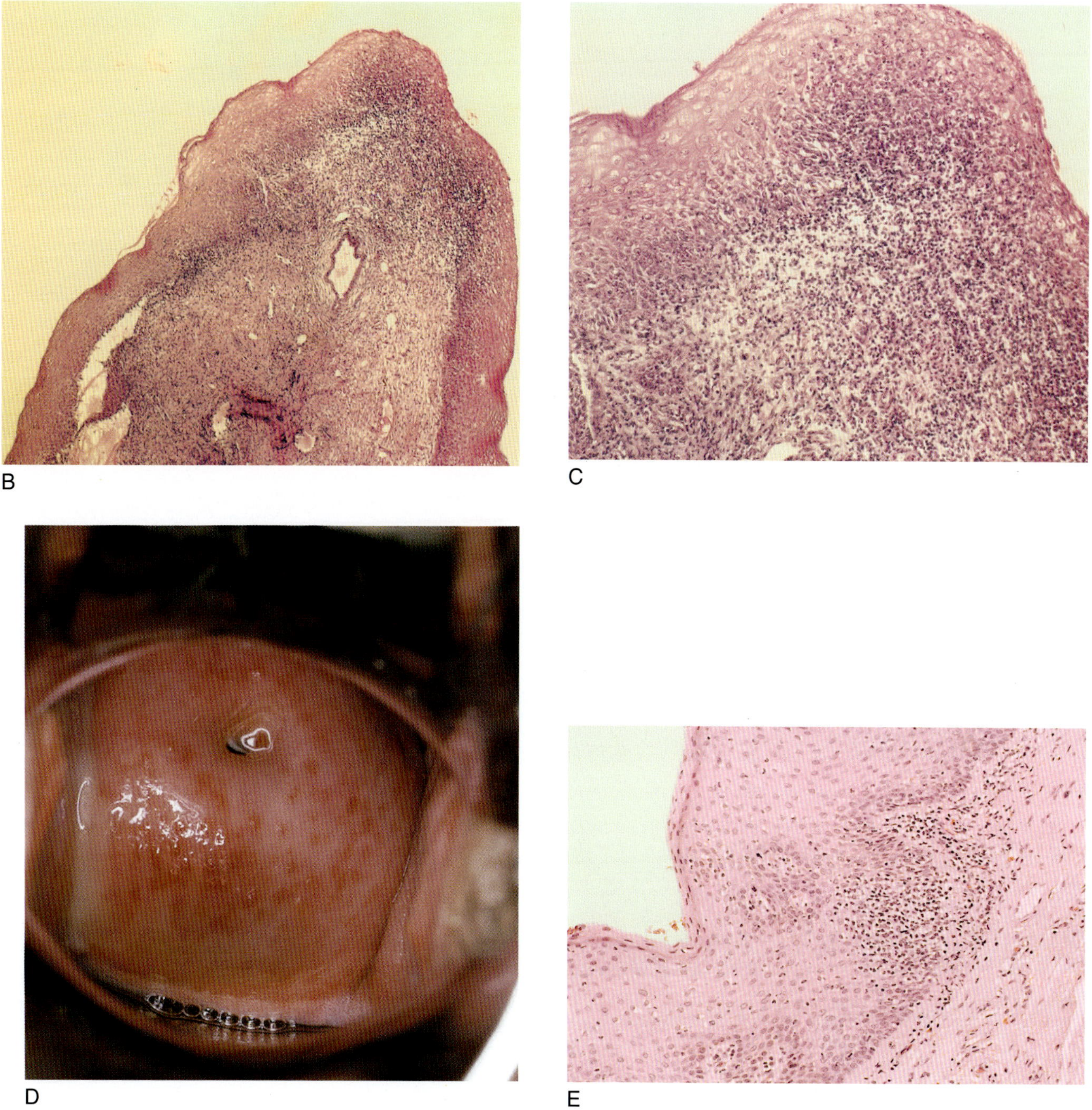

图 7-3 **B**. 宫颈阴道部活检显示重度宫颈炎。间质和上皮内可见许多炎性细胞。**C**. 急性和慢性炎性细胞浸润上皮全层，形成表面溃疡。**D**. 此图宫颈有许多红丘疹，与感染的表现一致。**E**. 图 D 的活检显示上皮反应性异常、角化不全和轻度棘皮症。在间质和上皮中可见大量慢性炎性细胞。此区的炎症程度比图 C 所见较轻。

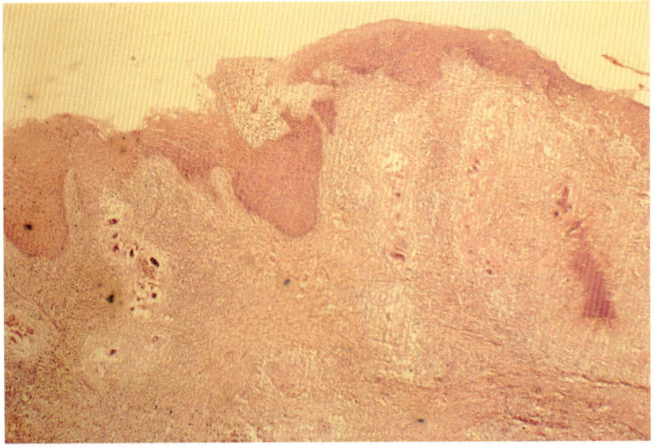
A

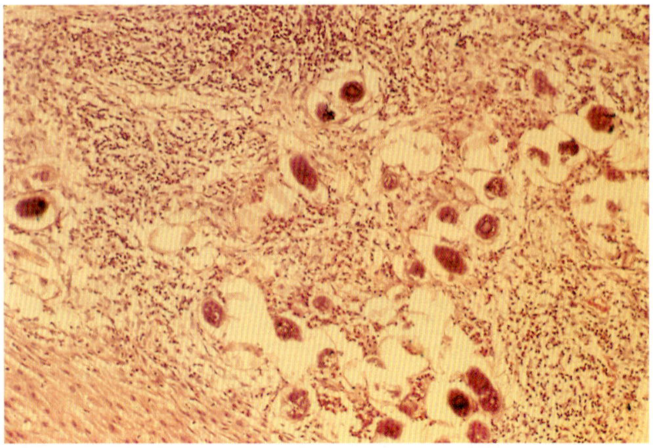
B

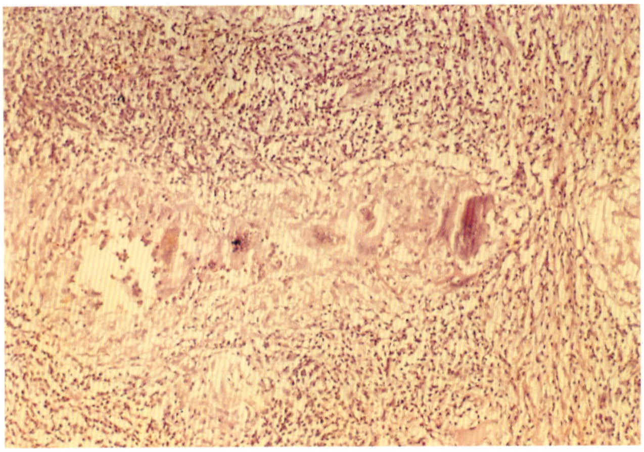
C

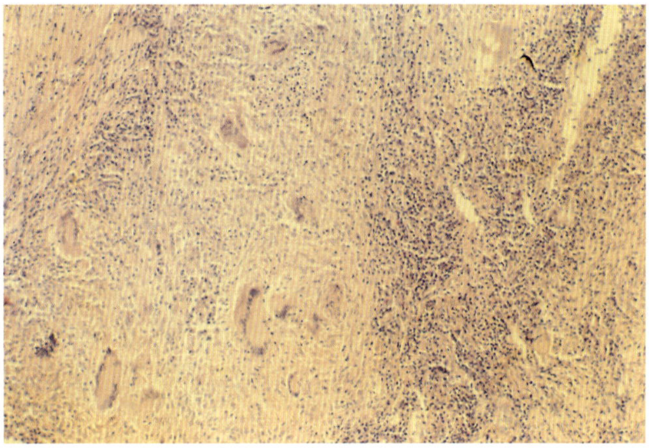
D

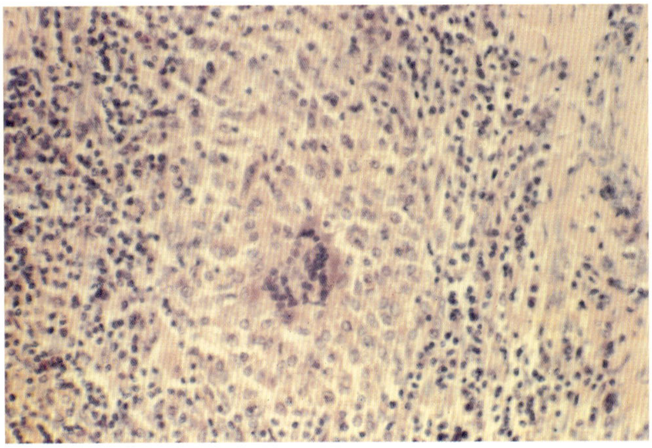
E

图 7-4 **A**. 低倍镜下显示棘皮症和基底细胞增生，在其下的间质中可见紫色细胞巢。**B**. 可见假性肉芽肿形成，空泡腔内的深染结构为血吸虫种属的卵。**C**. 图 B 的放大观。**D**. 宫颈溃疡处活检显示肉芽肿形成，其中含有很多朗汉斯型 (Langhans'-type) 巨细胞。**E**. 图 D 的高倍镜观，显示巨细胞和结核性肉芽肿。抗酸染色显示为分枝杆菌属。

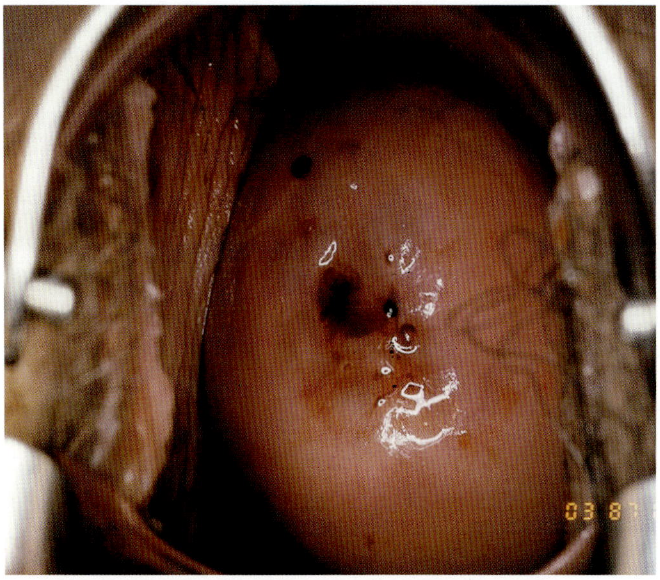

A

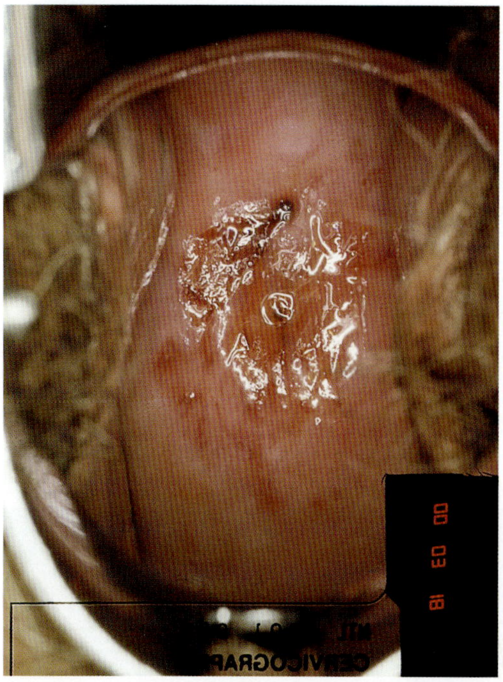

B

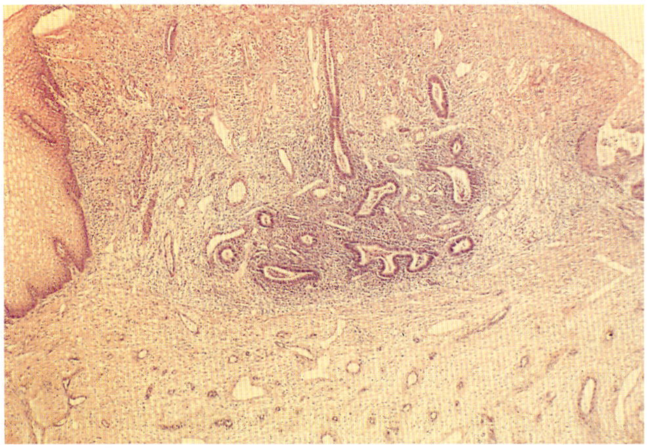

C

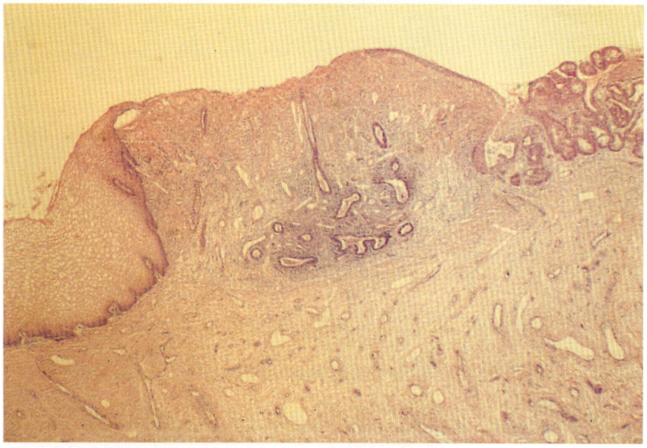

D

图7-5　**A.** 此图宫颈显示多个触痛的、蓝-黑色和红色丘疹，符合子宫内膜异位症。**B.** 此图宫颈显示多发红丘疹。棉签戳破12点处大泡，有充满含铁血黄素的液体流到宫颈上。**C.** 取自转化区的活检标本，显示内膜腺体和间质 (箭头所示)，证实了宫颈子宫内膜异位症的诊断。**D.** 图 C 的高倍镜观，证实子宫内膜腺体和间质是正常的。**E.** 由于宫颈涂片重复出现未确定意义的非典型鳞状细胞，产后 4 个月复查宫颈，仅在转化区内见到化生，还可见许多腺体开口。(待续)

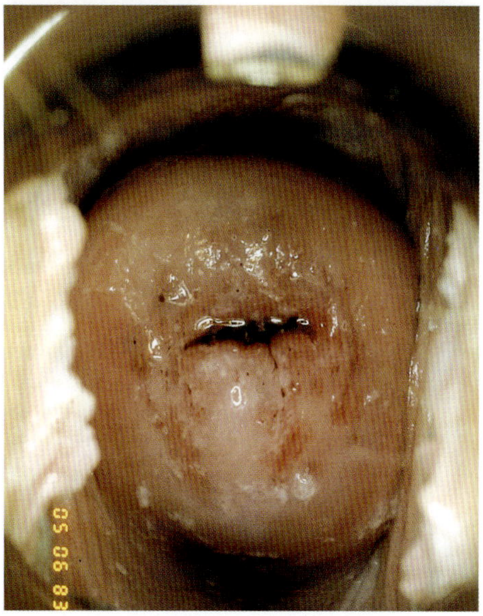

E

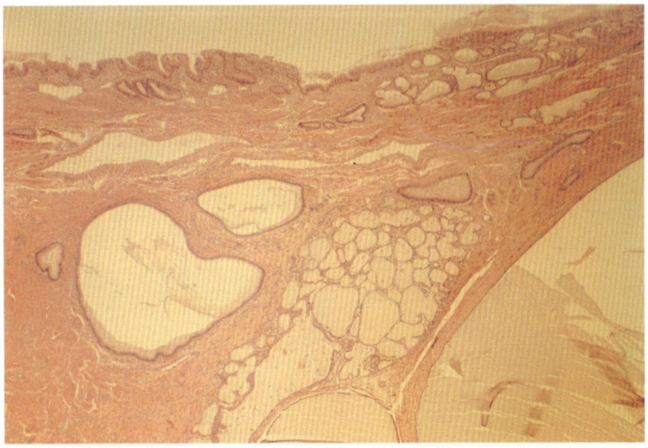

F

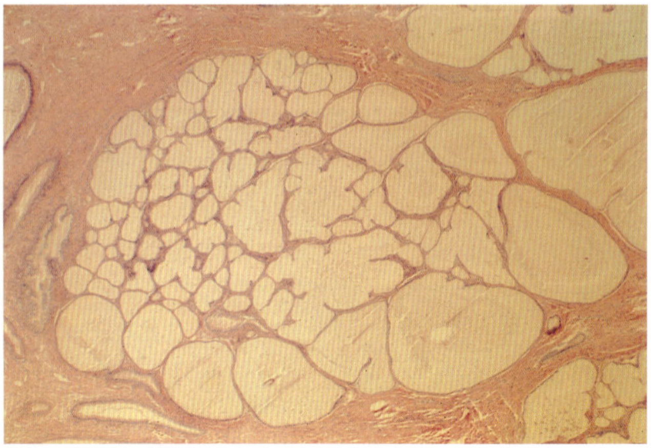

G

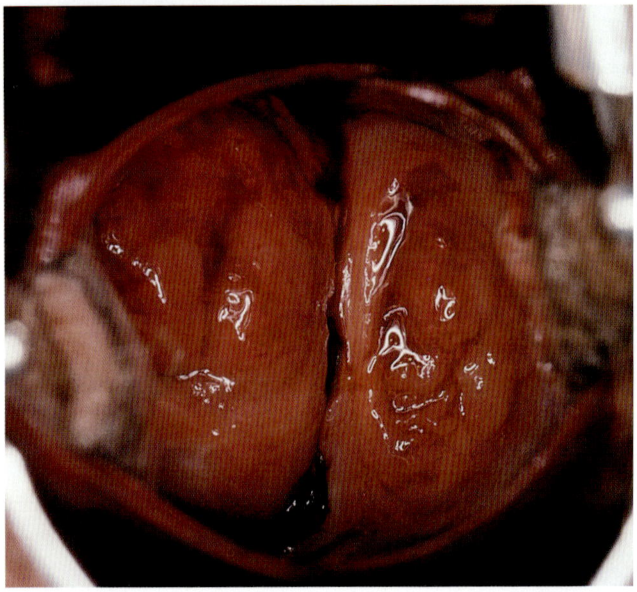

H

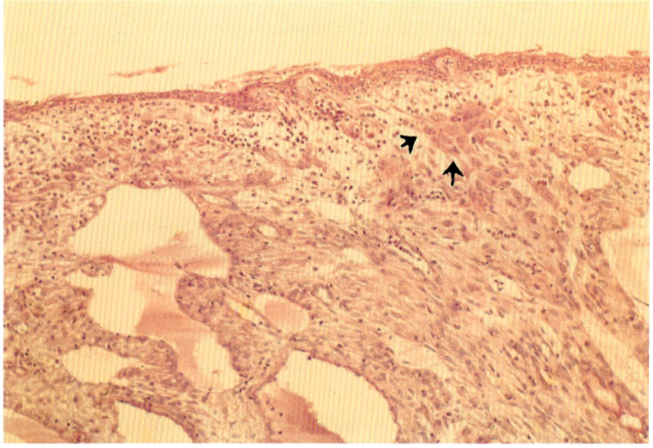

I

图 7-5 **F**. 此切片取自图 D 中显示的宫颈转化区，显示数簇腺体和几个巨大的扩张腺腔。**G**. 此放大观取自一簇衬以单层柱状分泌黏液细胞或扁平立方样细胞的腺体。Fluhmann 称这种现象为隧道簇 (tunnel clusters)，而其他人称之为宫颈内膜腺性增生。这种情况是良性的，与子宫内膜增生无关。**H**. 尽管此图宫颈看起来不是良性病变，但其实为良性病变。此图来自刚刚行阴道隔切除患者，可见两个宫颈，每一个宫颈高 2cm，并显示广泛外翻。**I**. 此切片取自有红丘疹的宫颈，与图 7-3*D* 显示者相似。大的、粉红色细胞为蜕膜反应 (箭头所示)。

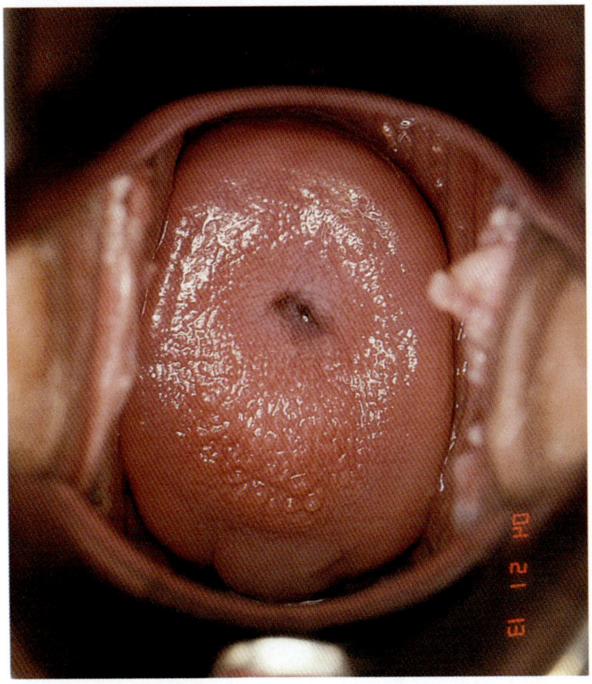

A

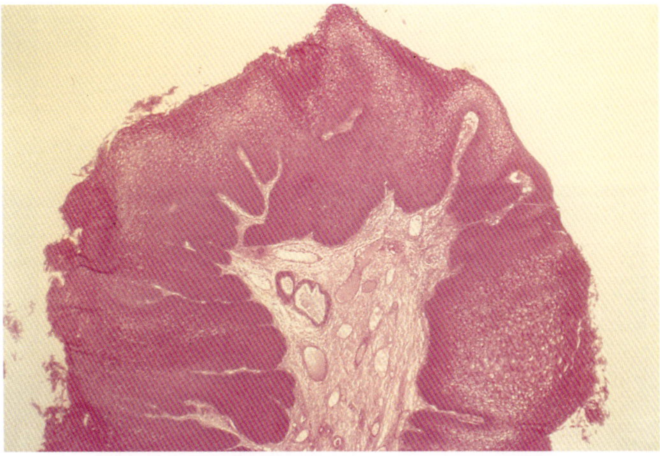

B

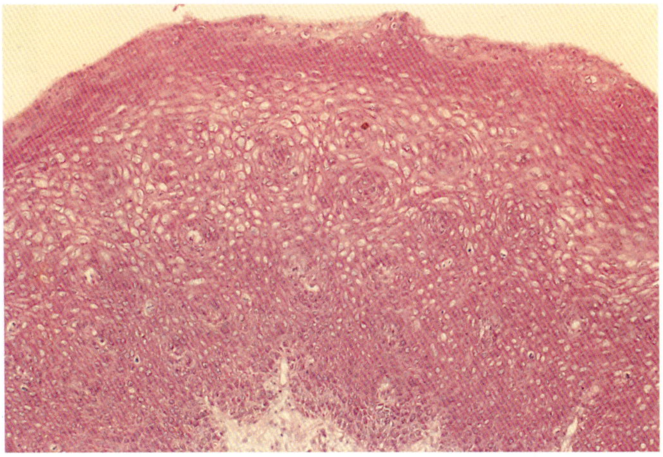

C

图7-6　**A**. 即使在醋酸反应之前，此宫颈黏膜的质地和形状即可诊断为人乳头状瘤病毒感染。与乳头状瘤病相关的卵石样和微绒毛外观可见于宫颈后唇。**B**. A 图宫颈活检显示有广泛的棘皮症、乳头状瘤病和角化过度。**C**. 此宫颈高倍镜观显示棘细胞层的增生 (棘皮症) 和角化不全。

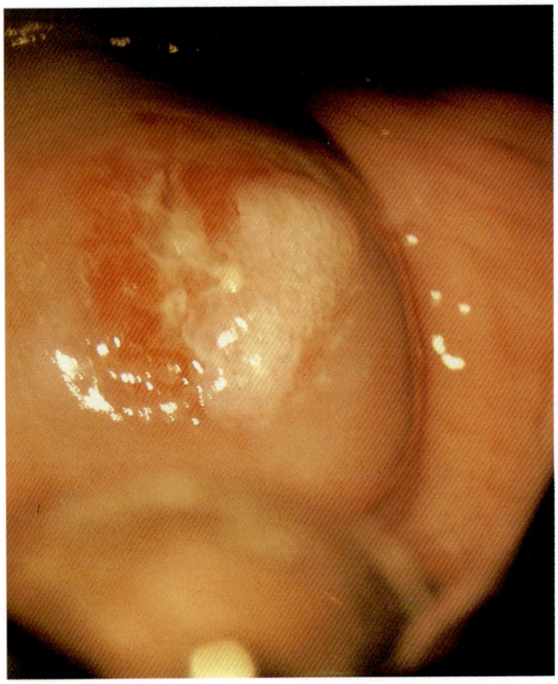

A

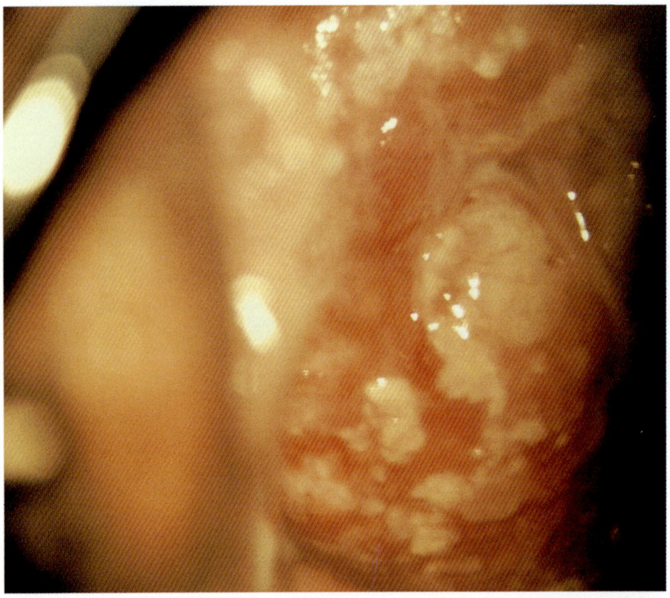

B

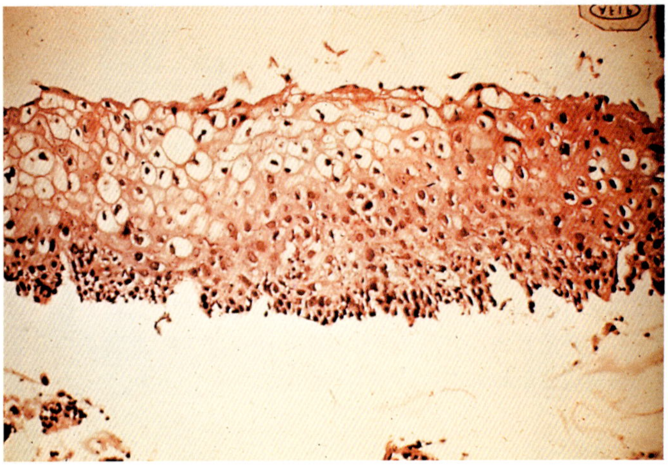

C

图 7-7　**A**. 这块白色病变占据患者异常转化区的左半部，诊断为扁平湿疣。**B**. 此患者妊娠近10周。扩大的异常转化区和多处白色上皮显示为典型的扁平湿疣。**C**. 此块组织显示具有许多挖空细胞的非典型湿疣改变。

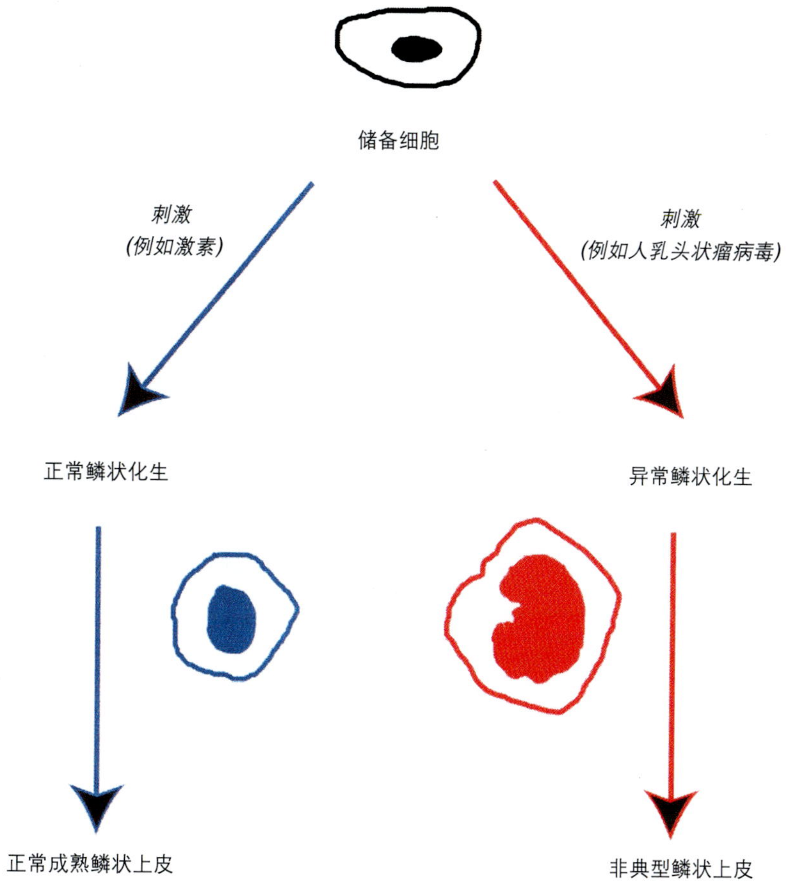

图 7-8　**A**. 储备细胞的两个化生途径。**B**. 宫颈管柱状分泌黏液细胞下的储备细胞感染人乳头状瘤病毒。被感染的储备细胞的子代为异常化生细胞。当这些细胞增生时，它们生成更多的非典型细胞。原来的成熟细胞脱落后掉入宫颈管。宫颈内膜乳头由非典型的或结构不良的鳞状化生细胞团块组成。(待续)

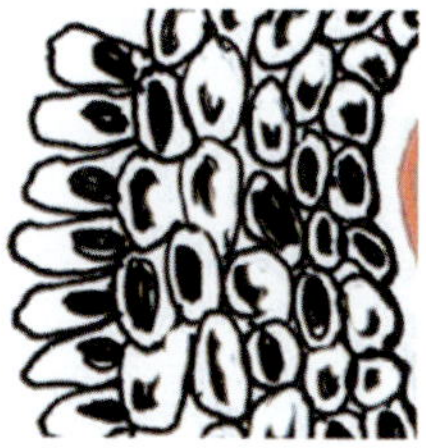

细胞核异常

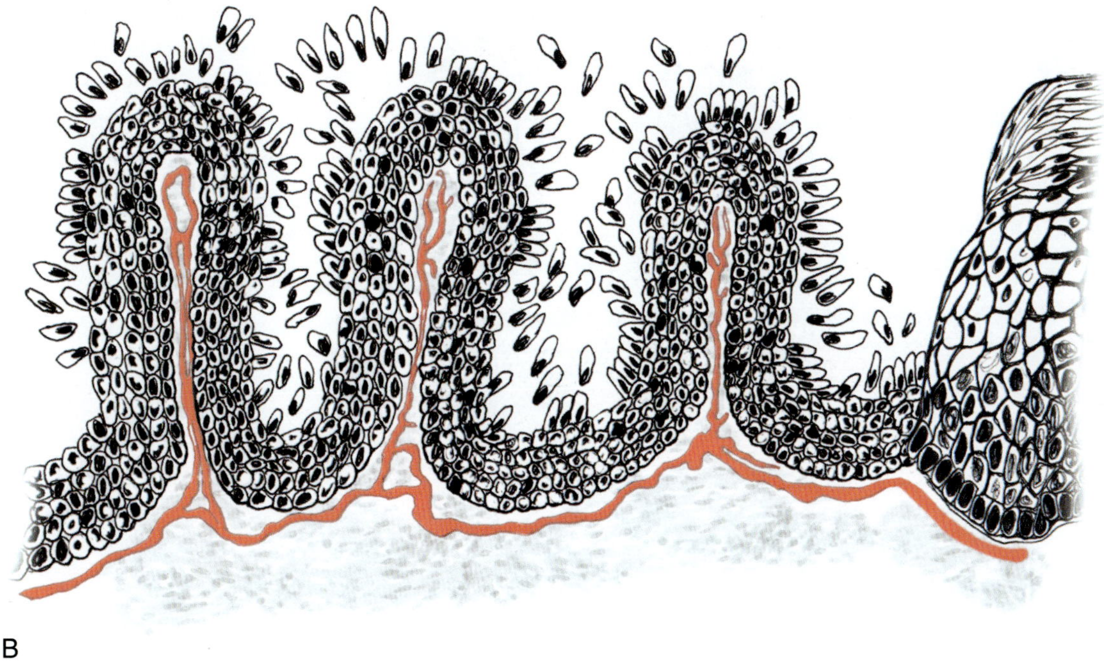

B

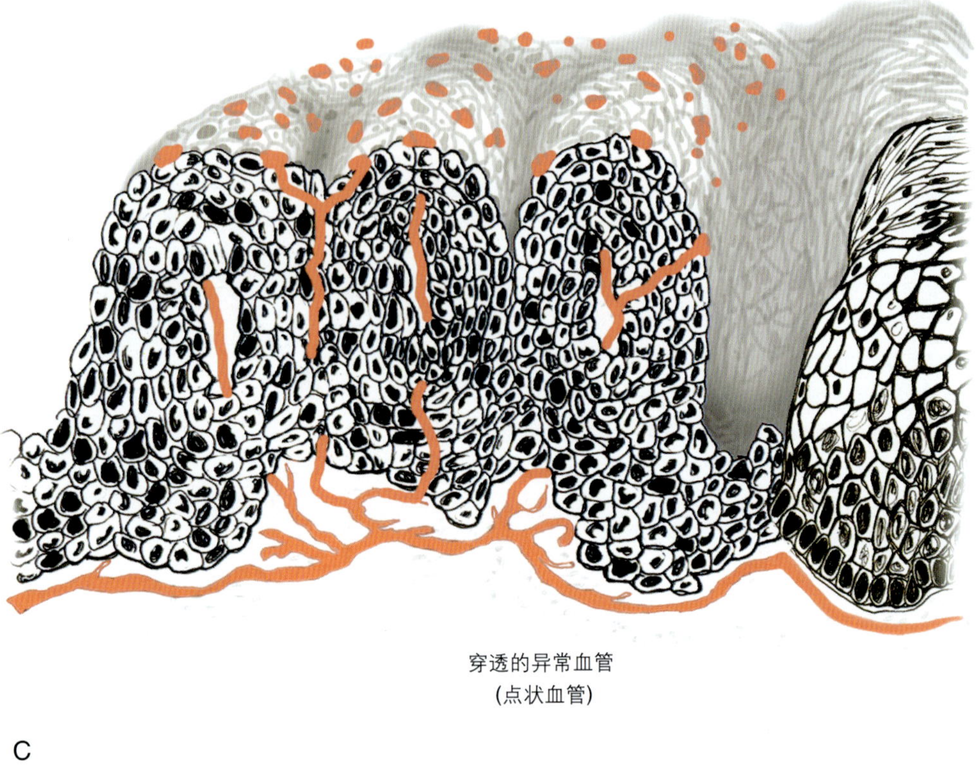

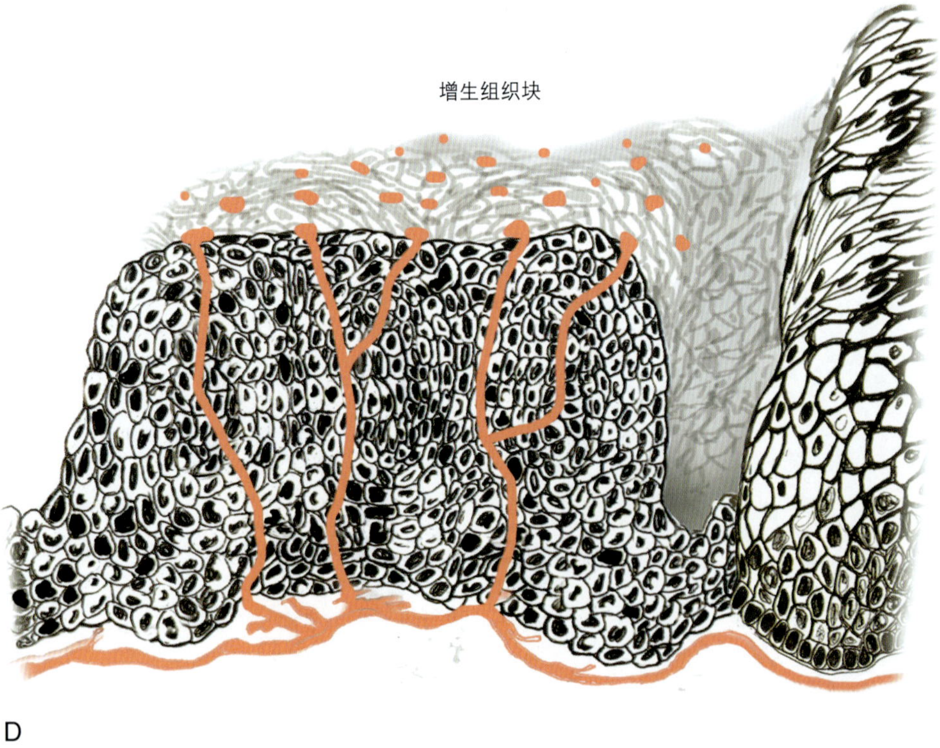

图 7-8 **C**. 随着细胞团块的扩张和融合，新生的血管长入上皮块，并在非典型上皮层内增生。**D**. 末端血管的压缩形成点状血管。随着非典型增生逐渐扩大和严重程度增加，上皮内血管被推离的更远。毛细血管间的距离反映非典型增生的级别。(待续)

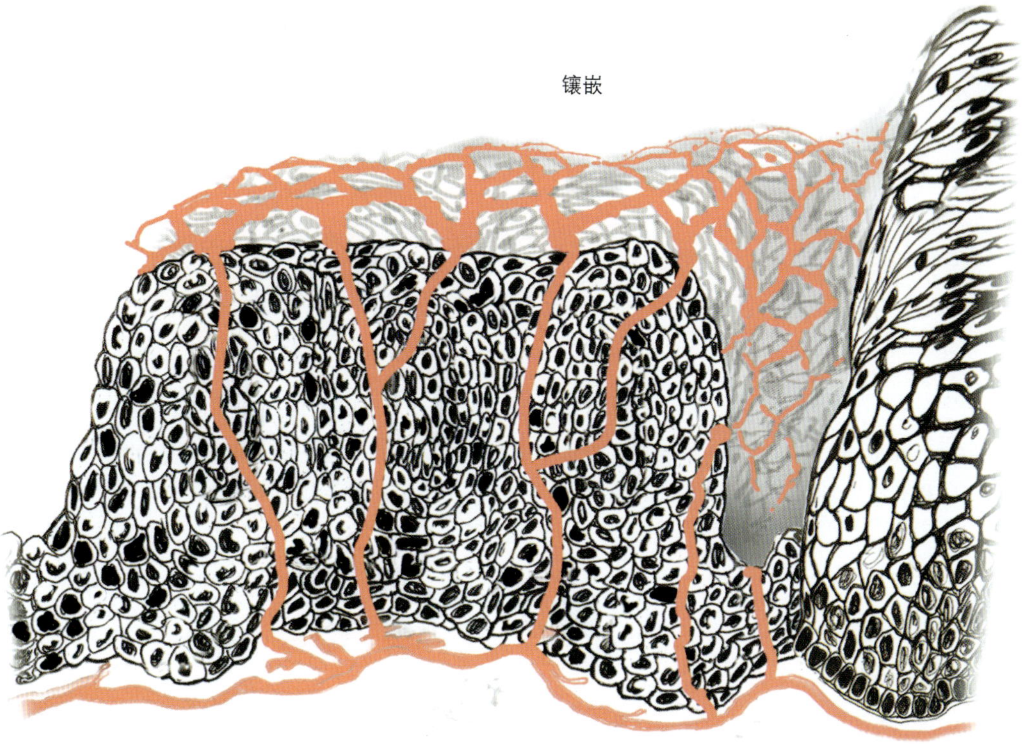

E

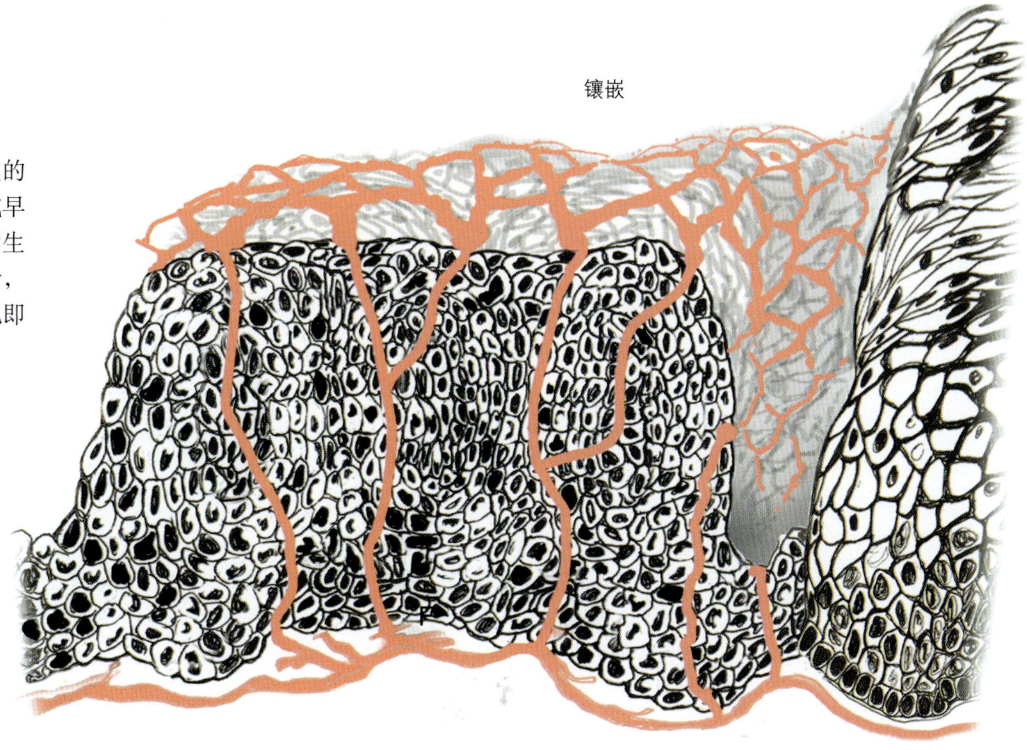

F

图 7-8　**E**. 细胞团块造成的末端点状血管成群分布构成早期镶嵌。**F**. 细胞团块继续生长以及上皮点状血管的融合，共同形成表面血管网络，也即构成发展完好的镶嵌。

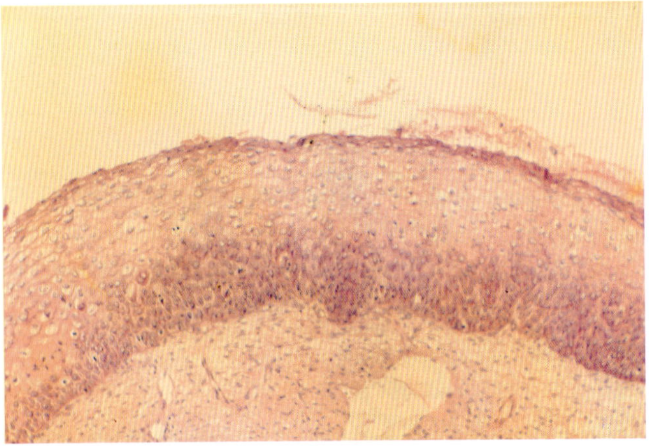

A

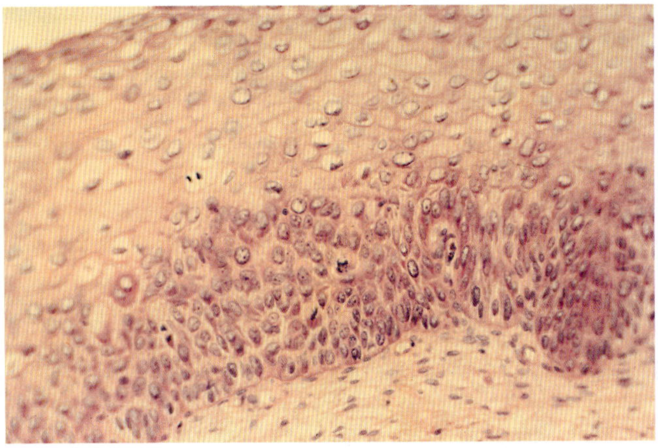

B

图7-9　**A**. 此切片低倍镜观诊断为轻度非典型增生。由于基底细胞样细胞增生至上皮全层的近三分之一，清晰、明确的基底层消失了。**B**. 图 A 的高倍镜观显示异常细胞和有丝分裂像占据上皮全层的三分之一，在下三分之一处，上皮突然开始正常成熟过程。此切片显示轻度非典型增生。

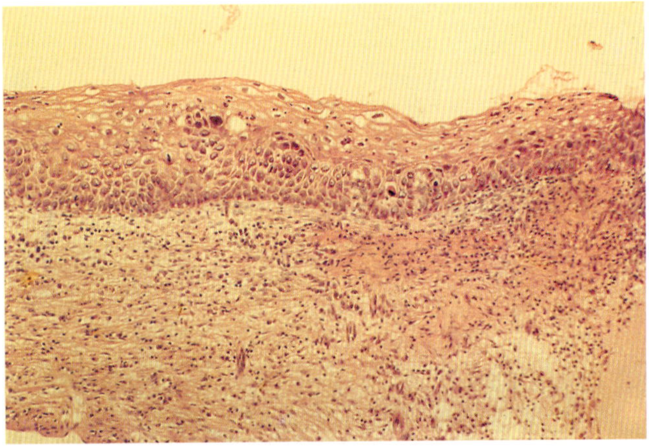

A

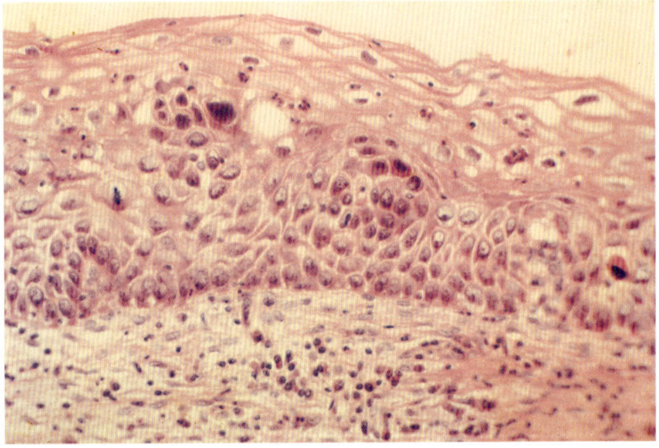

B

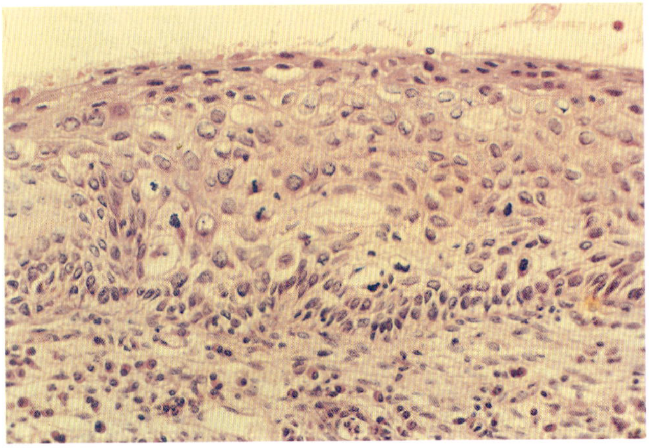

C

图 7-10　**A**. 与图 7-9*A* 和 *B* 相比，可见明确的与非典型增生级别相应的进展。在正常成熟开始之前，异常细胞占上皮层的 50%。**B**. 图 A 的放大观，显示瘤变细胞的范围从棘细胞层中的单个角化细胞直至深染、多形性细胞，后者与正常成熟区接界。很明显，棘细胞层不应有角化细胞。此切片显示中度非典型增生。**C**. 此切片显示中－重度非典型增生。即使在上皮中层水平，也可见几个核分裂像。尽管在上三分之一层内成熟明显，但是是非典型的，且伴角化不全。

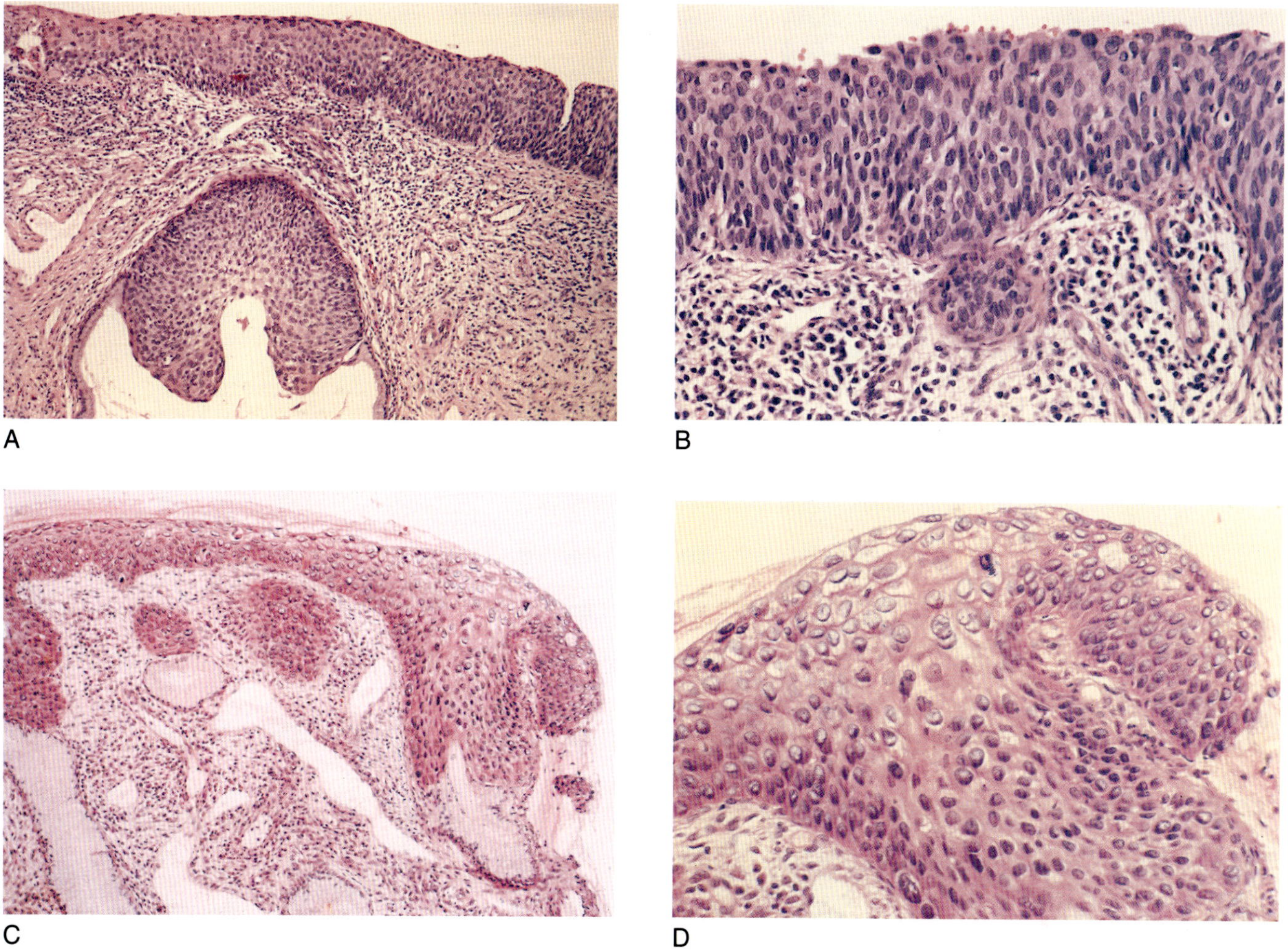

图 7-11　**A**. 宫颈原位癌中瘤变细胞累及上皮全层，无轻、中度非典型增生中可见的正常成熟细胞。宫颈管内膜裂隙的重度非典型增生清晰可见。**B**. 图 7-11*A* 高倍镜观，显示染色质增多的基底细胞样细胞从上到下贯穿上皮全层。上皮排列失去极性。上皮全层由均一的瘤变细胞构成。必须行连续切片以除外此区域的镜下浸润癌，后者表现为基底膜下的小的、圆形细胞群。**C**. 此切片显示重度非典型增生。重度非典型增生与原位癌严重程度相等。**D**. 图 C 的高倍镜观，显示一边缘细胞簇蔓延进入宫颈内膜裂隙。尽管这种病变清楚显示向上延伸进入宫颈管，但它不影响预后。

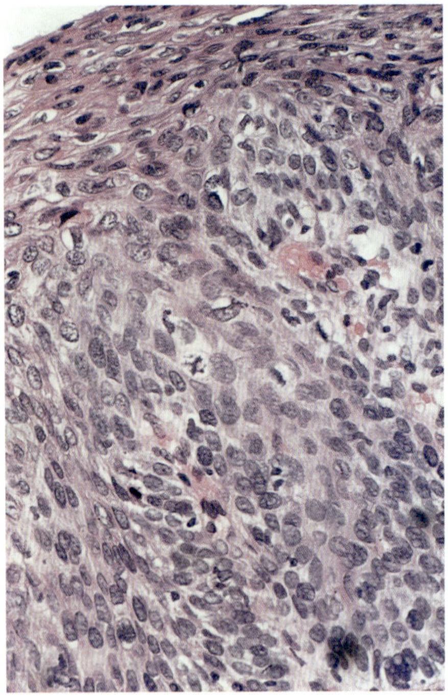

A

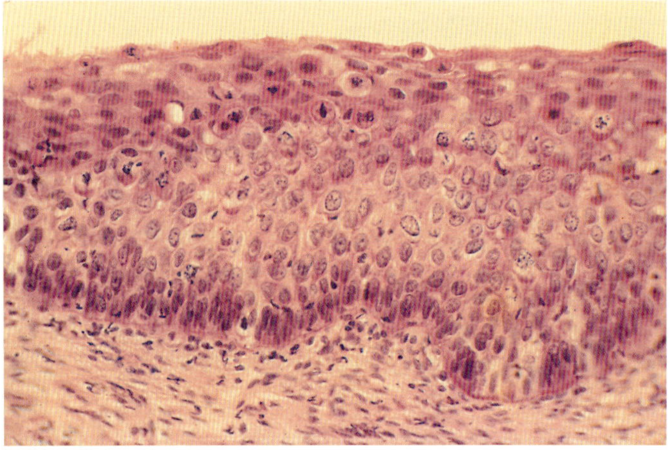

B

图7-12 **A**. 扩张的血管伸入上皮的上层，形成阴道镜下镶嵌和点状血管的表现。**B**. 此重度非典型增生的切片显示单个细胞间变，在上皮的上三分之一可见许多异常的有丝分裂像(右)。

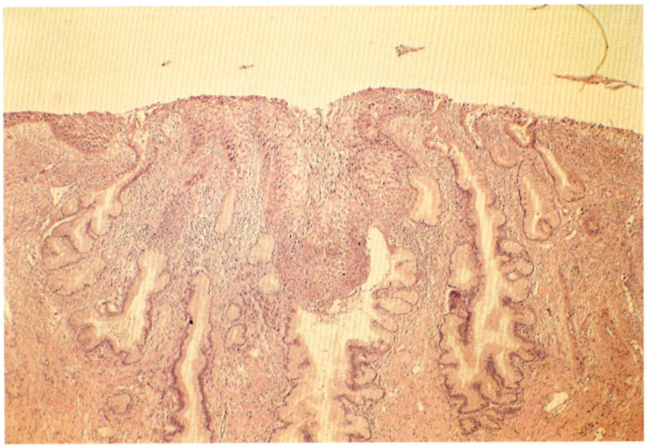

A

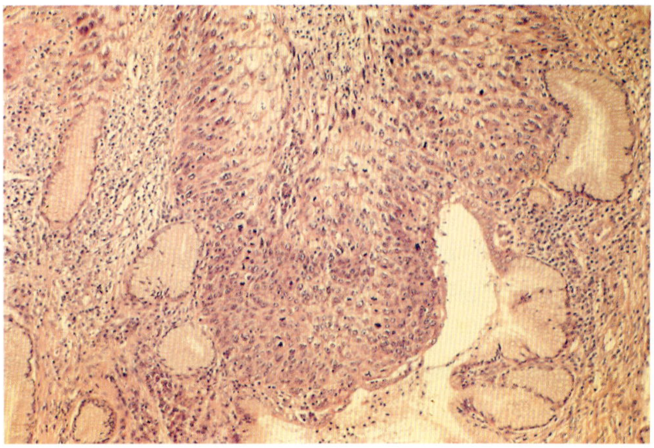

B

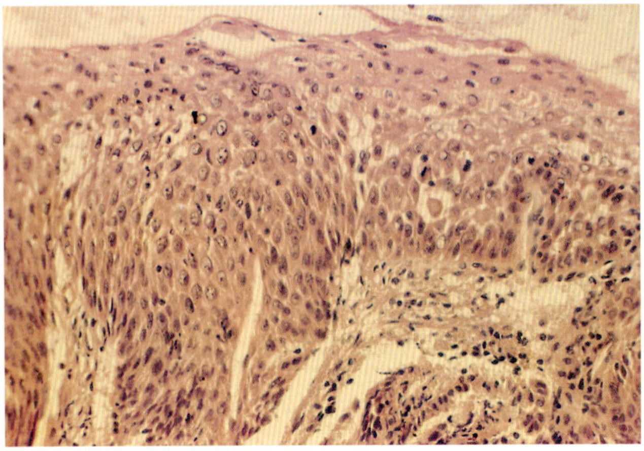

C

图 7-13 **A**. 至少 50% 的病变显示重度非典型增生或原位癌，并通过转化区直接蔓延进入宫颈管。**B**. 图 A 的高倍镜观，显示瘤变组织侵入衬以正常柱状分泌黏液细胞的裂隙。**C**. 另一张切片显示瘤变细胞蔓延进入其下的裂隙。

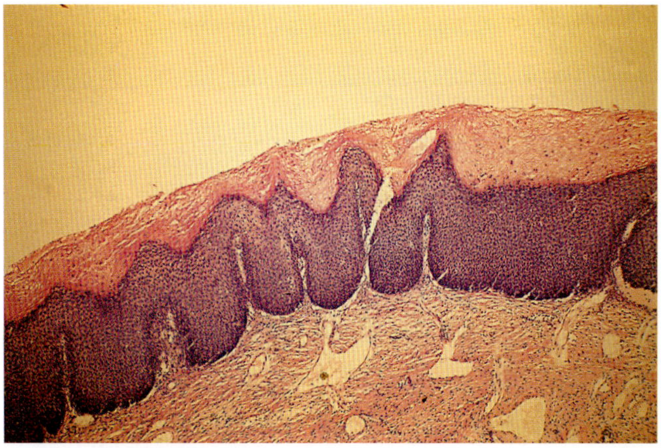

A

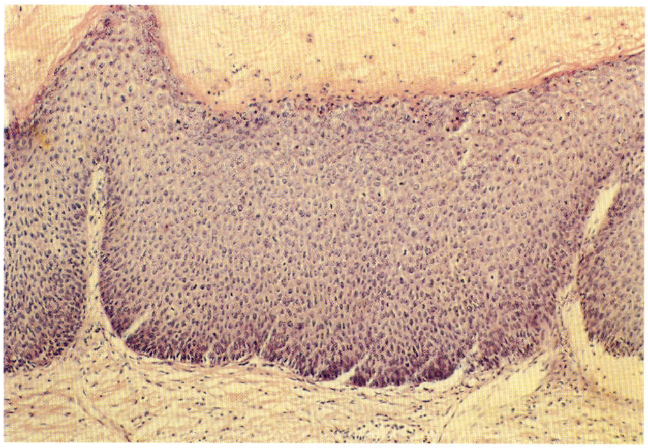

B

图7-14 **A**. 此型原位癌与类似病变相比，有更多的成熟细胞和角化过度，但它们的行为是相同的。阴道镜下表现为厚的白色上皮，无异常血管。这些细胞改变称为鲍温样变 (Bowenoid) 。**B**. 图 A 的高倍镜观，显示具有胞浆透明及核圆形、深染的圆形细胞，这些细胞称为圆形体 (corps ronds) 。

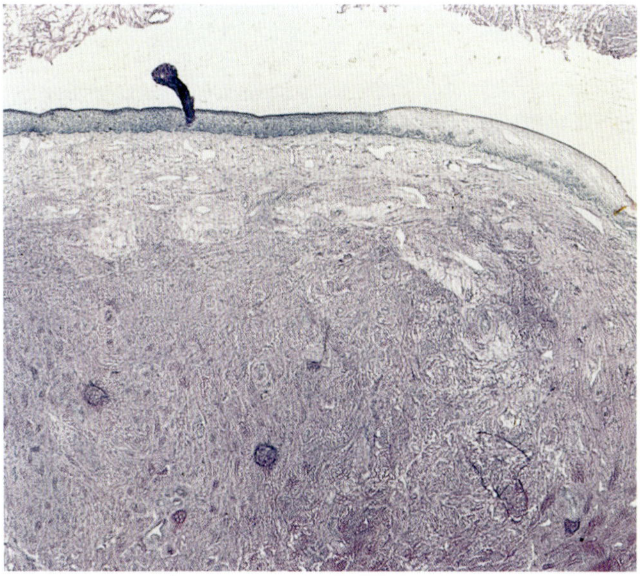

A

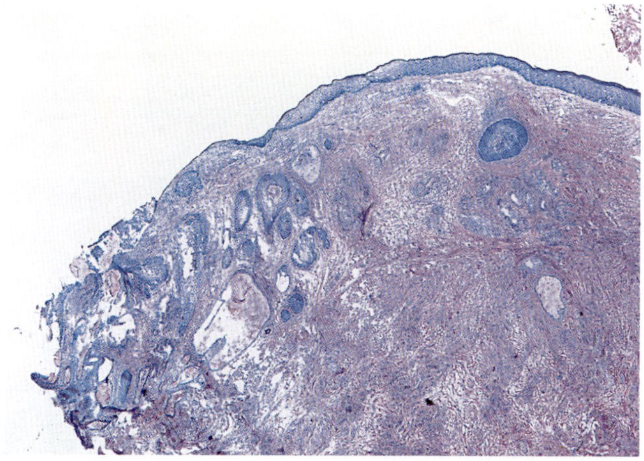

B

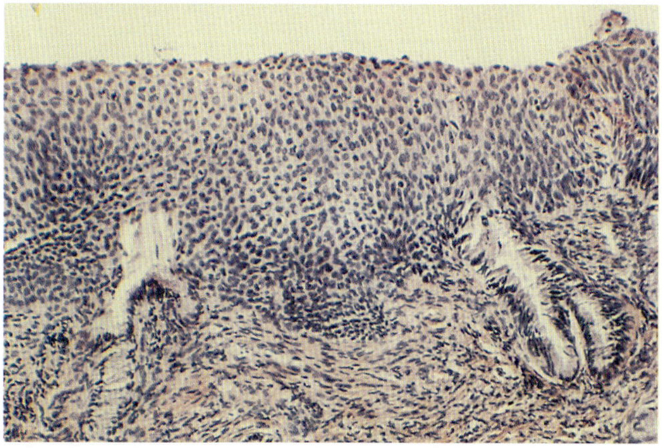

C

图 7-15 **A**. 冷冻锥形切除切片 (低倍镜下) ，显示原位癌蔓延进入宫颈管。**B**. 此病例的一张切片显示原位癌蔓延至宫颈管边缘 1cm。推荐切除 1.5cm 的边缘。**C**. 图 B 的高倍镜观。

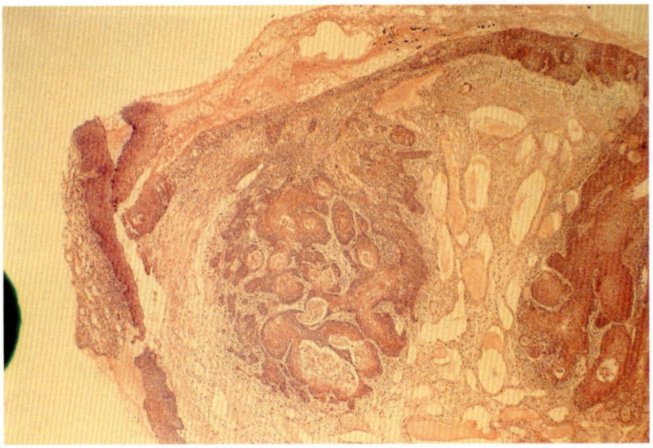
A

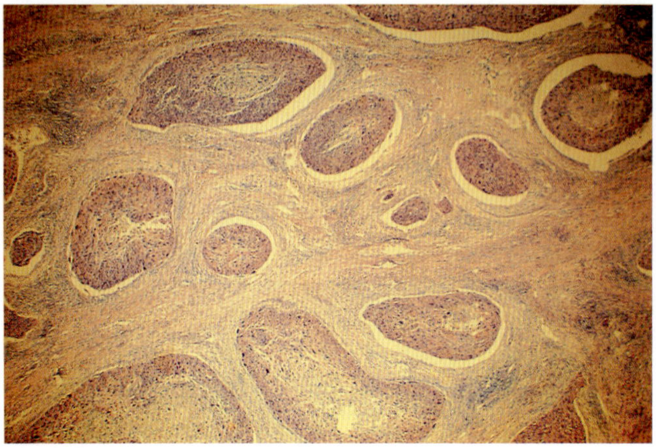
B

图 7-16 **A**. 低倍镜观显示早期间质浸润。**B**. 鳞状细胞癌栓充满衬以内皮的腔隙，即淋巴管内癌栓。

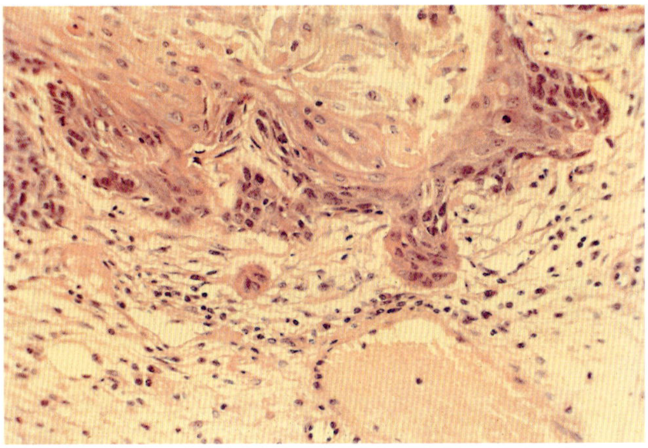
A

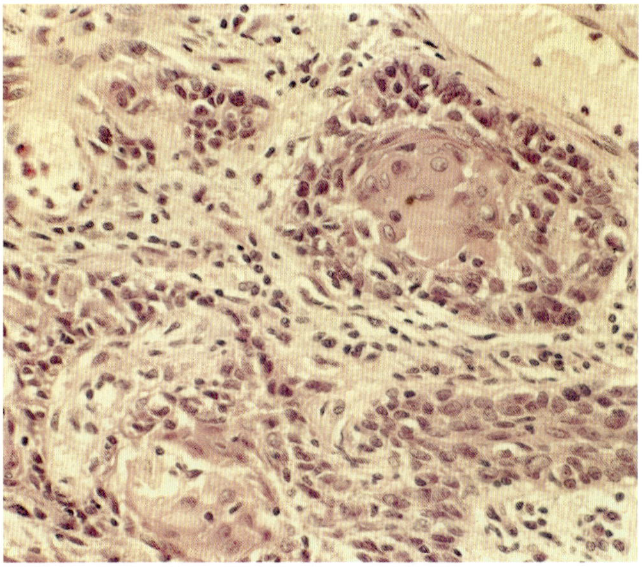
B

图 7-17 **A**. 微小浸润疾病初期高倍镜观，显示过成熟细胞簇呈出芽状在生发层钉突基底处侵入基质。**B**. 图 A 的高倍镜观，显示上皮下间质内一个角化瘤变细胞巢。这些细胞显示真正的间变生长，或者说是有序成熟的逆转。

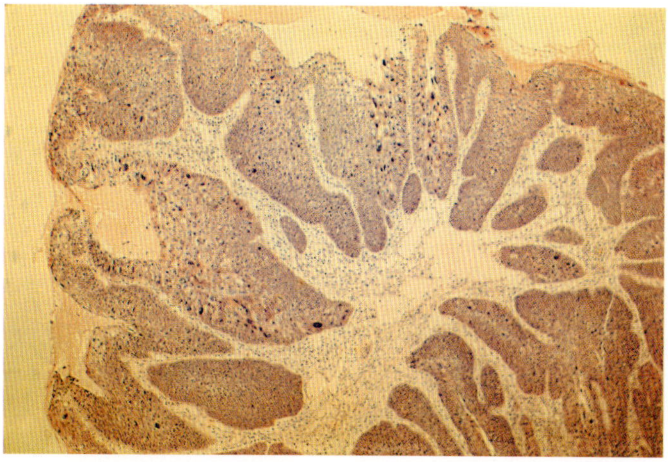

图 7-18 乳头状瘤病毒的宫颈病变活检，显示极为独特的细胞间变，伴有浸润性癌。

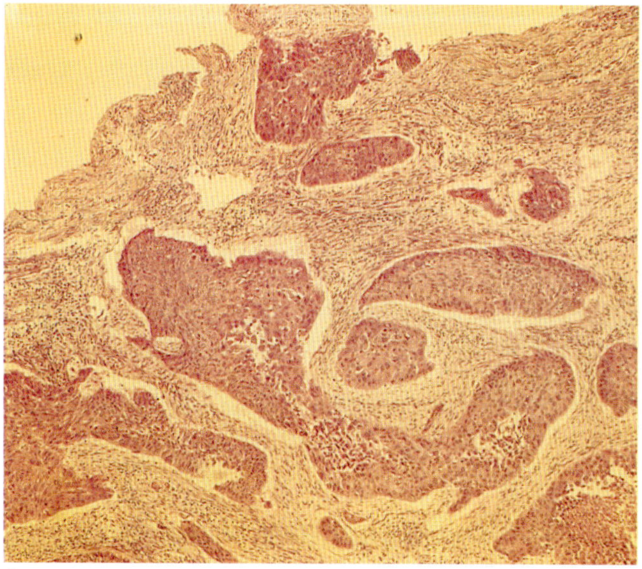

A

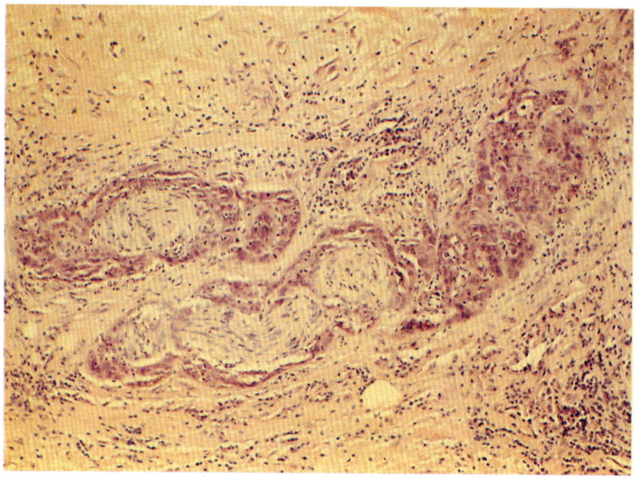

B

图 7-19 **A**. 浸润性鳞癌的图像，浸润达宫颈基质，侵犯膀胱底层。**B**. 鳞状细胞癌侵犯神经周围的淋巴间隙。

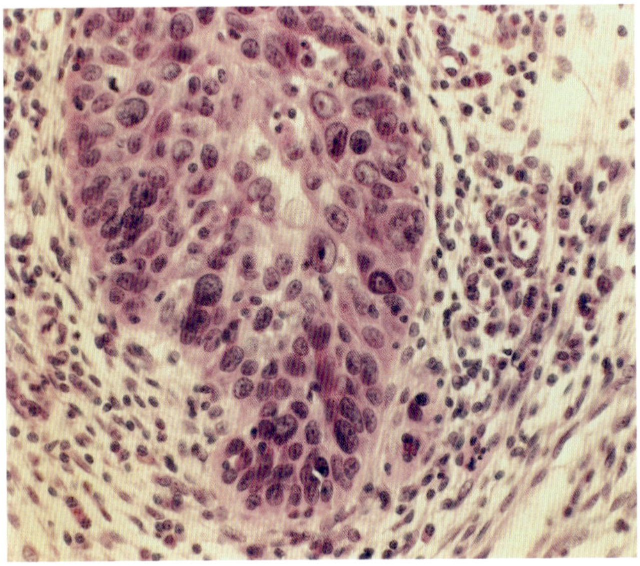

图7-20 炎性反应包围宫颈基质中的呈舌状的瘤样组织，可见浆细胞呈线状排列。

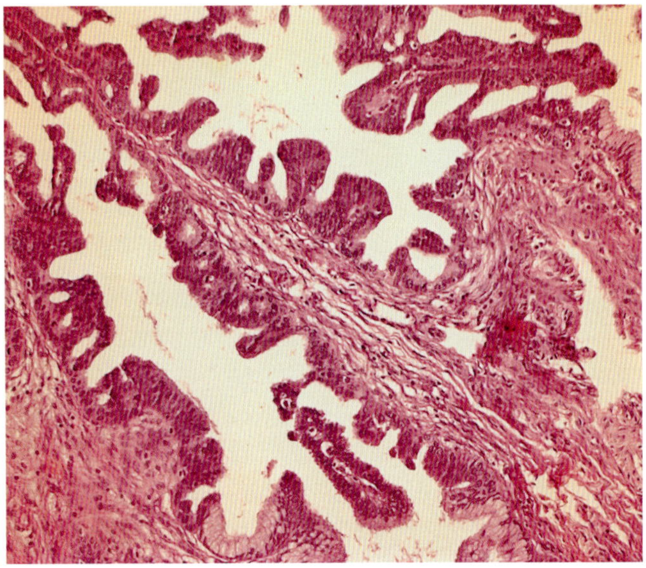

图7-21 此切片显示原位腺癌，与正常的黏液细胞比较，瘤细胞分层，细胞核的染色质增多，核分裂存在。在右侧正常的黏液细胞和左侧的瘤细胞之间，可见一明确的过渡区。

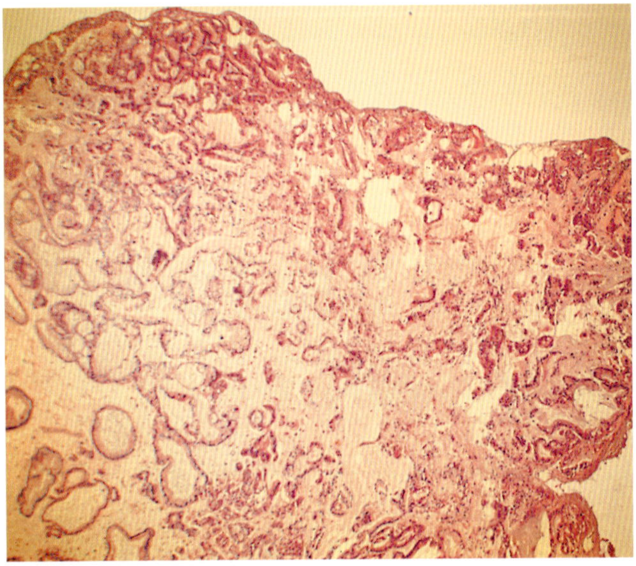

图7-22 此图视野显示浸润性、黏液性宫颈管腺癌。

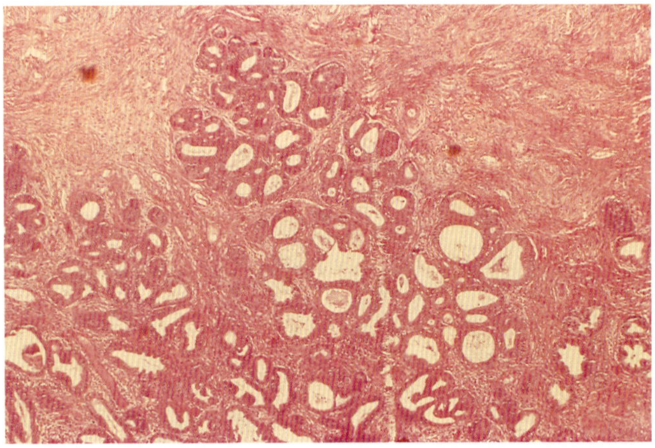

图7-23 来源不明的基质浸润性腺癌。可能是子宫内膜的原发病变。

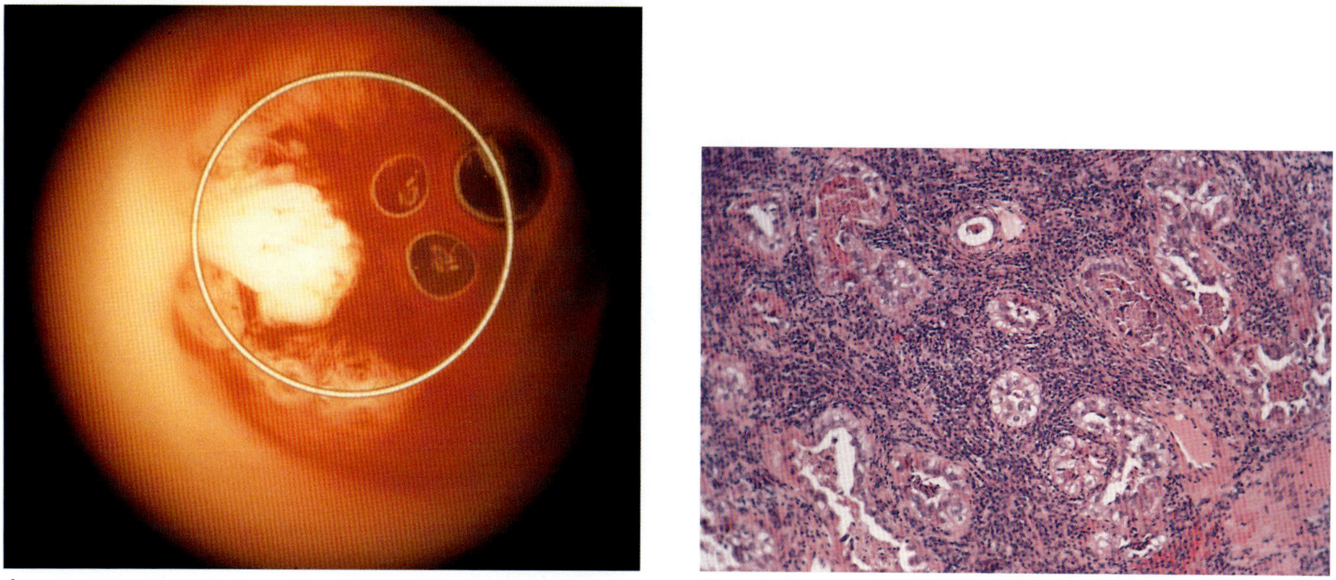

A　B

图 7-24　**A**. 宫颈内的电子宫腔镜检查，显示在 9 点位置有一个 3mm 的瘤样组织病灶。**B**. A 图的病变显微镜下显示为浸润性腺癌。

（卞美璐 译）

第 8 章

专业术语

为了相互交流，做阴道镜检查的医师需要统一的描述性术语。在过去六七十年里，虽然语义学有改变，但所描述的特点是一致的。

基本术语

非典型转化区：诊断根据阴道镜下下列发现：涂3%的冰醋酸溶液后，上皮出现白色区；宫颈管上皮出现红色区，且伴有一些凸出区；应用Lugol碘溶液后，出现不着色的异常血管区，包括镶嵌型和点状型。

白斑："白斑"这个术语已被"白色上皮"代替。以云片状白斑为本底，能显现出异常的红色血管。白斑的形成表现为角化过度，有时合并扁平状乳头瘤。

白色上皮：以往称本底白斑。白色上皮的分级是根据白色的程度、病灶的区域和表面起伏不平的程度，或在正常上皮周围的延伸程度。Ⅰ级是云状的，或者隐隐淡粉红色 (图 8-1) 。Ⅲ级是浓密的、粉笔样的白色，经常显示出较Ⅰ级更明显的起伏不平 (图 8-2)。Ⅱ级介于Ⅰ级和Ⅲ级之间。不用 3% 的冰醋酸试验，也可能看到白色上皮。在应用 3% 的冰醋酸溶液后，异常的转化区总是可以显示出来。

湿疣类型：白色上皮在宫颈阴道部形成岛状分布，并可能远离转化区 (图 8-5) 。高低不平的乳头状瘤产生一个像高尔夫球样的外表 (图 8-3 和图 8-4) 。另一种类型有微绒毛或微乳头状瘤外观，特征是具有纤细的白色针状物，且在其凸出的顶部带有红点。这种类型与人乳头状瘤病毒感染有关。

血管类型

宫颈有丰富的血管供应。在正常的宫颈中见到的血管类型与复层鳞状上皮的厚度有关。多数宫颈不显示独特的血管类型；可是，萎缩变薄的上皮足以使人清晰地看到血管结构。两种常见的类型是分枝状和网状。在那囊 (宫颈腺囊肿) 上经常可见分枝状血管 (图 8-6) 。网状类型是弥漫性的，经常涉及整个宫颈阴道部。

点状型：点状病变分级从纤细到粗糙 (见图8-7至8-9) 。这种类型是由许多小圆点组成，肿瘤细胞增殖向上挤压血管，形成这些小圆点。随着瘤样增殖加剧，毛细血管间距增加。毛细血管间的距离越大，提示病变越重。正常的毛细血管间距为 100μm。早期的非典型增生其毛细血管间距为 250μm，而晚期的非典型增生其毛细血管间距为350～450μm (图8-10) 。典型的、大的、粗糙的点状病变伴随有高度的非典型增生，而纤细的、相互很接近的圆点则提示良性病变。典型的非典型增生病变有一个清晰的病灶，弥漫的病变通常提示正常组织的炎症。炎性病变常伴随单个血管、双发夹状血管，或网点状 (图 8-11 和 8-12) 。

镶嵌型：早期镶嵌型是一群点状病变形成的镶嵌轮廓。一旦病变进展，这些圆点融合形成一个实性的血管性分界线 (图 8-13 至图 8-15) 。边界清楚、锐利的镶嵌提示严重病变，而弥漫性镶嵌型通常与己烯雌酚相关的疾病或其他良性疾病有关。在白色上皮中的灶性镶嵌型，其毛细血管间距为250μm以上，提示高度病变 (宫颈上皮内瘤变 2 级或 3 级) 。

不满意的阴道镜检查

在阴道镜检查不满意时，不能见到鳞柱上皮转化区 (图8-16) 。有几个可能的原因：第一，宫颈狭窄可能影响阴道镜对宫颈管评估。第二，在有些老年妇女，由于缺乏雌激素，鳞柱上皮结合部可高至宫颈管中。最后，放射治疗或宫颈手术可能导致瘢痕形成，使宫颈缩短或变形。

非典型 (异常) 血管

非典型血管包括杂乱分叉型和水平型 (图8-17) 。分叉不是树枝状，而是短的、不规则分叉，常突然中断。看不到有规律的分叉类型。分叉血管的直径不一致，常有表面扩张，末端呈球状。水平血管没有明确的起源，仅表现为或多或少随意横穿一段短距离。与点状或镶嵌型病变相反，这些血管既不一致，也不均匀。脑血管型 (脑回状) 高度提示潜在的恶性病变。不规则的血管提示典型的浸润性癌 (图 8-18*A* 和 *B*) 。

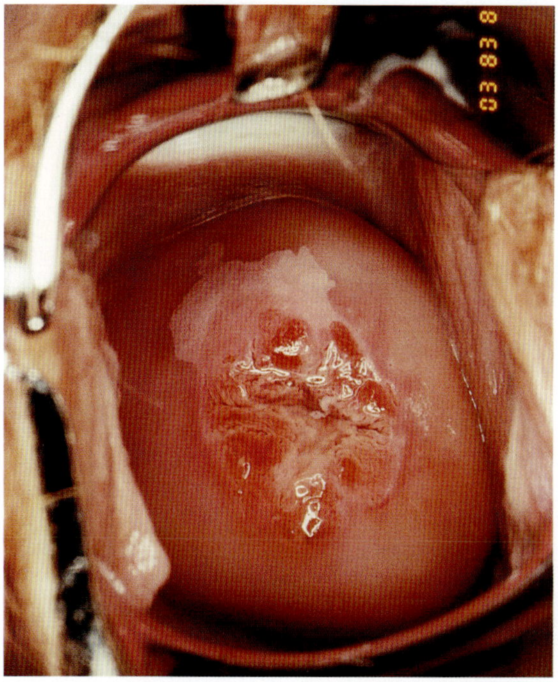

图 8-1　在转化区周边 11 点到 1 点位置的灶性病变中可见 1 ~ 2 级白色上皮。

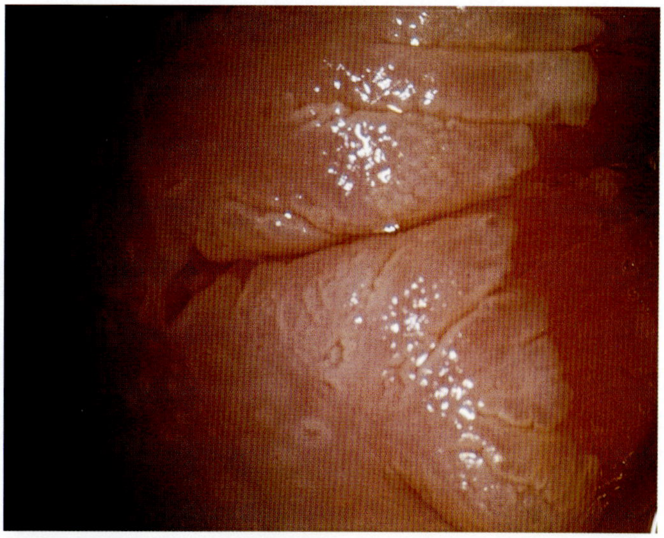

图8-2　3级白色上皮占据了大部分异常转化区，可见大的裂隙和周围较小的裂口。

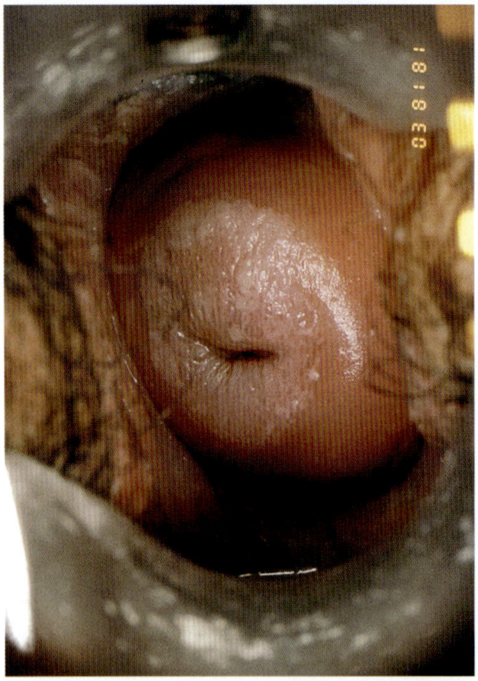

图 8-3　广泛的白色上皮显示乳头状瘤或碎石纹状和微绒毛形成，这种外观可诊断非典型湿疣。

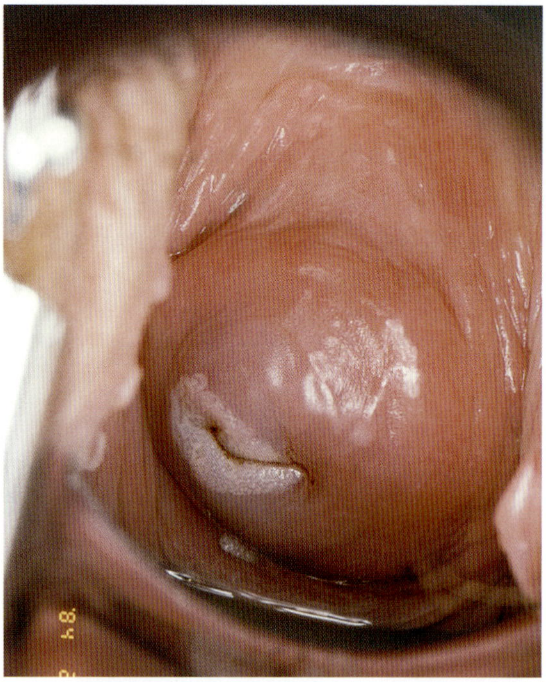

图 8-4　致密白色上皮显示一种地形状微绒毛型和灶性异常转化区。这种类型是典型的人乳头状瘤病毒感染和非典型增生。

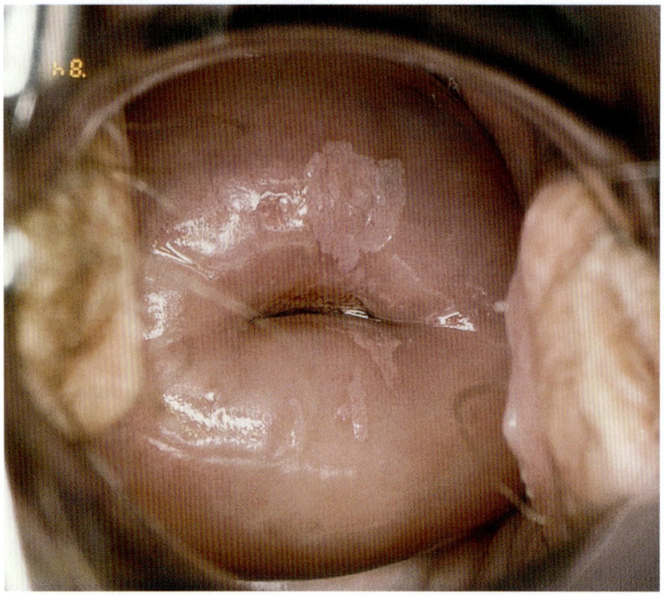

图 8-5　在12点和6点位置可见互相分离的岛屿状1级白色上皮，提示人乳头状瘤病毒感染。

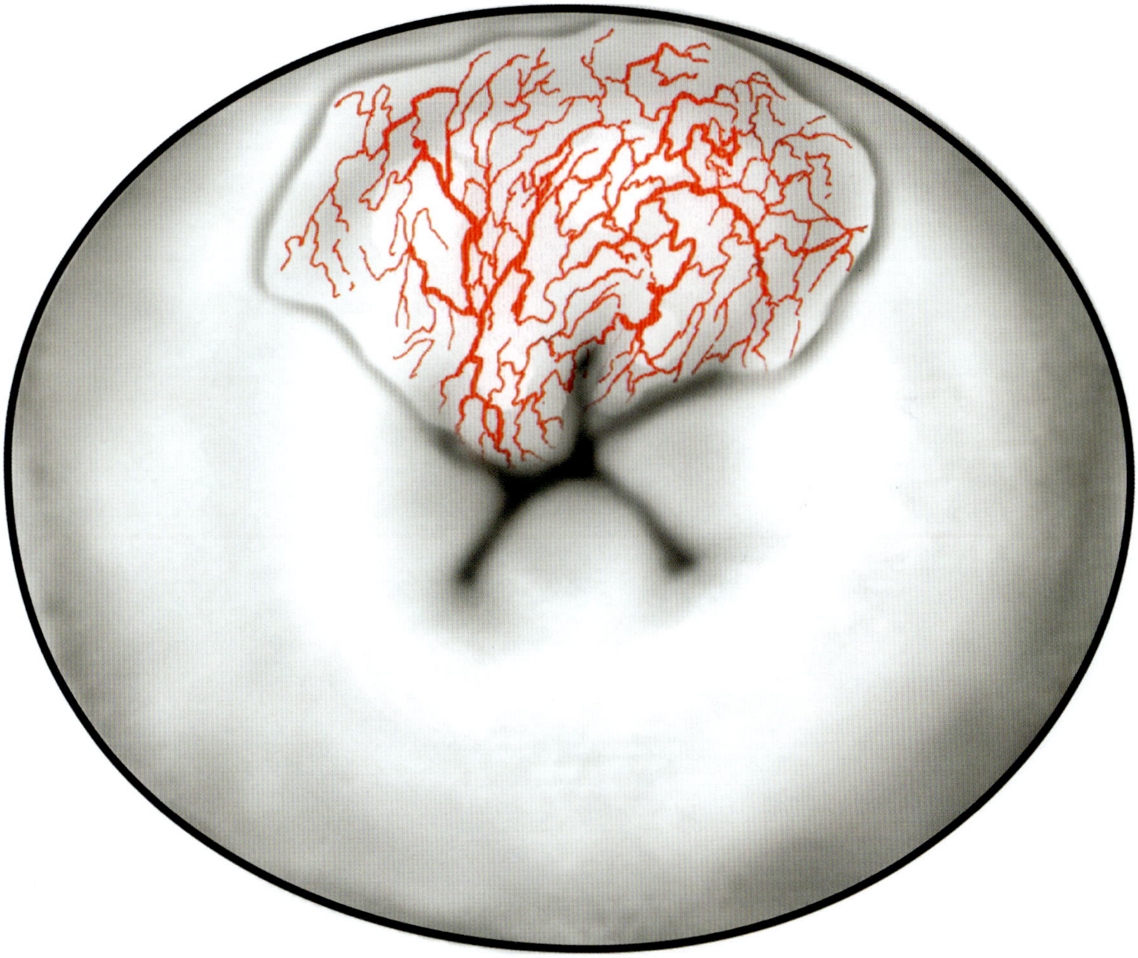

图 8-6　正常宫颈的血管显示规则的树枝样分支。

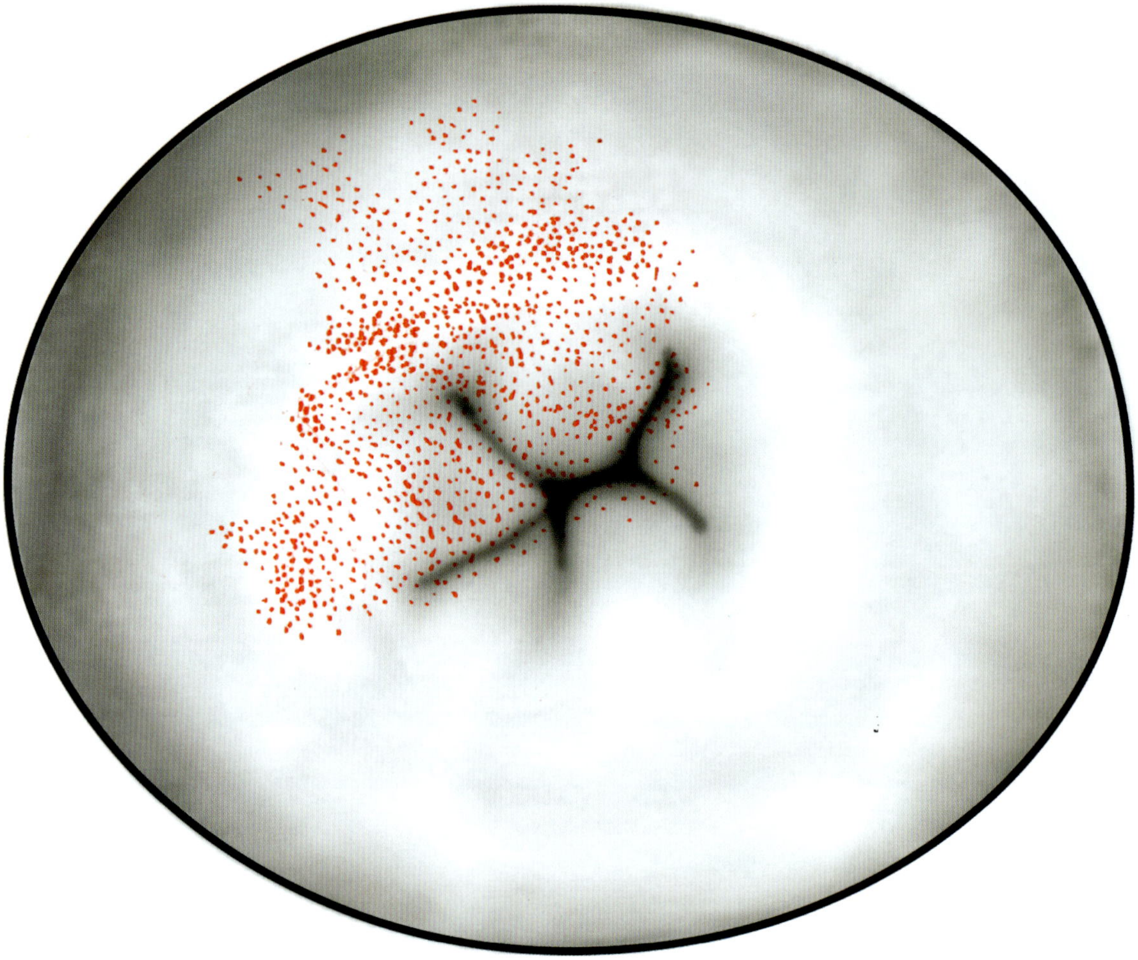

图8-7 在萎缩的和有炎症的宫颈中，作为组织化生的结果，可见纤细的点状型血管。纤细的点状改变通常与白色上皮无关。

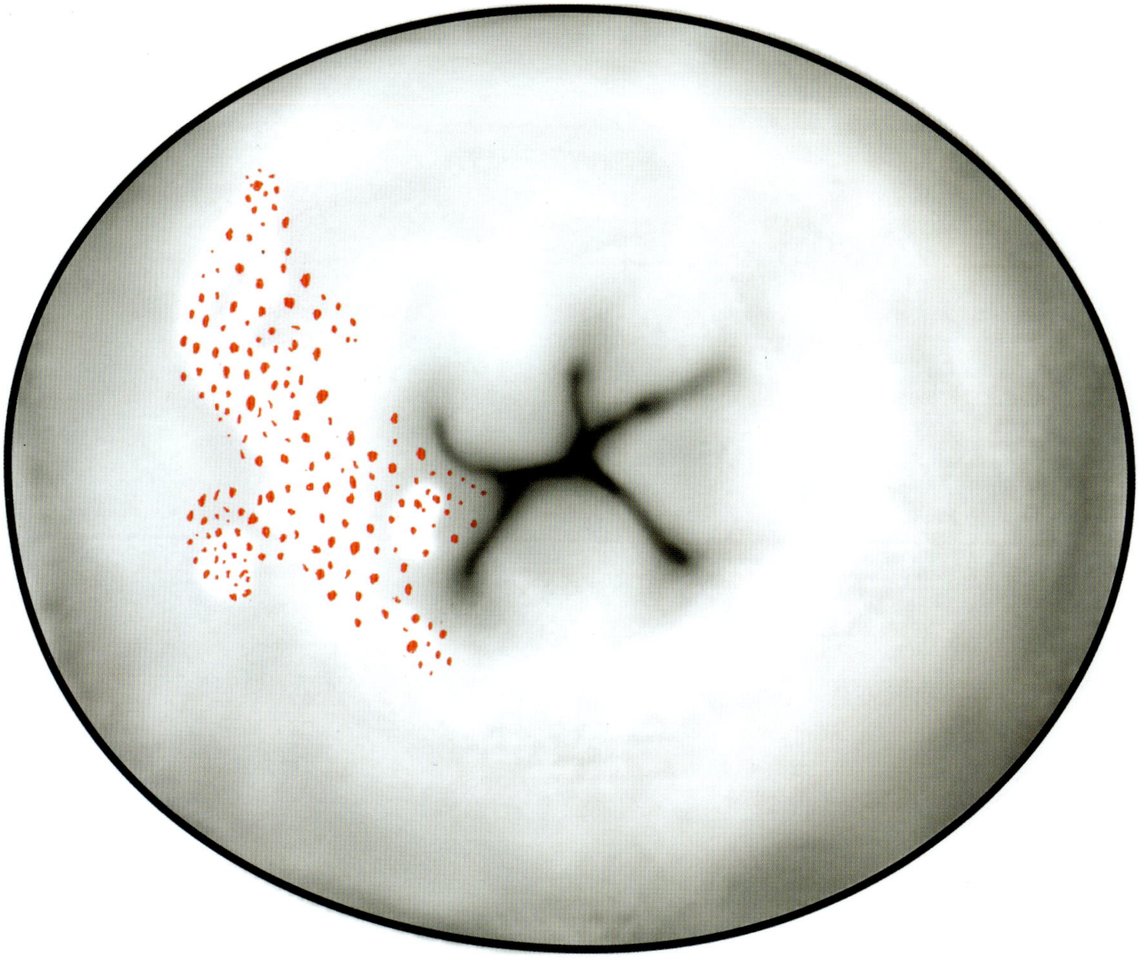

图 8-8　早期的中度乳头样点状型血管，毛细管间距大于 250μm。这一类型由白色上皮衬托，红白对比使异常转化区更易观察。

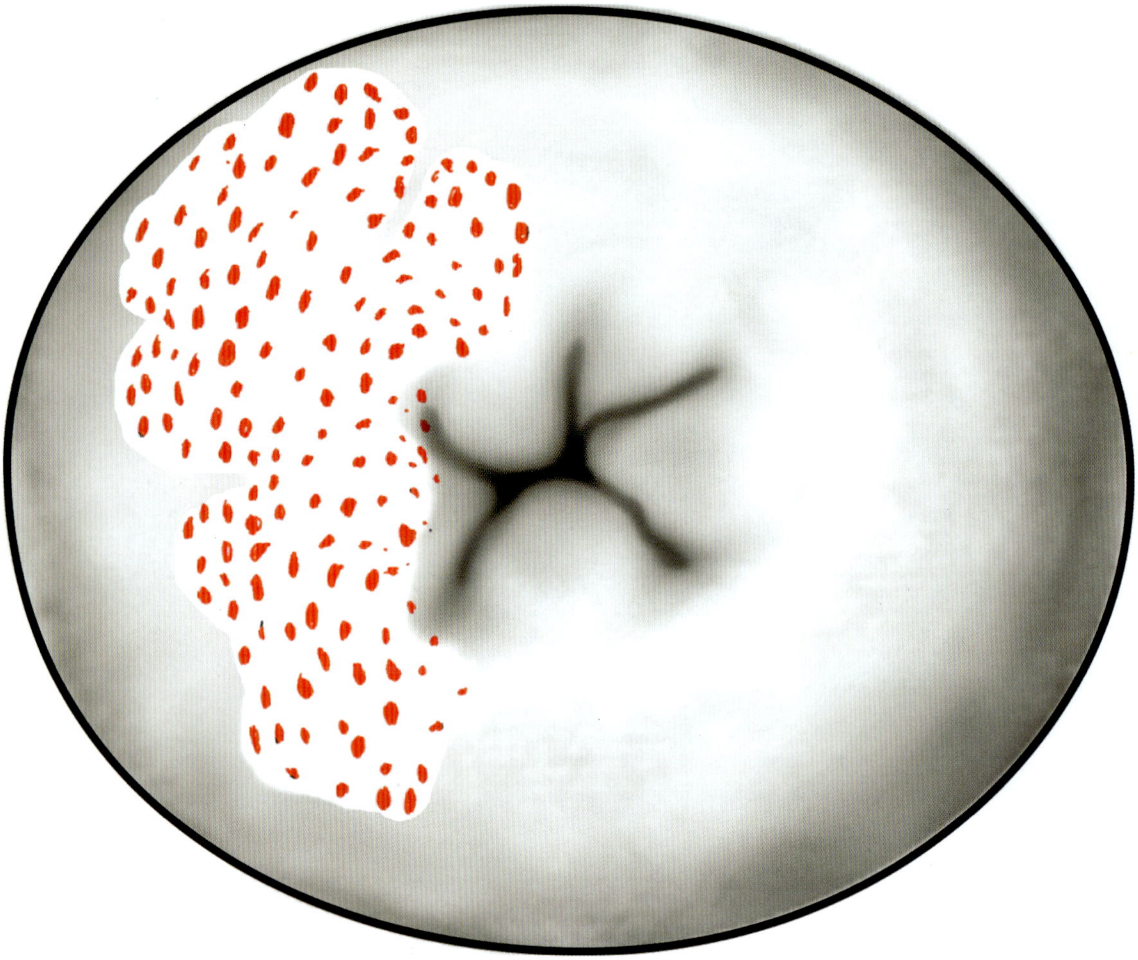

图8-9 真性乳头样点状型血管。毛细血管末端被增生的瘤细胞块压迫。这些瘤细胞块增加了毛细血管间距，并造成大的球状点。末端毛细血管通常是灶性的，并与白色上皮形成对比。

毛细血管间距

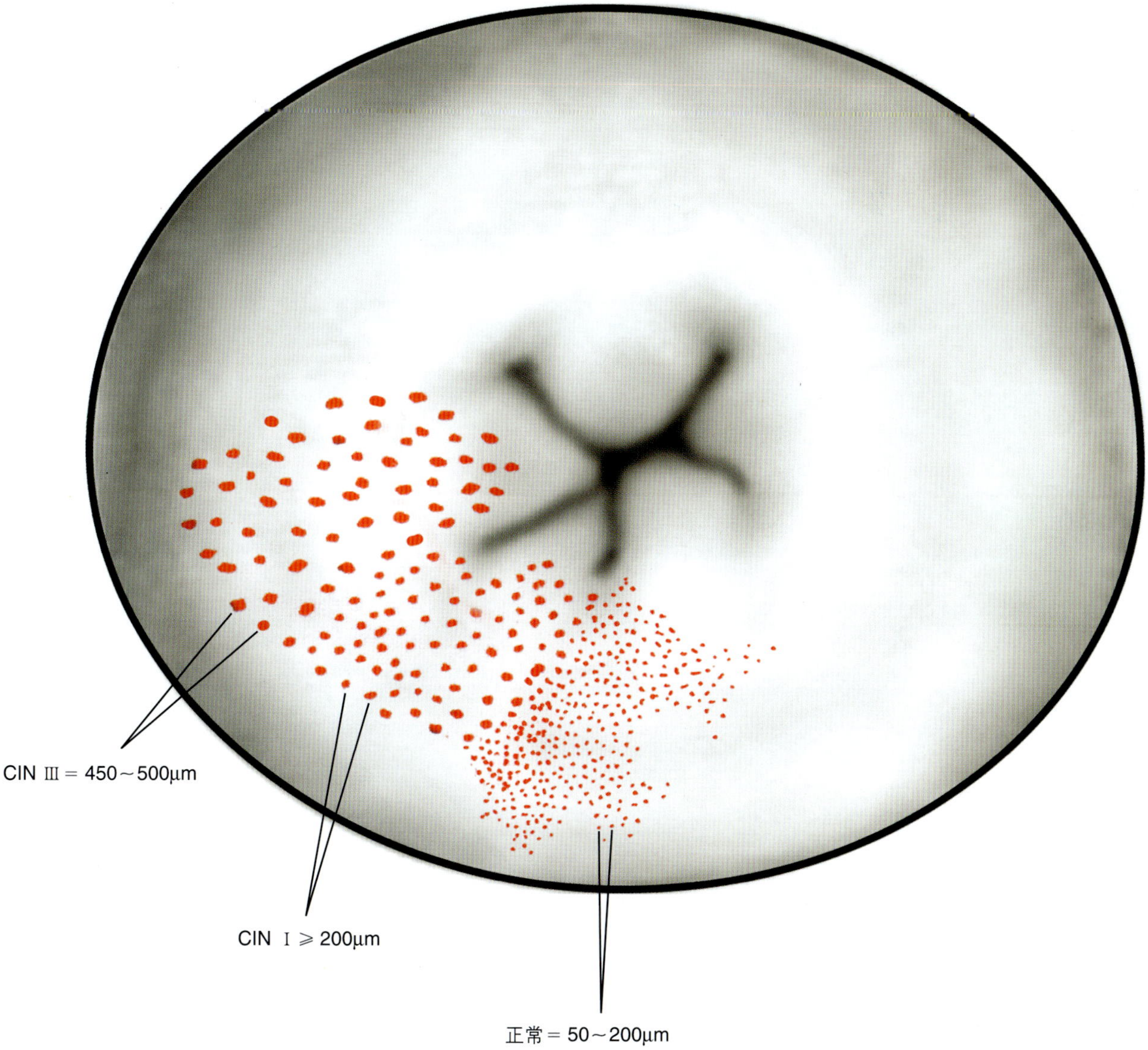

图 8-10　正常和异常毛细血管间距，以及针状毛细血管末端的大小。

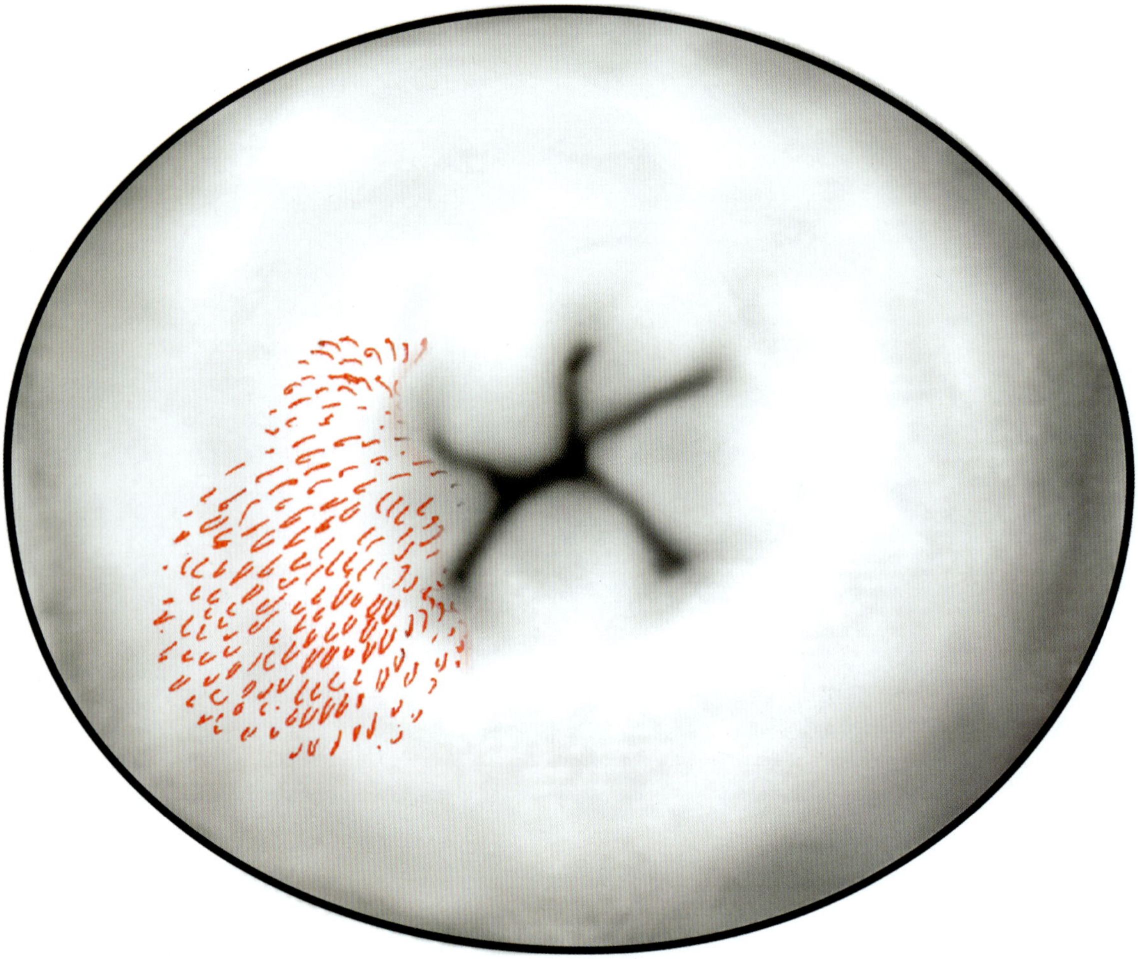

图 8-11 发夹样毛细血管与细菌、寄生虫等所致的炎性状态有关。

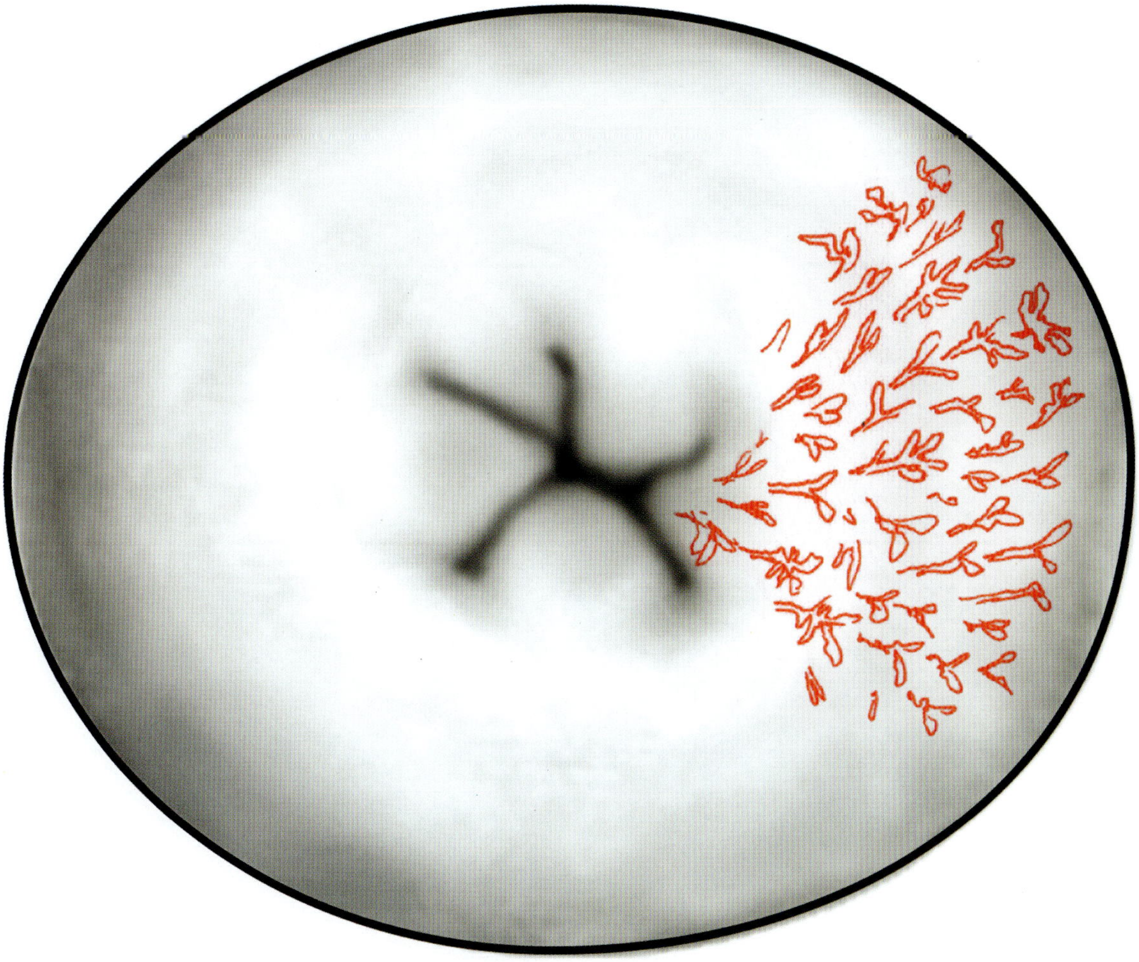

图 8-12　双发夹状毛细血管和网状毛细血管见于萎缩和炎性病变。

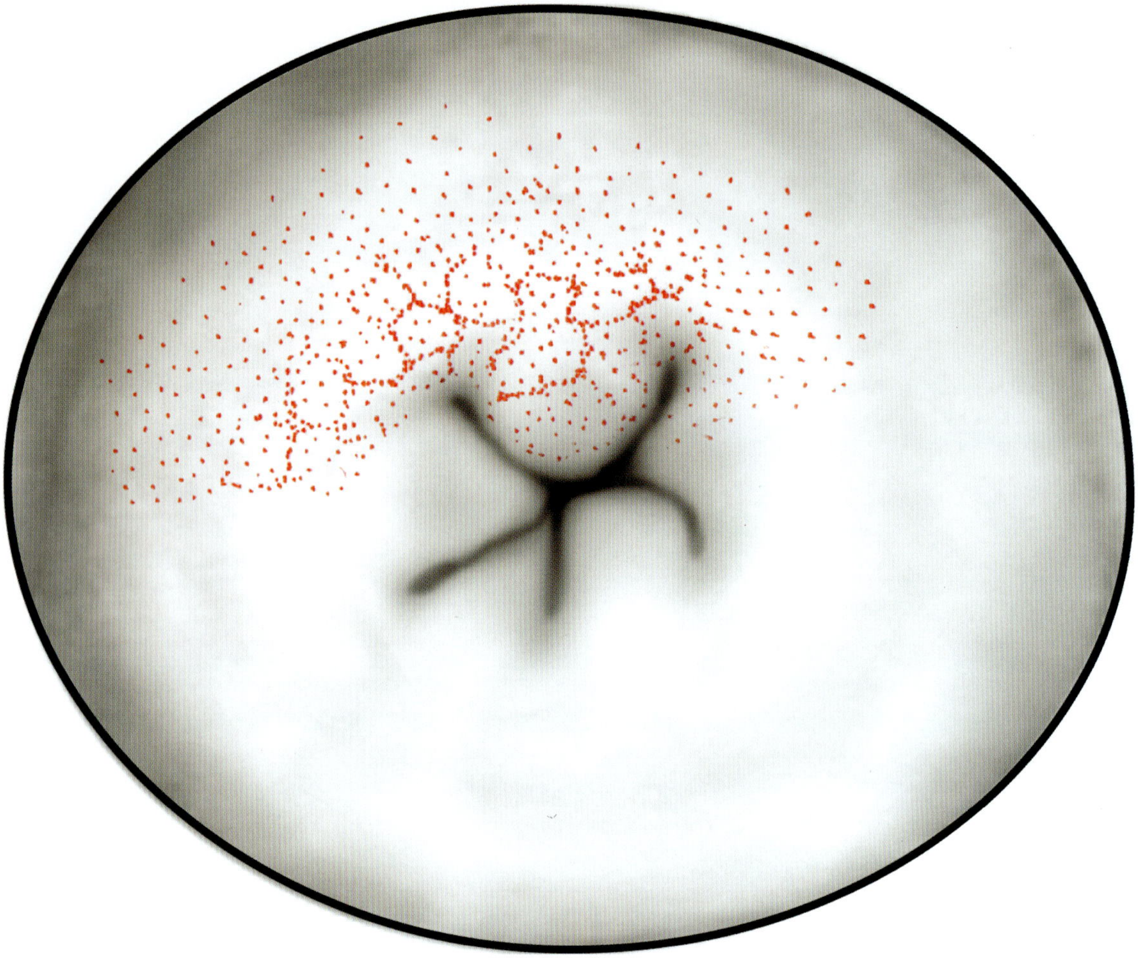

图8-13　镶嵌的形成以点状开始，成组的毛细血管勾勒出增生的组织。这是早期镶嵌型的典型表现。虽然镶嵌型通常与肿瘤有关，但也可与化生过程有关，尤其是在用己烯雌酚的女性中。

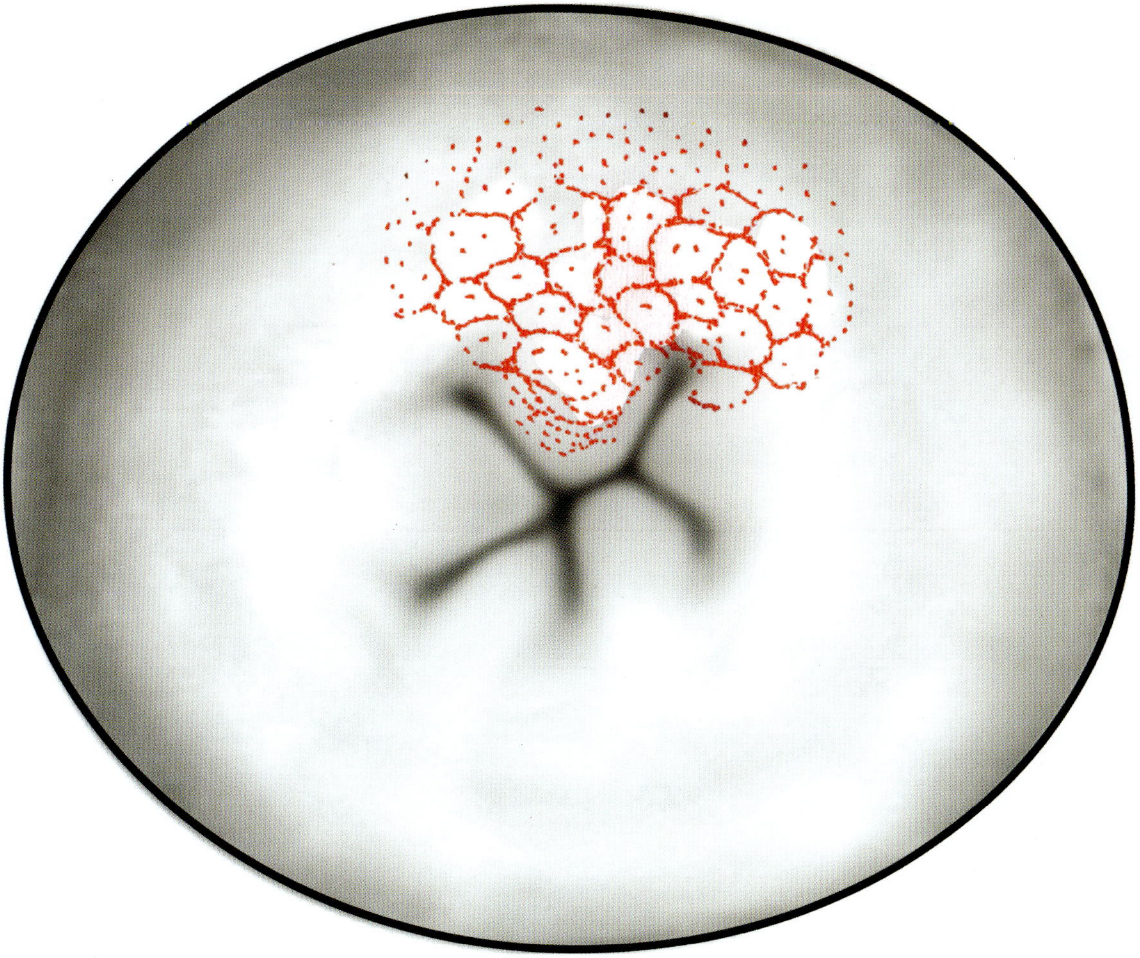

图 8-14　中度镶嵌的形成与白色上皮和高度鳞状上皮内病变有关。

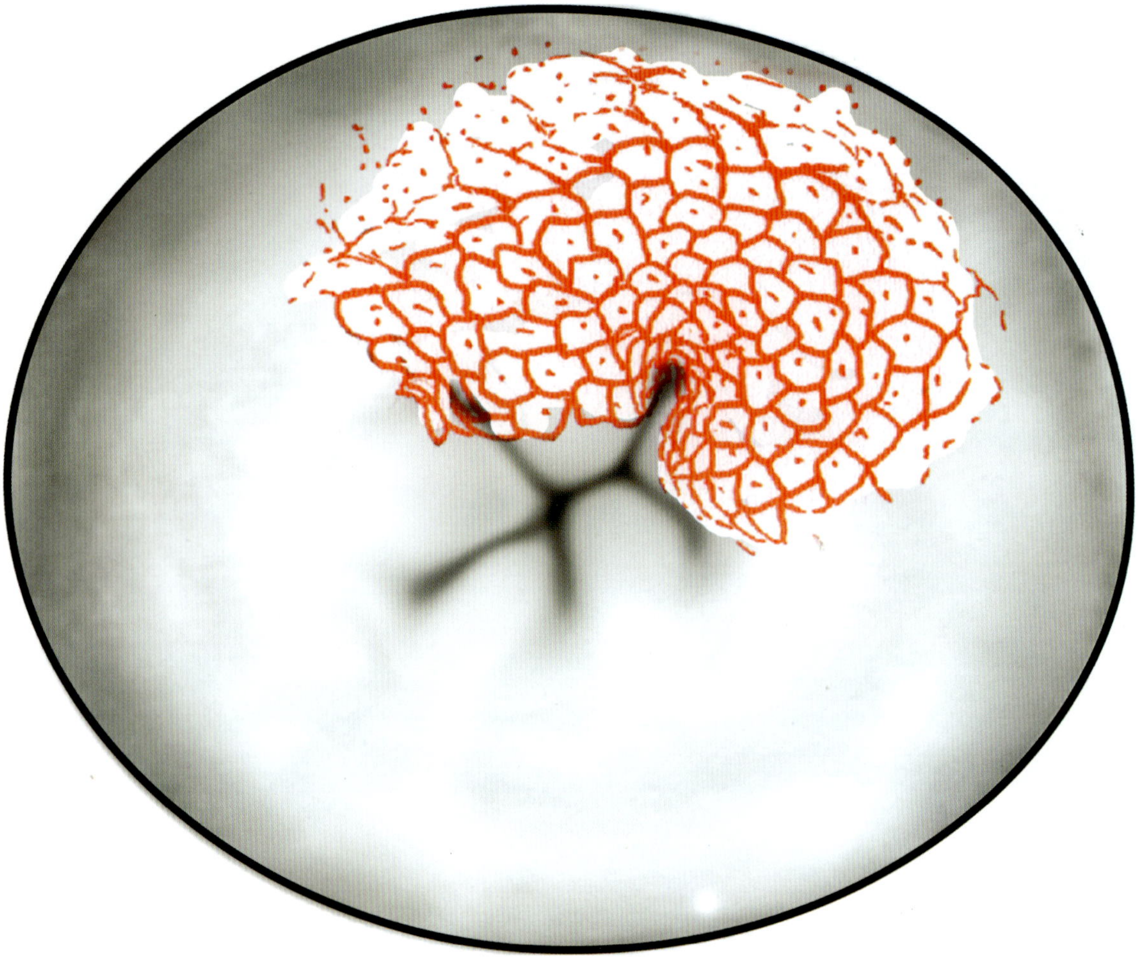

图 8-15　重度镶嵌型提示原位癌或重度非典型增生。这些病变通常是灶性的，但是可能占据全部或者大部分的异常转化区。在白色上皮的衬托下，可见血管的类型。血管的轮廓是清晰的，并且增厚，毛细血管间距增大（> 350μm）。

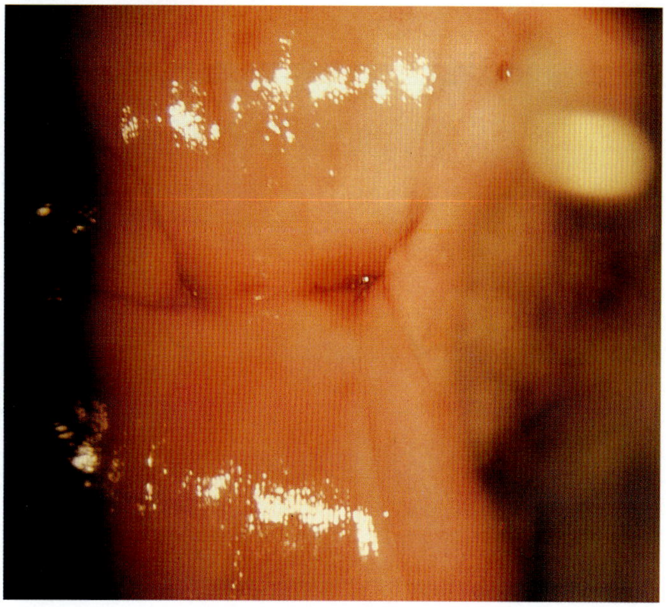

图 8-16　不满意的阴道镜检查看不到鳞柱上皮转化区。本例因为患者有锥切造成的医源性瘢痕，宫颈前后唇因双侧狭窄而合并在一起。

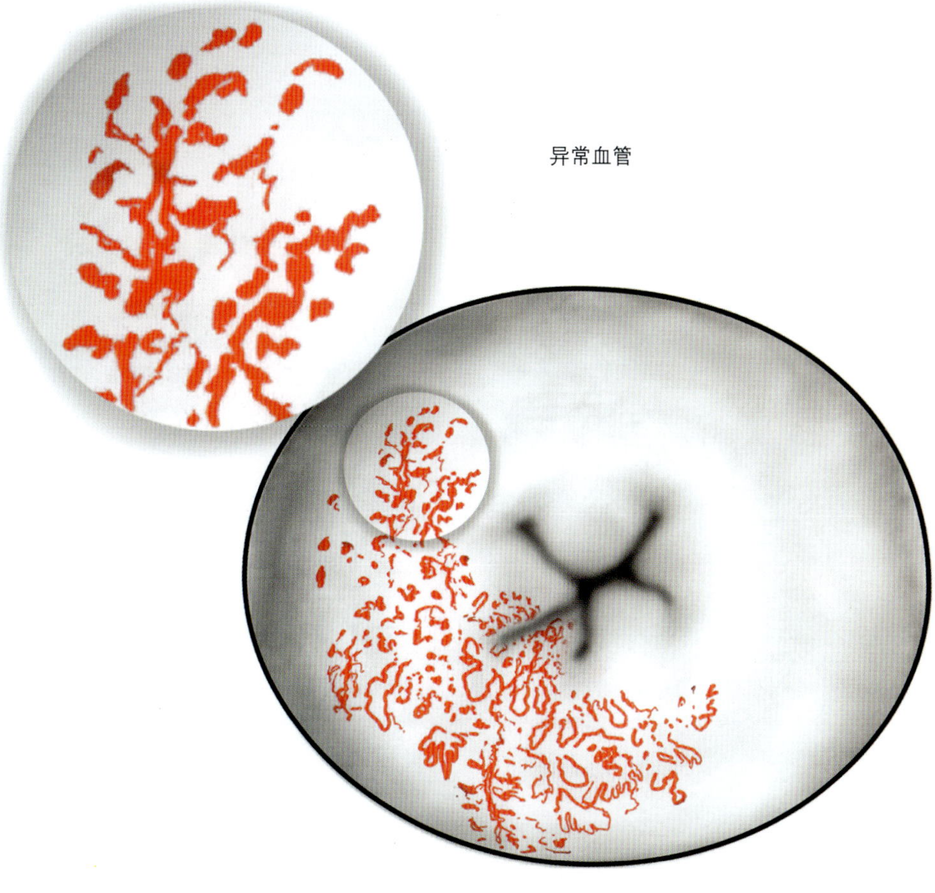

图 8-17　异常的水平走向的血管是基质受侵的重要阴道镜证据。血管分布杂乱，分支没有规律。

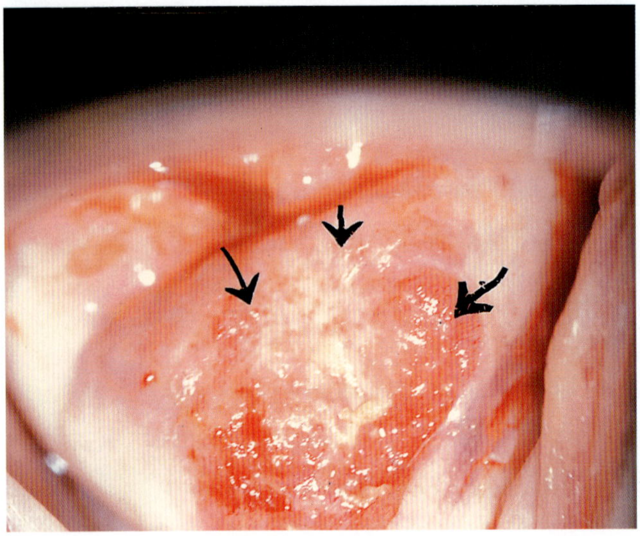

A

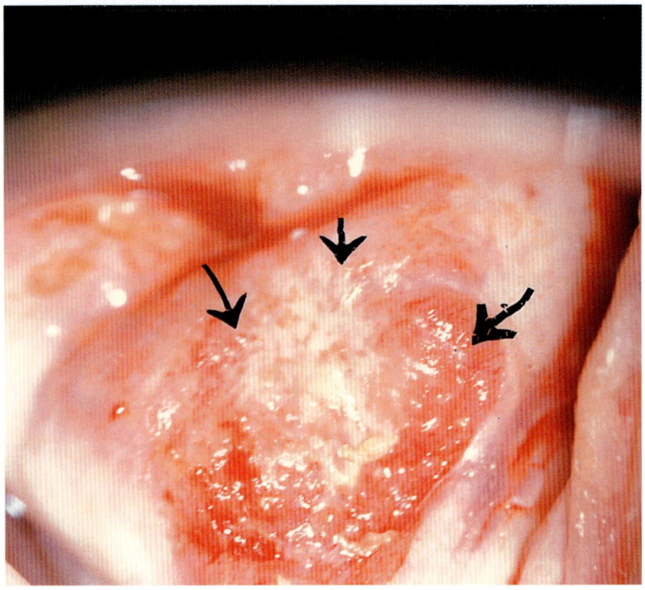

B

图 8-18 **A**. 宫颈在异常的转化区中有异常血管，位于 11 点到 1 点之间。活检显示浸润性鳞状细胞癌 (箭头所示)。**B**. 图 A 的放大观，显示水平走向的和球状的异常血管。

（卞美璐 译）

第 9 章

阴道镜的常规操作

在电动升降的妇科检查台上，患者取膀胱截石位，在保持舒适的状态的前提下，患者的双腿尽量分开。将阴道镜就位，检查台升至一定高度以适合检查者进行检查。如果分光器上附加有摄像机，调节显示屏以利患者看到检查的全过程。将放大倍数调整到扫描放大率 (× 4) (图 9-1) 。

检查外生殖器、肛周皮肤及前庭部位。然后将 Pederson 窥器放入阴道，找到宫颈位置 (图 9-2) 。小心地打开窥器以充分暴露宫颈于窥器前后叶中央。刮板行巴氏涂片检查，宫颈细胞刷收集宫颈阴道部和宫颈管细胞。但注意不要引起出血 (图 9-3*A* 至 *C*) 。

检查者将阴道镜对准宫颈后依次检查宫颈阴道部、转化区和阴道穹窿周围。借助带棉头的涂敷器或长柄、细长的拉钩辅助检查时可能会看见部分宫颈管 (图 9-4*A* 和 *B*) 。这种检查在放大 6 倍时最易进行。

接着，用3%的冰醋酸溶液涂抹宫颈。转化区和宫颈阴道部周围被浸湿时，检查者用 4 ～ 6 倍放大率观察视野 (图9-5*A*) 。上述涂抹过程需用大的、用于直肠镜检查的棉棒 (Scopettes) 重复 2 ～ 3 次 (图 9-5*B*) 。30 ～ 40 秒后，放大倍数增加到 10 倍，从 12 点位置顺时针方向检查宫颈一周，系统观察转化区 (图9-6) 。

检查者记录下转化区的大小和位置，指明转化区正常或异常，并描述宫颈管的质地和长短范围。另外，检查者还应记录是否出现醋白上皮、镶嵌、点状血管或非典型血管。如有必要，检查者可增加放大倍数至 16～25倍，以进行更详细的检查并将病变分级。检查者也可借助阴道镜和宫颈照相的照片来充实记录内容。

可通过小的干棉棒或一个细宫颈钩给予宫颈前唇或后唇不同的压力，以观察异常转化区是否延伸至宫颈管内 (图 9-7*A* 和 *B*) 。一些操作者应用颈管扩张器来检查颈管，但另一些人认为此类器械不便操作。在检查中，宫颈上涂3%的冰醋酸溶液有利于增强对异常病变的观察，并有利于鉴别异常转化区。当最初涂抹的冰醋酸消退时，转化区的边界颜色也会减弱 (图 9-8*A*)。宫颈管黏膜涂抹水醋酸后颜色由桔红色变为粉红色，且黏膜呈葡萄串样 (图9-8*B*) ，例如黏膜乳头融合处。

真正的定位活检应该始终是检查者一边通过阴道镜观察病变，一边取活检。为了使检查者获得比高倍镜下更宽的视野，常常将放大倍数降低至 4 倍。

正如阴道镜下可行多点定位活检一样，也可在阴道镜放大作用下行颈管搔刮术 (见活检技巧一章)。当完成宫颈检查后，检查者调节退出窥器的同时查看阴道。大多数阴道镜都配有能滤过红光的绿色滤镜，用以增强血管变化的对比度，使血管更加清晰易见。由于应用滤镜后血管呈黑色，使其应用具有一定的局限性，故仅在检查有关部位时才用。

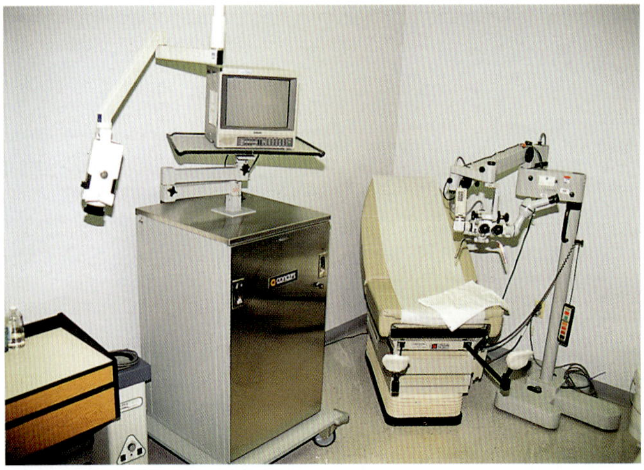

图 9-1　一个私人诊所阴道镜检查室的理想安置。检查台是电动的，其左侧是一套与阴道镜相连的含录像系统的操作平台。固定在 S-2 支架上的阴道镜位于检查台右侧。天花板上装有卤素检查灯。

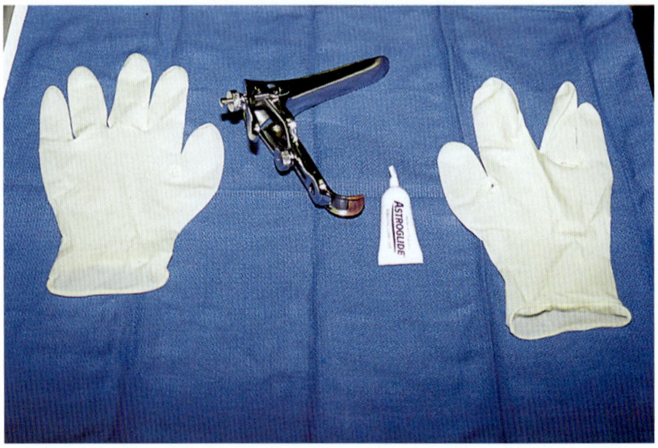

图 9-2　Pederson 窥器有较窄的叶，相对于标准的 Graves 窥器来说，前者使患者感觉更舒适。作为润滑剂，Astroglide 较 K-Y 胶冻好，因为前者对前庭皮肤和腺体的刺激性小。阴道镜检查结束后，润滑剂可用于双合诊检查。

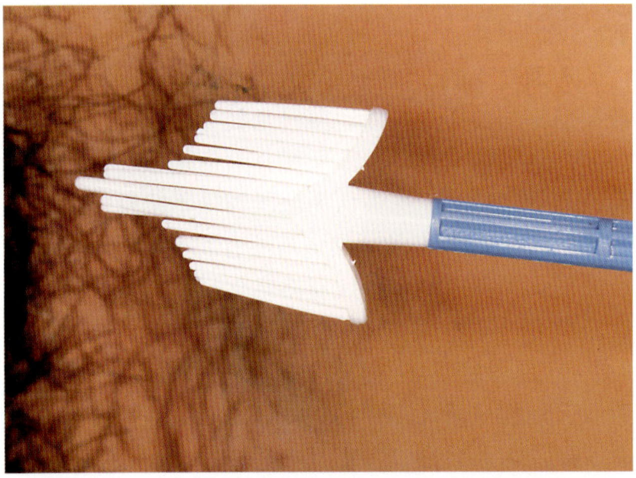

A

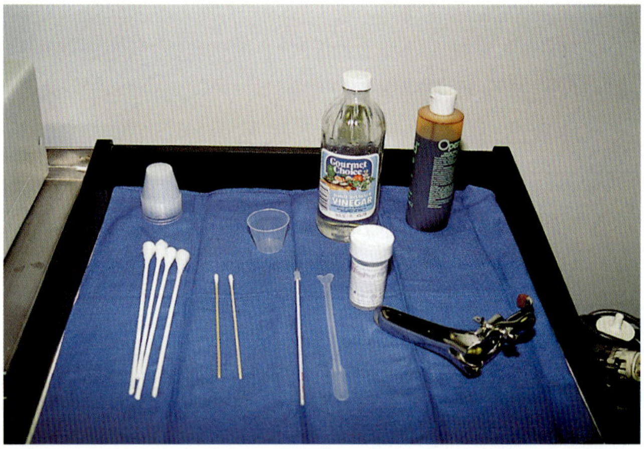

B

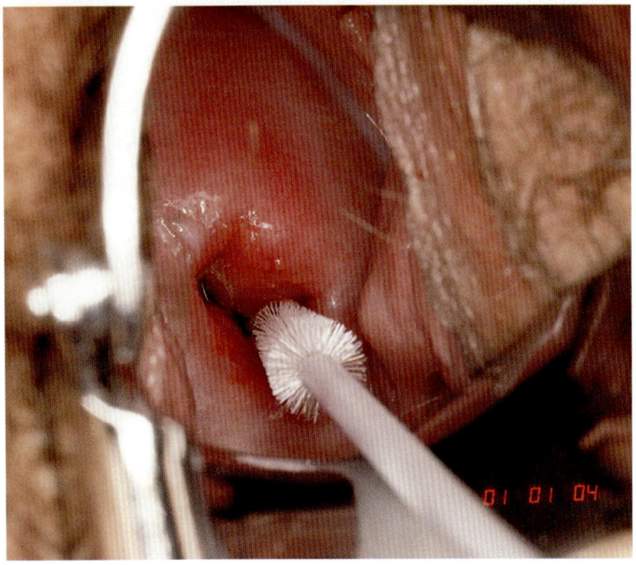

C

图9-3　**A**. 图中显示的是用于子宫颈阴道部和宫颈管内一次取材的单柄扫帚状细胞刷。B. 置物架上摆放的为薄层细胞制片细胞学取材所需用品，包括一个塑料刮板、一个细胞刷和一瓶固定液。C. 细胞刷伸入宫颈管内去取细胞样本。

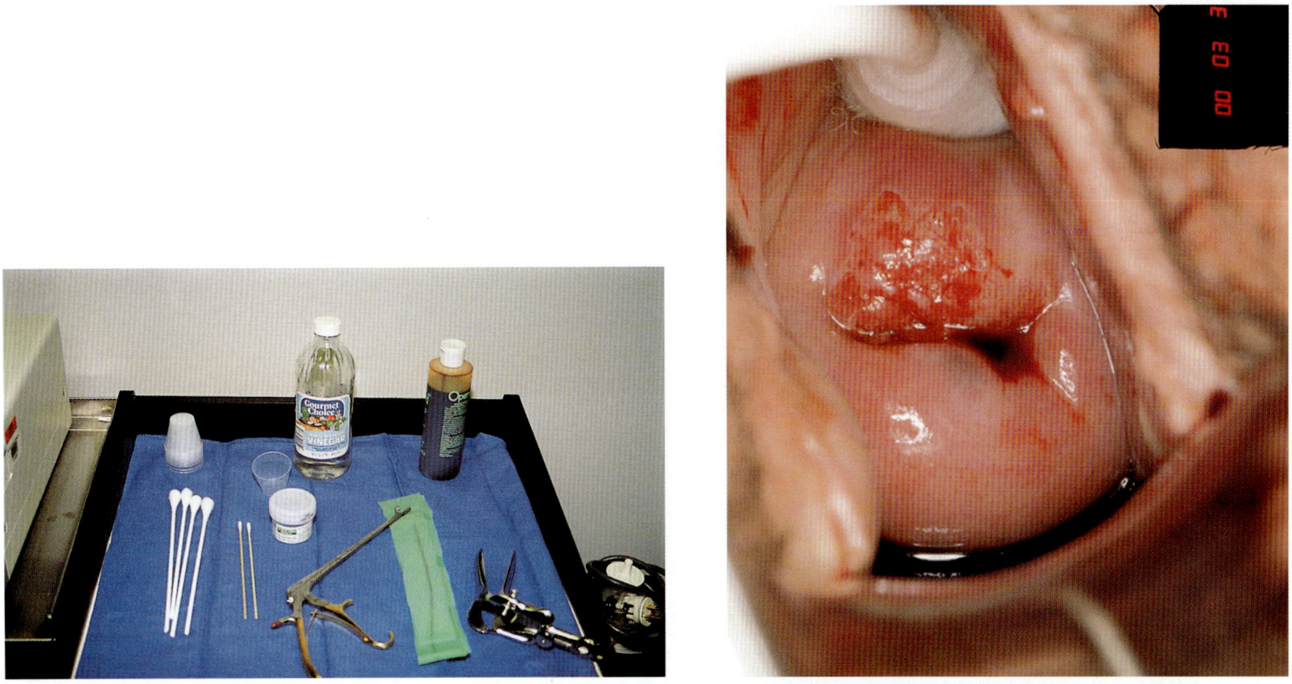

A　B

图 9-4　**A.** 图中显示的是阴道镜检查所需用品，包括 3% ～ 4% 的冰醋酸溶液、大棉试子 (Scopettes) 和小棉试子、小型 Hegar 扩张器、一个活检钳和一瓶福尔马林固定液。**B.** 在用冰醋酸之前，先用阴道镜观察宫颈。用带干棉头的涂药器擦净宫颈，以利观察宫颈全貌。

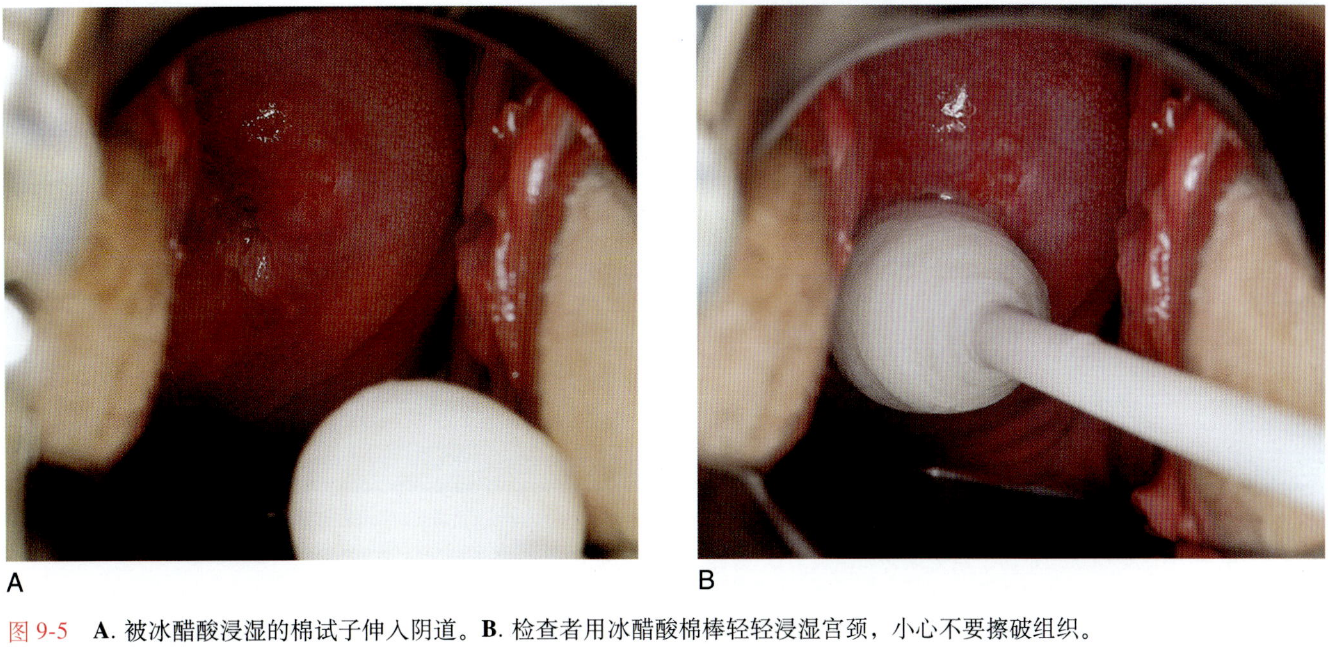

A　B

图 9-5　**A.** 被冰醋酸浸湿的棉试子伸入阴道。**B.** 检查者用冰醋酸棉棒轻轻浸湿宫颈，小心不要擦破组织。

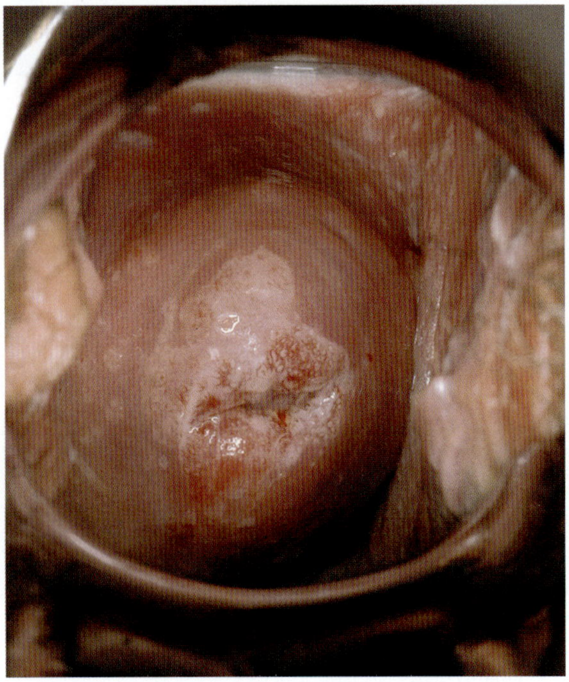

图9-6 图示为涂冰醋酸30秒后，宫颈显示出惊人的变化，即醋白上皮上显出镶嵌的血管类型。

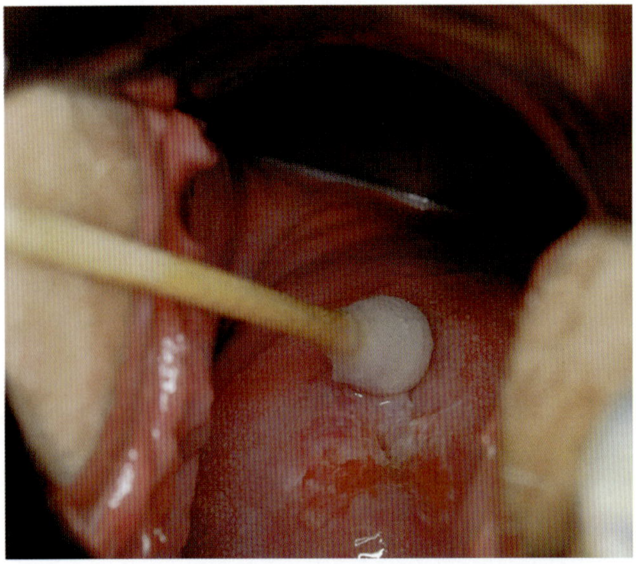

A

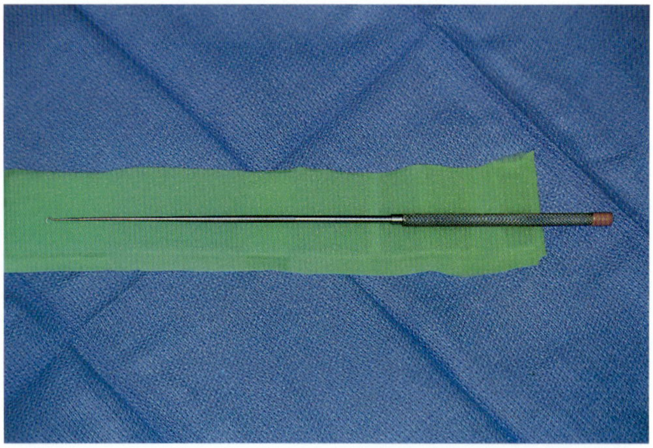

B

图9-7 **A**. 用小棉签擦宫颈是为了避免损伤和出血。**B**. 另外，也可用长的钛钩轻柔地进行宫颈操作。

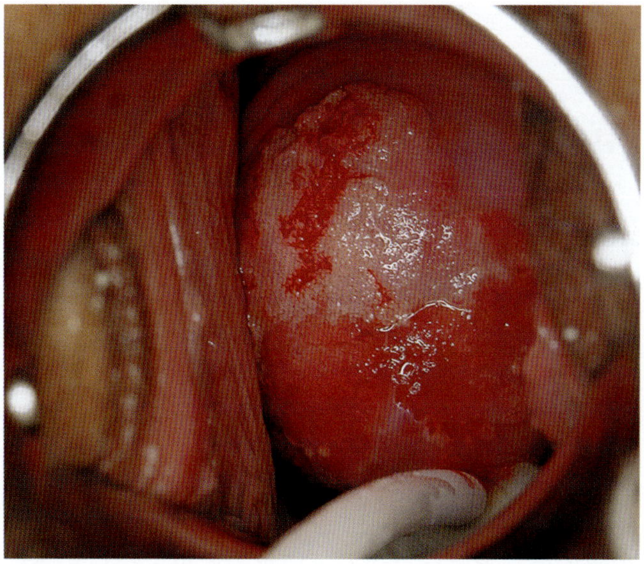

A

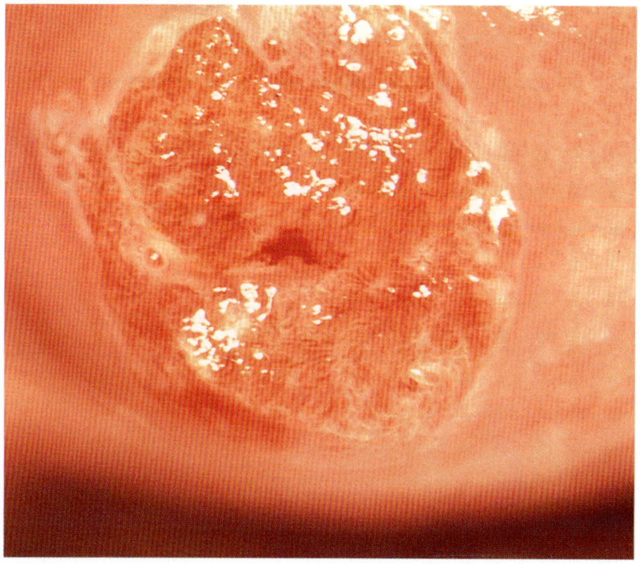

B

图 9-8　**A**. 第二次涂冰醋酸以突出显示宫颈前唇大范围的异常转化区。**B**. 3% 的冰醋酸溶液能增强桔红色、葡萄状的宫颈黏膜外观。

（贺桂芳 译　卞美璐 校）

第 10 章

活检技巧

定位活检

宫颈定位活检是用于取材做病理诊断的基本技术。组织标本经固定，石蜡包埋，切成薄片，制成切片。经过一系列化学处理，切片染色后在显微镜下观察 (图 10-1*A*) 。

最常用的组织病理学染色方法是苏木素和伊红染色 (HE 染色) 。苏木素能使细胞蓝染，而伊红则使细胞呈粉红色。典型的情况是，在蜡块不同水平切3～4次，制成 3 ～ 4 张切片 (图 10-1*B*) 。但是如果要获得精确的信息，就需进行连续切片，制成50 ～ 100张切片。

活检钳有各种各样的。尽管某些医院还在使用过时的型号，例如杯状活检钳，但现代的活检钳较杯状和 Witner 钳有许多优点 (图 10-2*A*) 。

现代活检钳有三个主要部分：颌部、柄、把手 (图 10-2*B*) 。不同活检钳的主要区别在颌部。要取得好的样本需要颌部咬合锋利。由于通过阴道观察宫颈呈半球形，咬合口必须能充分张开以抓住并取下部分宫颈 (图10-2*C*和*D*) 。典型的情况是，颌口下颌是固定的，上颌可活动起咬合作用。当上、下颌闭合时，上颌紧紧卡在下颌中 (图 10-2*E* 和 *F*) 。颌口锯齿状的切割面与鲨鱼的牙齿类似，起切割作用 (图 10-2*G*)。

活检钳的柄长 8 英寸，长度足够伸入阴道到达宫颈。因其柄很细，不会影响阴道镜的视野，并能到达难以接触到的宫颈部位。柄的主要功能是传递手柄上产生的机械的类似弹簧的作用至颌部 (图 10-2*H*) 。

现在的活检柄配有类似枪柄扳手的装置，可将力量由手柄传到咬颌口，而老的活检钳利用的是缓和的剪切作用。将手柄后部握于拇指和食指之间与放于鱼际隆起处和手掌间一样稳固。余下的 4 个手指用来握前部。质量好的活检钳由标准重量的不锈钢制成，有些有镀金手柄 (图 10-2*I*) 。

活检结束后，小棉棍蘸 Monsel 液 (一种含铁的止血制剂) 压迫在活检部位以止血 (图 10-3*A* 至 *D*) 。

其他方法

也可以用电圈来取活检，它惟一的缺点是组织烧灼造成的热效应假象，其优点是烧灼后由于血管凝固，出血相对较少。5mm直径正方形或圆形电圈最适合于单独的某一处切除活检 (图 10-4*A*) 。将主机功率调节到35 ～ 50w，选择纯粹切割档。取得表浅的组织样本就够了 (图 10-4*B*) 。同样用 Monsel 止血液控制取材处的出血。

采用宫颈管搔刮术评估颈管是否有瘤样组织已有30余年历史。尽管这种取样方法有很多缺点，但其操作简单、直接，且并发症少。宫颈管搔刮术适合于下列情况：鳞状上皮内瘤变自转化区延伸至宫颈管内；细胞学筛查提示有非典型腺细胞；阴道镜下未见鳞柱转化区；阴道镜检查显示存在需要行宫颈阴道部活检的异常转化区，但检查者不是专业阴道镜医师时。只有专业的阴道镜医师才有资格决定可以省略颈管搔刮步骤，否则都应行宫颈管搔刮术和宫颈阴道部活检 (图 10-5*A* 至 *D*) 。

用单齿带钩的宫颈钳固定宫颈前唇 (图 10-6*A*) 。在宫颈管内伸入锋利的Kevorkian型搔刮器直至遇到来自宫颈管内口的阻力 (图 10-6*B*) 。阴道后窟窿处塞入一块非粘连性的外露在宫颈后唇的下方的纱布。进行搔刮时，向下刮至宫颈外口，但不要出颈管（图10-6*C*至*D*）。依顺时针或逆时针方向连续搔刮一周，从 3 点至 6 点、至 9 点或从 9 点至 6 点、至 3 点，最后回到 12 点。通常可见从宫颈外口至伸入阴道的窥器叶片上有少许宫颈管组织的长条形黏液（图10-6*E*）。用Kelly钳绞动这串象一根长意大利面条似的黏液，置于一干纸巾上（图 10-6*F* 和 *G*）。将纸巾放入有福尔马林的容器内，并送病理检查（图 10-6*G*）。宫颈管搔刮术几乎无法知道上皮和基质来源的确切位置，因此用这种方法取材对肿瘤病变进行分级很困难，但可能很精确。尽管这种取材是通过盲刮获得，但这种方法能成功检查出宫颈管内的异常上皮。

有些器械能帮助检查者通过阴道镜看到宫颈管深部。最常用的是宫颈管扩张器（图 10-7*A* 和 *B*）。但是这种器械操作起来并不方便，会损伤宫颈管，而且当与阴道镜一起用于追踪起源于转化区的上皮内瘤变的延伸范围时并不可靠（图 10-7*C*）。

细长的钛钩将宫颈张开抬起时，检查者能细窥一下宫颈管内一段很浅的范围。这种钩主要用于阴道的阴道镜检查（图 10-8*A* 和 *B*）。

干棉棒头能用来分开宫颈前后唇以暴露宫颈管深部。由于这种方法操作简便，实际操作者为获得较好的宫颈管视野时，应先用干棉棒，而后采用钩或颈管扩张器。小型 Hegar 扩张器用来探查狭窄的宫颈（图 10-9）。

有些器械能直接观察宫颈管，并且有利于直接从宫颈管取材，包括小的内窥镜，例如3mm直径的宫腔镜和接触型宫腔镜。为了在宫腔镜下观察到全景，当宫颈宫需要膨胀时，可使用Hyskon这种理想介质。癌症有其特征性表现，常可见异常血管。联合运用直视内宫颈的内窥镜和颈管搔刮，能获得很高的宫颈管肿瘤病变的正确诊断率（图 10-10）。

如需要较大块的组织标本，可采用手术刀、电切环电极或 CO_2 激光行宫颈锥切术（见 23 章）。

转化区电圈环切术是一种取得表浅的锥形组织活检的快速的门诊技术。术前需行阴道镜检查以确定异常转化区的范围。血管加压素和局麻药以1:100比例混合后注射宫颈（1ml血管加压素溶于99ml的1%的利多卡因溶液中[商品名赛鲁卡因]），注射范围超过异常转化区外（图10-11*A*）。此混合注射液能同时引起血管收缩和局部麻醉。环形电极连接到通过电线连于主机上的便携式踏板上（图10-11*B*和*C*）。电流切割使细胞汽化，几秒内便可切下 8 ～ 10mm 宫颈组织（图 10-11*D* 至*F*）。如果换用球形电极代替环形切割电圈，还能起止血作用；电流烧灼切割后的锥床，以使表浅出血的血管凝固而达到止血目的（图10-11*G*）。切下的标本送病理检查。

冷刀和激光锥切常在手术室进行。阴道镜检查后，宫颈注射血管加压素，手术刀（15号刀片）或超频激光束沿异常转化区外缘进行切割。切割呈一定深度，并向宫颈管倾斜。理想的锥切深度为1cm，取下组织呈锥形。将标本泡在湿盐水纱布中送病理检查。可用 3-0 薇乔线局部缝扎止血。

尽管大多数活检一般都不予麻醉，但对于感觉紧张或对疼痛特别敏感的患者，应予麻醉。应用三角环状、规格 1.5 英寸、25 ～ 26 号标准针头的注射器在宫颈直接注射局麻药 10ml（1% 的利多卡因，有或无肾上腺素）。注射应表浅，即刚好在黏膜下面，并分布于所有活检区域。

锥切活检或电圈切割活检均须麻醉。方法同前，但血管收缩剂加入到1%的利多卡因溶液中。推荐使用1:100的催产素溶液。另外，为提供充分麻醉，宫颈整个环状面均需注射局麻药。

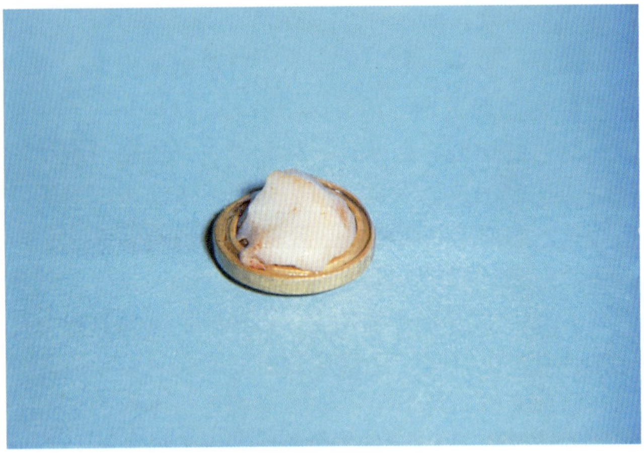

A

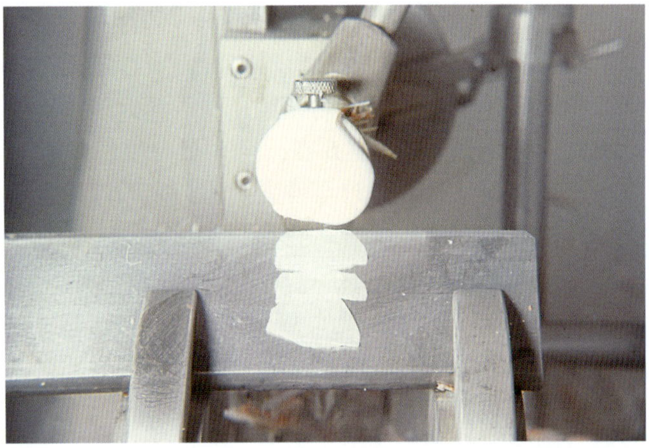

B

图 10-1 **A**. 在被皮刀切片之前，宫颈活检标本用火棉胶固定在一个圆盘上，并冰冻。**B**. 切片机对标本进行切片，并置于显微镜载玻片上，然后进行染色。

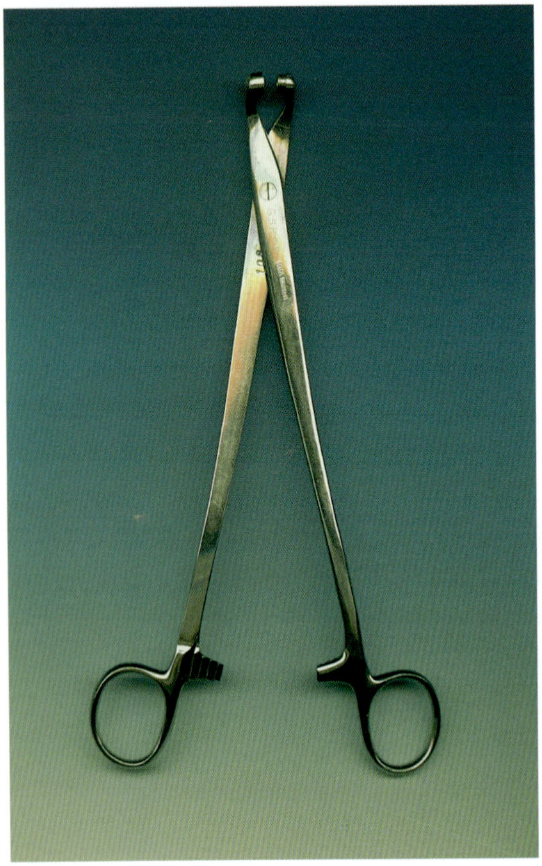

A

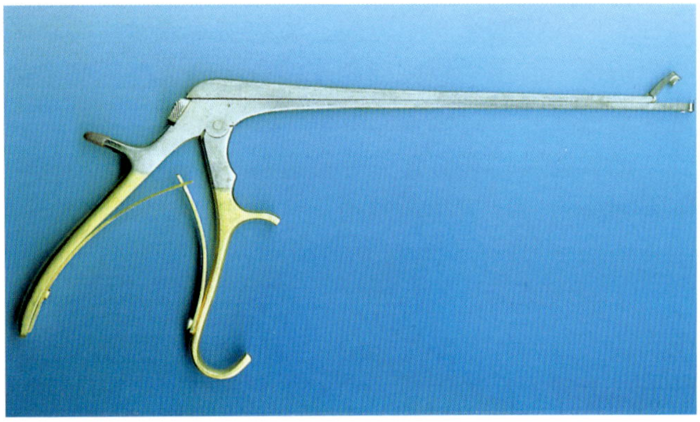

B

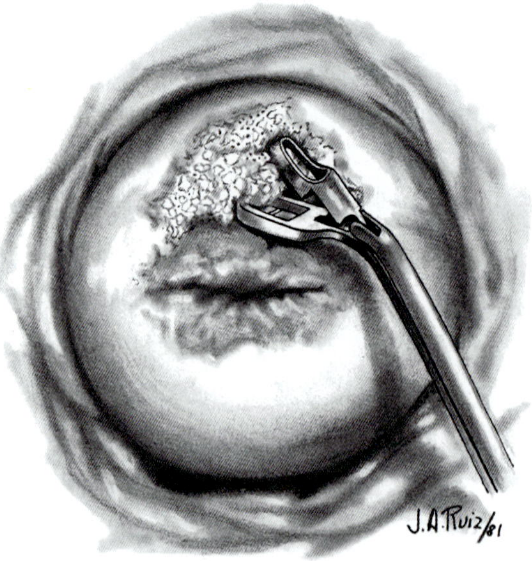

C

图 10-2 **A**. 图示为一把 20 世纪 60 年代常用的过时的活检钳。由于太大且笨拙，不便于阴道镜下精确的定位取材。**B**. 现代活检钳由三个主要部分组成：颌、柄及把手。**C**. 由于宫颈是圆形的，所以，通常位于下颌的钳的齿部在活检时需插入到宫颈组织里固定宫颈。

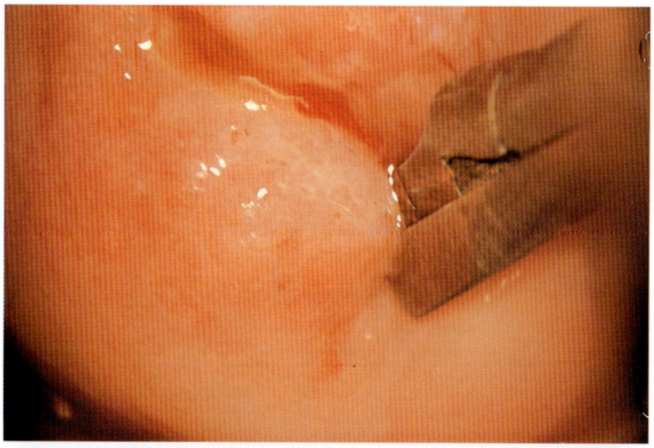
D

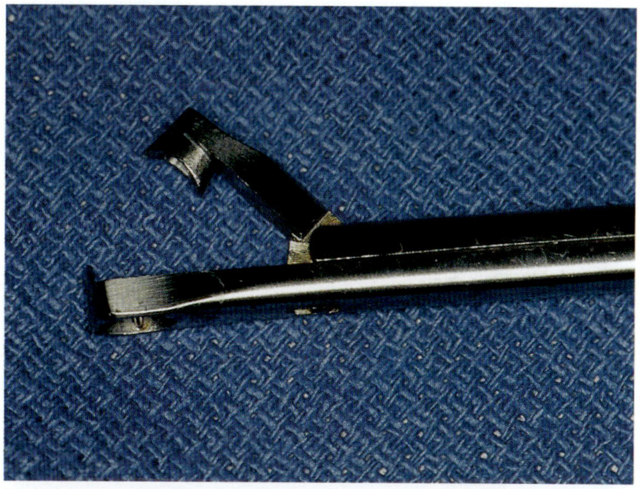
E

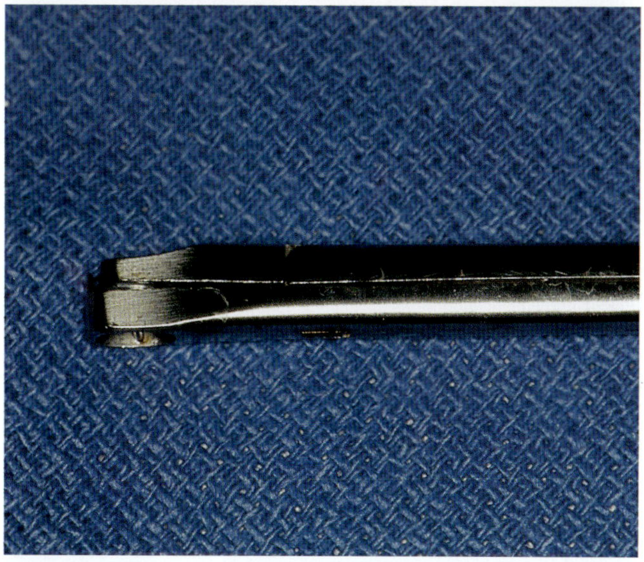
F

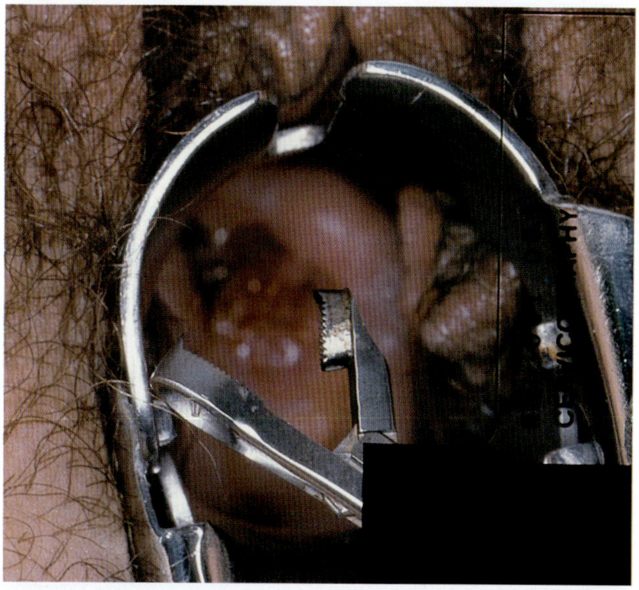
G

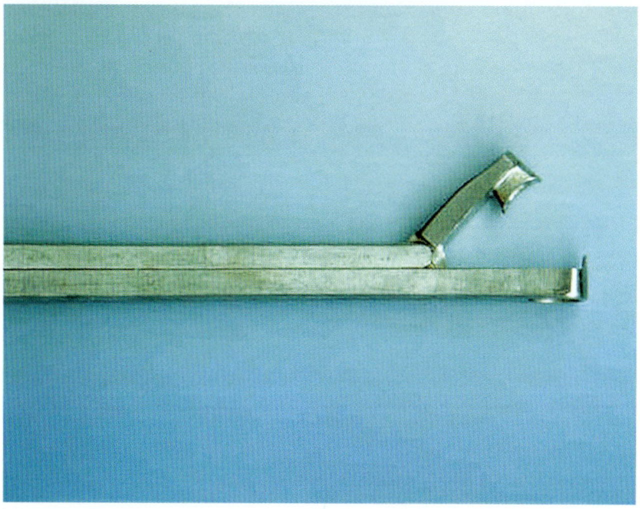
H

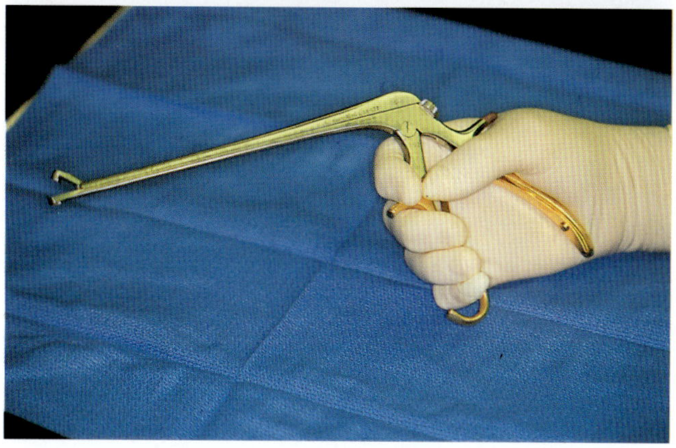
I

图 10-2 **D**. 在定位活检中，当活检钳的前颌关闭时，前颌切下一块组织。在真正的阴道镜下定位活检中，通过阴道镜能看到此过程的细节。**E**. 活检钳的上颌部向上充分张开，带齿的下颌是固定的。**F**. 上颌关闭并紧紧卡在下颌内。颌部锋利的边缘切过组织，将标本从周围组织分离开来。**G**. 活检钳的颌部有劈开组织的锯齿状边缘。为达最佳使用状态，器械需进行常规磨砺。**H**. 在不用时，柄的上半部分处于回缩状态，上颌呈张开状态；当通过把手处的弹簧作用使手柄反方向旋转，上下颌便紧紧关闭。**I**. 枪柄能有效地将力量传至活检钳颌部。

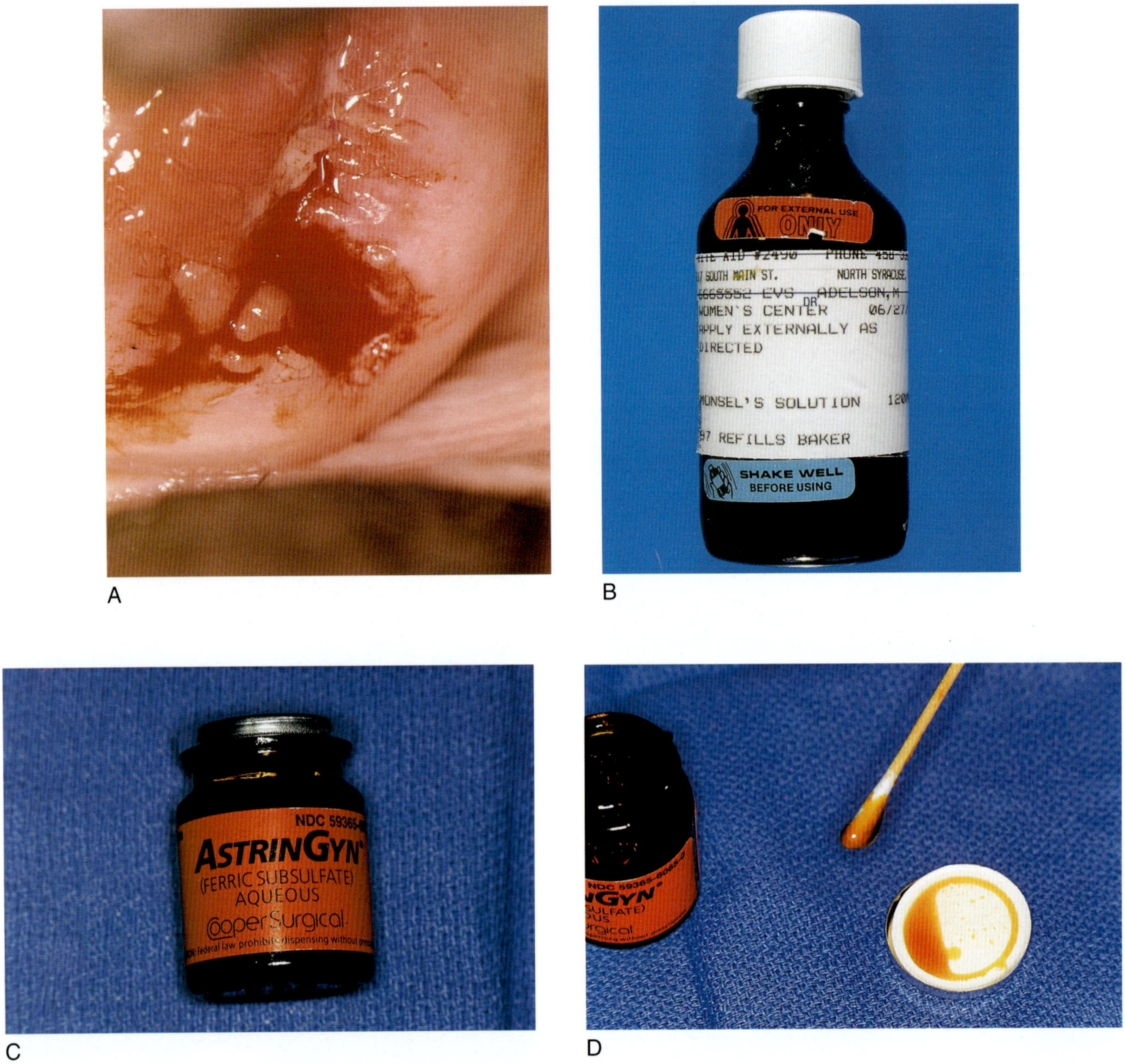

图 10-3 **A**. 一旦活检钳从活检部位撤走，就能看见供应宫颈活检部位的丰富血管。**B**. 最迅速、简便的止血方法是在取材创面应用含铁制剂 (Monsel 止血液) 。**C**. 另一种止血方法是应用浓缩的 Monsel 止血糊剂。**D**. Monsel 液或糊剂具有腐蚀性，需用带小棉头的涂器蘸取少量止血液，以减少组织坏死。

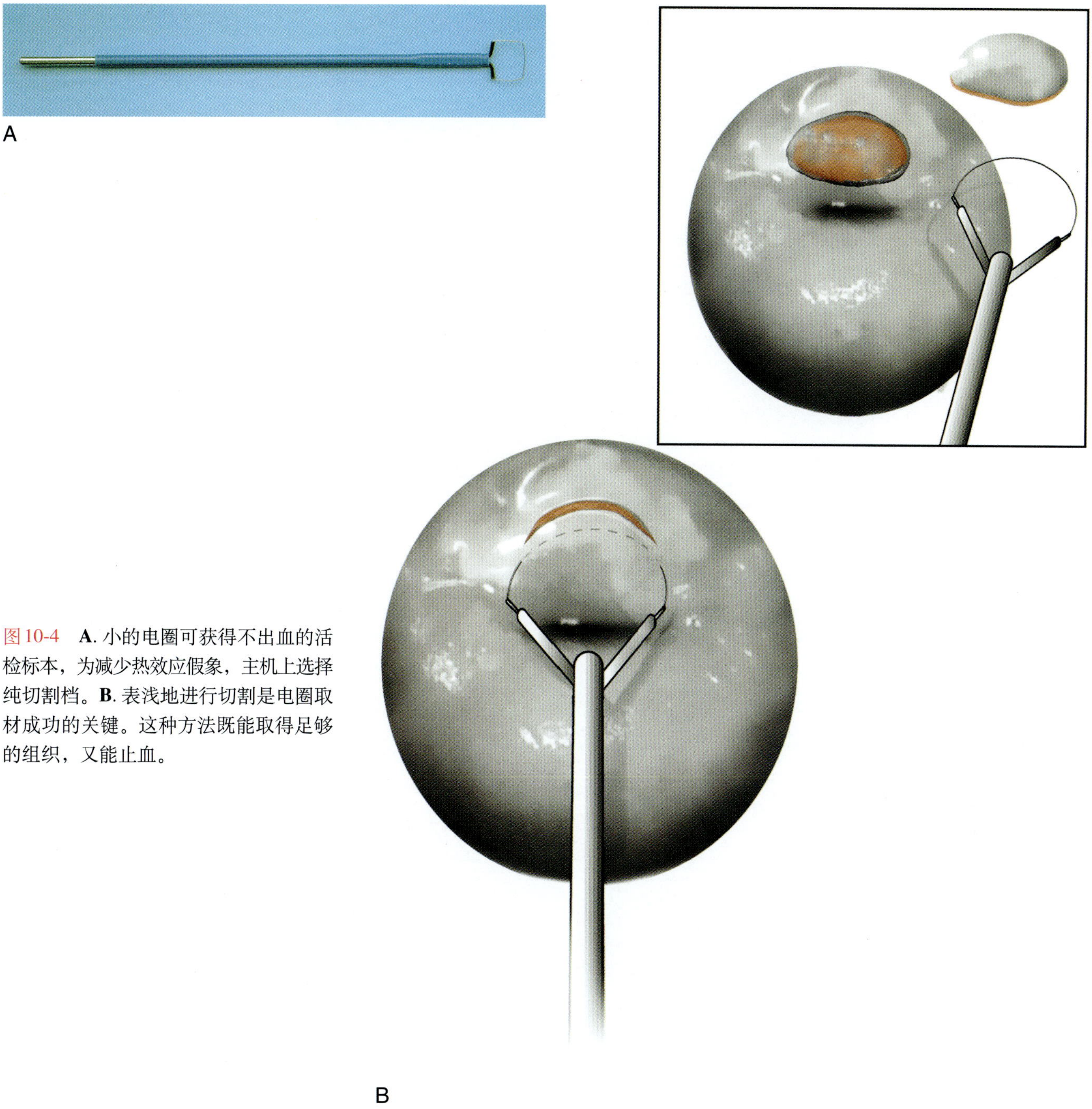

图 10-4　**A**. 小的电圈可获得不出血的活检标本，为减少热效应假象，主机上选择纯切割档。**B**. 表浅地进行切割是电圈取材成功的关键。这种方法既能取得足够的组织，又能止血。

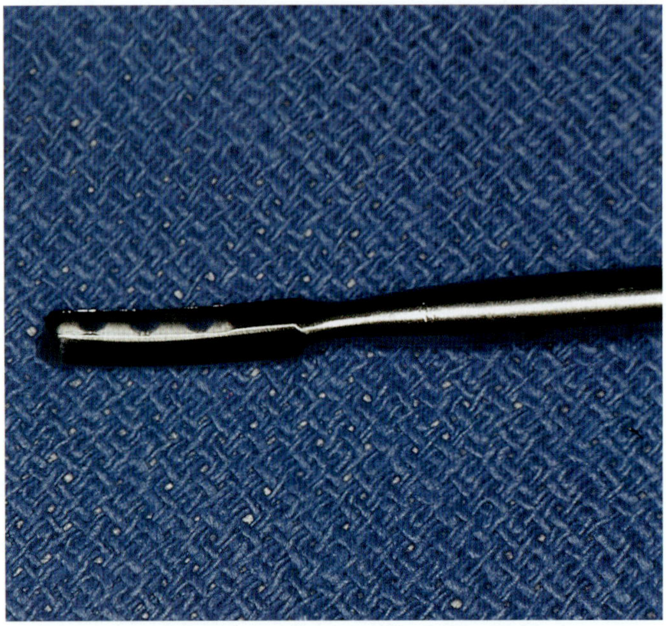

A

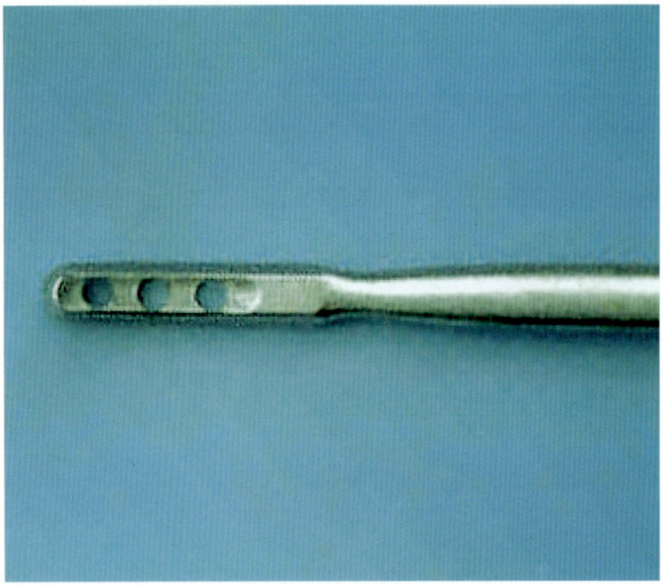

B

图 10-5　**A**. 由于操作者通过阴道镜观察不到宫颈管内病变，对宫颈上皮内瘤变患者行定位活检时，常规对此盲点进行取样。可用外形较小但边缘锋利的 Kevorkian 颈管搔刮器进行颈管内取样。**B**. 合上的搔刮器后壁上有几个小孔，可使存留在取得的宫颈管碎片中的液体流出。(待续)

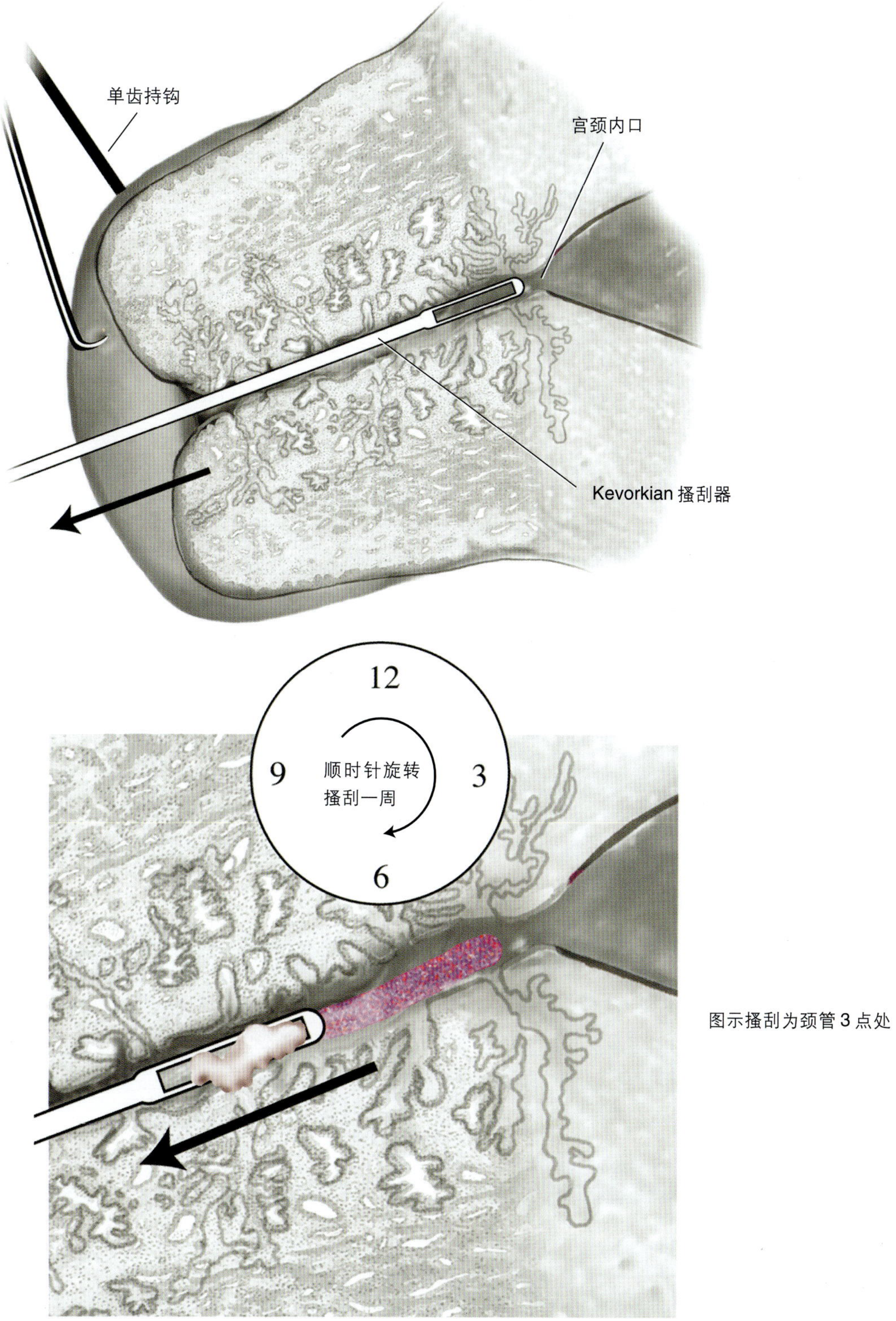

C

图10-5　C. 在搔刮过程中，搔刮器放置于宫颈内口水平的颈管部位。当向下向宫颈外口方向搔刮时，即刮下颈管黏膜组织。搔刮器顺时针方向一次旋转 10 ~ 15 度，重复旋转直至旋转 360 度。(待续)

图10-5 **D**. 被覆黏液的组织被收集在一块部分塞入阴道后穹窿的非粘连性纱布上。长串的黏液和颈管内组织经过扭转从Kelly钳上分离下来。将标本连同纱布都放入福尔马林中。

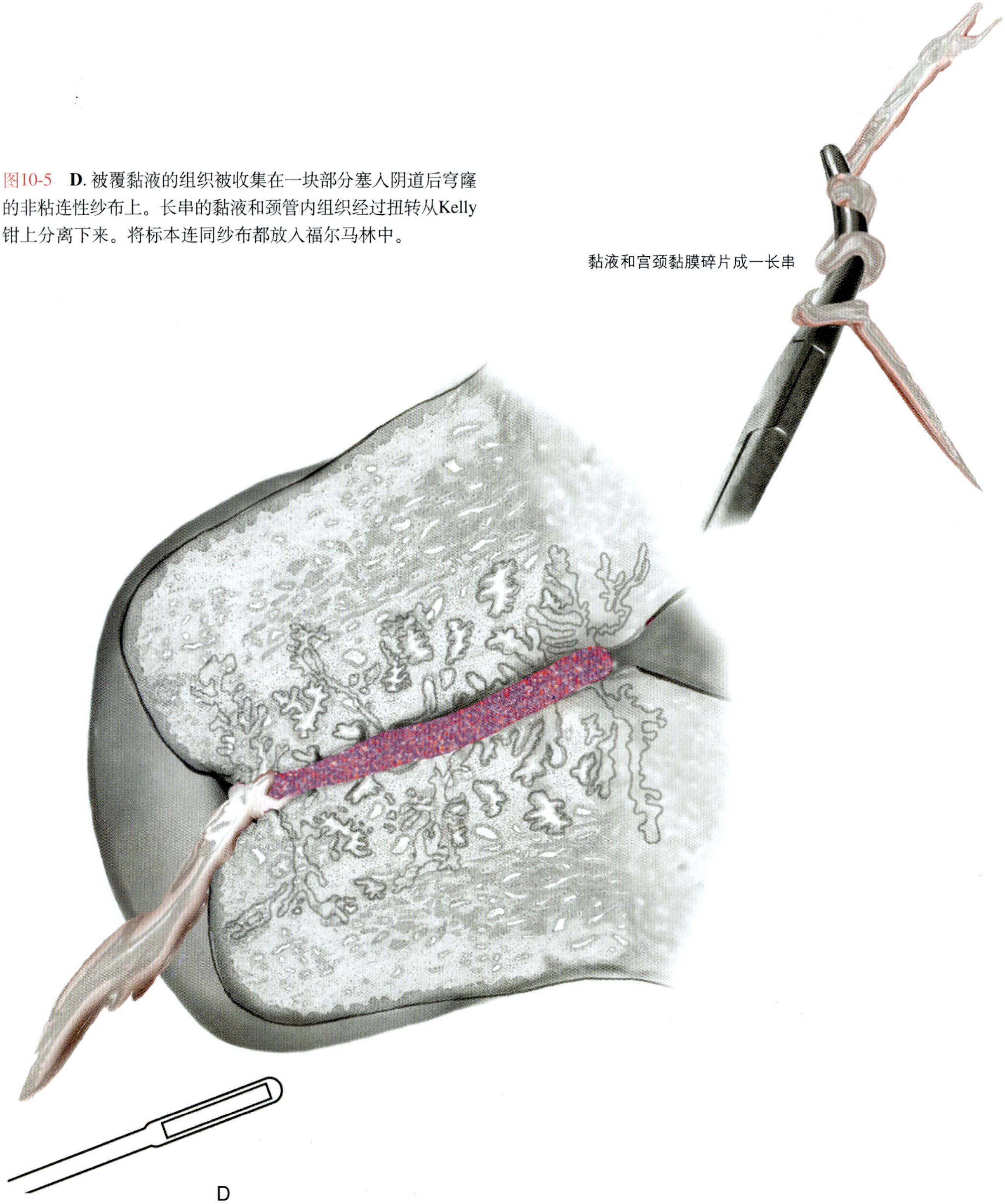

图 10-6 **A**. 宫颈管搔刮术可以在宫颈阴道部活检前或后进行。图示的宫颈已涂抹醋酸，立刻就要行搔刮术。**B**. Kevorkian 型搔刮器伸入阴道，准备进入宫颈管。**C**. 依顺时针或逆时针方向搔刮宫颈管一周。**D**. 搔刮器向下刮至宫颈外口 (另一病例) 。**E**. 带有宫颈管组织碎片的搔刮器撤至宫颈外口。**F**. 带有黏液的组织被放在非粘连性的纱布上，卷起来，放入固定液中。**G**. 将另一块组织标本放在纱布上，送病理检查。

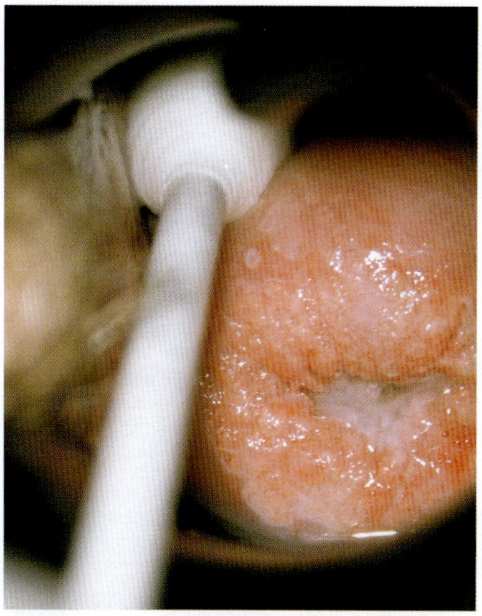
A

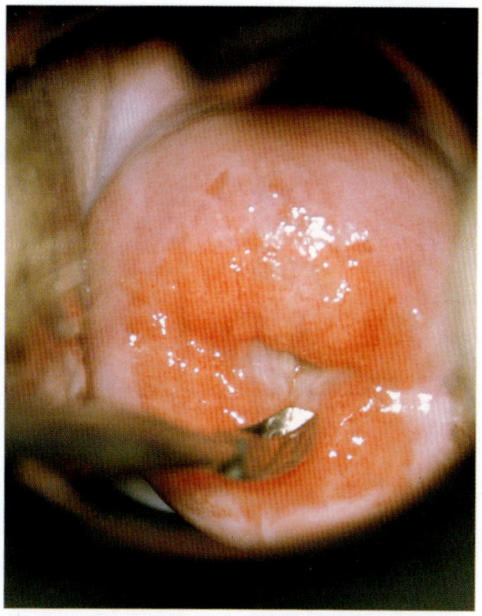
B

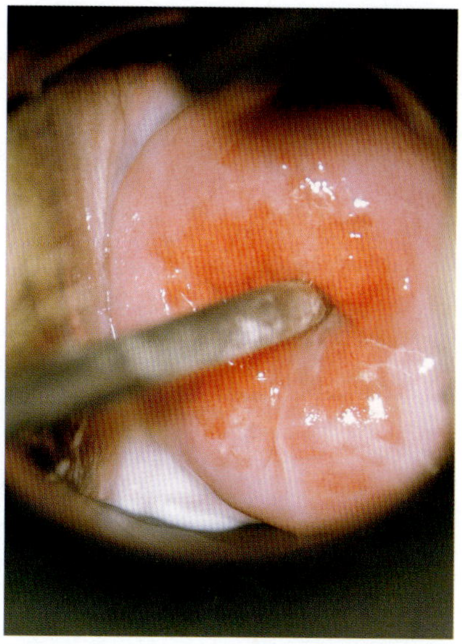
C

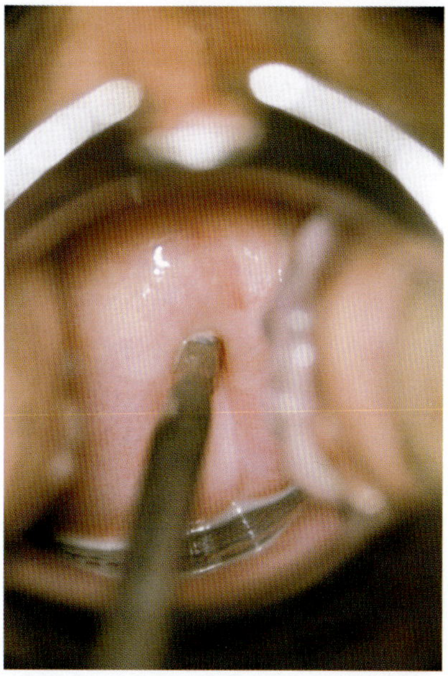
D

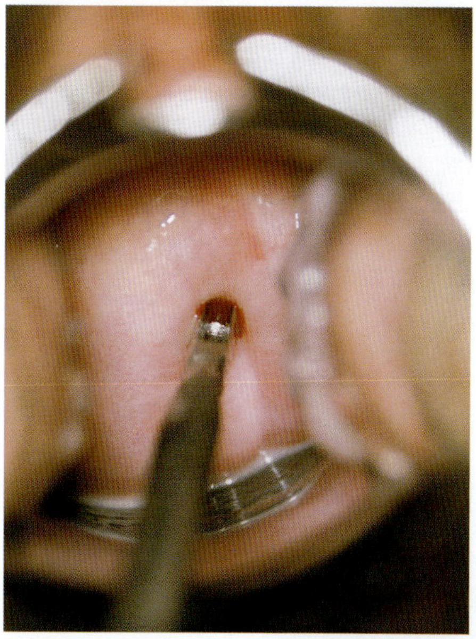
E

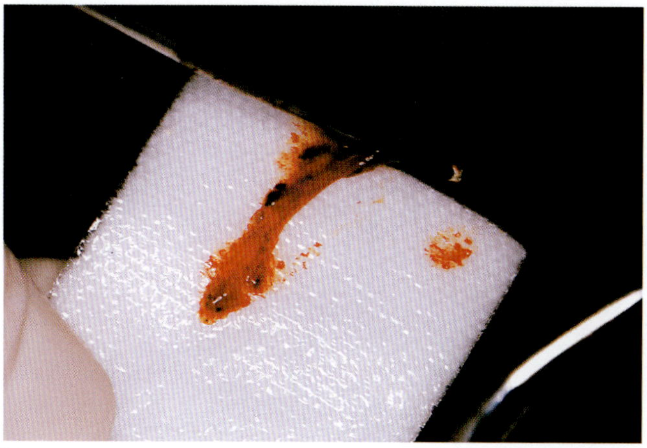
F

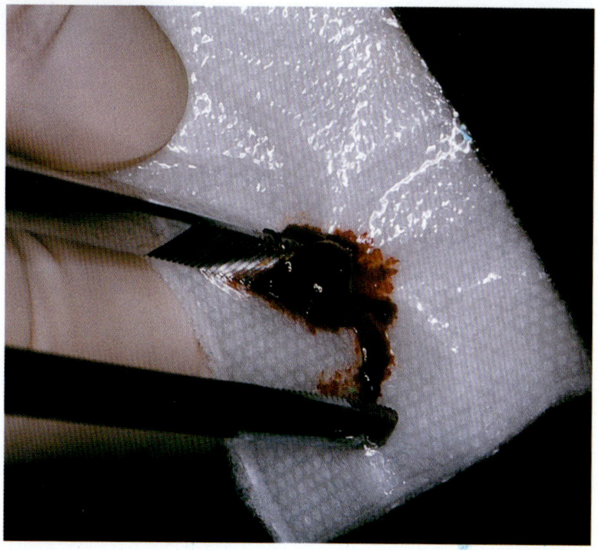
G

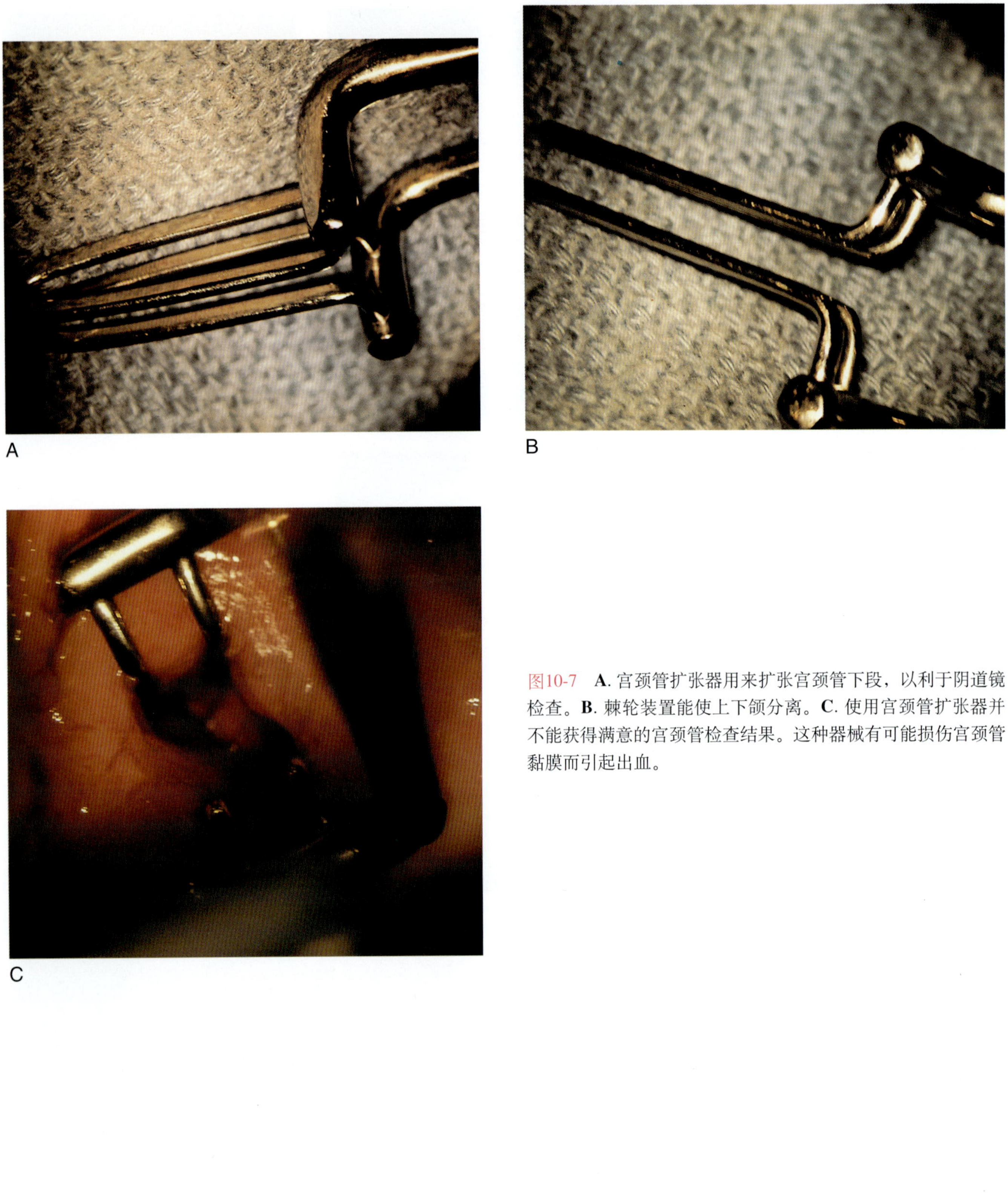

图10-7 **A**. 宫颈管扩张器用来扩张宫颈管下段，以利于阴道镜检查。**B**. 棘轮装置能使上下颌分离。**C**. 使用宫颈管扩张器并不能获得满意的宫颈管检查结果。这种器械有可能损伤宫颈管黏膜而引起出血。

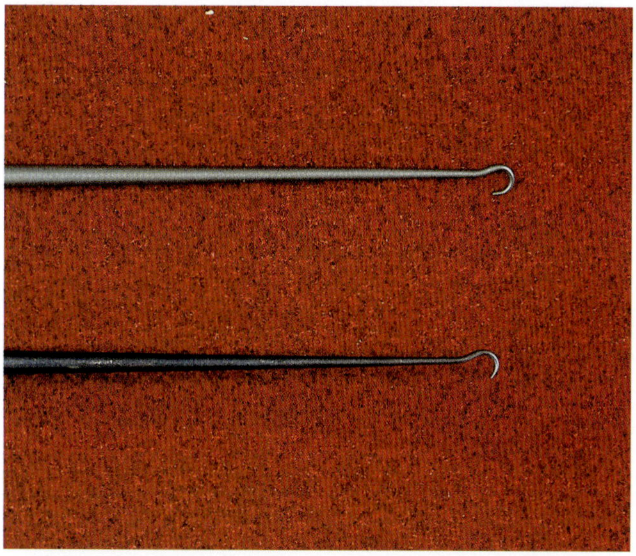
A

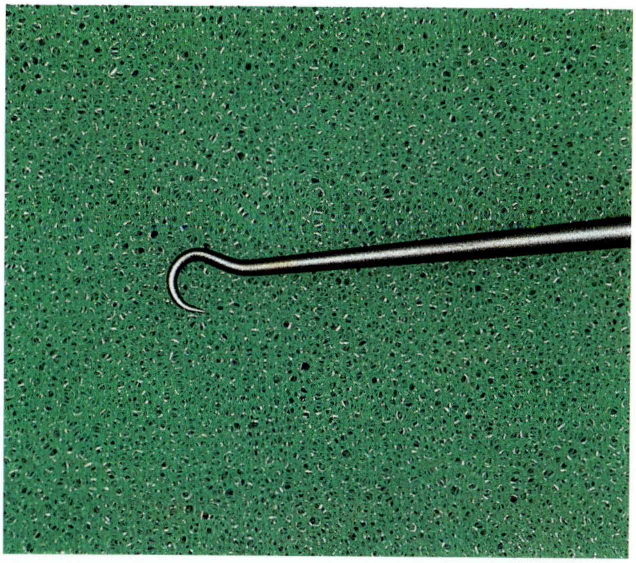
B

图 10-8　**A**. 带细长柄的钛钩可用于宫颈，可拉回颈管。**B**. 操作者可将钩放入空间很小的部位，有利于阴道镜检查难以看见的区域。

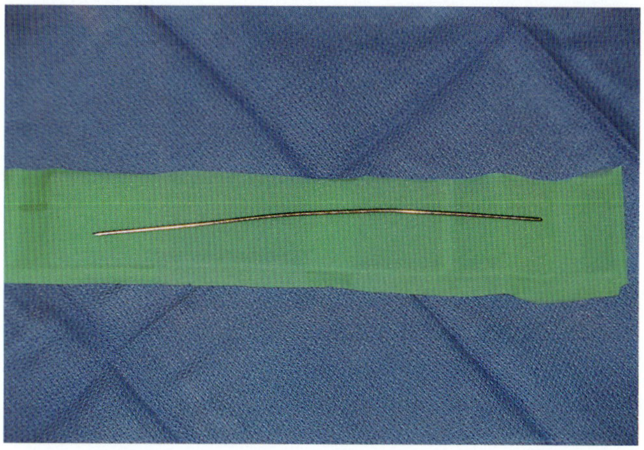

图10-9　小型Hegar扩张器的窄端直径为1.5mm，宽端直径为2mm。此器械是探查狭窄宫颈的理想器械，能确定颈管轴并进入宫腔的宫体部分。

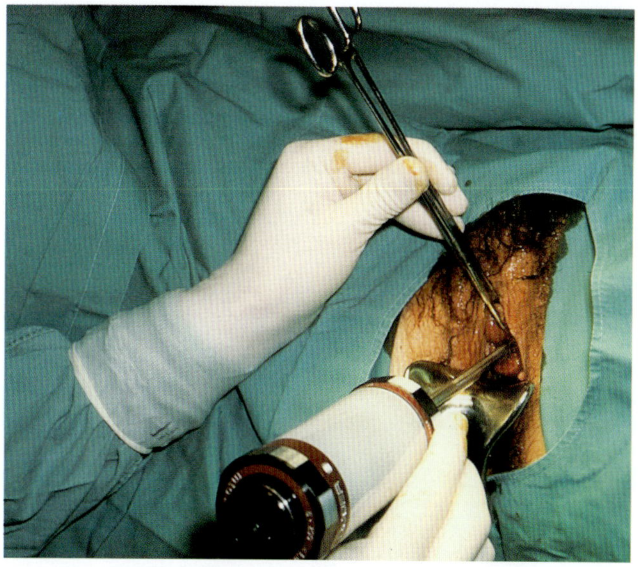

图10-10　小口径的内窥镜是观察宫颈管的理想器械，不需要麻醉。6mm 直径的接触型宫腔镜不需要介质和鞘。

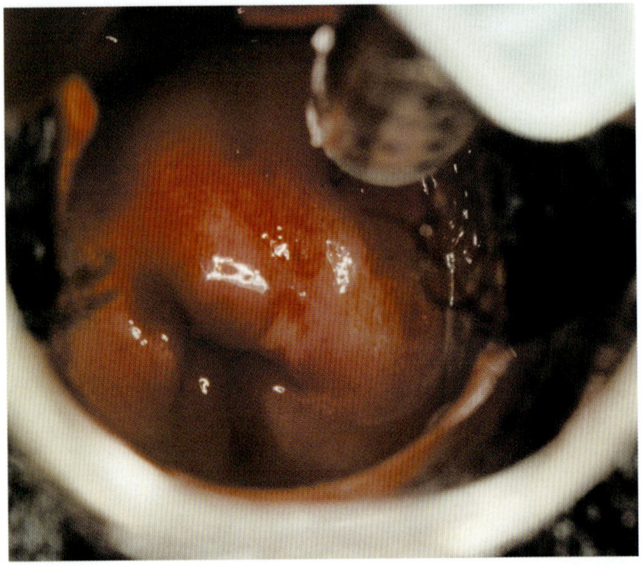
A

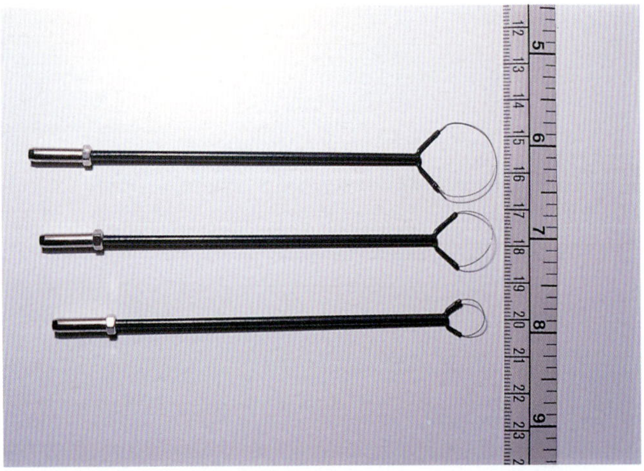
B

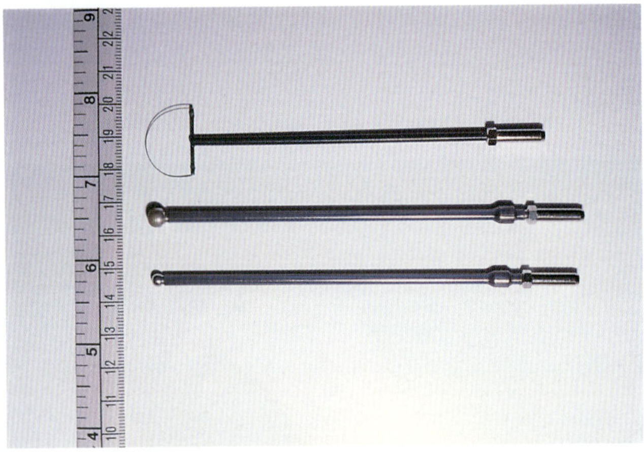
C

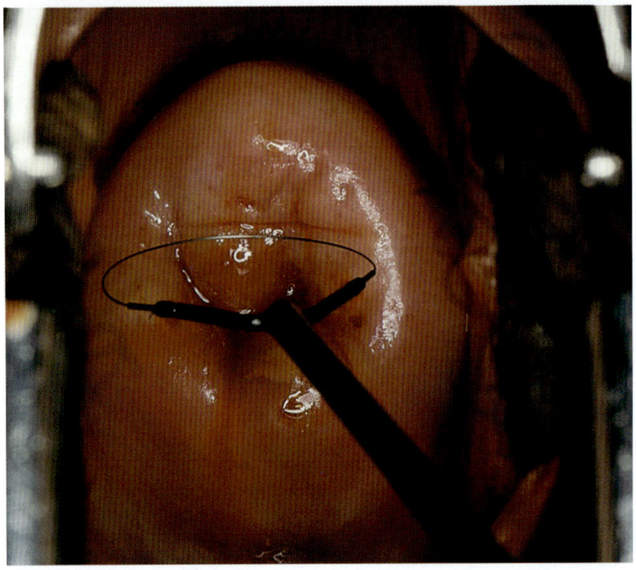
D

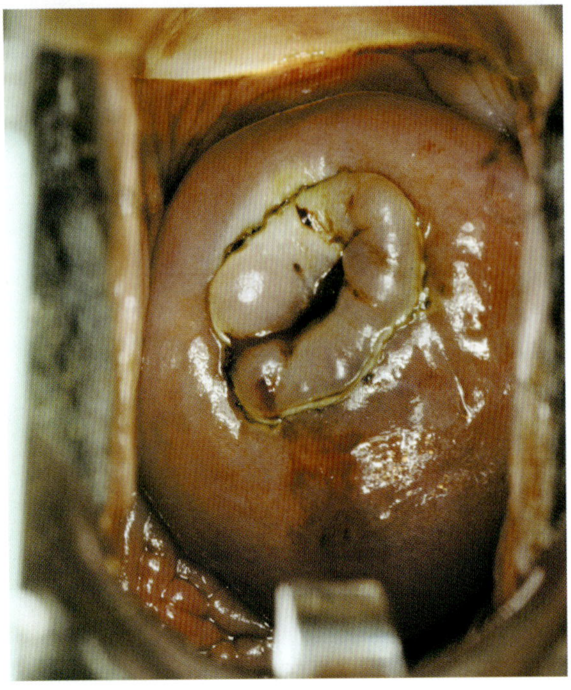
E

图10-11 **A**. 右上角可见一个注射器和一个针头。用26号标准针头在宫颈前唇的表浅部位进行注射，注射液不含血管加压素。**B**. 电圈具有不同的尺寸，必须根据异常转化区的范围、宫颈的高度和直径来选择电圈的大小。**C**. D型电圈有绝缘基底(特福隆外包装)。横杆高度为8～10mm。球形电极用于切割后止血。**D**. 切割电圈方向与宫颈平面垂直，放置于异常转化区边缘的外周。当电流通过0.2mm电线时，细胞被汽化，电圈轻轻压入宫颈8～10mm深度。**E**. 电圈通过宫颈组织后，从异常转化区的相反方向撤出。可见白色的热凝固区域。没有出血。(待续)

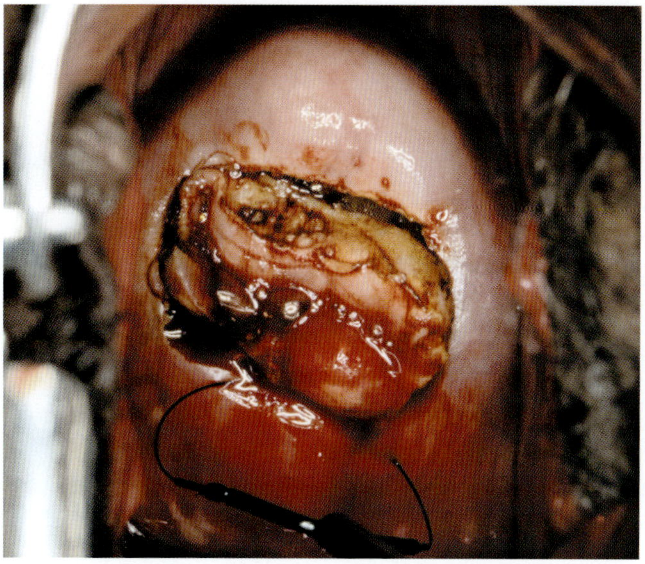

F

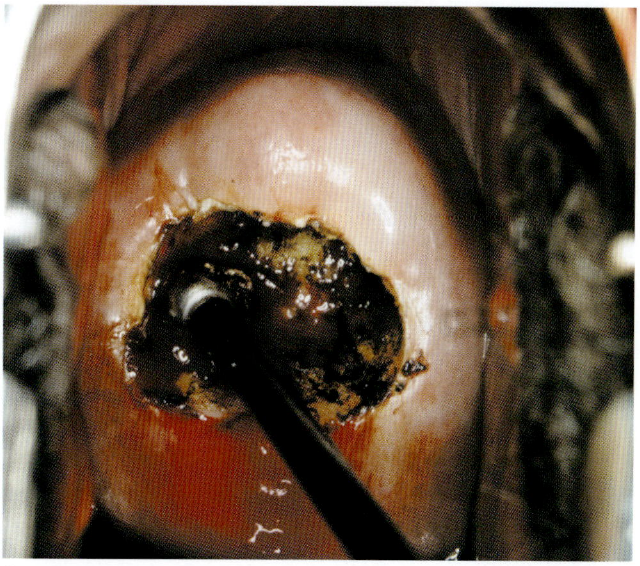

G

图 10-11　**F**. 取出切下的组织放入固定液中，送病理检查。切割部位有轻微出血。**G**. 取下电圈头，换上球形电极，并将开关转换为凝固档。出血的血管经环绕电灼一圈可止血。

（贺桂芳 译　卞美璐 校）

第 11 章

实例分析

镶嵌型血管

病例 1

42岁，因巴氏涂片提示高度鳞状上皮内病变或重度非典型增生行阴道镜检查。2年前巴氏涂片为未确定意义的非典型鳞状上皮细胞 (ASCUS)，随后的再次巴氏涂片提示正常 (图 11-1 和 11-2)。

病例 2

20 岁，因产前有已烯雌酚暴露史而行阴道镜检查，既往宫颈细胞学检查正常 (图 11-3)。

病例 3

23岁，因巴氏涂片提示鳞状上皮内低度病变行阴道镜检查 (图 11-4)。

病例 4

19 岁，2 年内多次细胞学检查异常。四次巴氏涂片分别示 ASCUS、鳞状上皮内低度病变、ASCUS 和 ASCUS (图 11-5)。

病例 5

31岁，计划生育医师建议行阴道镜检查。患者采取药物避孕，有两次衣原体感染史和一次生殖道疱疹病毒感染史，药物治愈。常规巴氏涂片示鳞状上皮内高度病变 (图 11-6)。

病例 6

30岁，最初巴氏涂片示鳞状上皮内高度病变。孕28 周时曾行阴道镜检查，未取活检。产后 6 周阴道镜复查 (图 11-7)。

病例 7

45 岁，6 年前因 CIN Ⅱ 行宫颈冷冻治疗。连续两次巴氏涂片异常，分别为ASCUS和高度鳞状上皮内病变。患者行阴道镜检查加活检 (图 11-8)。

病例 8

18岁，因产前有已烯雌酚暴露史而行阴道镜检查 (图 11-9)。

点状型血管

病例 9

29岁，因巴氏涂片示高度鳞状上皮内病变行阴道镜检查。患者称近 5 年因搬出城市居住，没有得到妇科医师或初级保健服务而未行巴氏涂片检查。患者一次偶然得病，到急诊科就诊，并从那里被转至目前的门诊部，做了巴氏涂片检查 (图 11-10)。

病例 10

50岁，巴氏涂片示原位癌行阴道镜检查 (图11-11 和 11-12)。

病例 11

24岁，连续两次巴氏涂片示ASCUS，行阴道镜检查 (图 11-13)。

病例 12

22岁，因产前己烯雌酚暴露史行阴道镜检查。宫颈阴道结合部的先天性帽状或者环状是血管异常的常见部位 (图 11-14) 。

病例 13

30 岁，有产前己烯雌酚暴露史。由于有结构改变，巴氏涂片示低度鳞状上皮内病变，以及湿疣样细胞改变，提示有人乳头状瘤病毒感染，行阴道镜检查 (图 11-15 和 11-16) 。

病例 14

38 岁，连续三次巴氏涂片示 ASCUS。末次巴氏涂片还提示人乳头状瘤病毒感染而行阴道镜检查 (图 11-17) 。

病例 15

42 岁，两次巴氏涂片示 ASCUS 伴反应性改变。患者接受了 6 个月的抗衣原体、支原体和念球菌的治疗。再次巴氏涂片示 ASCUS 倾向低度鳞状上皮内病变，行阴道镜检查 (图 11-18) 。

白色上皮和尖锐湿疣

病例 16 和 17

这两例患者的阴道镜检查是因发现尖锐湿疣而行常规下生殖道定位筛查的一部分。典型的生殖道湿疣首先在外阴和肛周皮肤处发现。较大的湿疣通常与人乳头状瘤病毒6型和11型感染有关 (图11-19和11-20)。

病例 18

18岁，反复宫颈细胞学检查为低度鳞状上皮内病变 (伴尖锐湿疣)，行阴道镜检查。患者 1 年前转化区区曾行环形电极切除 (图 11-21 和 11-22) 。

病例 19

22岁，孕期两次发现外阴和阴道疣状物和宫颈湿疣改变。孕期未行治疗。产后 4 周复查阴道和外阴，疣状物消失。由于巴氏涂片提示有人乳头状瘤病毒感染或者低度鳞状上皮内病变，故行阴道镜检查 (图11-23) 。

病例 20

29岁，巴氏涂片示高度鳞状上皮内病变，行阴道镜检查。患者口服避孕药。1 年前巴氏涂片示低度鳞状上皮内病变，未行治疗，患者选择观察和 6 个月后随诊。不幸的是，患者 1 年后在收到提醒信后才随诊 (图 11-24)。

病例 21

49 岁，曾因宫颈原位癌行宫颈锥切。近 5 年，每年巴氏涂片未见异常，但此次巴氏涂片示低度鳞状上皮内病变，建议行阴道镜检查 (图 11-25) 。

病例 22

20岁，终止妊娠后行阴道镜检查。患者先在计划生育病房行宫颈造影术，随后被转至阴道镜门诊行阴道镜检查，可能的话，加活检 (图 11-26) 。

病例 23

21 岁，孕 13 ～ 14 周，第一胎，巴氏涂片示高度细胞学异常而行阴道镜检查。患者此前的巴氏涂片异常，但无记录，难以了解病变的严重程度 (图11-27) 。

病例 24

19岁，两次巴氏涂片示ASCUS，提示低度鳞状上皮内病变而不是反应性细胞非典型性 (图 11-28) 。

病例 25

28岁，孕妇，巴氏涂片和活检诊断宫颈CIN Ⅱ。孕期未治疗，产后6周复查阴道镜和活检 (图11-29) 。

病例 26

23 岁，产前己烯雌酚暴露史，常规每年一次阴道镜检查。随访4年，发现广泛的鳞状上皮化生。巴氏涂片发现非典型鳞状上皮细胞和非典型腺细胞 (图11-30)。

病例 27

31岁，未生育，从门诊转来行阴道镜检查。巴氏涂片提示人乳头状瘤病毒感染，此前的巴氏涂片均正常 (图 11-31) 。

病例 28

21岁，计划生育诊所建议其行阴道镜检查。患者在 1 年之内三次巴氏涂片示 ASCUS。患者从 17 岁开始采用药物避孕 (图 11-32) 。

病例 29

18 岁，产 3，产后 6 周复查时巴氏涂片为低度鳞状上皮内病变，建议行阴道镜检查和活检。患者错过了两次预约的就诊时间，最后在距离第一次预约时间6个月之后行阴道镜检查 (图 11-33) 。

病例 30

16岁，社会服务机构建议其行阴道镜检查。患者在 12 岁之后性生活频繁，13 岁之后一直服口服避孕药，未怀孕。曾经出现过外阴生殖道疣状物，单纯疱疹病毒 2 型抗体阳性 (图 11-34) 。

病例 31

50岁，宫颈有菜花样病变，分泌物恶臭味，性交困难，社区医师建议行阴道镜检查。患者近 3 年未行巴氏涂片检查，15 年来未避孕不孕 (图 11-35) 。

病例 32

43 岁，因 CIN Ⅰ和非典型尖锐湿疣曾行激光治疗。1年后巴氏涂片示ASCUS倾向低度鳞状上皮内病变，建议行阴道镜检查 (图 11-36) 。

病例 33

32岁，阴道分泌物多伴阴道搔痒，诊断为真菌感染，用氟康唑 (大扶康) 治疗，症状未缓解，同时宫颈检查发现异常上皮结构，建议行阴道镜检查 (图 11-37)。

病例 34

27岁，连续两次巴氏涂片示低度鳞状上皮内病变后行阴道镜检查。患者服用口服避孕药 (图 11-38) 。

病例 35

25岁，巴氏涂片示低度鳞状上皮内病变。曾行阴道镜检查和活检，但 2 年来未行治疗 (图 11-39) 。

病例 36

29岁，在生育最后一个孩子后阴道黏液样分泌物非常多，转化区增宽，巴氏涂片示ASCUS (图11-40)。

异位和化生

病例 37

38岁，因CIN Ⅱ激光治疗后6个月阴道镜复查 (图 11-41) 。

病例 38

32岁，因大量阴道分泌物行阴道镜检查，醋酸试验示乳头状病变 (图 11-42) 。

病例 39

41岁，本人及其性伴侣性交时感到宫颈肿物，巴氏涂片正常 (图 11-43) 。

病例 40

33 岁，孕 10 周巴氏涂片示高度鳞状上皮内病变 (图 11-44) 。

病例 41

21岁，因数次巴氏涂片示ASCUS伴反应性改变，产后行阴道镜检查 (图 11-45) 。

病例 42

性交后出血，持续性有恶臭的黄绿色阴道分泌物。由于宫颈外观可疑，建议行阴道镜检查 (图 11-46) 。

异常血管

病例 43

49 岁，巴氏涂片示 ASCUS，重复巴氏涂片示高度鳞状上皮内病变。在此之前巴氏涂片均正常 (图11-47)。

病例 44

50岁，行每年例行的巴氏涂片检查，结果提示浸润性鳞状细胞癌 (图 11-48*A* 和 *B*) 。

病例 45

38岁，持续的性交后出血，宫颈检查未见明显异常，巴氏涂片示高度鳞状上皮内病变，提示原位癌(图 11-49)。

感　染

病例 46

32岁，宫颈环切后阴道镜随访检查，阴道镜检查结果令人怀疑，护士建议患者到非典型增生门诊就诊(图 11-50*A* 和 *B*)。

病例 47

28岁，剧烈瘙痒，水样带绿色分泌物，生理盐水湿片示阴道和宫颈滴虫(图 11-51)。

病例 48

25岁，外阴单纯疱疹病毒感染而行阴道镜检查，做宫颈和阴道拭子行疱疹病毒培养(图 11-52*A* 和 *B*)。

己烯雌酚相关病变

病例 49 至 59

这些患者年龄为 16 ~ 30 岁，由于产前在孕早期和中孕早期(< 16 周)有己烯雌酚暴露史，而行阴道镜检查。因为有腺癌和鳞状上皮内瘤变的高危因素，她们的随访包括阴道镜检查和活检(图11-54到11-63*A* 和 *B*)。

腺　癌

病例 60

46岁，性交后出血。检查见宫颈广泛糜烂。未取活检，行冷冻治疗。冷冻治疗后十周复查，见宫颈管内组织较冷冻前更丰富，建议患者行阴道镜检查和活检(图 11-64 和 11-65)。

其他宫颈病变

病例 61

34岁，阴道出血史。检查见宫颈畸形，认为是己烯雌酚暴露史相关的畸形改变(图 11-66 至 11-68*A* 和 *B*)。

病例 62

52 岁，宫颈大块肿物，主诉阴道大量出血 1 个月(图 11-69)。

病例 63

宫颈外口可见息肉样肿物，这些肿物可能不引起症状，或可能造成间断接触性出血和点滴出血(图 11-70*A* 和 *B*，11-71)。

病例 64

23岁，第二次怀孕，孕22周，巴氏涂片示低度鳞状上皮内病变，行阴道镜检查(图 11-72)。

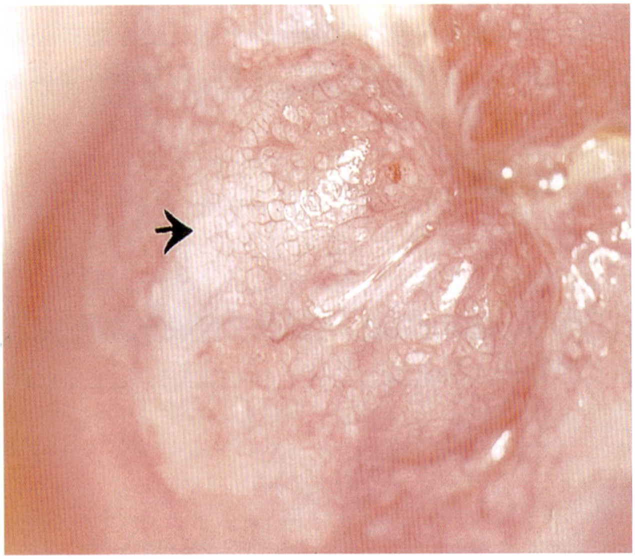

图 11-1　阴道镜下观 (× 10)，宫颈肥大，有陈旧裂伤，其右半部被大片异常的转化区覆盖 (箭头所示)。在白色上皮或底部白斑映衬下，可见典型的镶嵌血管。这些间距很大的毛细血管可以诊断为宫颈上皮内瘤变 (CIN) 3 级。

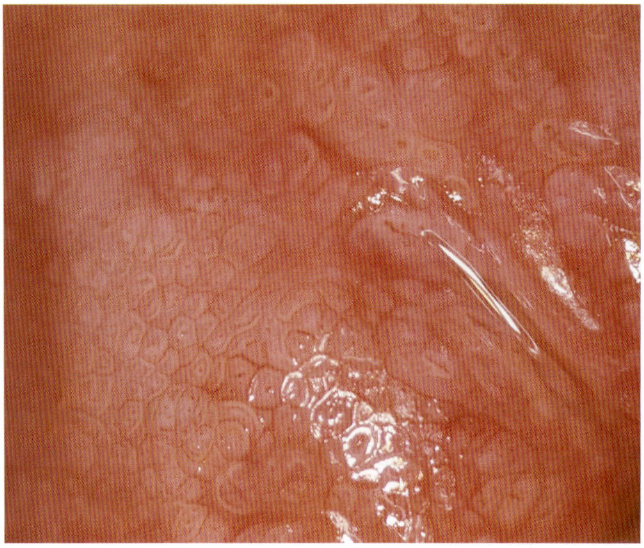

图 11-2　图 11-1 所示的宫颈在再次 3% 醋酸染色 30 秒钟后的高倍镜下观 (× 16 和 × 25)。即使在取活检之前，(患者宫颈右中部和右下部的) 镶嵌血管和小片点状血管相间的表现已可证实 CIN Ⅲ的诊断。

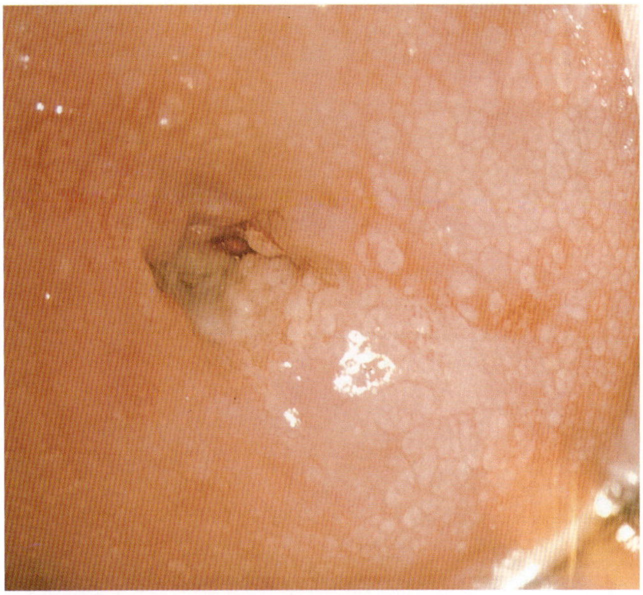

图 11-3 阴道镜下 (× 6) 显示整个宫颈，从鳞柱交界区到阴道穹窿，被弥漫的中等程度的镶嵌血管覆盖。病变没有明显的局灶性。尽管这些镶嵌血管很典型，但是毛细血管间距不像图11-1和11-2 那样很大。活检示广泛鳞状化生。

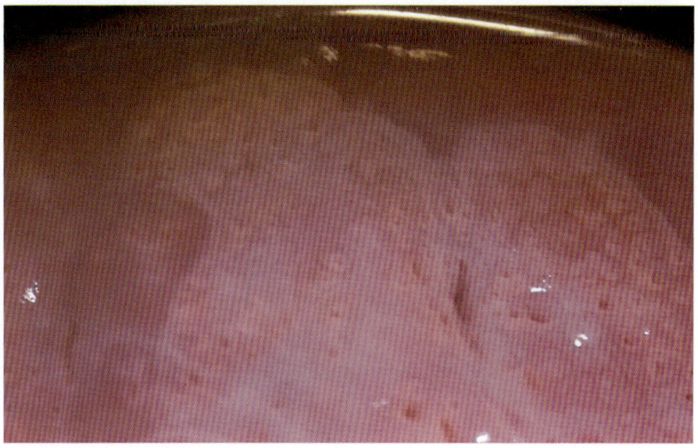

图11-4 宫颈前唇可见异常的转化区，从11点延续至1点，位置在鳞状上皮化生区域内。可见几个腺体的开口以及云状白色上皮，提示化生。异常转化区周围可见早期细微的镶嵌血管，提示低度上皮内瘤变或 CIN Ⅰ。

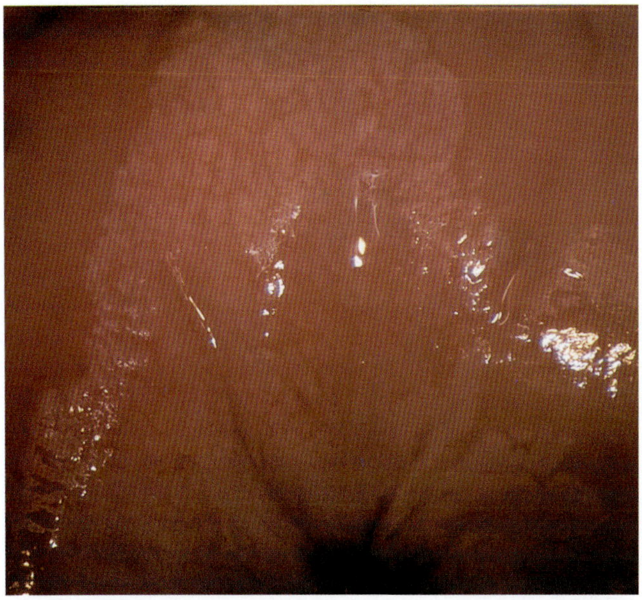

图 11-5 阴道镜下 (× 16) 显示异常转化区 12 点位置的白色上皮。这些白色上皮从11点延伸至1点处宫颈外口。细小的镶嵌血管，其毛细血管间距小。这些表现提示非典型尖锐湿疣或 CIN Ⅰ。

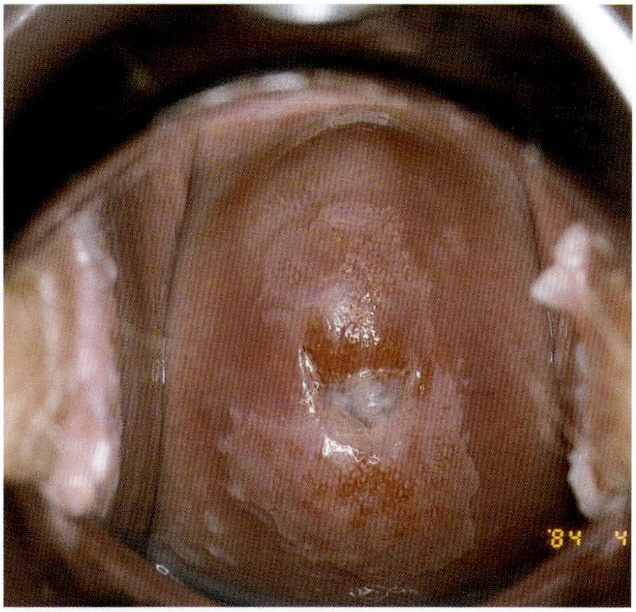

图11-6 阴道镜下 (×4) 显示宫颈前后唇的广泛的异常转化区。与其他部位不同，9点至11点部位外观正常。即使在低倍镜下，也可以很清楚地看到非常典型的镶嵌血管，尤其在后唇。在异常转化区的 6 点和 12 点处定位取活检，6 点处活检为原位癌，12 点处为 CIN Ⅱ。

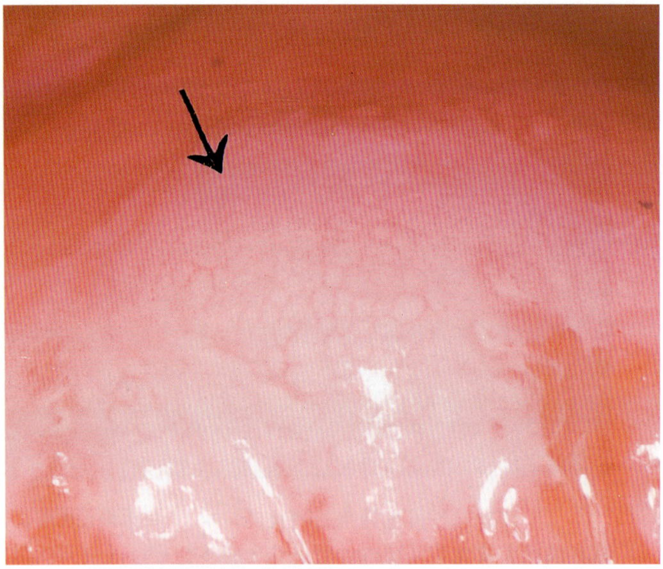

图11-7 9点到3点处可见广泛的异常转化区(× 10)。白色上皮厚，为2级。箭头所示为早期镶嵌血管与点状血管的融合处。阴道镜检查提示CIN Ⅰ到CIN Ⅱ；但活检结果为CIN Ⅰ。患者随后行整个转化区的环形切除，病理为CIN Ⅰ。

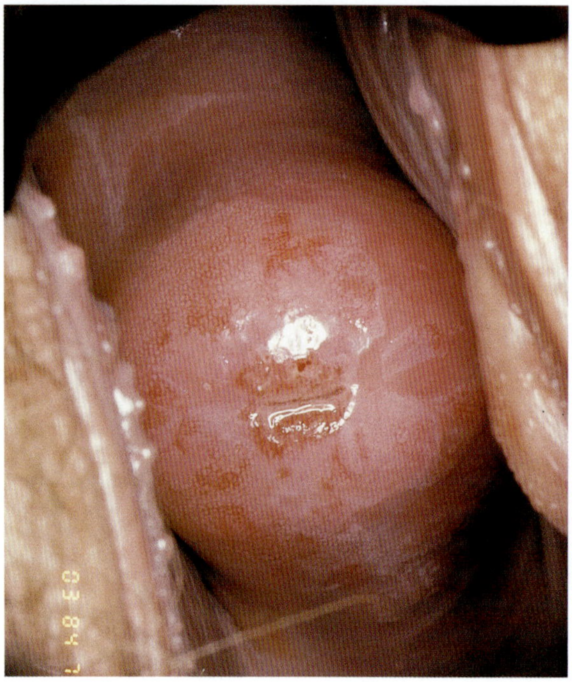

图11-8 异常转化区覆盖了约80%的宫颈上皮表面，并且延伸至阴道后穹窿。即使在低倍镜下(× 4)，也可见镶嵌血管(红色区域)。7、11点和阴道后穹窿处活检为CIN Ⅲ。

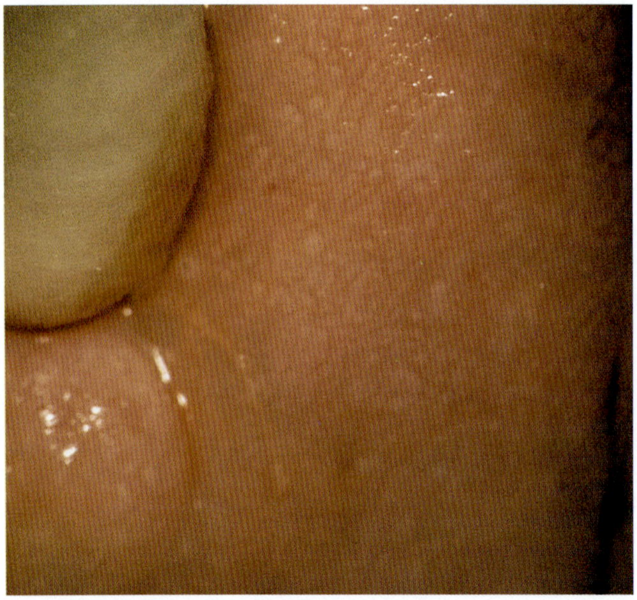

图11-9 用大棉拭子擦拭宫颈。宫颈的帽状边缘可见早期的弥漫的镶嵌血管(× 25)。未见白色上皮或者白斑。活检示鳞状上皮化生。

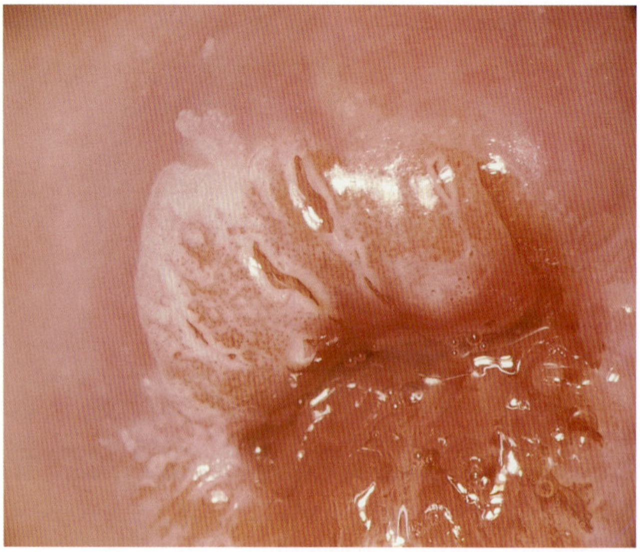

图 11-10 阴道镜下(× 10)可见异常的转化区从7点延伸至1点处，由白色上皮和点状血管构成。这些点状血管呈灶性分布，间距从中等到宽大。近宫颈管裂隙下11点钟处活检为CIN Ⅱ到Ⅲ，伴腺体受累。宫颈管内搔刮病理检查为非典型增生。

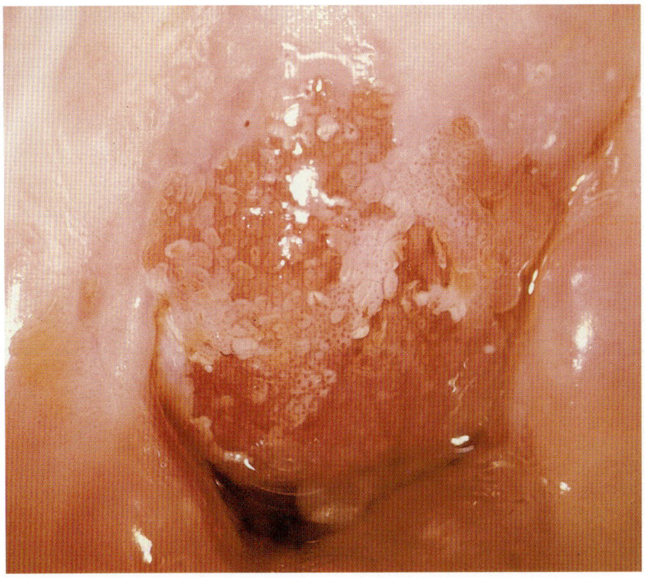

图11-11　在半岛样区域可见异常转化区，此区域从近宫颈外口开始，位于外翻的宫颈管黏膜内，向上延伸至外宫颈表面。下方可见乳头状点状血管，其血管间距宽大，宫颈阴道部主要为厚的白色上皮。1点处可见早期的镶嵌血管。活检证实原位癌、腺体受累。

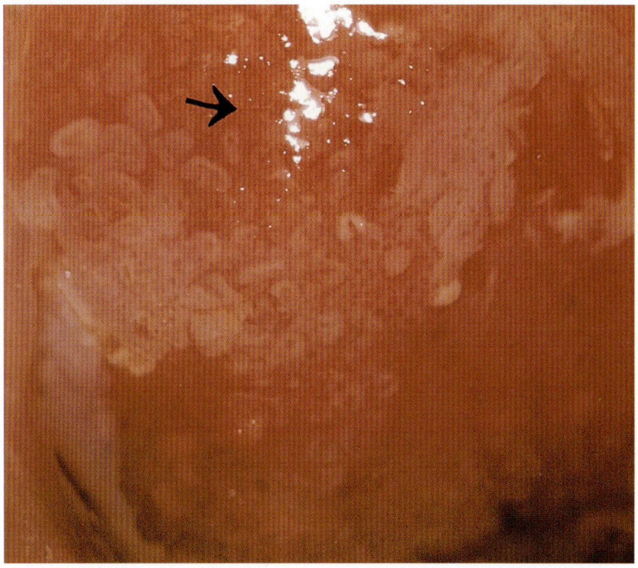

图11-12　图11-11的乳头状 (大) 点状血管 (中间) 的高倍镜 (×16) 下观。毛细血管间距大于 350μm。白色上皮或者本底白斑处可见细小的点状血管 (患者左侧) 和中等的点状血管，伴镶嵌血管 (患者右侧及其上部)，也可见早期的镶嵌血管 (顶部，箭头所示)。

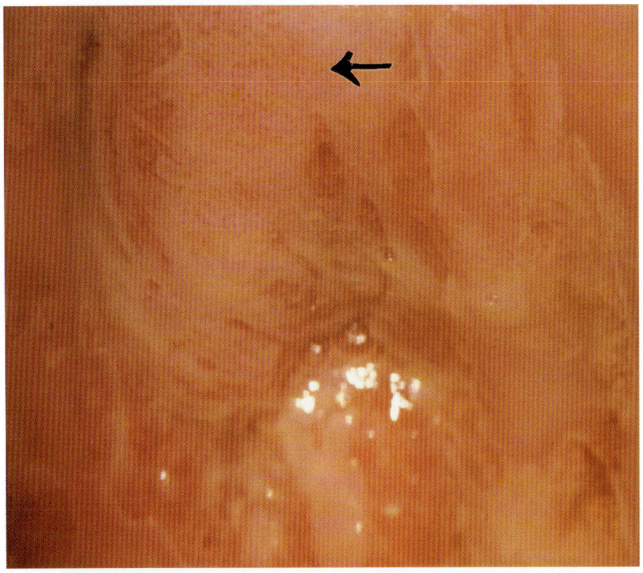

图11-13　阴道镜 (× 10) 下示广泛的鳞状上皮化生。宫颈管裂隙和黏膜被薄的白色组织包围，这些组织为未成熟的鳞状上皮。可见血管间距正常的纤细的点状血管 (箭头所示)。12 点处活检为非典型鳞状上皮化生。

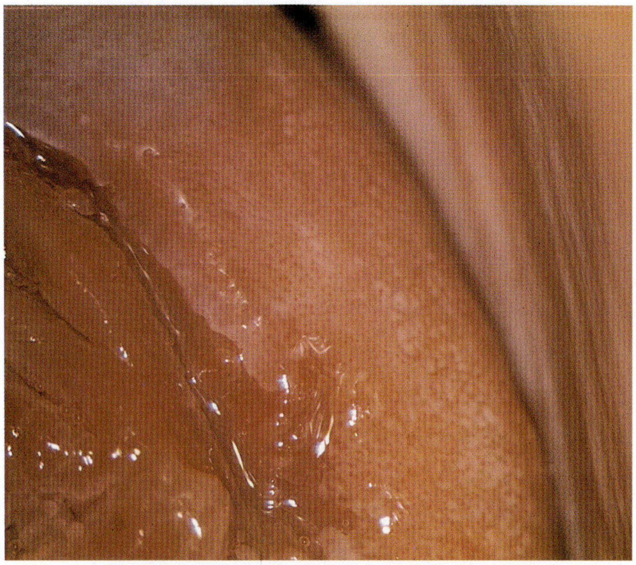

图11-14　用4%的醋酸溶液染色后，宫颈阴道接合部边缘显示出广泛的点状和镶嵌血管。3 点处宫颈活检结果为 CIN Ⅰ。

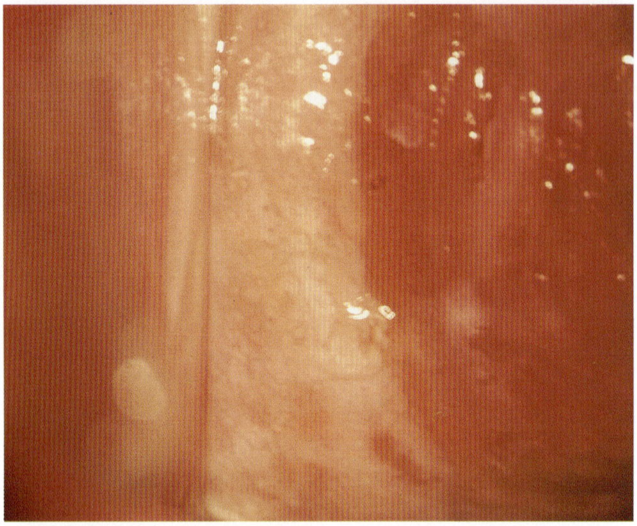

图11-15 患者右侧宫颈阴道接合部可见厚的白色上皮。低倍镜下 (× 10) 显示9点处清晰可见的点状血管，与细胞学检查结果一致。

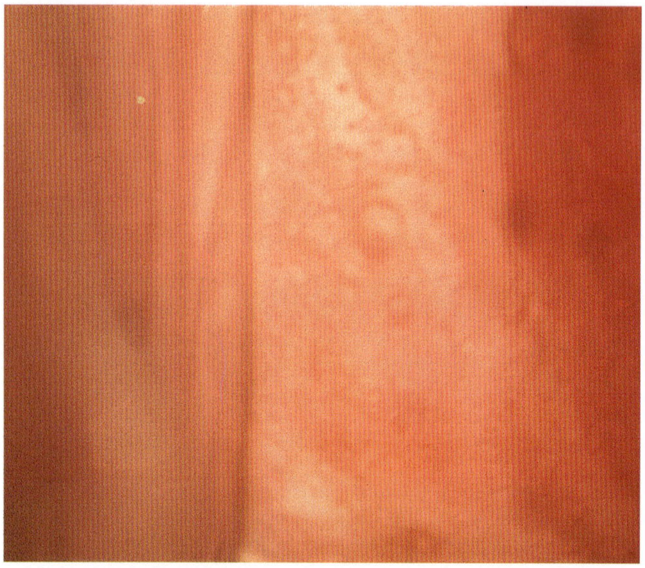

图 11-16 图 11-15 放大至 16 倍可见宫颈阴道接合部点状血管，间距中等。此区域上半部呈点状血管，下半部为早期镶嵌血管。

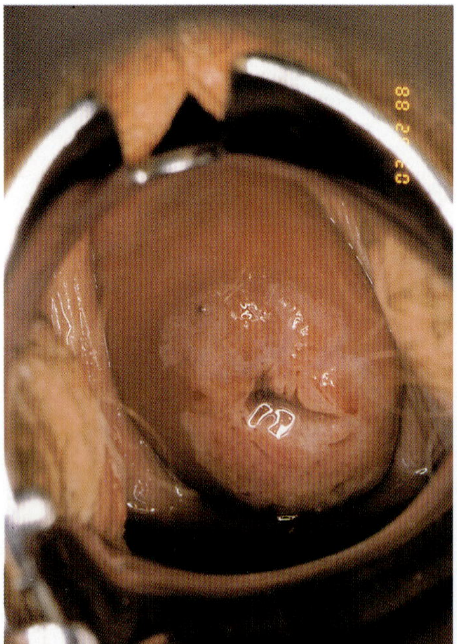

图 11-17 低倍镜下 (× 4) 可见整个转化区的鳞状上皮化生。宫颈管裂隙或腺体被云状的化生上皮包围。在 11 点和 1 点处，白色上皮或者白斑内可见灶性的点状血管。宫颈活检结果示 CIN 1 或者非典型尖锐湿疣。宫颈管搔刮未发现非典型 (CIN) 细胞。

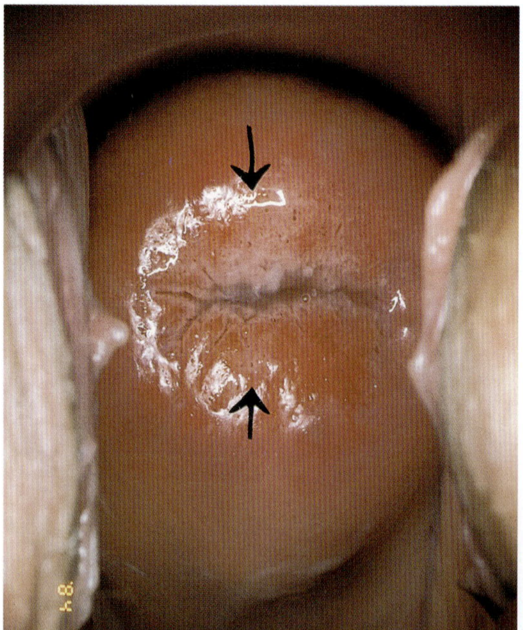

图11-18 转化区广泛，伴多处化生区。这部分的腺上皮可见外翻。有两个灶性的点状血管分布，较大的位于宫颈前唇 (箭头所示)，较小者位于宫颈后唇 (箭头所示)。12点处的活检为 CIN Ⅰ。宫颈管搔刮未见非典型增生。

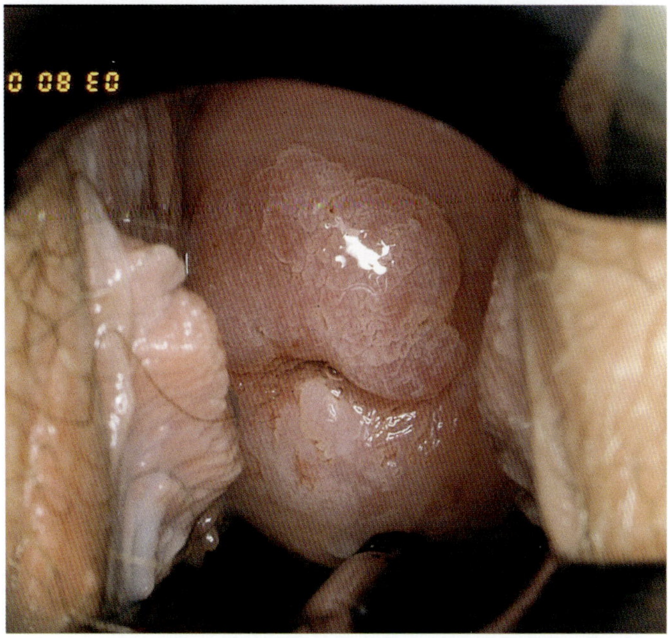

图 11-19　阴道镜下 (× 6) 示位于宫颈前唇的较大的疣状物。

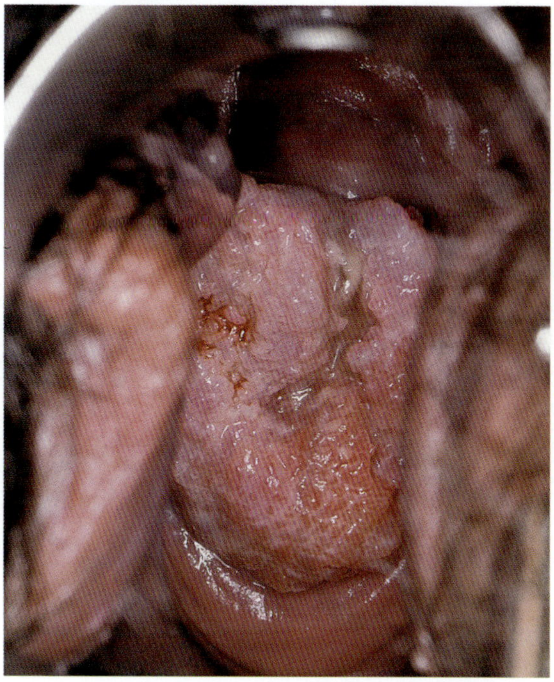

图 11-20　2 ~ 3 个融合的疣覆盖宫颈。宫颈后唇可见一小边 (底部) 。这种类型的疣状病变应活检。活检示良性疣。

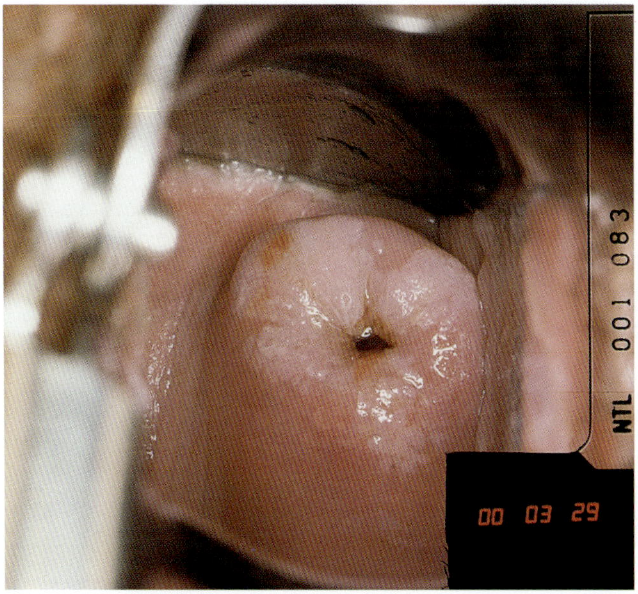

图11-21　转化区异常，被厚的、白色的、扁平的乳头状病变代替，这些通常是扁平的疣状 (尖锐湿疣) 上皮 (× 4) 。

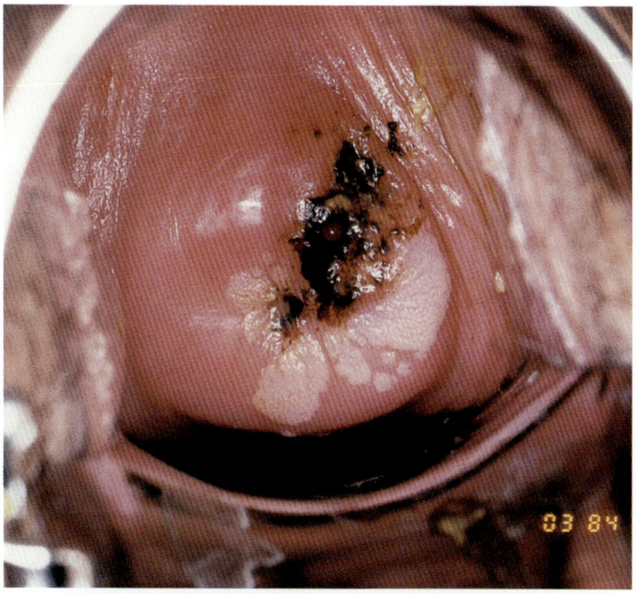

图 11-22　尖锐湿疣外观与图 11-21 非常相似。在转化区的 1 点和 2 点取活检，用 Monsel 液止血。活检结果示非典型尖锐湿疣和扁平湿疣，亦即CIN Ⅰ。疣状上皮鹅卵石样的外观是人乳头状瘤病毒感染的病理表现。

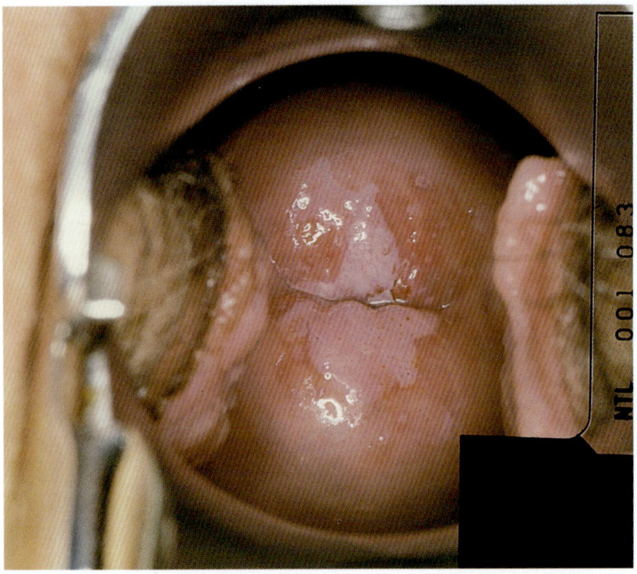

图 11-23　可见异常转化区，以及位于前唇和后唇的白色上皮，并且延伸入宫颈管内。可见细小的点状血管。定位活检示 CIN Ⅰ，宫颈管搔刮诊断为 CIN。

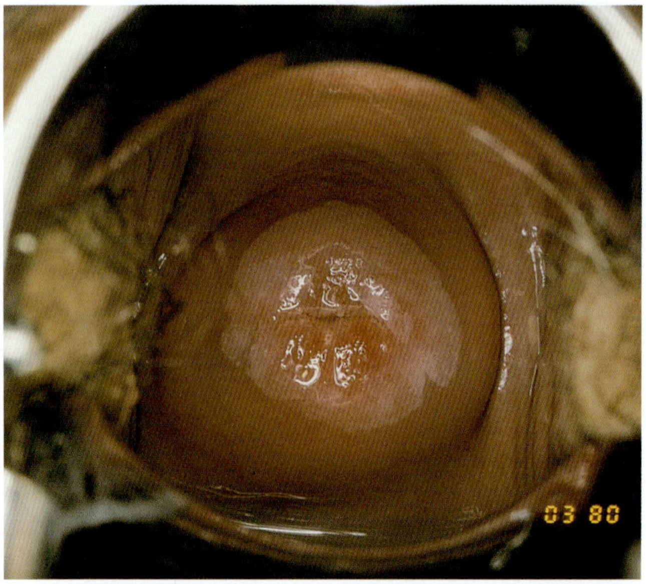

图 11-24　阴道镜下 (× 4) 下示环形的异常转化区由白色上皮组成。白色上皮从其中部延伸至宫颈阴道部以及宫颈管内。患者行宫颈管搔刮和异常转化区的环形切除，深达 10mm，宫颈管侧切缘阳性。病理示 CIN Ⅱ伴腺体受累。宫颈管内搔刮阴性。

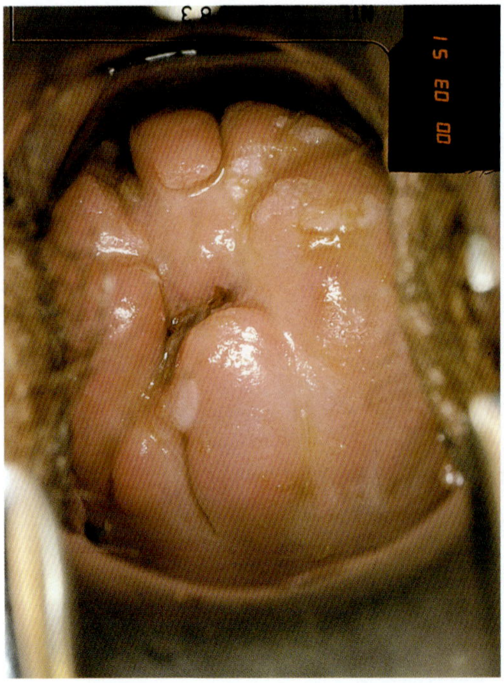

图11-25　锥切后变形的宫颈外观。鳞柱交界看不清楚。6、11、12、1、2和3点处可见鹅卵石状白色上皮斑。这些上皮白色的程度不同，含有疣状斑。

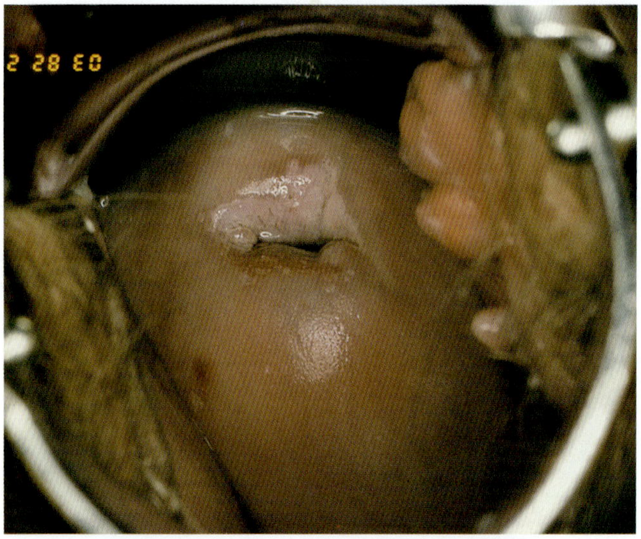

图 11-26　异常转化区较小，位于宫颈前唇。宫颈阴道部 12 点处可见小岛状的白色上皮。活检结果是 CIN Ⅰ或湿疣样改变。宫颈管搔刮未见非典型增生。

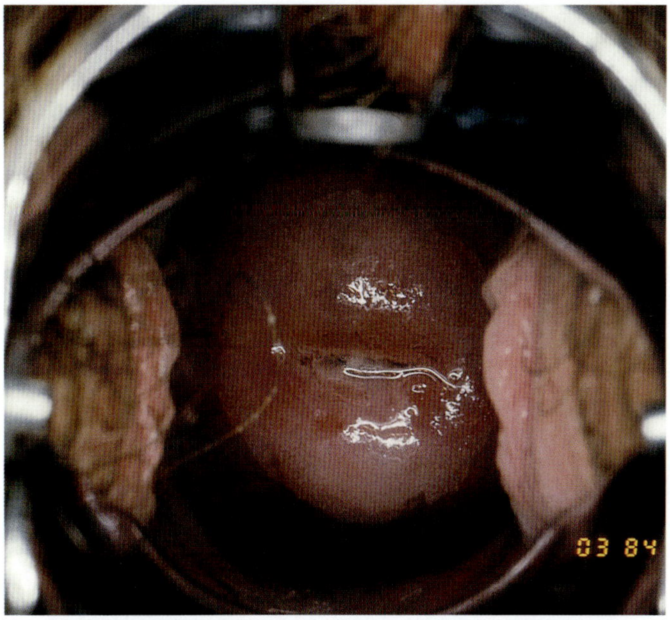

图11-27　宫颈因妊娠显得深暗。广泛的环形的异常转化区内可见白色上皮和外周镶嵌血管 (从 12 点到 2 点位置)，提示高度非典型增生。在 1 点处取活检，出血不多，病理为 CIN Ⅲ。

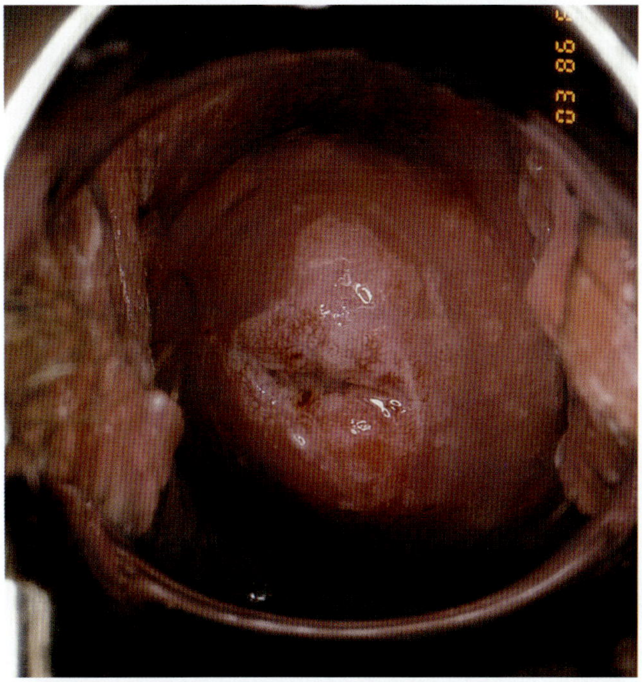

图 11-29　阴道镜下 (× 6) 示异常转化区，白色的上皮包绕着宫颈管外口，在 12、6 和 3 点处蔓延至宫颈阴道部。在 11 点和12点处可见典型的镶嵌血管，3点处可见白色上皮岛。10点处活检为原位癌，5 点处活检为 CIN Ⅱ。宫颈阴道部 3 点处活检示非典型湿疣。

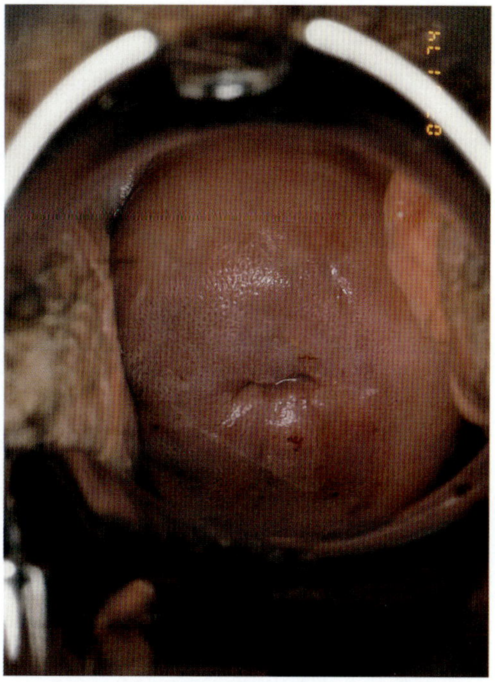

图11-28　一个非常好的反镶嵌的例子。宫颈前唇可见红色的宫颈内乳头周围环绕着白色上皮，从10点延伸至12点处。在1点处还可见一个较小的病变。这些病变与非典型化生相符，通常演变成明显的非典型增生。这种初期的非典型增生病变并不常见。

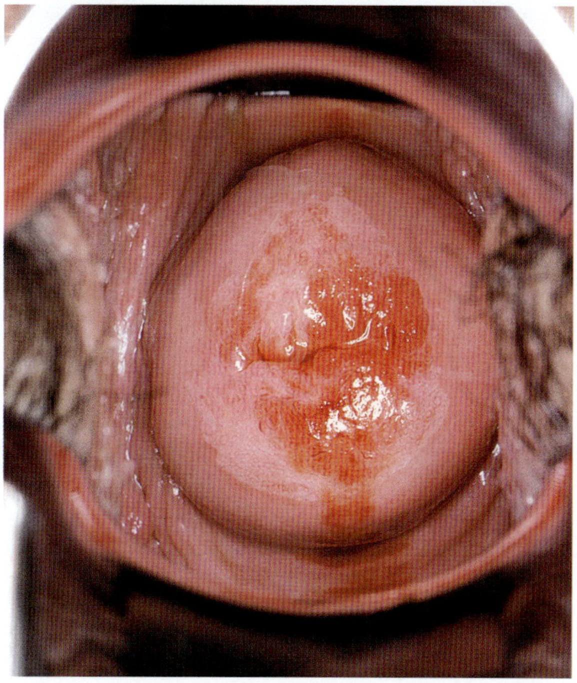

图11-30　阴道镜检查示宫颈阴道部有丰富腺上皮区域的中心部位化生。这是产前己烯雌酚暴露的特征性改变。另外，距此较远的地方，在异常转化区的边缘还可见白色上皮非典型化生的特征性改变。多处的活检证实非典型化生。

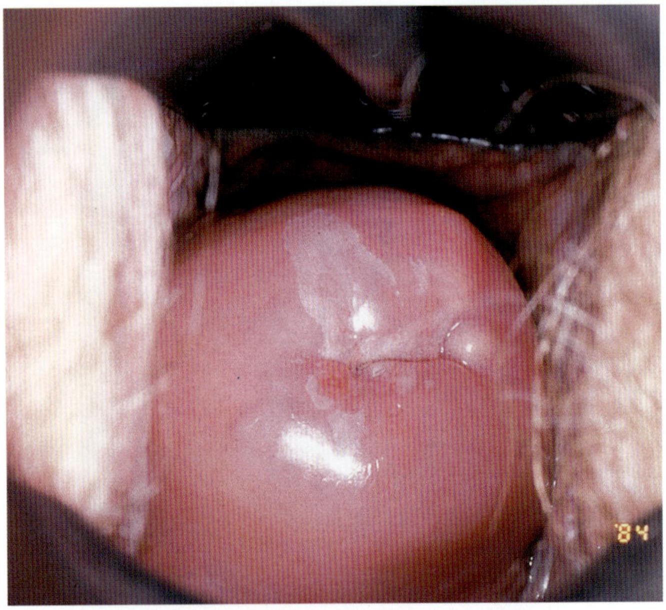

图11-31　可见两处白色上皮从转化区延伸至宫颈阴道部。位于前面的在11点处延伸至宫颈阴道部远端。在5点和6点还可见两处白色上皮小岛。在宫颈阴道部和前后唇可见数个更小的岛状白色上皮，它们无血管改变，是典型的人乳头状瘤病毒感染的表现。多点活检也证实是湿疣。

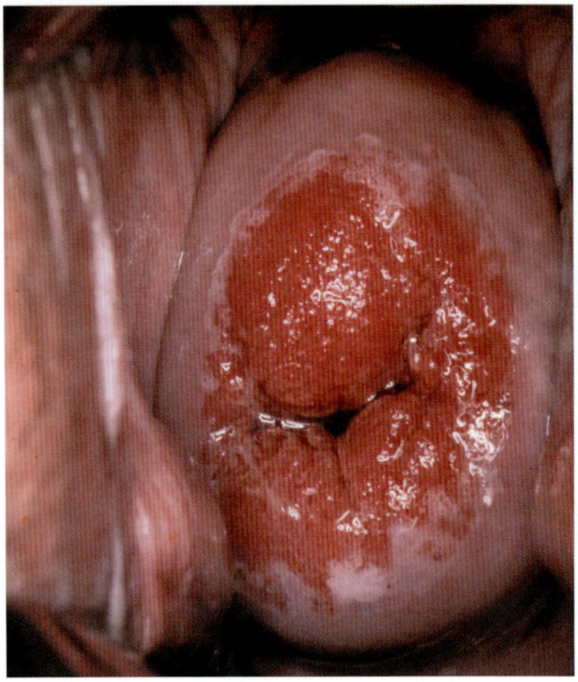

图11-32　服用口服避孕药使宫颈呈现广泛的异位。沿着宫颈管上皮外周可见异常转化区。多处指状的白色上皮从宫颈管内伸出覆盖在宫颈阴道部，最大的一个白色上皮位于12点处达阴道前穹窿。三处白色上皮定位活检结果是非典型湿疣或CIN Ⅰ。

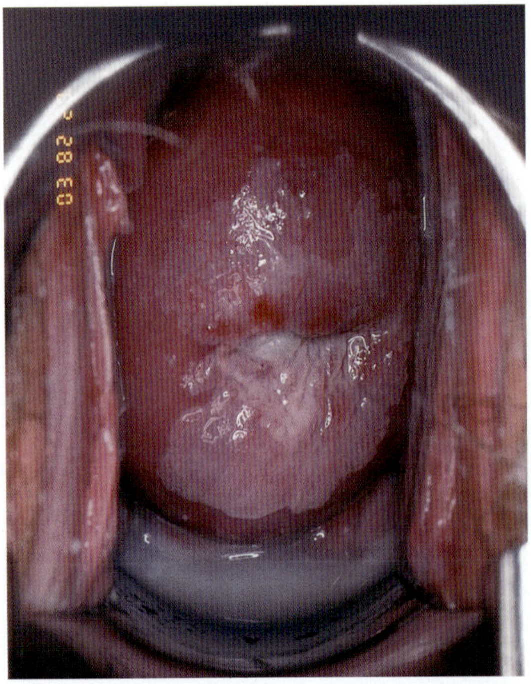

图11-33　宫颈显示较大的异常转化区，覆盖了宫颈前后唇约50%以上的部分，以大面积的白色上皮为主。在宫颈右上四分之一区域(患者方位)，从9点到12点可见很小的镶嵌血管。在转化区的后部边缘处甚至可见更加不明显的镶嵌血管。在病变较重的部位(9点到12点)处的活检病理示CIN Ⅱ。

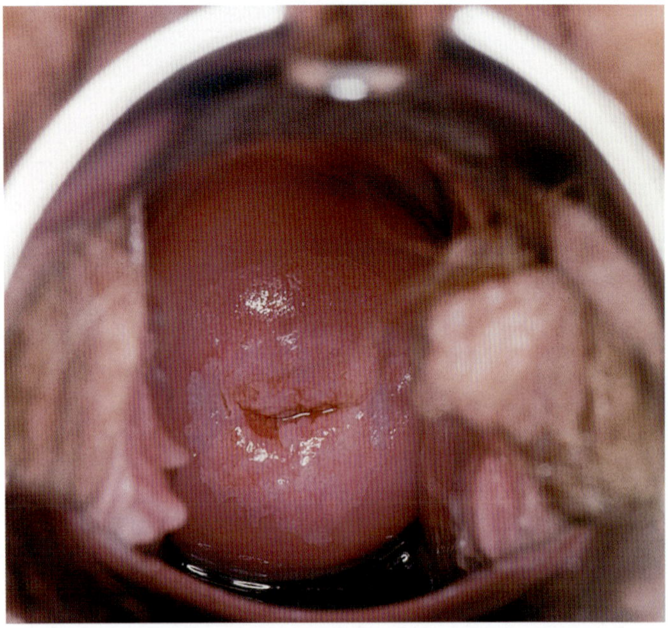

图11-34　大面积的非典型转化区中可见薄的和中等厚度的白色上皮。6点和12点处的活检病理示CIN Ⅰ或非典型湿疣。

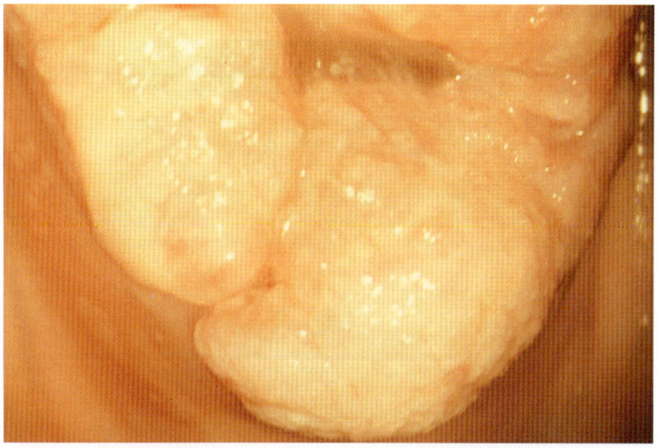

图 11-35　阴道镜下 (× 10) 见厚密、硬的白色病变覆盖整个宫颈，未见正常宫颈以及异常的血管。随机四点活检病理为浸润性角化鳞状上皮癌。

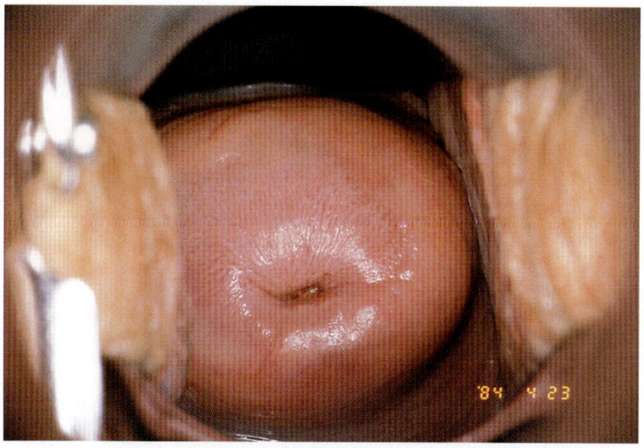

图11-36　可见条状的凸出的卵石样的白色上皮，特别是在宫颈前唇，提示人乳头状瘤病毒感染。宫颈活检为扁平的疣状病变。

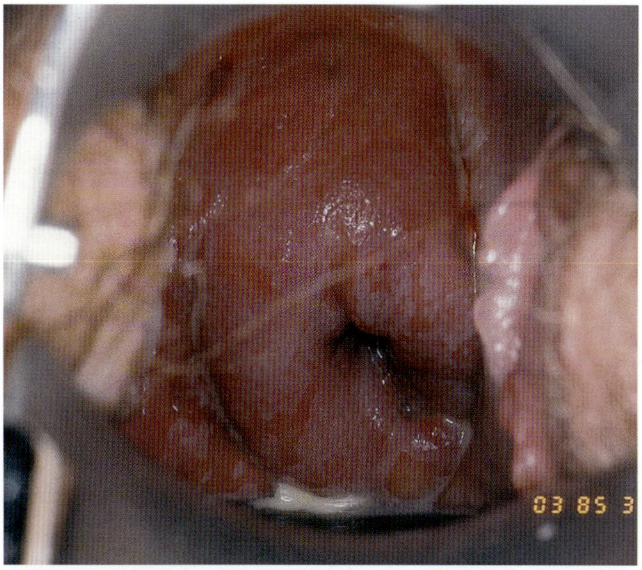

图 11-37　宫颈表现为弥漫的白色上皮。这种表现提示近期真菌感染而非肿瘤发生的过程。在过度角化的区域取活检，病理可见真菌菌丝。

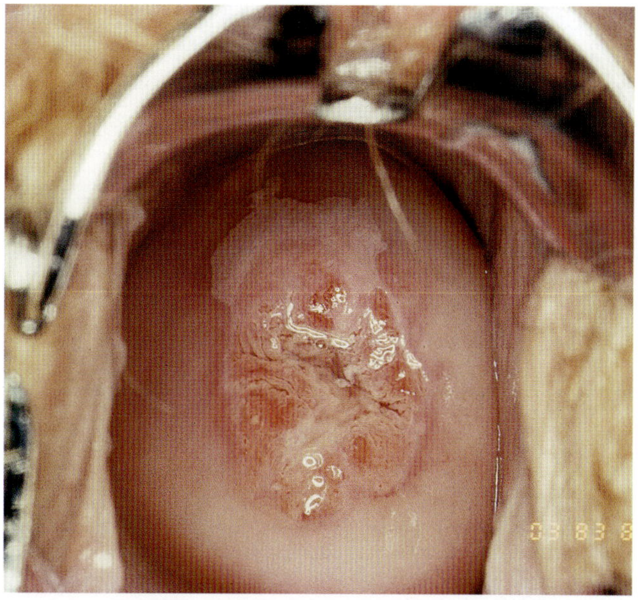

图11-38　转化区12点处可见厚的白色上皮。这种即使在二维视野下也可见的浮雕样病变，提示乳头瘤病毒。活检证实是扁平的疣状病变，提示 CIN Ⅰ或非典型湿疣。

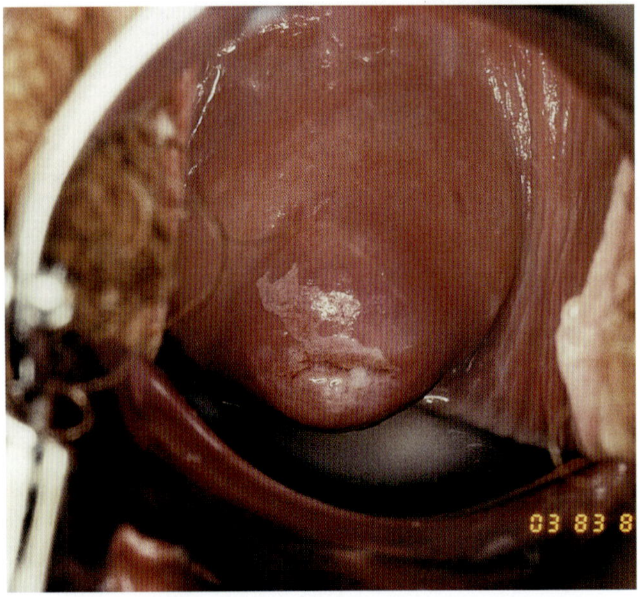

图 11-39　阴道镜下 (× 6) 与 6 个月前相比没有明显变化。在宫颈后唇 5 点处的一小块可见非典型转化区，前唇可见较大的非典型转化区，其中在11点处可见白色上皮。用环形电圈切除病变区，深度达 10mm，切缘干净。病理诊断 CIN Ⅰ。

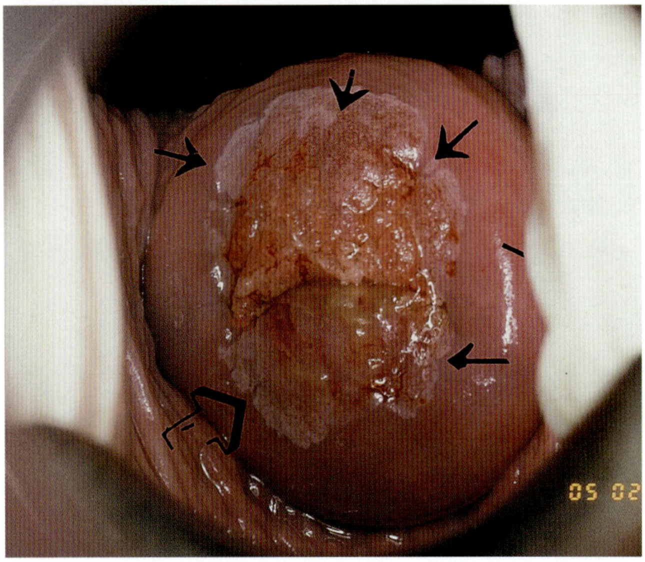

图11-40　在转化区的周边可见以白色上皮 (箭头所示) 为特征的异常转化区。7 点处可见白色上皮中的点状血管 (空心箭头所示)，11点和1点处活检发现有湿疣样改变，7点处活检示CIN Ⅱ。

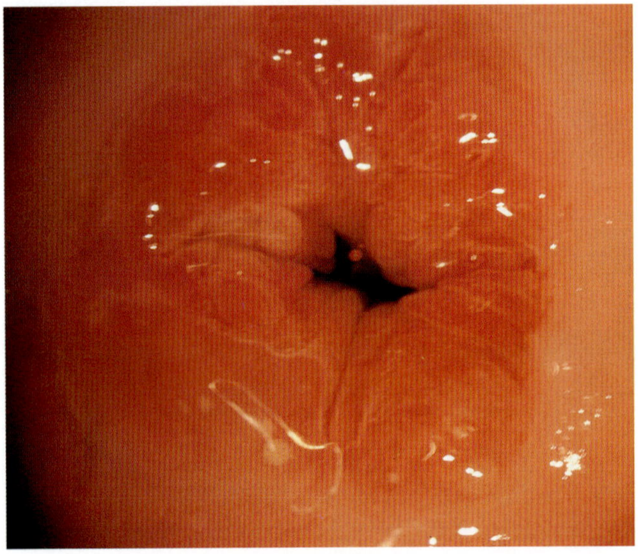

图11-41　宫颈表面呈粉红色。鳞柱状上皮转化区正常。宫颈管黏膜移行出宫颈外口一小段 (圆钮定位法)。整个转化区是正常的。

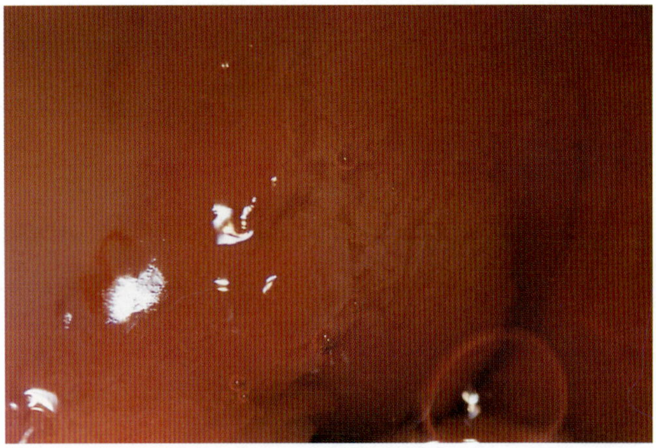

图 11-42　醋酸染色后，可见葡萄样移行或者异位的宫颈管组织。这是口服避孕药后的特征性改变。未见疣。阴道镜检查 (× 25) 正常。

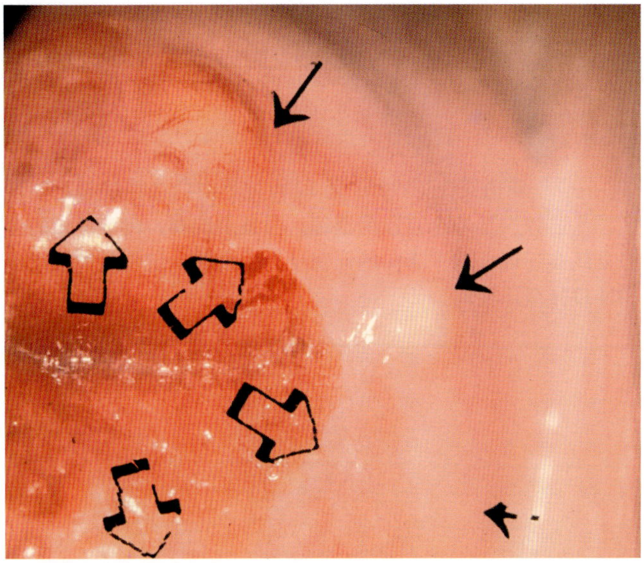

图 11-43　阴道镜下 (× 10) 正常的转化区。本例既可见旧转化区 (箭头所示)，又可见新转化区 (空心箭头所示)。3点处的肿物是那囊。

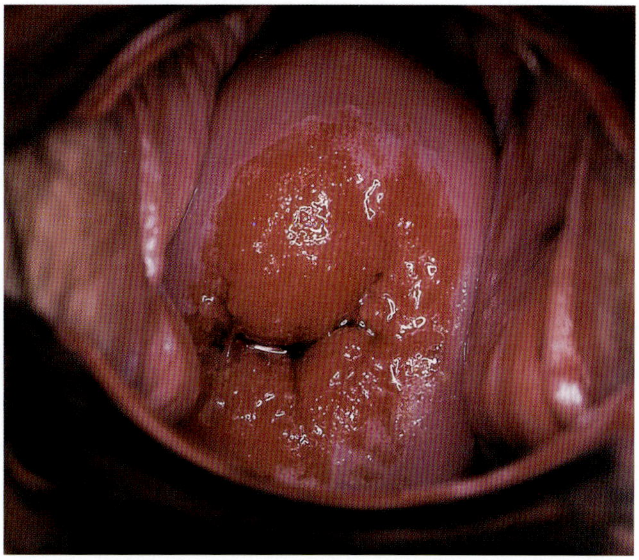

图 11-44　阴道镜下 (× 6) 可见淡蓝色的有大面积异位的宫颈。在 12 点周围，一小块白色上皮中可见中度到粗大的点状血管。在6点周围也可见白色上皮和点状血管。12点处活检为CIN Ⅱ。

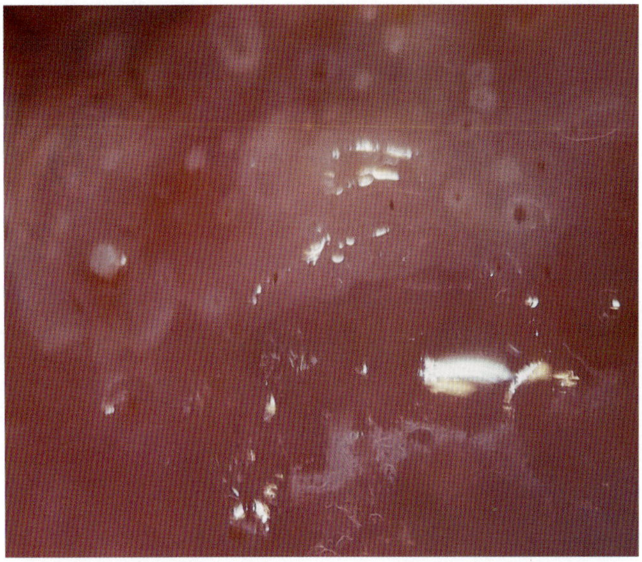

图 11-45　阴道镜下 (× 25) 可见宫颈表面转化区内粉红色的成熟的鳞状上皮，还可见许多被白色上皮云幕包围的腺体开口。在这些云幕中，有新生的化生细胞，可见鳞状上皮化生。

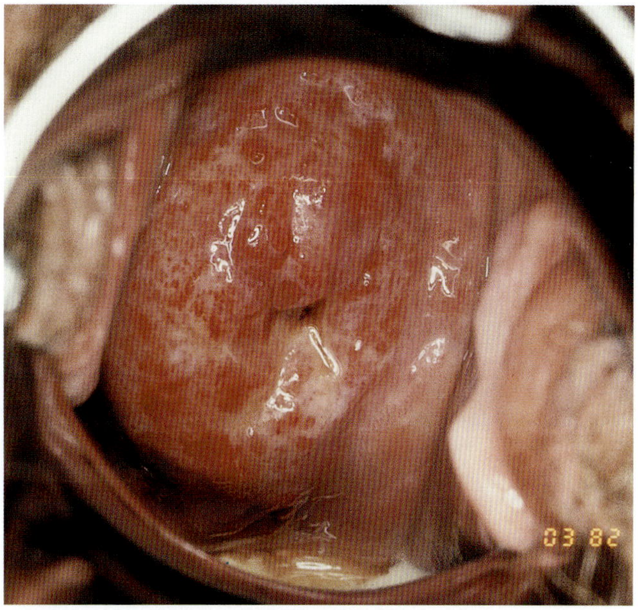

图11-46　本例宫颈上可见几个较大的点状血管区，以及较大的融合的红色区。还显示广泛的异位和化生。取拭子做培养，并在9点处定位取活检。细菌培养结果是严重的β-溶血性链球菌感染。给予患者青霉素G120万单位以及氨苄西林治疗7天。活检示严重的急性和慢性宫颈炎。

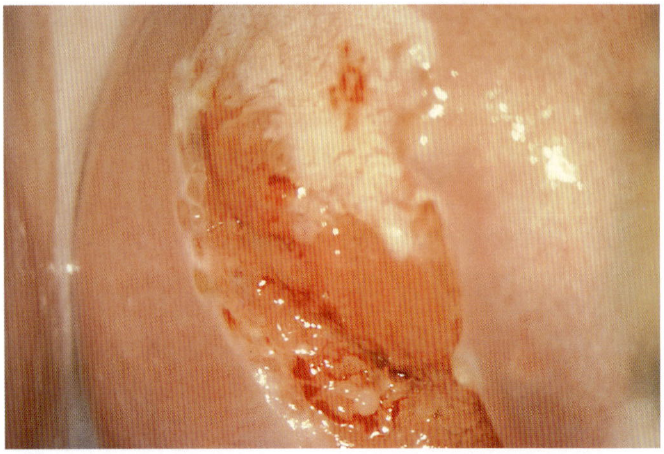

图 11-47 阴道镜下 (× 10) 见 12 点处严重的灶性的异常转化区，从宫颈内延伸至宫颈阴道部。白色上皮厚，内有异常的无分支的血管以及水平走向的形态怪异的血管。定位活检结果示 CIN Ⅲ伴微小浸润。

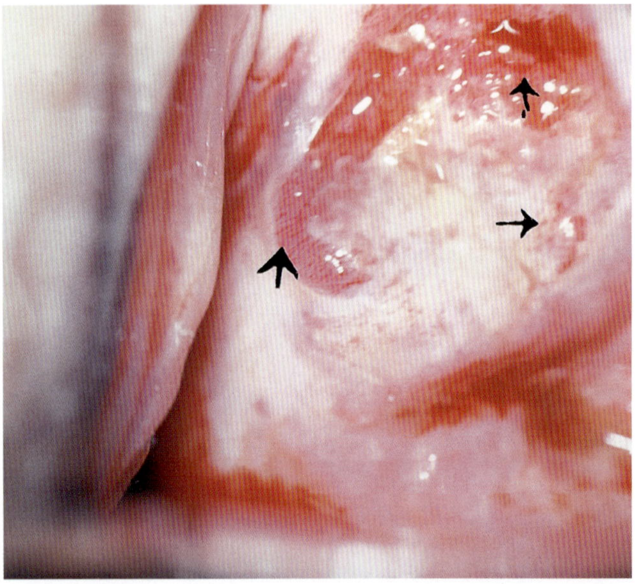

A

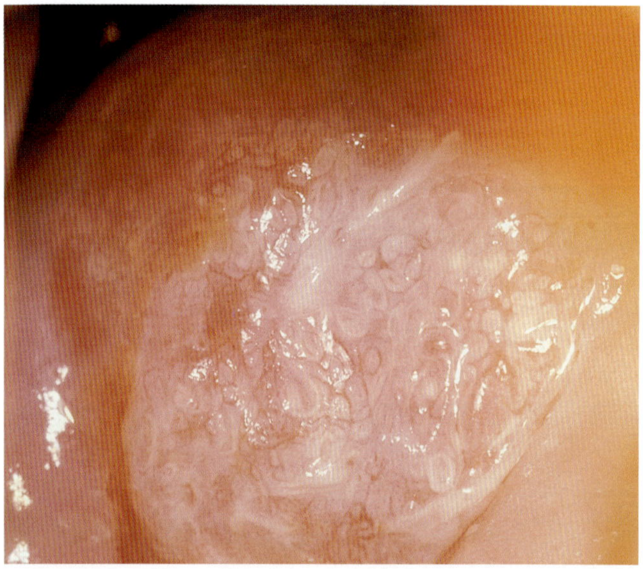

B

图 11-48 **A**. 凸出的白色和红色的宫颈组织内有许多异常血管 (箭头所示) 。**B**. 定位活检示浸润性鳞状细胞癌伴血管受累。

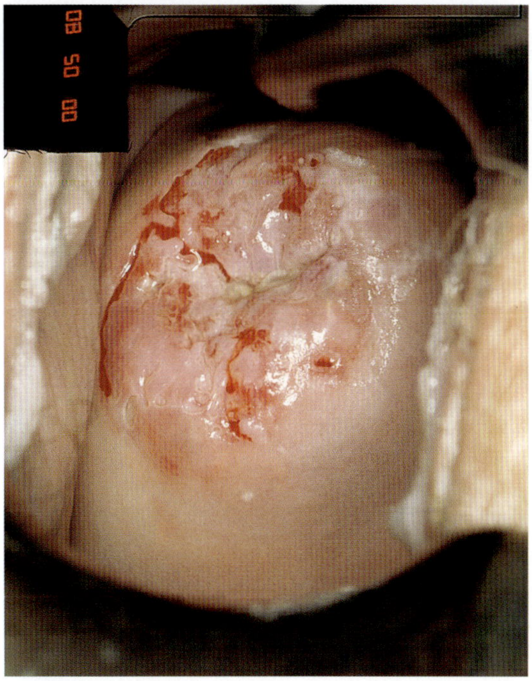

图11-49　阴道镜下 (×6) 见宫颈肥大。白色上皮呈疣状，可见形态异常、横行的血管。宫颈活检为微小浸润和原位癌。

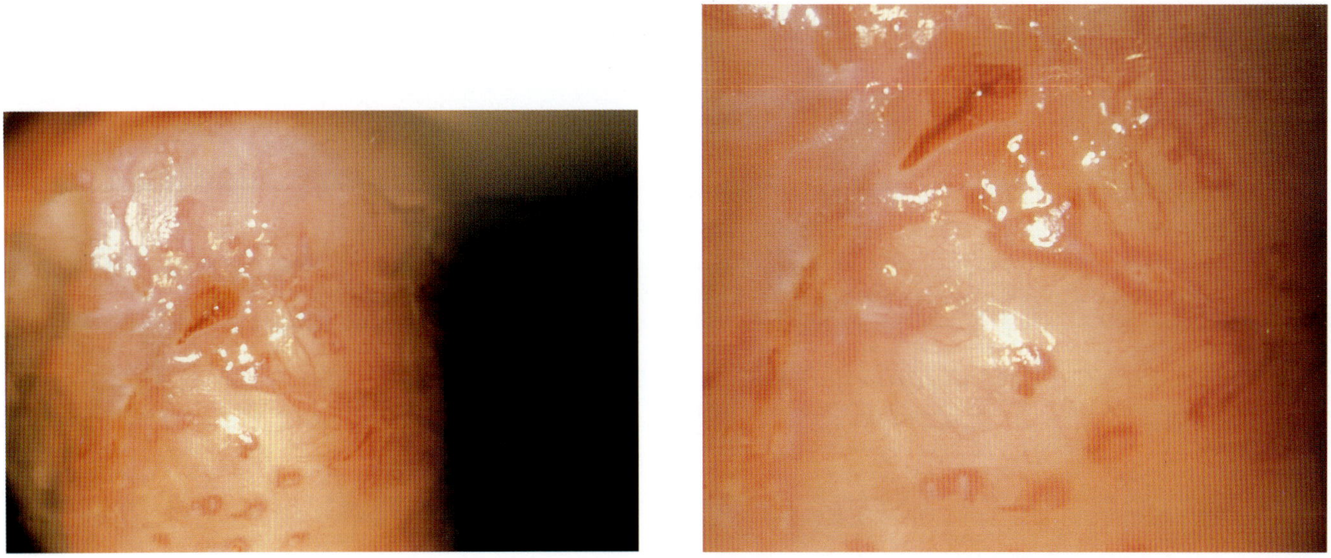

A　B

图 11-50　**A**. 阴道镜下 (× 16) 示鳞状上皮化生。可见环形有分支的血管，与肿瘤无关。**B**. 图 A 的高倍镜下观。

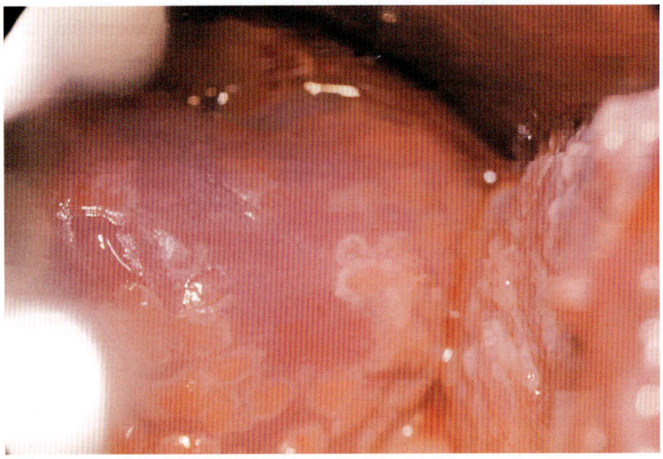

图 11-51　用一个大棉拭子将宫颈推向患者的右侧。可见位于宫颈和阴道侧壁的较大而浅、四周有白边的溃疡。阴道镜下宫颈溃疡处活检示滴虫性阴道炎。

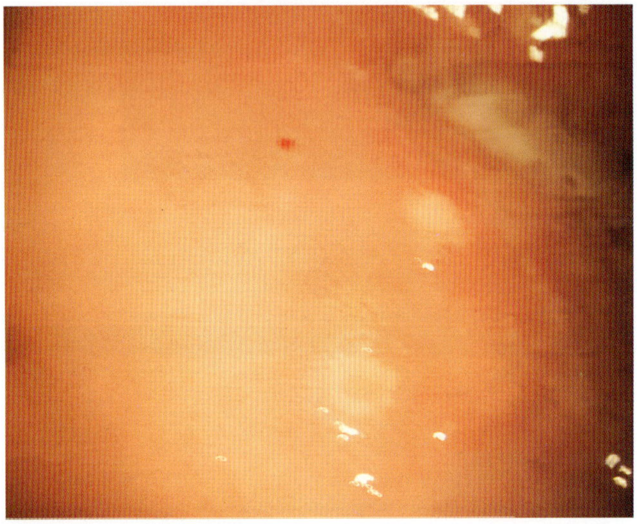

A

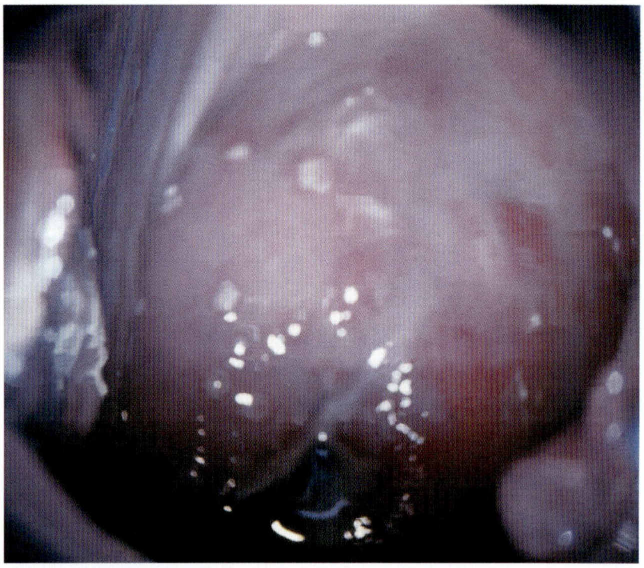

B

图 11-52　**A.** 倾斜位阴道镜下 (× 16) 见白色的溃疡龛，这是疱疹溃疡，其内充满了纤维蛋白。拭子培养和活检都证实单纯疱疹病毒 2 型感染。**B.** 宫颈上可见多发的疱疹性小泡和溃疡。

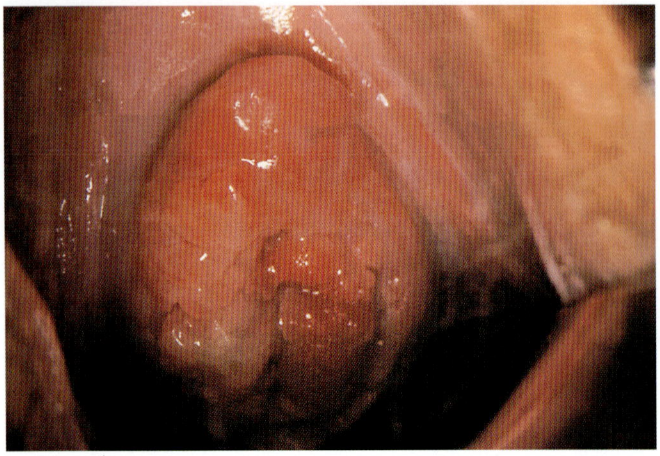

图11-53　宫颈已变形，整个宫颈看起来由宫颈管内柱状黏液上皮 (红色) 组成。裂隙的形成与非己烯雌酚暴露妇女宫颈管的结构一致。

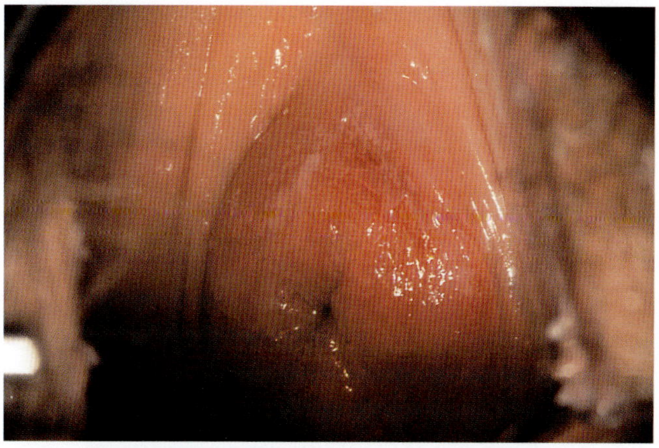

图11-54　本例宫颈的先天性畸形与图11-53相似。外宫颈不明显，在宫颈主要腺体的基部形成一个帽或者梳状物。帽是宫颈和阴道的分界。这种医源性的畸形造成了一个大的转化区。

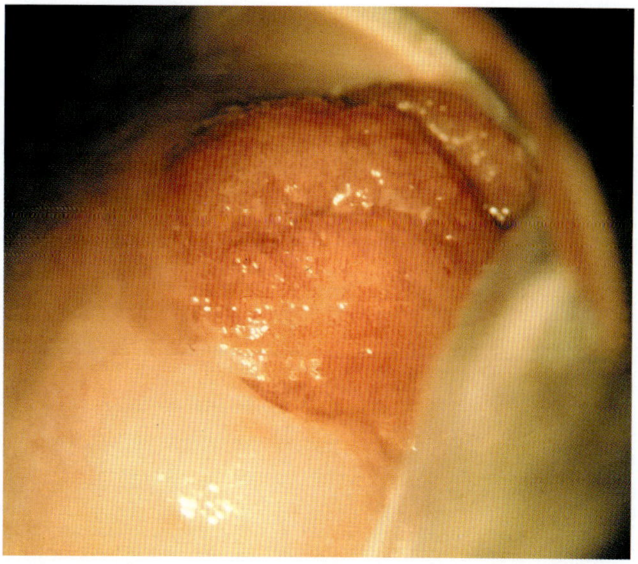

图 11-55　本例宫颈鳞状上皮部分较图 11-53 和 11-54 发育的好。可能是孕期暴露于已烯雌酚的时间较晚。宫颈的帽约1cm高，与鳞状化生区突出的腺体部分相联。

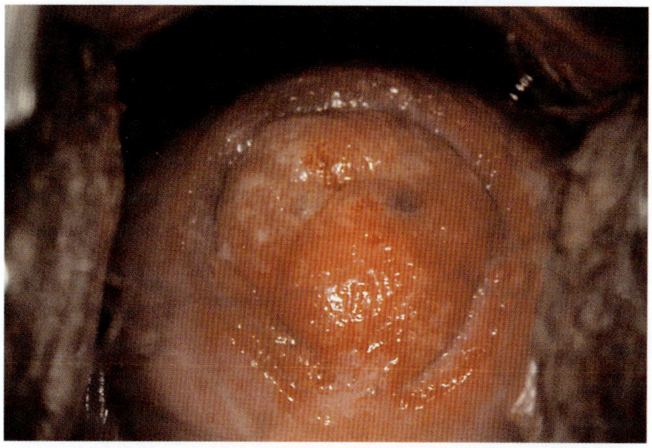

图 11-56　与图 11-55 相似，本例的鳞状上皮边缘形成较图 11-53 和 11-54 的好，但化生区较宽。

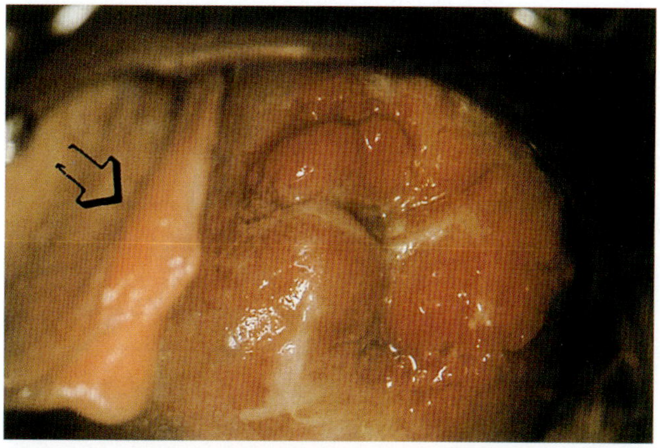

图11-57　宫颈由内宫颈部分组成，包括残留的细小的边 (箭头所示) 。另外一个常见的畸形是宫颈内口的松弛或发育不好，使孕期发生宫颈机能不全的危险增加。

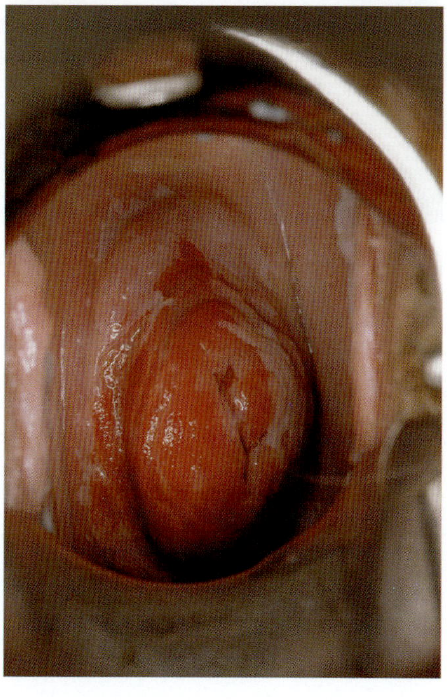

图11-58　本例可见多个孕期暴露已烯雌酚的特征。大部分的外宫颈由腺上皮覆盖，12点可见帽状结构，可见广泛的鳞状上皮化生，穹窿处可见腺病。

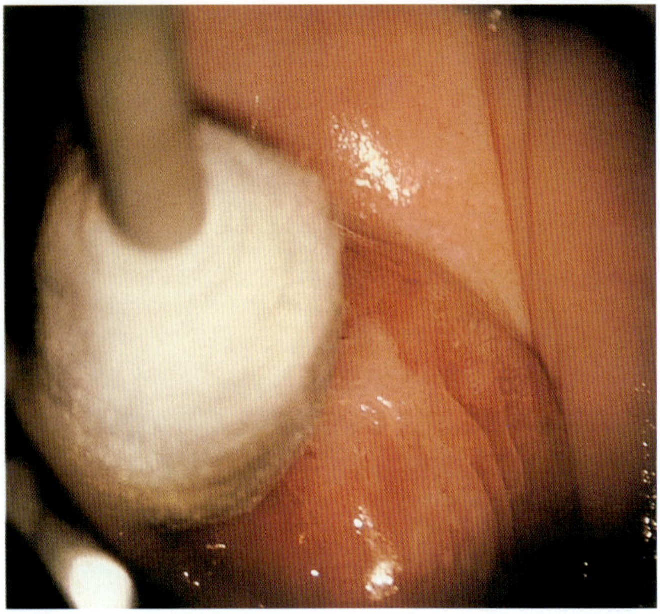

图11-59 用大的棉拭子将宫颈推向下方。可见白色上皮的中心。活检为鳞状上皮化生。

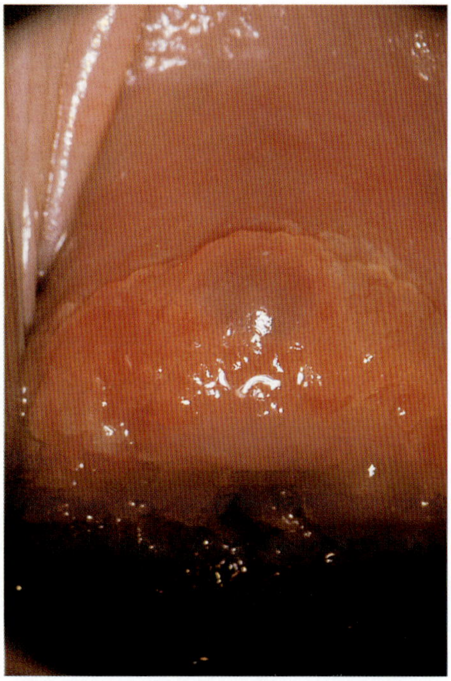

图 11-60 产前暴露于己烯雌酚的患者阴道镜下 (×16) 可见宫颈葡萄样外观。在中央可见早期的鳞状上皮化生。

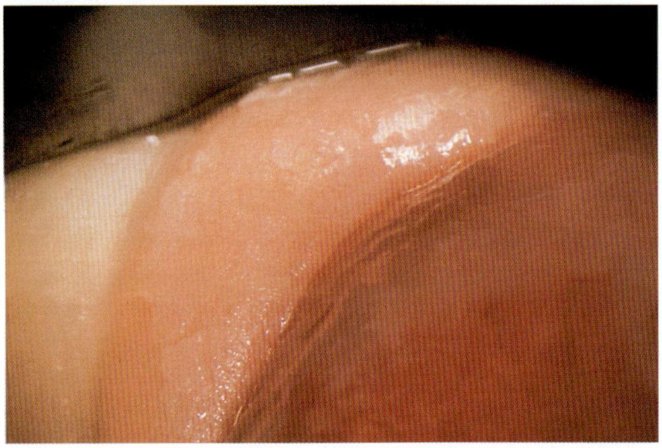

图11-61 在宫颈腺体基底部的帽状结构可见由人乳头状瘤病毒感染而致的非典型疣状化生。在宫颈鳞状上皮和腺上皮部分之间可见隐窝。

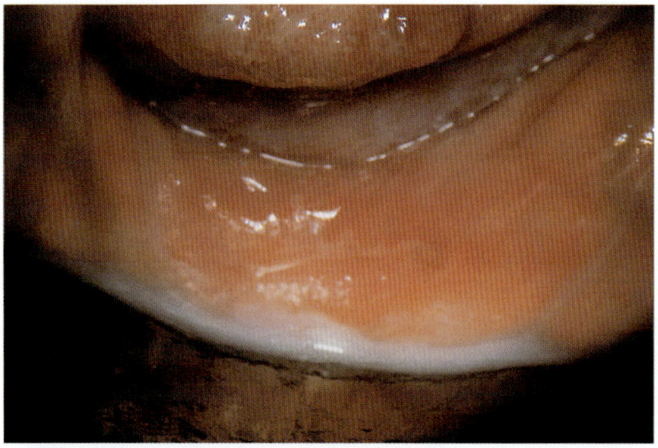

图11-62 阴道镜下观察宫颈鳞状上皮部分的后缘与腺上皮结合部，可见活跃的正常的鳞状上皮化生区。

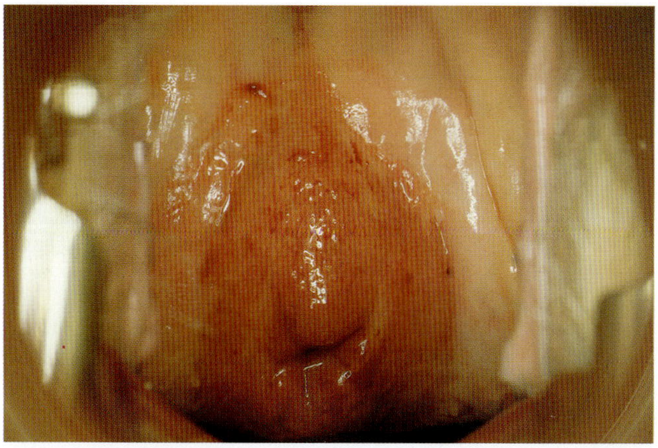
A

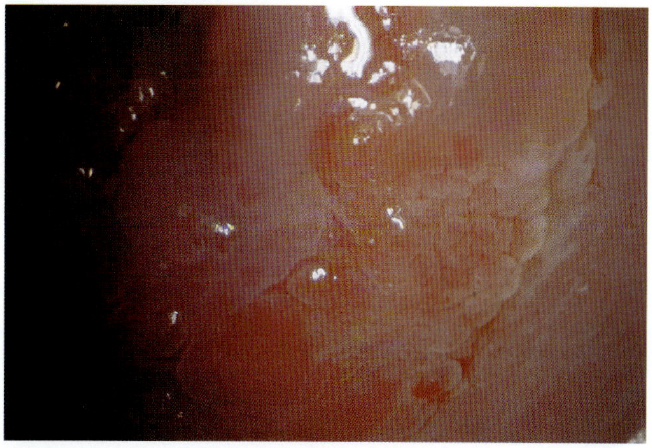
B

图 11-63 **A**. 非典型化生，在宫颈帽状结构外侧可见本底白斑和镶嵌血管，在腺上皮中的弥散的镶嵌血管并不是非典型的表现。**B**. 图 A 的高倍镜下观。

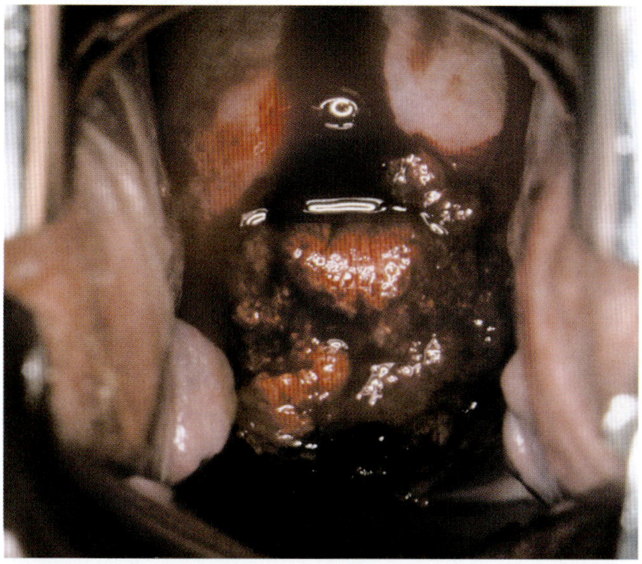

图 11-64 红色的腺体组织充满宫颈表面，并延伸至阴道后穹窿。这种组织即使最轻的接触也会出血。宫颈活检示宫颈腺癌。直肠和阴道双合诊检查示子宫小，附件正常，无增厚。

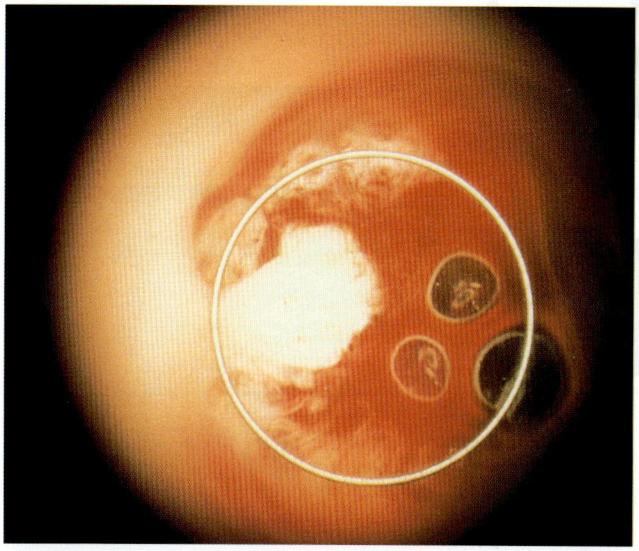

图11-65 接触性宫腔镜检查宫颈管，在宫颈管内口和子宫体下段可见僵硬的白色病变，活检为腺癌。

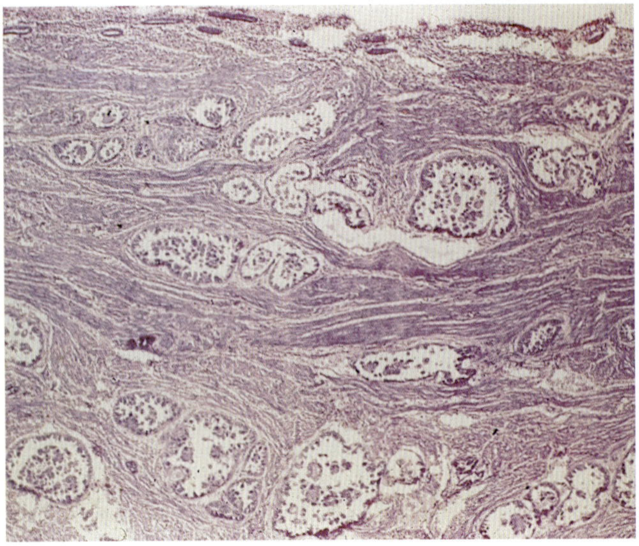

图 11-66　示图 11-67 患者活检的病理图片，其病理结果为腺癌。

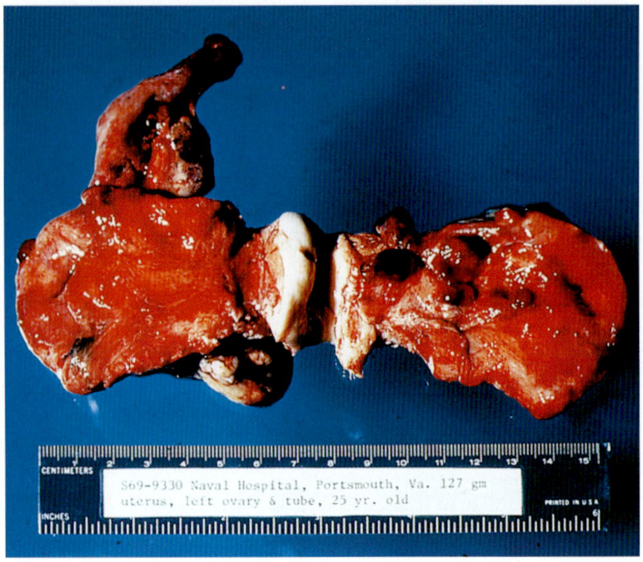

图 11-67　阴道上段和宫颈边缘透明细胞腺癌的年轻患者的子宫和阴道。患者有产前早期的、长期的大剂量己烯雌酚暴露史。

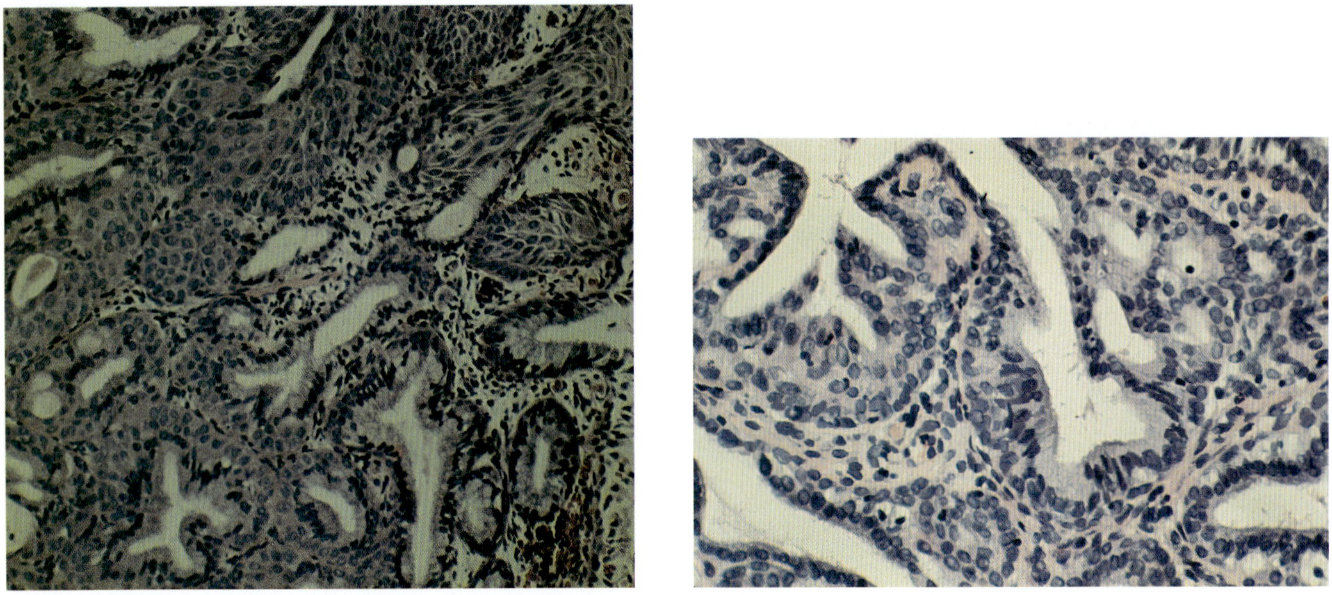

A　　B

图11-68　**A**. 图11-67患者邻近肿瘤的阴道部分可见良性腺病，或者腺体周围包绕着鳞状上皮化生。**B**. 高倍镜下示宫颈管上皮基底部化生。这些都是腺病的特征表现。

图 11-69　可见扩张的宫颈的边缘 (顶部)，其余部分由宫颈肌瘤占据，呈粉红色，而宫颈呈肉状粉色。在肌瘤的表面可见有大量分支的血管。

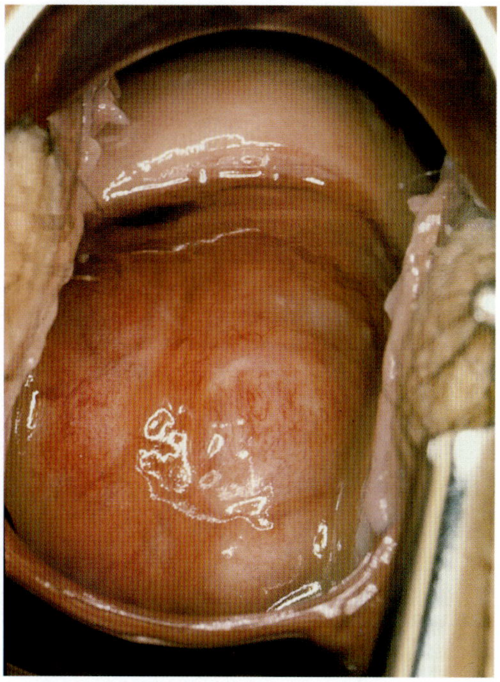

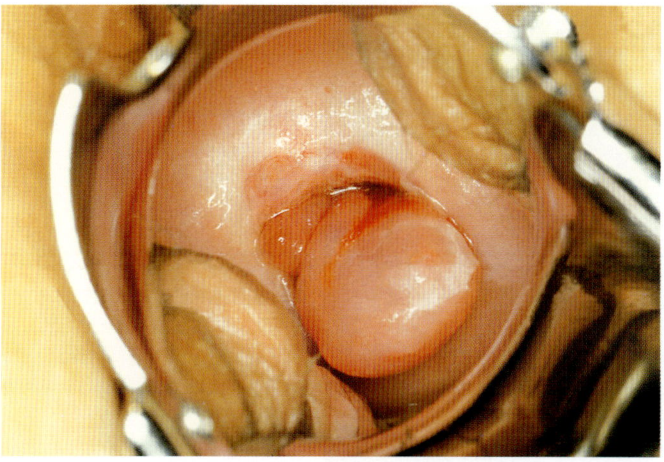

A

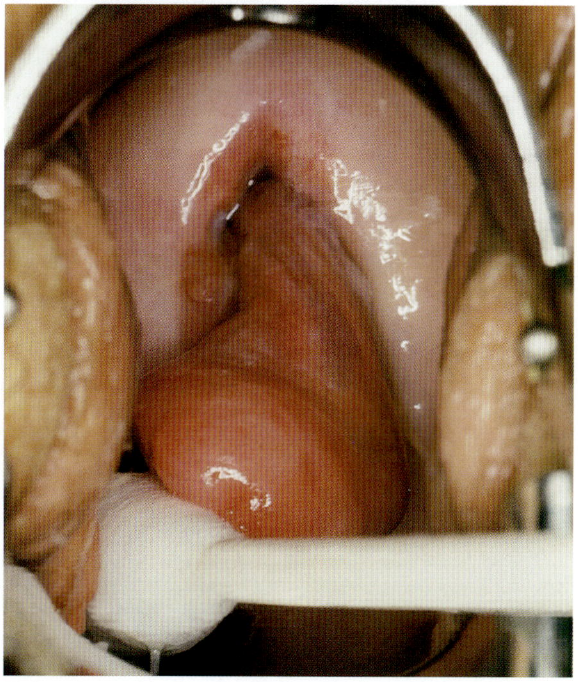

B

图 11-70　**A**. 宫颈口内长出的息肉。息肉的蒂部已被钳夹住。息肉被切除，其基底部用 3-0 的薇乔线 (Vicryl) 缝合。**B**. 一个较大的息肉从宫颈管上段或者子宫体下段长出。息肉被切除，病理为良性子宫内膜息肉。

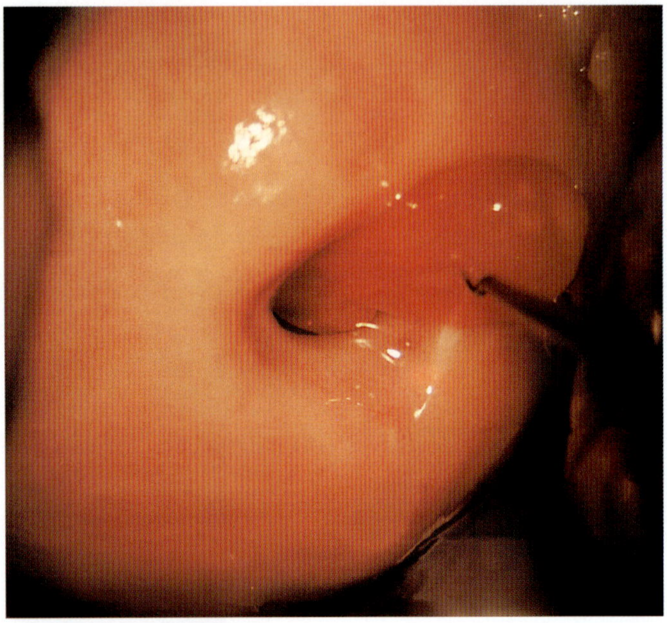

图11-71 用一小细钩套穿一个小的宫颈息肉，牵引病变处。息肉的蒂部源于宫颈管。拧除息肉，病理为良性宫颈内息肉。

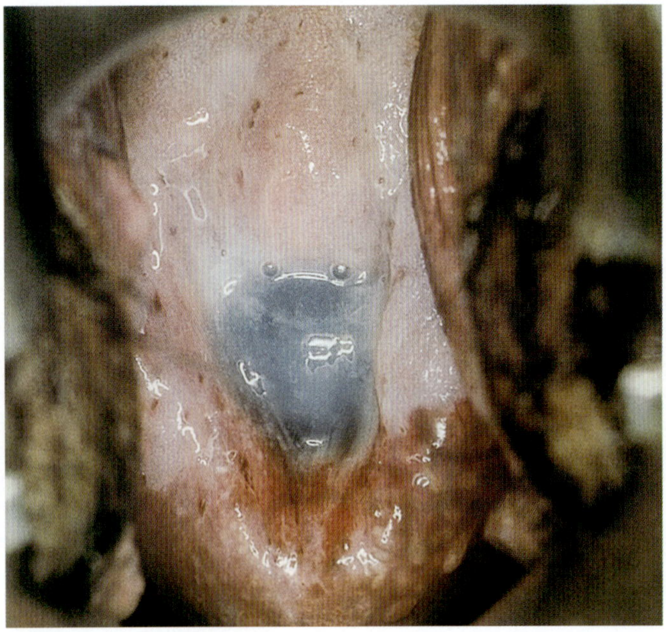

图11-72 明显的宫颈扩张，宫颈管内膜可见。宫颈有异常的转化区，伴白色疣状上皮，在9点和3点尤其明显。

（戴毅 译 王友芳 校）

B

阴道镜检查阴道病变

第 12 章

阴道的大体解剖和组织学

阴道是指从附着在宫颈、主韧带、子宫骶韧带 (阴道上段) 至处女膜环水平阴道前庭 (阴道下段) 之间的潜在空间 (图 12-1*A* 至 *C*) 。阴道前面紧邻膀胱、尿道 (图 12-2) ，后部与直肠、肛门相邻，侧面由肛提肌支撑。阴道的下三分之一与球海绵体肌、巴多林腺、前庭球、阴蒂海绵体紧密相连 (图 12-3*A* 至 *F*) 。取膀胱结石位，阴道前、后壁下垂相接。取胸膝卧位，阴道壁可被内流空气推开 (图 12-4*A* 和 *B*) 。前、后侧壁附于肛提肌和阴道周围结缔组织形成沟 (图 12-5*A* 和 *B*) 。阴道侧壁在前、后侧沟之间 (图 12-6) 。

关于阴道的组织学起源尚有争议。大多数研究认为是来源于苗勒管和泌尿生殖窦 (图 12-7) 。

对在妊娠 12 ～ 14 周时曾暴露于己烯雌酚的妇女的研究发现，苗勒管对阴道组织起源起决定性的作用。在阴道中存在苗勒管黏膜上皮或腺病 (图12-8*A*和 *B*) 也说明这种作用。另外，双子宫和双宫颈伴隔的形成可进一步证实苗勒管在阴道的形成中所起的重要作用 (图 12-9*A* 至 *C*) 。成熟女性 (20 ～ 40 岁) 的阴道从处女膜环到前后穹窿顶端的距离是8～9.5cm。阴道前壁由平滑肌和胶原纤维组成，这两者也构成了膀胱和尿道。阴道前壁黏膜与膀胱黏膜的距离大约为3mm (图 12-10) 。尿道和阴道的距离是 2 ～ 3mm。在后方，阴道直肠隔与阴道后壁和直肠前壁由共同的平滑肌和胶原组成，隔的厚度约 2 ～ 3mm (图 12-10) 。

成熟女性的阴道黏膜呈浓重的粉红色，有被称为皱褶的褶和嵴以增加表面积 (图 12-11) 。阴道是可延展的，以容纳阴茎，在分娩时容纳胎儿。缓慢逐渐地扩张，阴道的容积可以增加。急性扩张可使阴道黏膜和其下基质中的胶原撕裂，导致裂伤。

多数情况下，阴道上皮仅由非角化复层鳞状上皮构成 (图 12-12*A* 和 *B*) 。当阴道明显脱垂、黏膜暴露于外时，可形成分化良好的角质层 (图 12-13) 。复层鳞状黏膜与宫颈阴道部完全相同。正常月经周期增殖期，鳞状黏膜为20～30层细胞厚度 (图12-14) 。相反，绝经后未经雌激素替代疗法的妇女其阴道壁平且薄，上皮仅 5 ～ 10 层细胞厚 (图 12-15) 。正常情况下，阴道无黏液或柱状上皮 (图 12-16) ，基质由丰富的血管和由胶原纤维、弹性纤维以及平滑肌构成的疏松间质组成 (图 12-17*A* 至 *C*) 。与宫颈相比，阴道基质的特征反映其扩张的潜力。阴道基质同时包含弹性纤维和平滑肌 (图12-18) 。最重要的是，阴道是子宫与外界之间的通道。

中肾管系统残迹可见于阴道基质中，包括中肾管，偶见中肾小管 (图12-19) 。

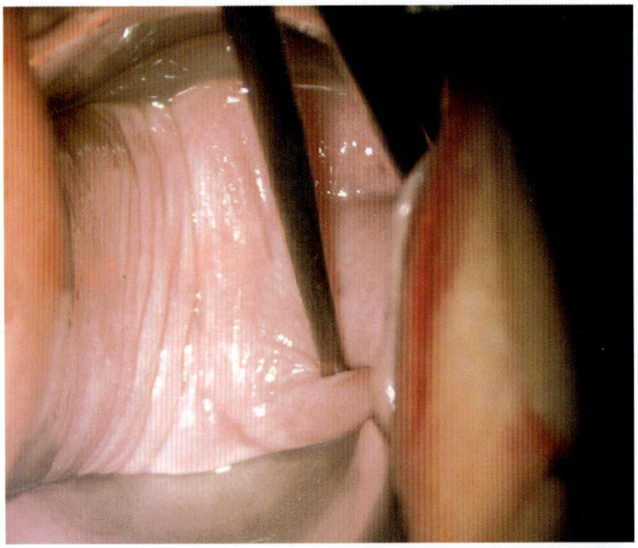
A

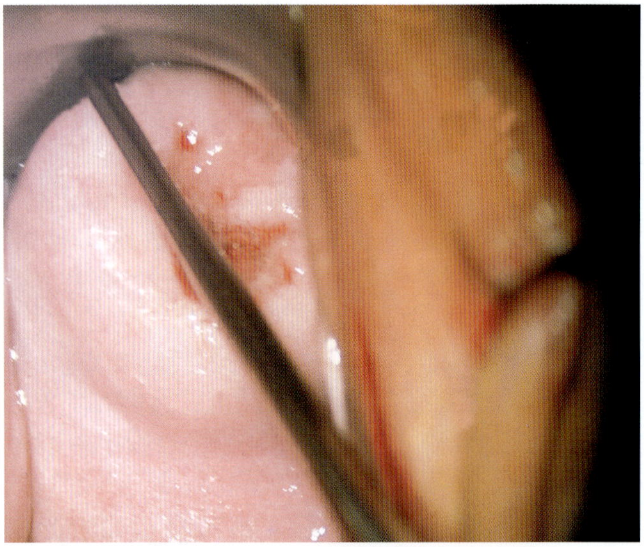
B

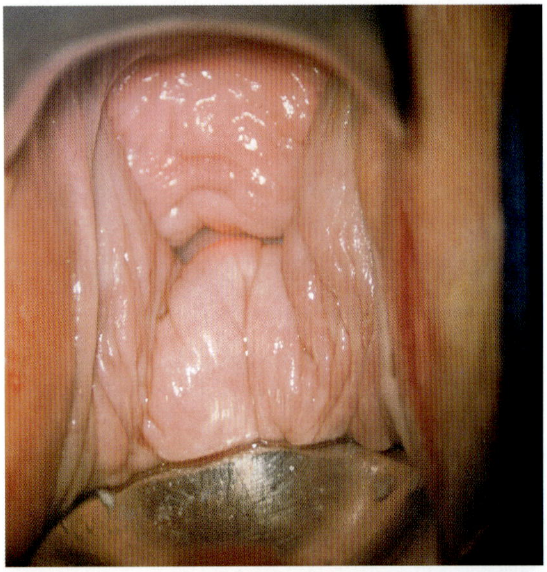
C

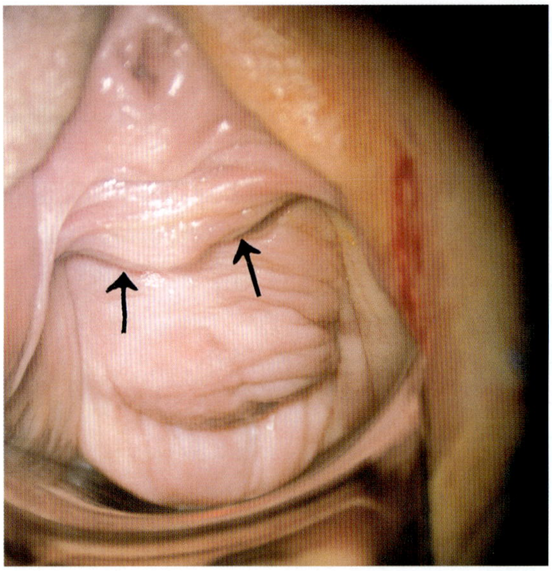
D

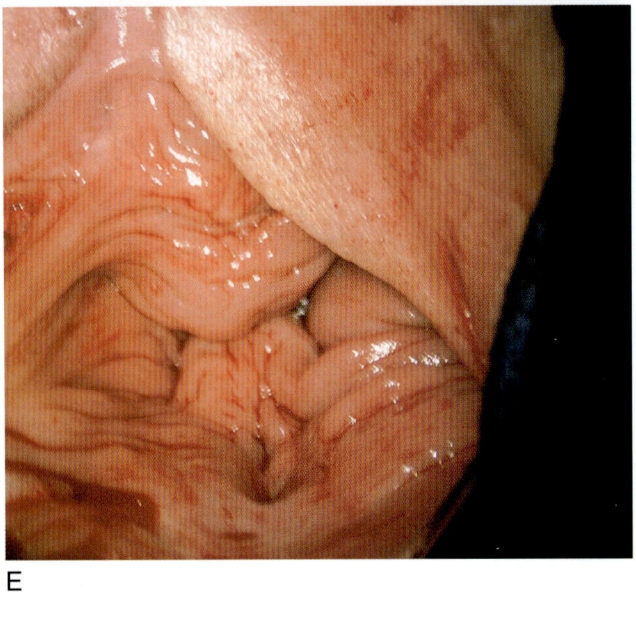
E

图 12-1 **A**. 正常阴道上 1/3。阴道通过宫颈周围结缔组织与宫颈相连。持钩将宫颈推向左侧以暴露右侧穹窿。**B**. 患者增加腹压使后穹窿扩张。**C**. 阴道前后壁紧邻。**D**. 通过阴道入口观察，可见尿道膀胱连接 (箭头所示) 。**E**. 阴道下1/3在处女膜环之上，后者将其与前庭分开。阴道后壁上可见条纹样皱褶。

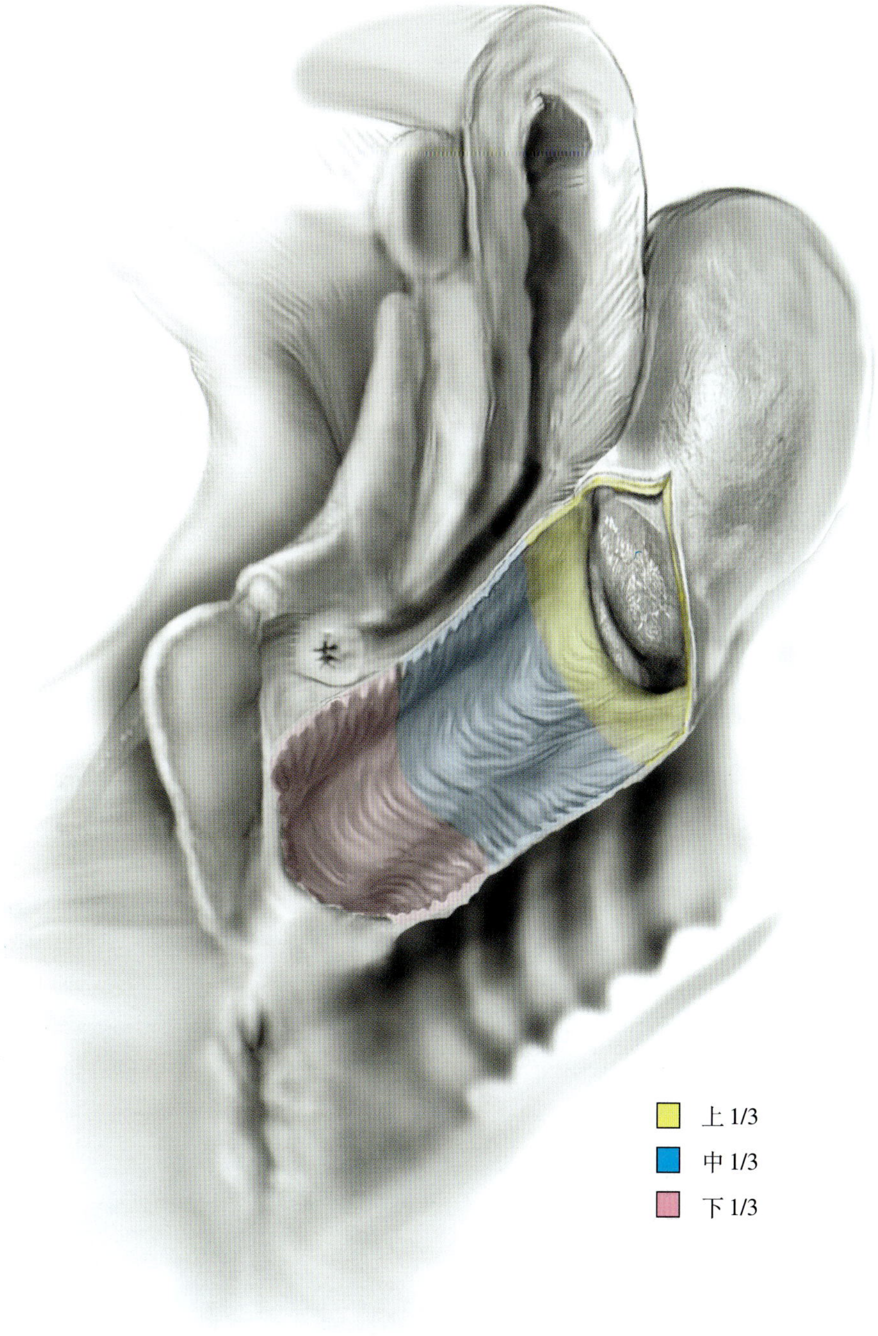

图 12-2　**A**. 阴道的三维图像显示阴道与邻近结构的相互关系。为描述方便，将阴道分为三部分。

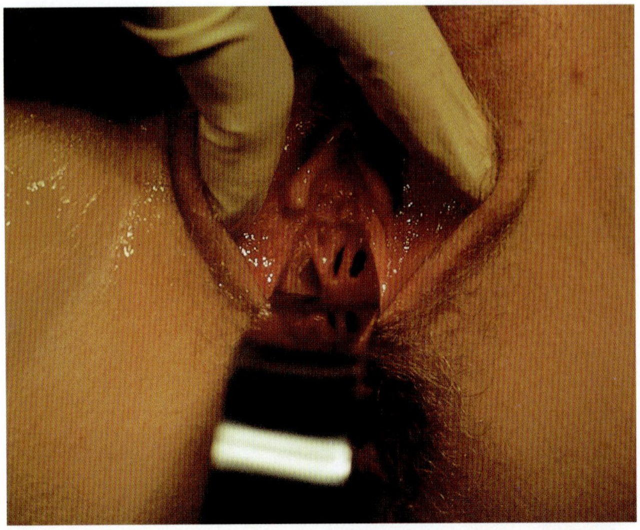
A

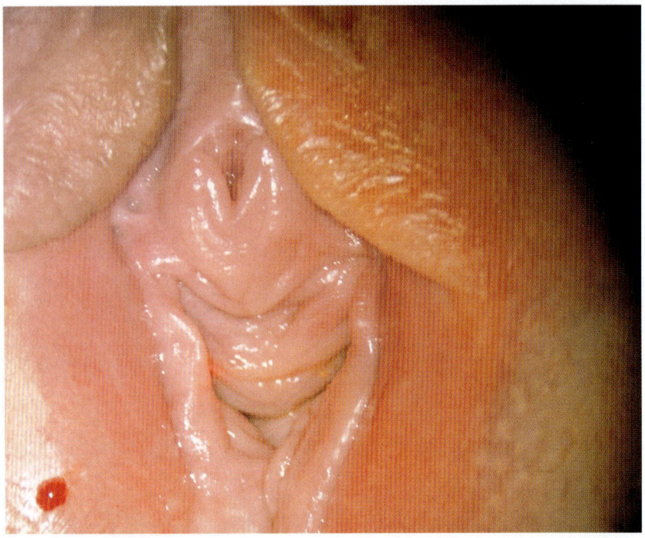
B

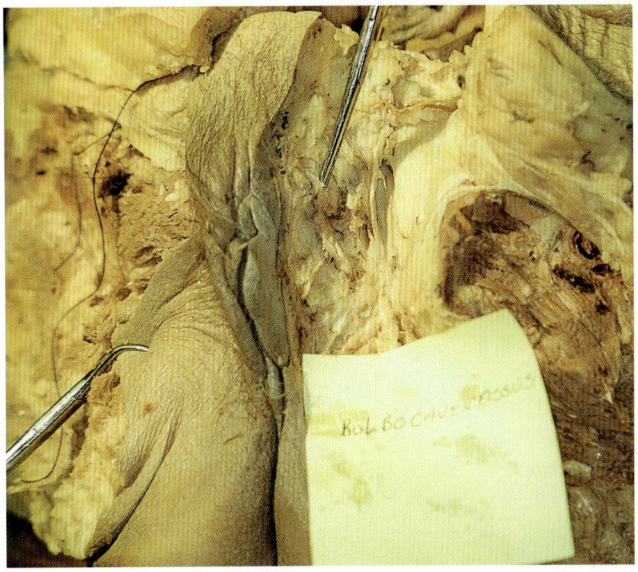
C

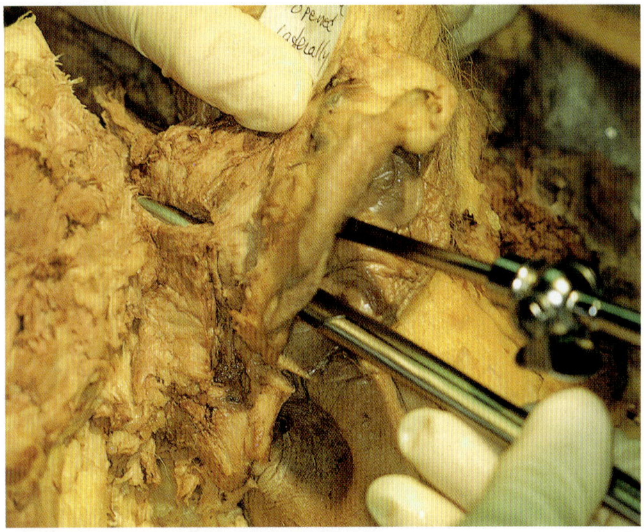
D

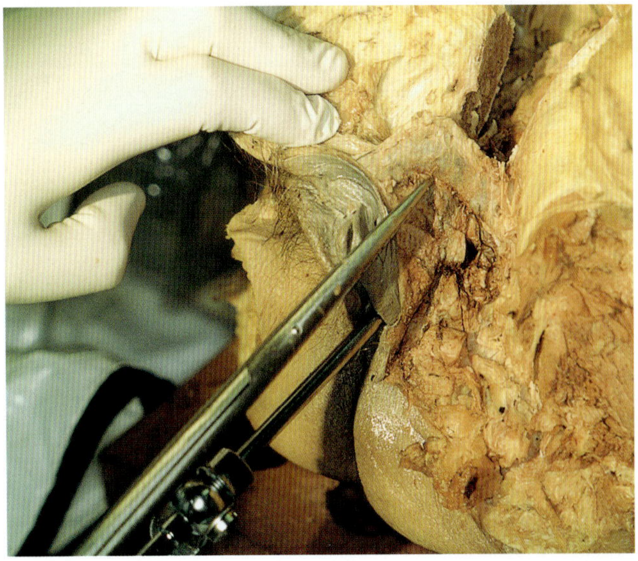
E

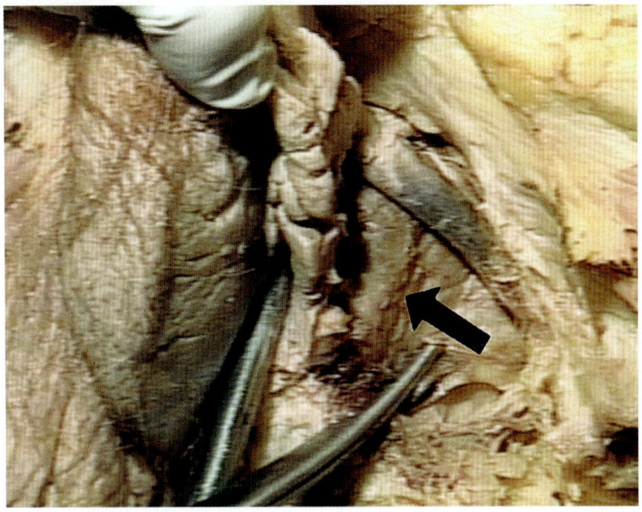
F

图 12-3　**A**. 分开处女膜可见阴道下 1/3 与前庭交界。**B**. 阴道入口与尿道相邻 (顶)；仍可见后壁及侧壁的处女膜残迹。**C**. 会阴尸体解剖，腿在臀部位置切断以便显示。镊子夹住的是球海绵体肌。**D**. 显示阴道外侧壁和会阴的关系。图中切口是为了显示阴道内剪刀的刀片。金属插管位于尿道内。**E**. 阴蒂脚 (剪刀指向左侧阴蒂海绵体) 与阴道壁外侧的关系。**F**. 阴道下段外侧壁为前庭球 (箭头所示) 所覆盖。

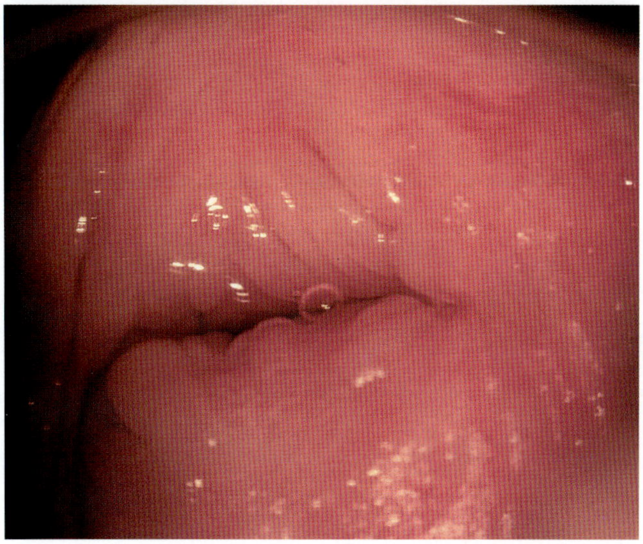

A

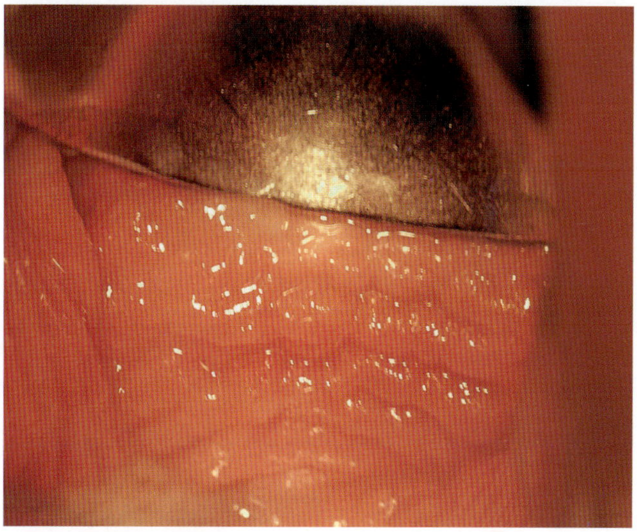

B

图 12-4　**A**. 阴道正常原位结构显示健康、粉红的皱褶；一些来自宫颈的清亮黏液；前后壁相对应。**B**. 前壁正常皱褶。

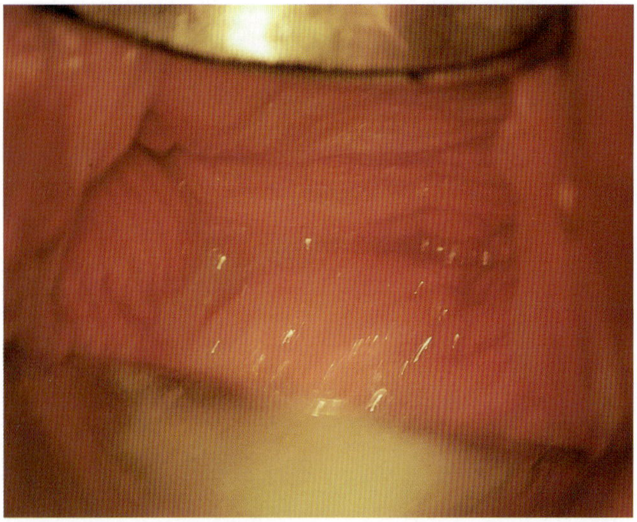
A

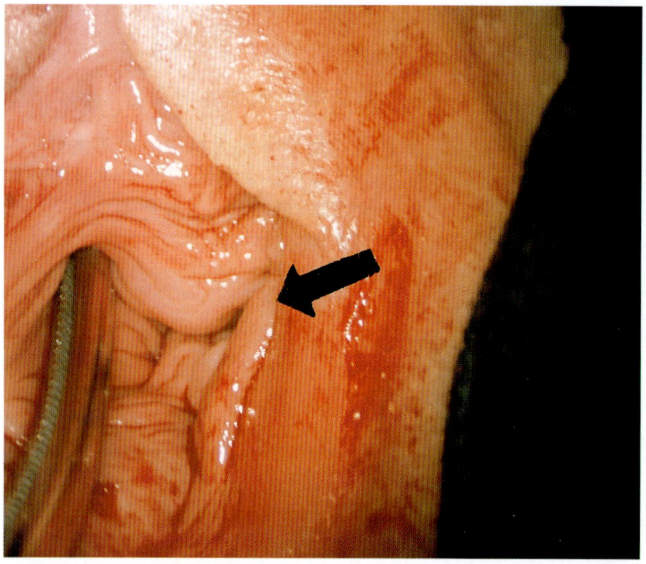
B

图 12-5 **A**. 肛提肌和阴道侧壁附着形成前侧沟。**B**. 患者接受阴道下段分离和重建。镊子放在阴道前壁下段，箭头所示为前侧沟。

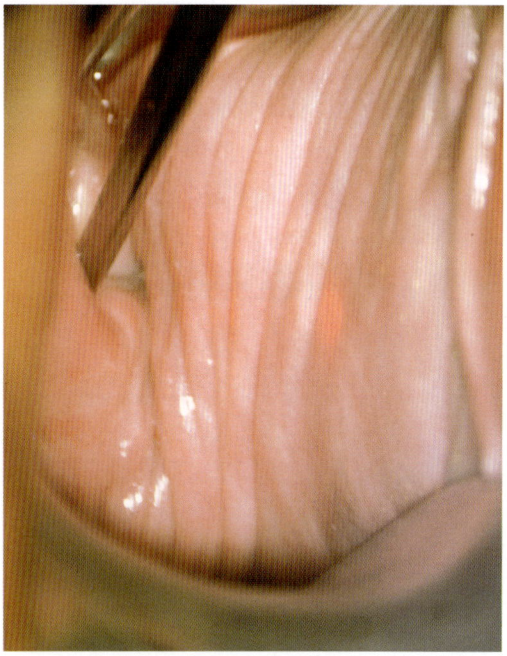

图12-6 窥器拉伸使阴道侧壁相对地光滑、平坦。红点标明左侧壁。宫颈远在上方，扶钩标明其位置。

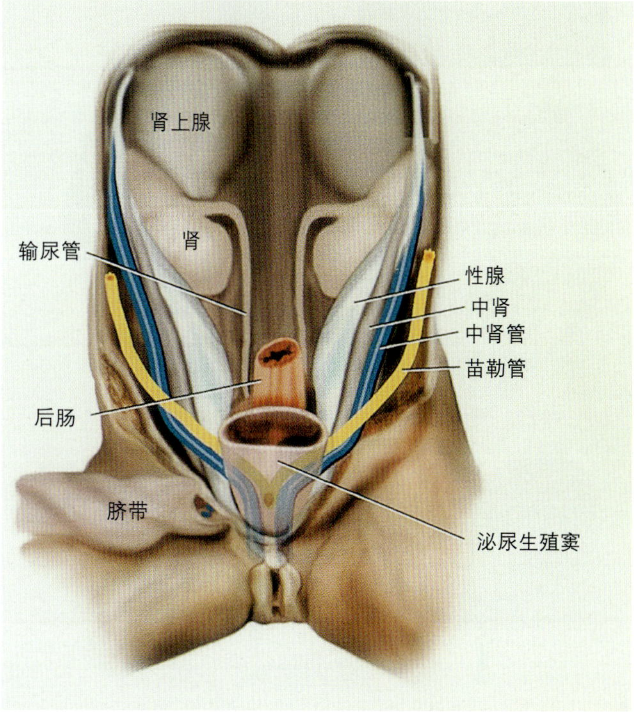

图 12-7　阴道是由苗勒管 (黄色) 和泌尿生殖窦上皮融合而成。曾经非常重要的中肾管 (兰色) 的残迹深藏在阴道侧壁。

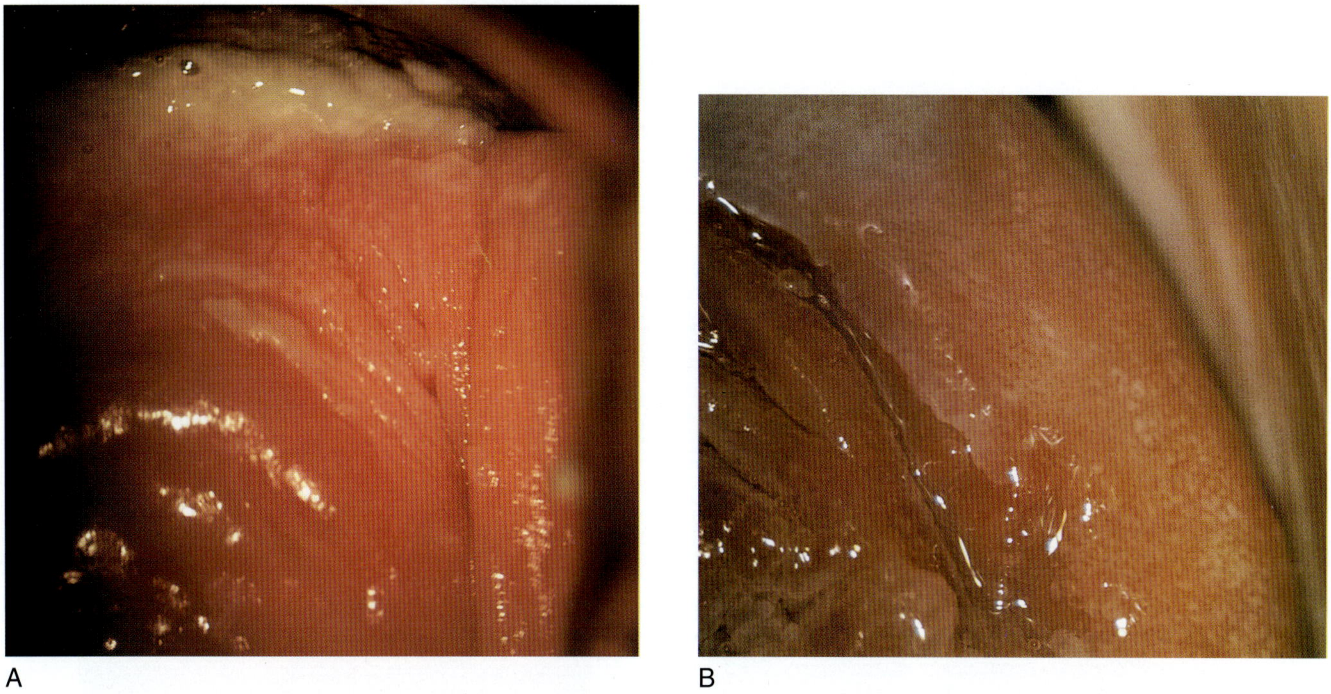

图 12-8　**A**. 阴道前穹窿阴道腺病，特征是红色、分泌黏液的腺样组织。其可为苗勒管参与阴道形成提供依据。**B**. 己烯雌酚暴露导致的宫颈 - 阴道帽或边缘异常。红色区域代表阴道腺病。注意镶嵌和点状血管。

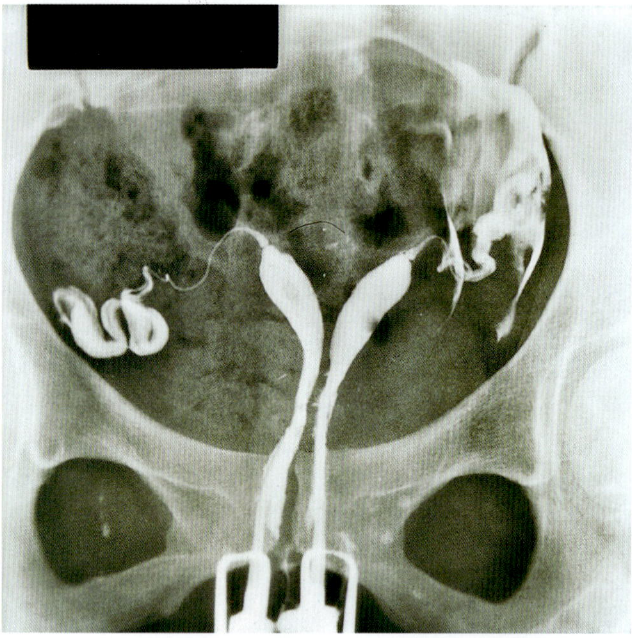

图12-9 **A**. 当苗勒管不融合时，产生阴道隔伴双子宫、双宫颈。子宫造影显示双子宫、双阴道。**B**. 双阴道。**C**. 完全分离的阴道的阴道镜照片。大拭子指示右侧阴道，小提钩指示左侧阴道。

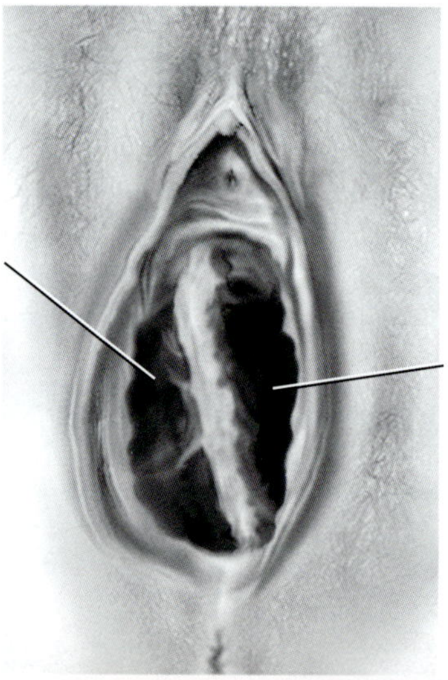

A

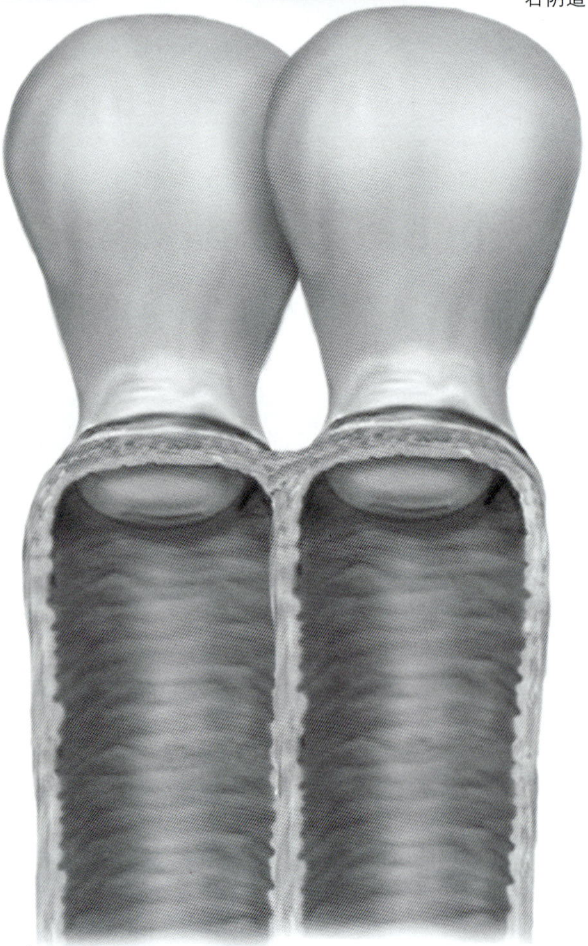

B

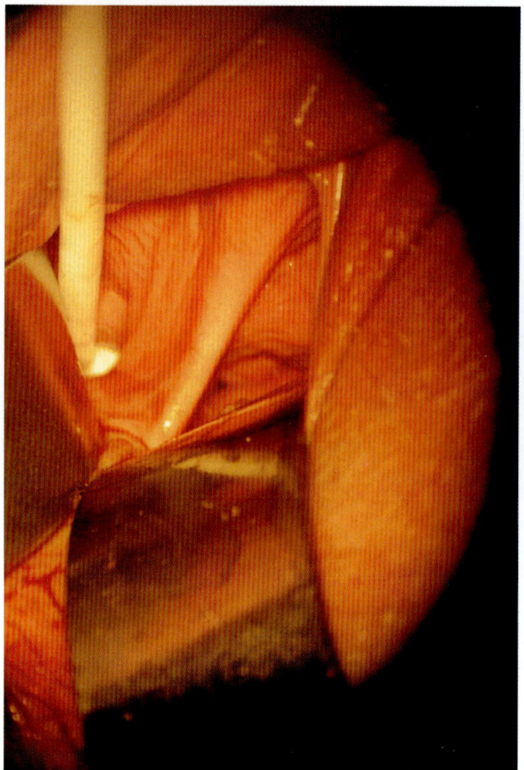

C

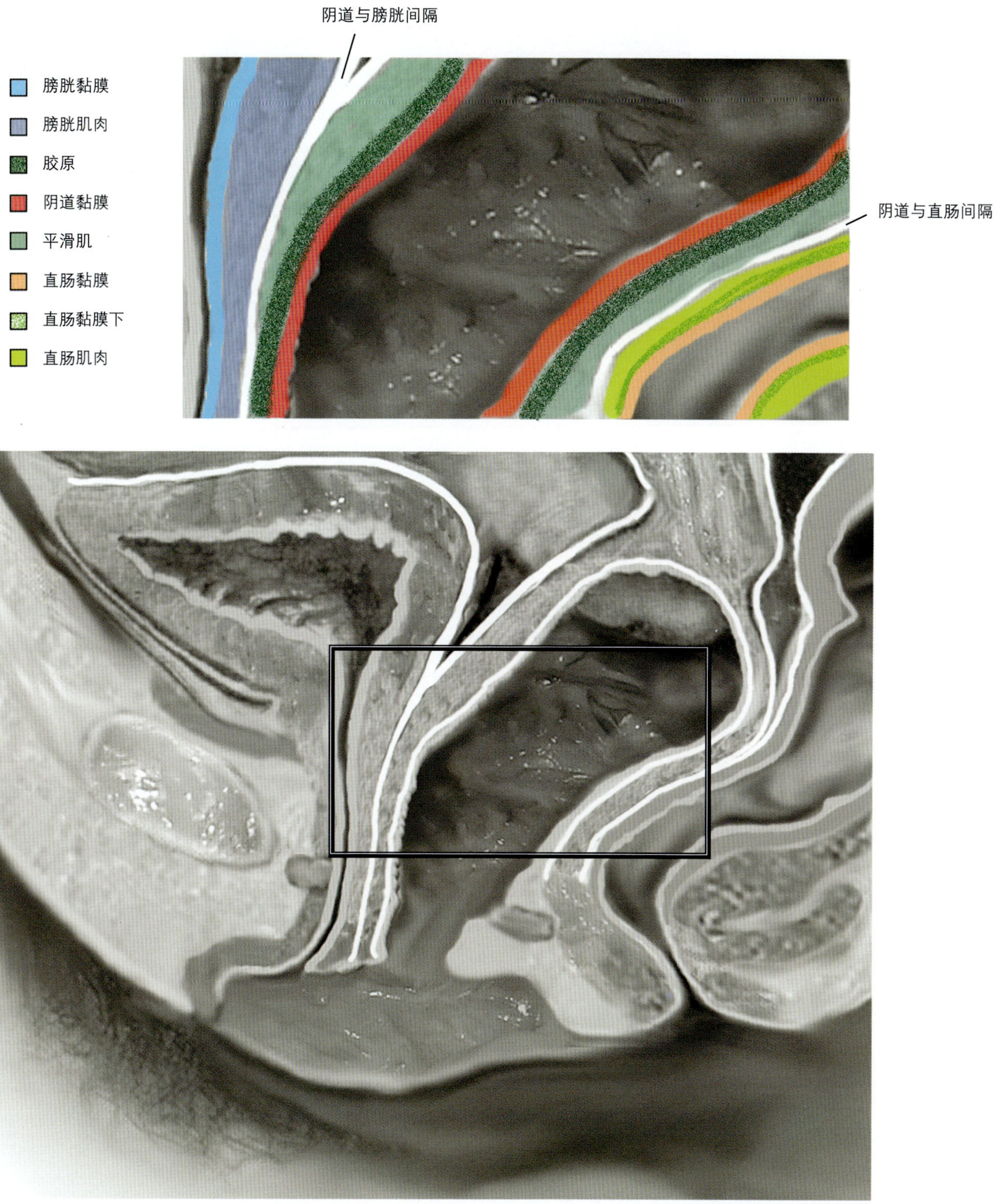

图 12-10　阴道和直肠的距离及膀胱和阴道的距离是数毫米。不同的颜色代表阴道上皮、直肠前壁和膀胱后壁上皮 (插图) 。间质形成的壁组成部分阴道壁。

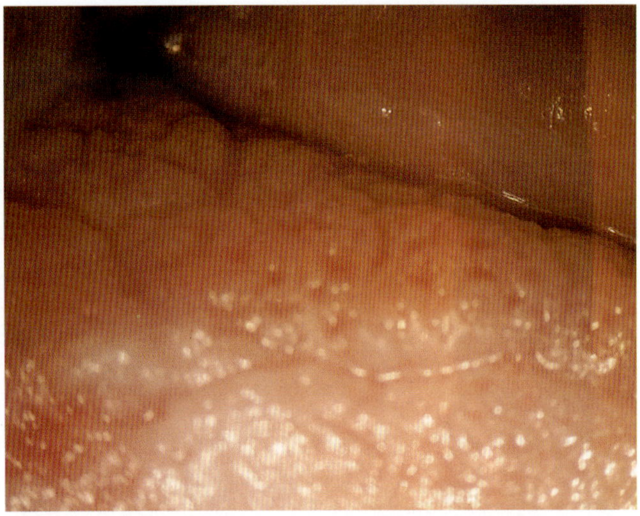

图 12-11　正常阴道壁放大 (× 16) 示许多小的黏膜裂隙和皱褶。

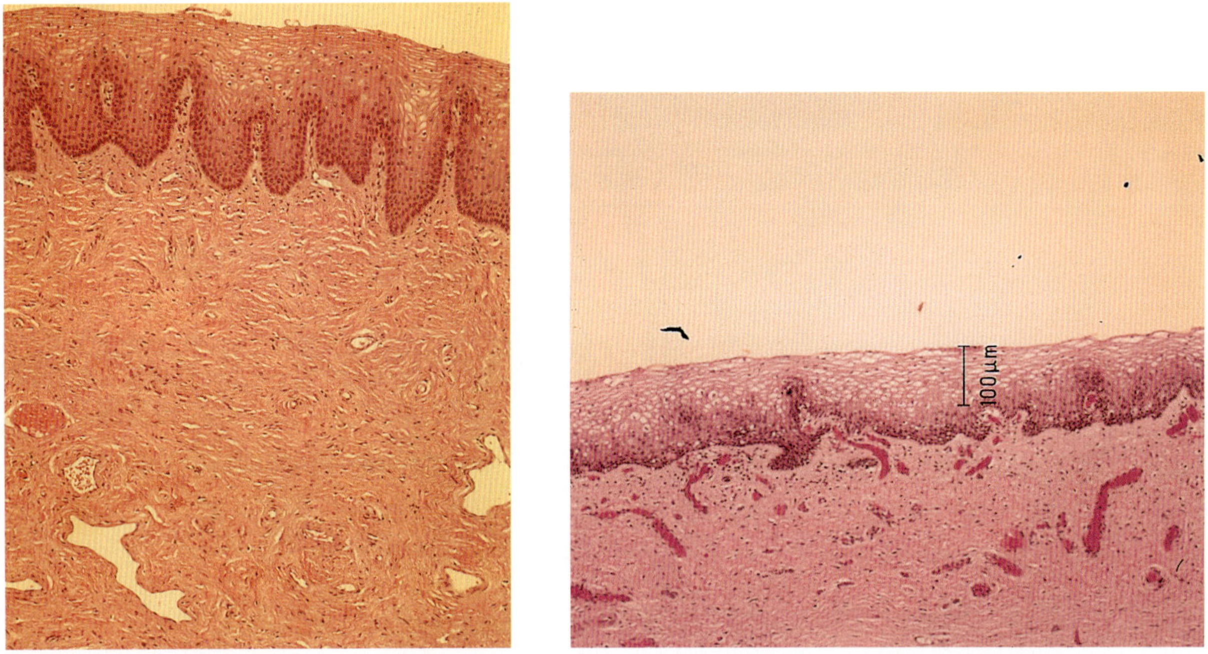

A　B

图 12-12　**A**. 阴道上皮由分化良好的复层鳞状上皮构成，钉网状深入间质很浅。其下的结缔组织由有丰富血供的胶原和平滑肌构成。**B**. 绝经后妇女阴道上皮层厚度 100～200μm。

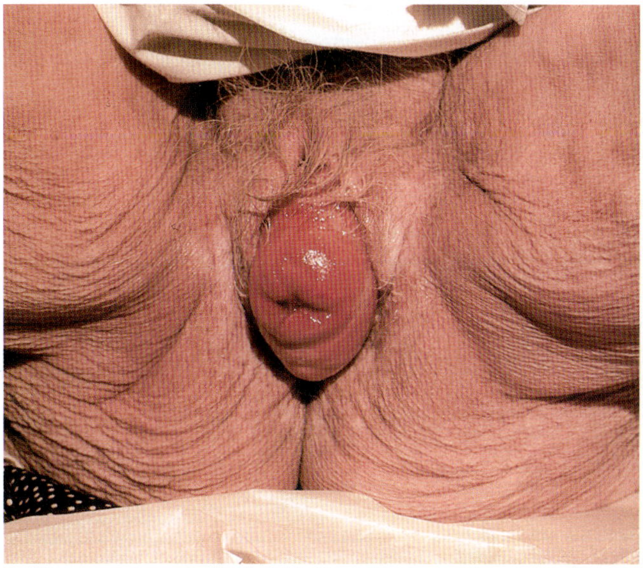

图 12-13　正常阴道无角化层。然而，当阴道暴露于外部环境时，可有过度角化。本例活检显示角化层很厚。本例患者子宫完全脱垂。

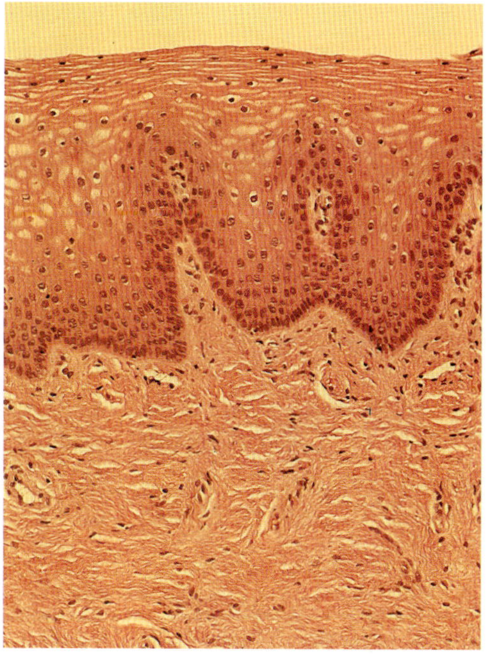

图 12-14　正常阴道上皮厚度达 20～30 层细胞。单层基底细胞在上皮底部形成一条黑线，在基底层上是 5 层生发细胞。大的、透明的、含糖原的细胞带在上皮表面被扁平鳞状细胞取代。

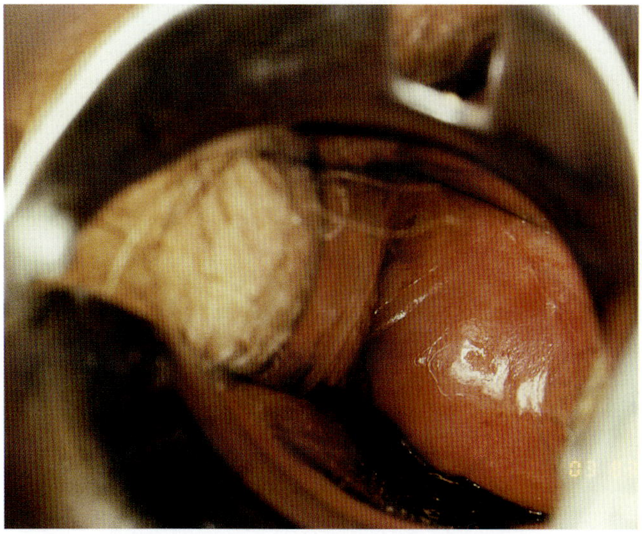

图12-15　雌激素缺乏导致阴道萎缩。此阴道平滑、壁薄、红色、无皱褶。红色的形成是由于上皮和间质变薄，其下血流显露。

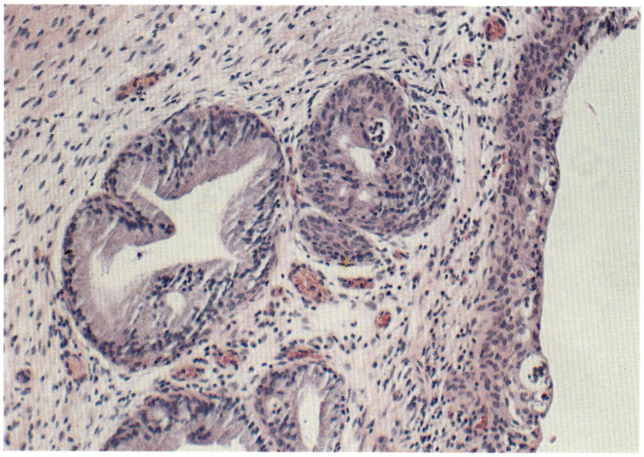

图12-16　由于产前暴露于己烯雌酚，阴道壁变薄，随后形成腺病。基质黏液腺可见活跃的鳞状上皮化生。表面腺体组织被6～8 层幼稚的、化生的鳞状细胞所取代。

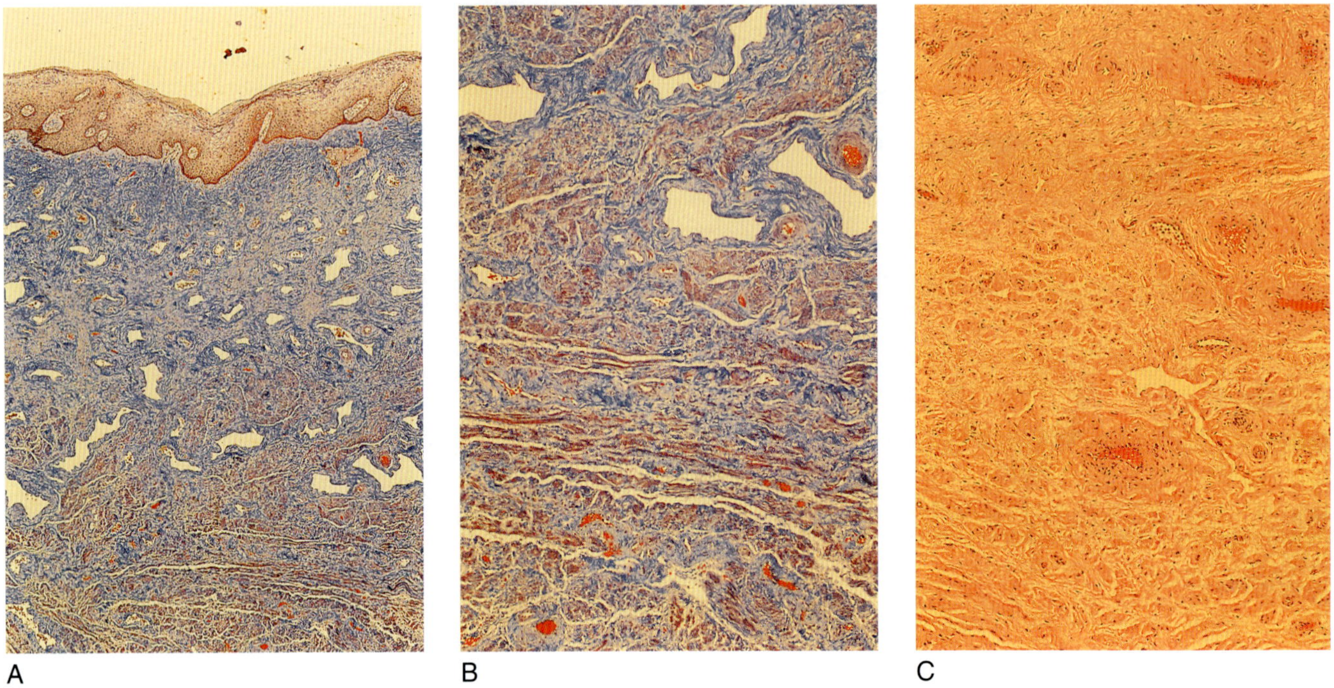

图 12-17　**A.** 阴道 Masson 三色染色显示构成基质的胶原 (兰色) 和平滑肌 (红色) 。**B.** A 图放大观显示，阴道壁最外侧至少2 层红染的环状、纵行的平滑肌。**C.** 阴道肌肉苏木素伊红染色显示环状和纵行平滑肌束。

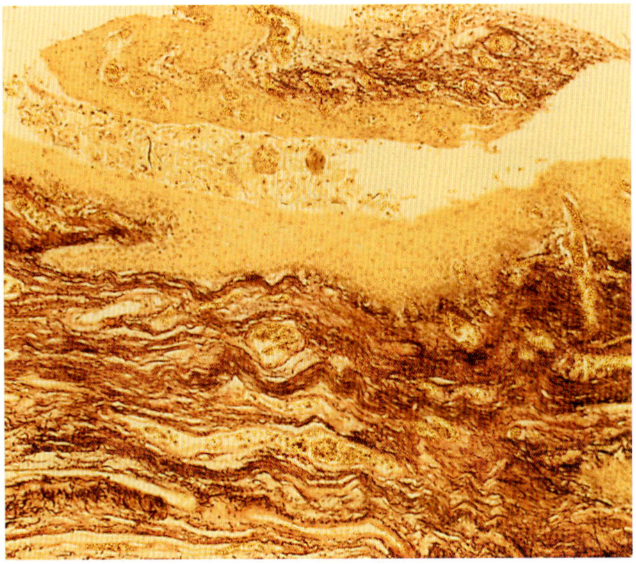

图12-18　Verhoeff-Gieson染色显示阴道固有层丰富的黑色弹性组织。

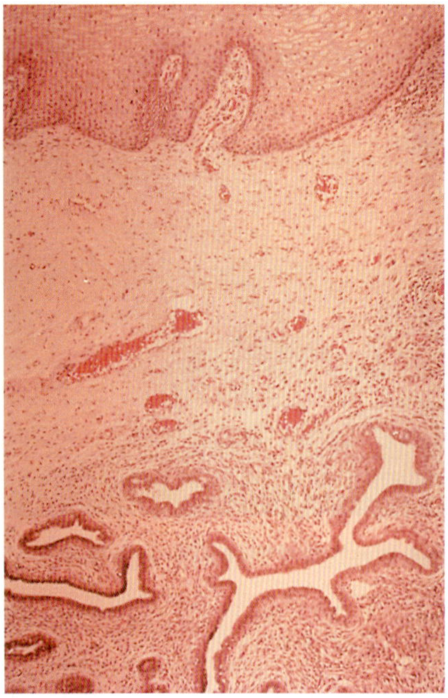

图 12-19　阴道壁深处的腺体结构是午非管或中肾管残迹。上皮呈立方形、不分泌黏液。

（张俊吉 译　王友芳 校）

第 13 章

阴道病理学

感染是阴道疾病的主要原因，也是妇科就诊的主要原因 (图 13-1 至 13-3) 。许多感染与从大肠来的经会阴至阴道的肠杆菌类有关 (见图13-2) 。其他的感染可经手指、口腔或阴茎而引起。不论哪种感染途径，阴道都给感染微生物提供了一个黑暗、潮湿的环境。感染可导致阴道分泌物增加并伴发炎症 (见图13-3) 。

直视阴道可为检查者提供感染的病因学线索 (图 13-4*A*) 。通过阴道镜的放大作用观察阴道对确定感染的类型特别有帮助 (图 13-4*B*) 。某种特定的感染在高倍放大下可能有特别的表现 (图 13-4*C*) 。例如，阴道镜下见到的表面溃疡和盘状炎症与滴虫感染有关，其可经细胞学或生理盐水涂片证实 (图 13-4*D*) 。同样，普通真菌感染亦可通过细胞学和氢氧化钾涂片证实 (图 13-4*E* 至 *G*) 。

阴道上皮内瘤变通常是在患者有异常细胞学筛查结果后发现的。从瘤变组织脱落的细胞是典型的大角化型细胞 (图 13-5*A* 和 *B*) 。由于正常情况下阴道不含有柱状黏液细胞，因此，很少见到腺癌细胞。然而，宫内已烯雌酚暴露者的阴道可有腺上皮 (图13-6*A*和*B*) 。阴道上皮内瘤变是最少见的下生殖道癌前病变，其较宫颈和外阴瘤变为少。这些病变肉眼很难识别，如无阴道镜的放大作用很难准确定位。

患者细胞学有异常发现后需要做阴道镜检查。通常情况下，上皮内瘤变引起扁平、疣状、多中心病变 (图 13-7*A* 和 *B*) 。在应用 3% ～ 4% 的醋酸后，病变处显示为白色、外凸、乳头状岛样分布。血管异常如点状血管不常见 (图 13-8*A* 至 *B*) 。做多点活检可确定瘤变进展程度。

阴道上皮内瘤变镜下分级与宫颈上皮内瘤变相似，即分为轻、中、重度非典型增生三级 (图13-9*A*至*C*) 。1 级包括湿疣样非典型增生 (图 13-10*A* 和 *B*) 。3 级是指瘤变细胞累及上皮超过50%。3级包括重度非典型增生和原位癌 (阴道上皮内瘤变累及全层) (图 13-11*A* 和 *B*) 。

阴道腺病是阴道上皮内出现腺上皮 (图 13-12*A* 和 *B*) 。腺细胞是黏液柱状细胞。大体上，腺病表现为红色、葡萄样簇集，或为连续粉色鳞状上皮内分散的红色缺损 (图13-13) 。腺病通常和宫颈畸形相关。活检显示，柱状上皮和不同程度的鳞状上皮化生有关 (图 13-14) 。腺病导致多发鳞柱转化区，因而可增加鳞状上皮内瘤变的风险 (图 13-15*A* 和*B*) 。此外，使用已烯雌酚的妇女患腺癌的风险增加。透明细胞癌大多和宫内已烯雌酚暴露有关 (图 13-16*A* 至 *C*) 。除增加瘤变风险外，已烯雌酚暴露妇女还有结构异常，包括阴道穹窿变窄、“T” 型子宫和输卵管卵巢畸形。

有几种阴道传播性病毒性疾病也应引起注意，尤其是单纯疱疹病毒和尖锐湿疣 (图 13-17*A* 至 *D*) 。有时，当大量局部应用雌激素治疗阴道萎缩时，在阴道可见奇形的血管扩张 (图 13-18) 。

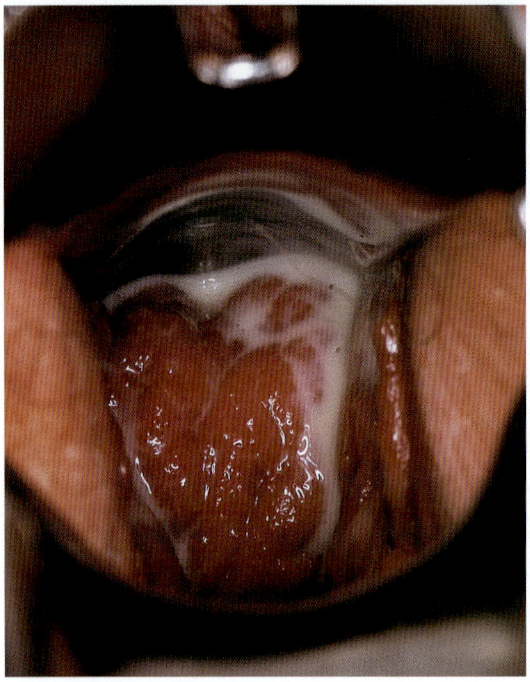

图13-1 大量白色乳状分泌物和红色、牛肉样上皮是肠杆菌类感染的特征。

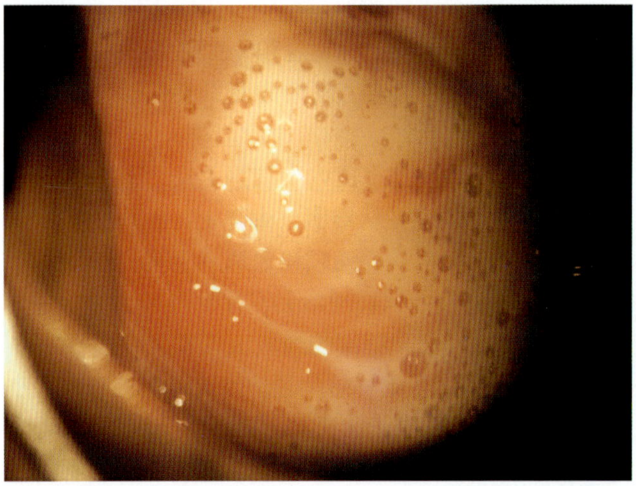

图13-2 泡沫样黄色分泌物和阴道炎症伴恶臭。显微镜下生理盐水涂片显示脓细胞和线索细胞，培养结果是加德纳杆菌感染。

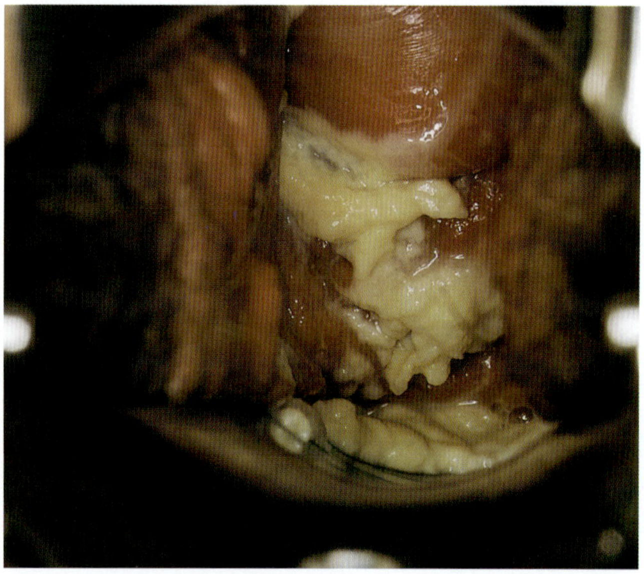

图13-3 患者外阴阴道瘙痒伴稠厚、黄白色分泌物。厚块状“凝固”分泌物是真菌感染的特征。

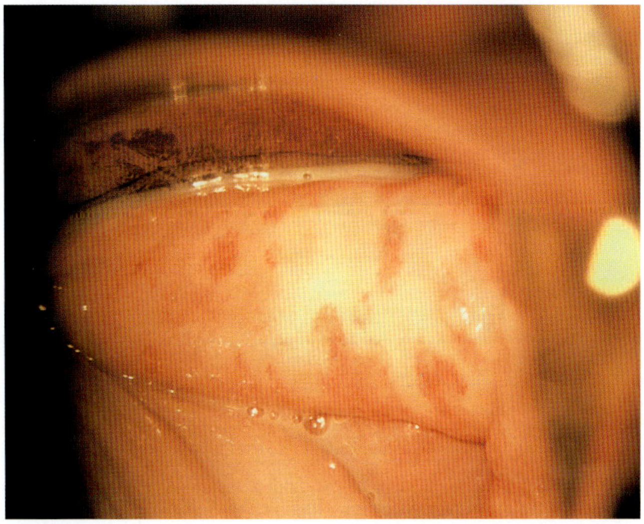
A

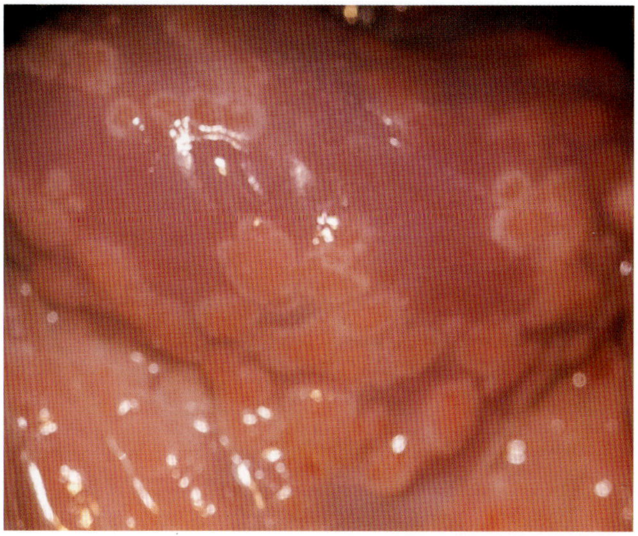
B

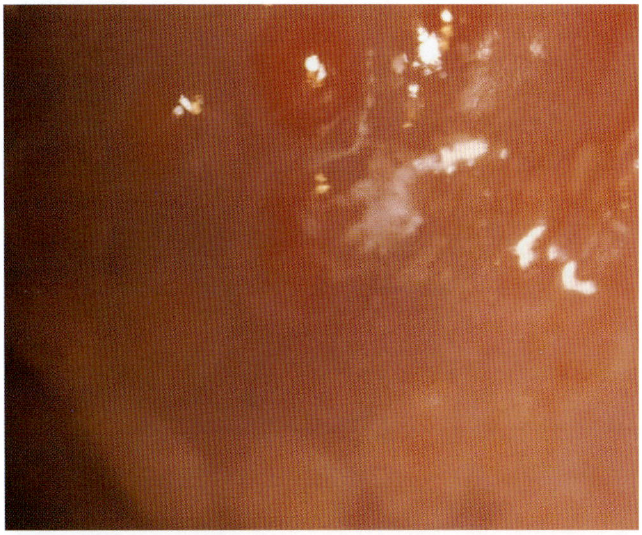
C

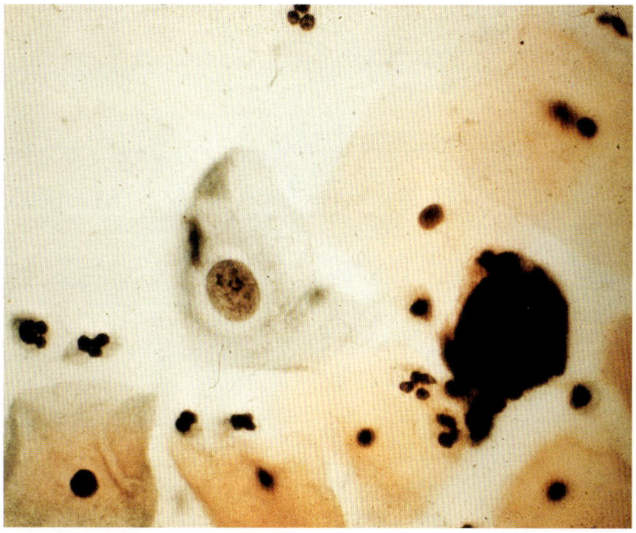
D

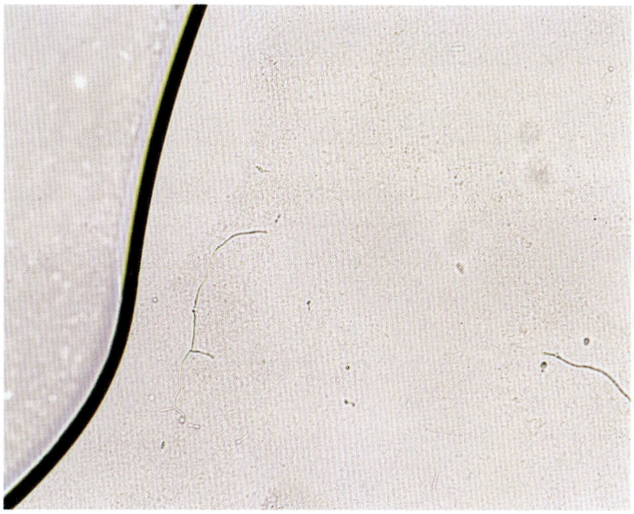
E

图13-4 **A**. 患者有绿色分泌物伴表浅溃疡和血管扩张，提示滴虫性阴道炎。**B**. 高倍镜下（×6），灶性表面溃疡是滴虫性阴道炎的特征。此怀孕患者同时有宫颈和阴道病变。显微镜下生理盐水涂片显示滴虫。**C**. B图表面溃疡的更高倍数观察（×16）。**D**. 细胞学涂片显示炎症细胞和与滴虫感染有关的细胞病理学。非典型细胞和滴虫感染有关。**E**. 低倍镜下氢氧化钾涂片显示分枝和芽苞菌丝（中心和右下）。（待续）

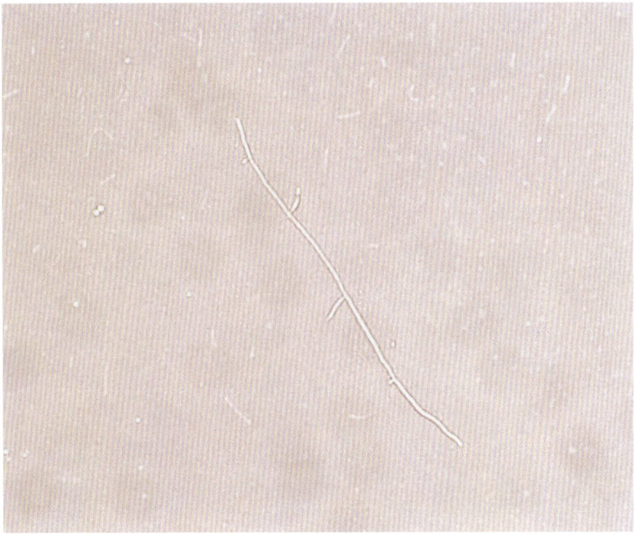

F

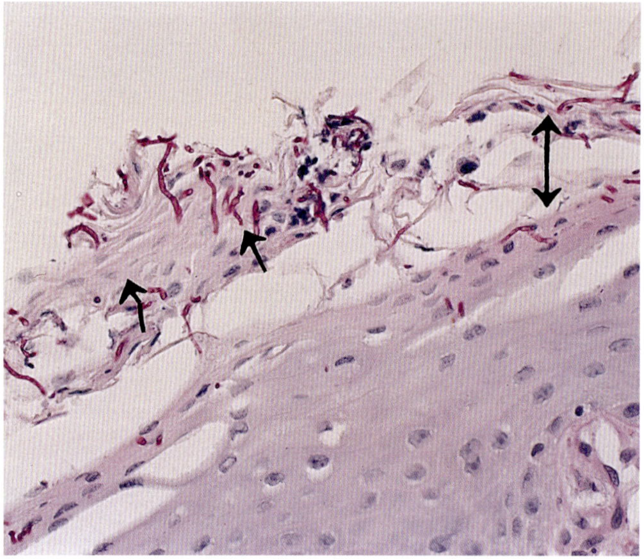

G

图 13-4 **F**. 高倍镜下氢氧化钾涂片显示菌丝。**G**. 阴道活检标本过碘酸希夫染色发现真菌。在上皮上层可见深粉红色真菌菌丝(箭头所示)。

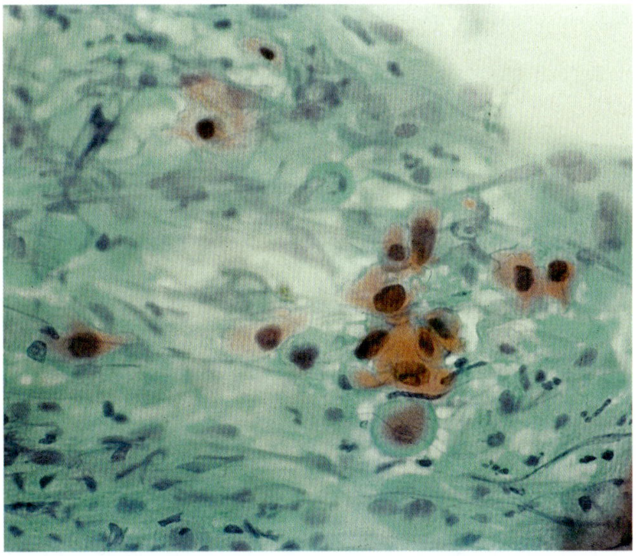

A

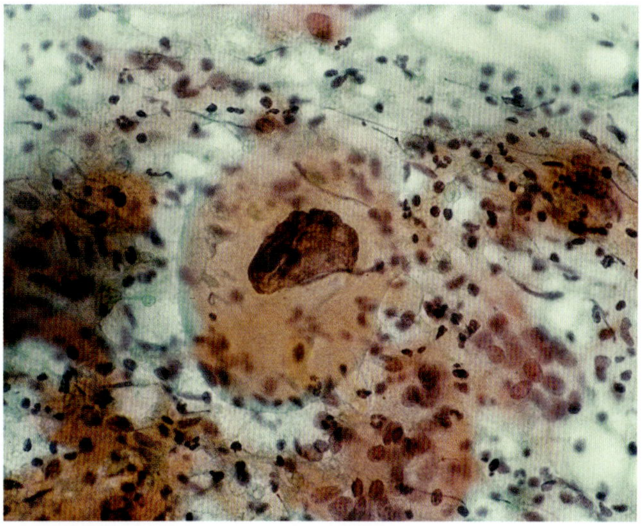

B

图 13-5 **A**. 阴道涂片显示成团的核大、深染的红染鳞状细胞，这些细胞明显分化不良。**B**. 巨大的、角化的、多形细胞被小的非典型细胞围绕，提示角化性鳞状细胞原位癌。

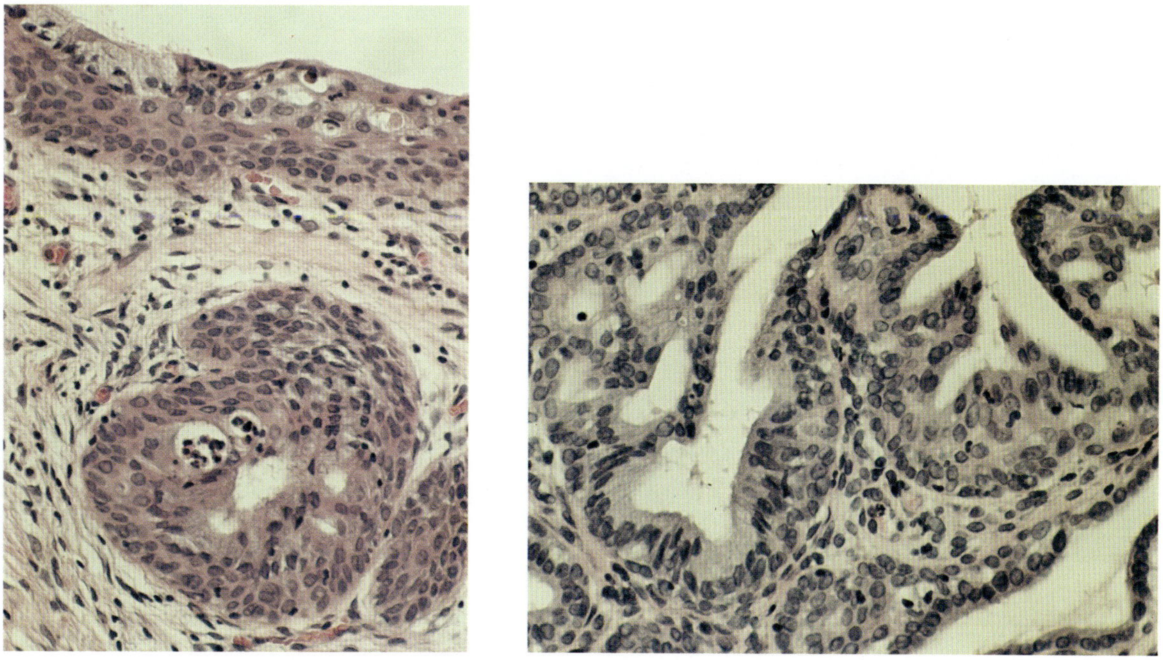

A B

图 13-6 **A**. 肉眼可见的阴道腺病区活检。图左侧上皮表面显示有腺上皮残留，多数腺上皮细胞被鳞状化生细胞取代。底部腺体结构充满新的化生鳞状细胞。**B**. 活检显示柱状分泌黏液上皮和大片鳞状化生区域。这种阴道腺体组织是可诊断的腺病。

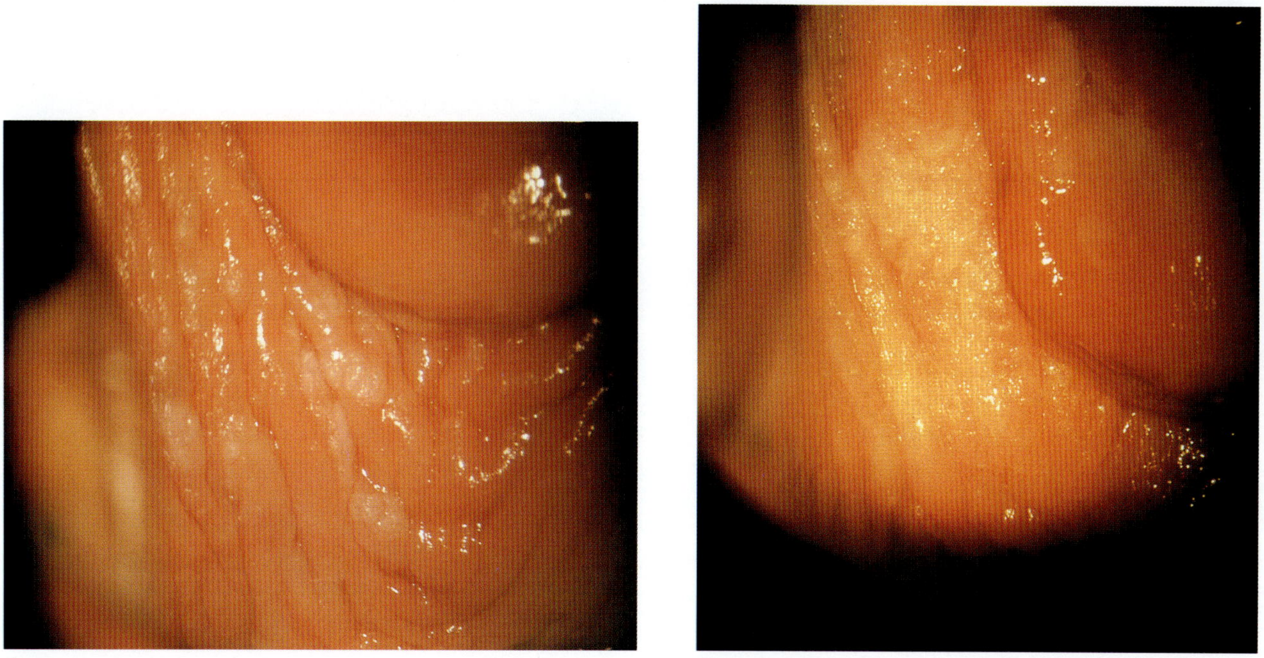

A B

图 13-7 **A**. 这些扁平疣状病变显示多中心性厚白上皮病灶，提示阴道上皮内瘤变。**B**. 融合的、扁平疣状病变占据阴道穹窿。活检证实阴道上皮内瘤变 3 级。

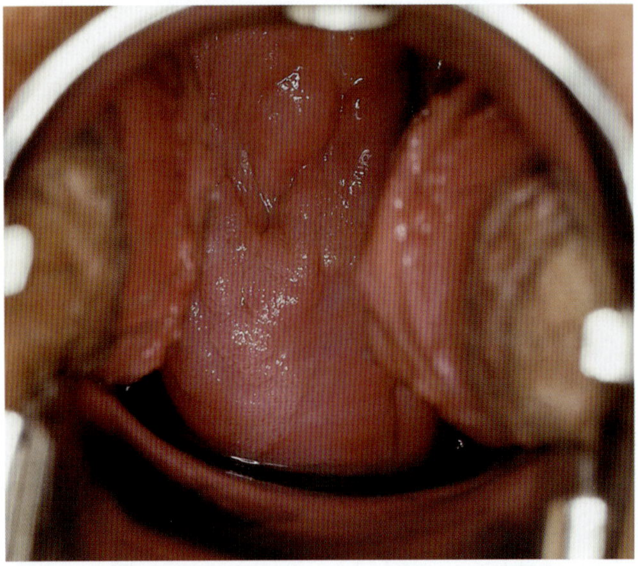

A

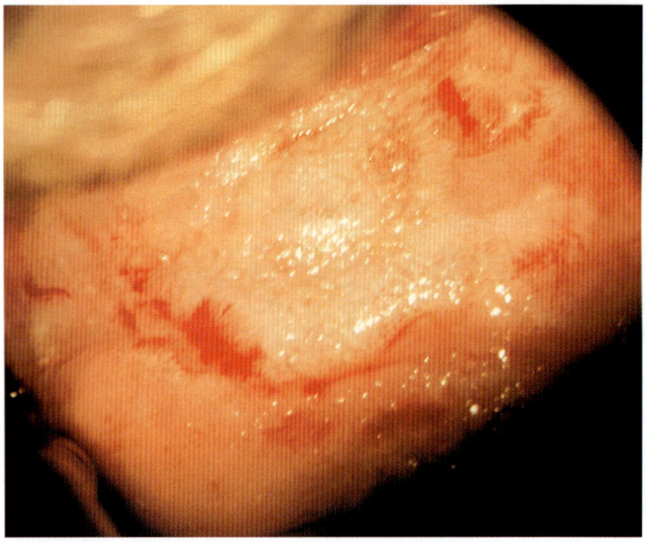

B

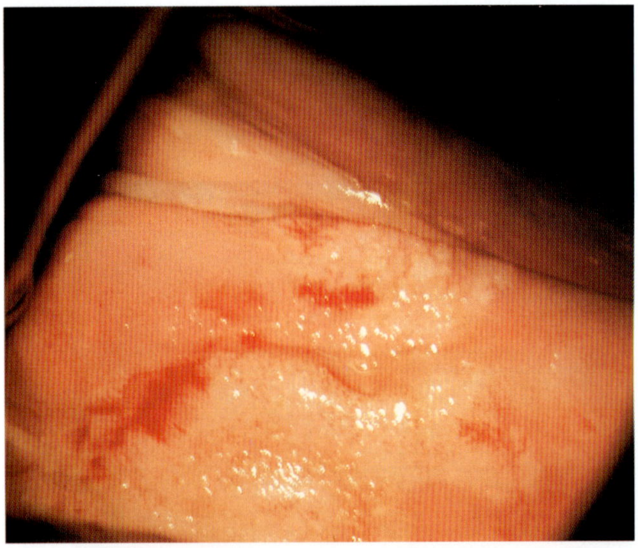

C

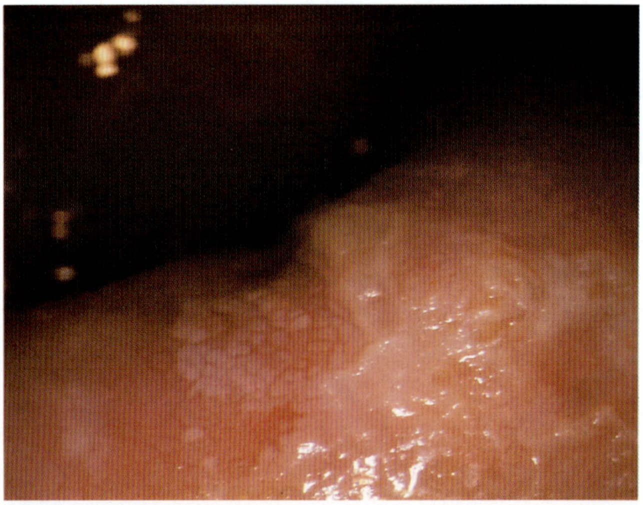

D

图 13-8 **A**. 使用醋酸涂抹阴道之前，阴道镜下 (× 4) 示凸起的、鹅卵石样阴道黏膜。**B**. 致密的疣状上皮的顶端呈绒毛状，是重度阴道上皮内瘤变的特征。活检证实为原位癌。**C**. 图 B 的高倍镜下观 (× 16) 。**D**. 阴道上皮内瘤变异常血管少见，然而本例中可见清晰镶嵌 (× 16) 。

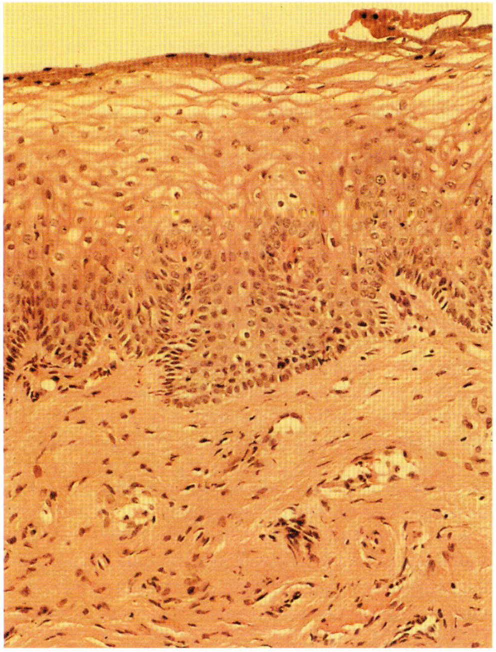

A

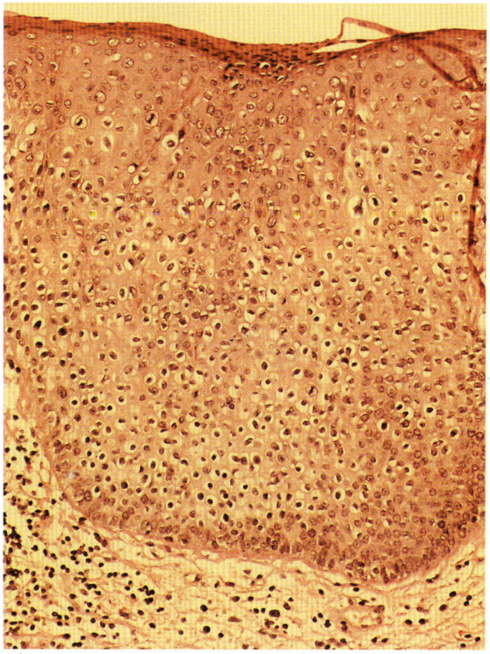

B

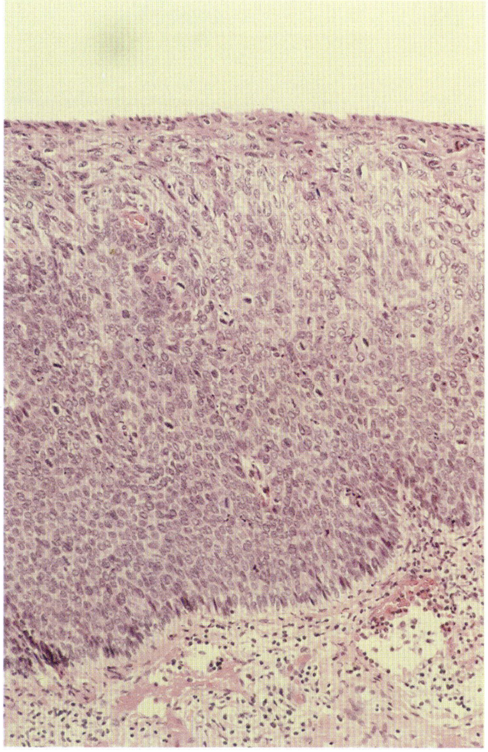

C

图13-9　**A**. 阴道上皮内瘤变1级是指非典型成熟细胞累及上皮下1/3，大于50%的上皮层为正常分化及结构。**B**. 广泛的挖空细胞和非典型化生细胞与棘皮症和角化不全有关。本例诊断为阴道上皮内瘤变2级。**C**. 瘤变细胞累及全层，未见细胞成熟和正常排列。本例为阴道上皮内瘤变3级。

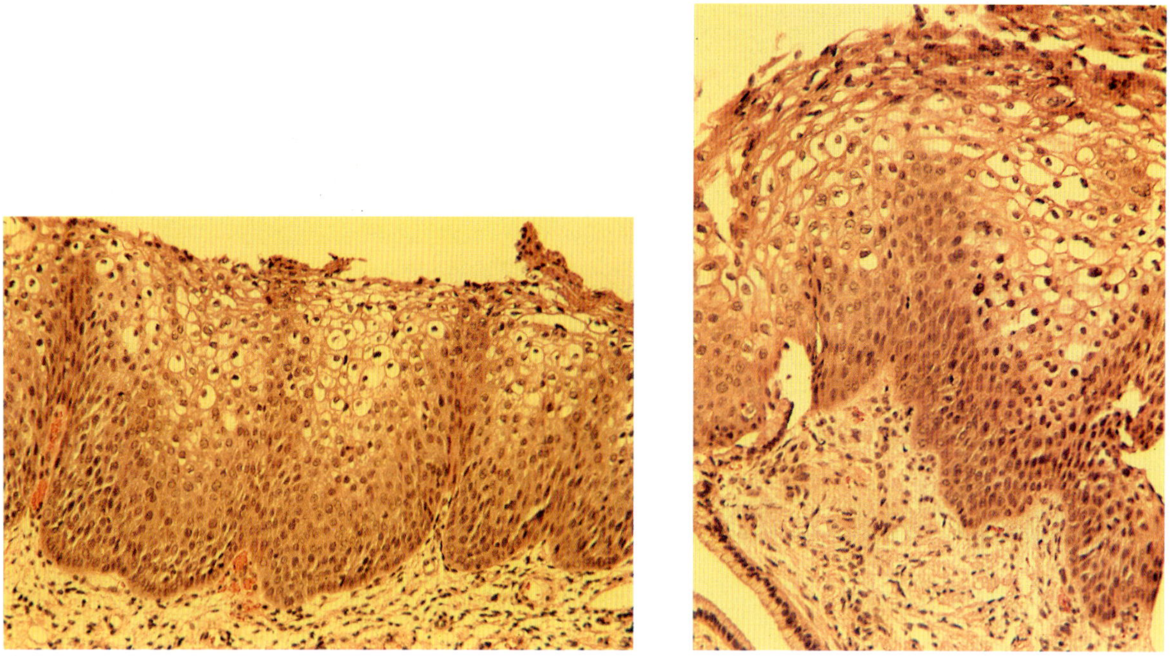

A　B

图13-10　**A**. 可见非典型疣状上皮。广泛的挖空细胞累及上皮上1/3至1/2。这些改变是人乳头状瘤病毒感染的特征。**B**. 图A的高倍镜下可见多核、深染的气球样变细胞，这些变化与其他细胞异常相关，诊断为上皮内瘤变1～2级。

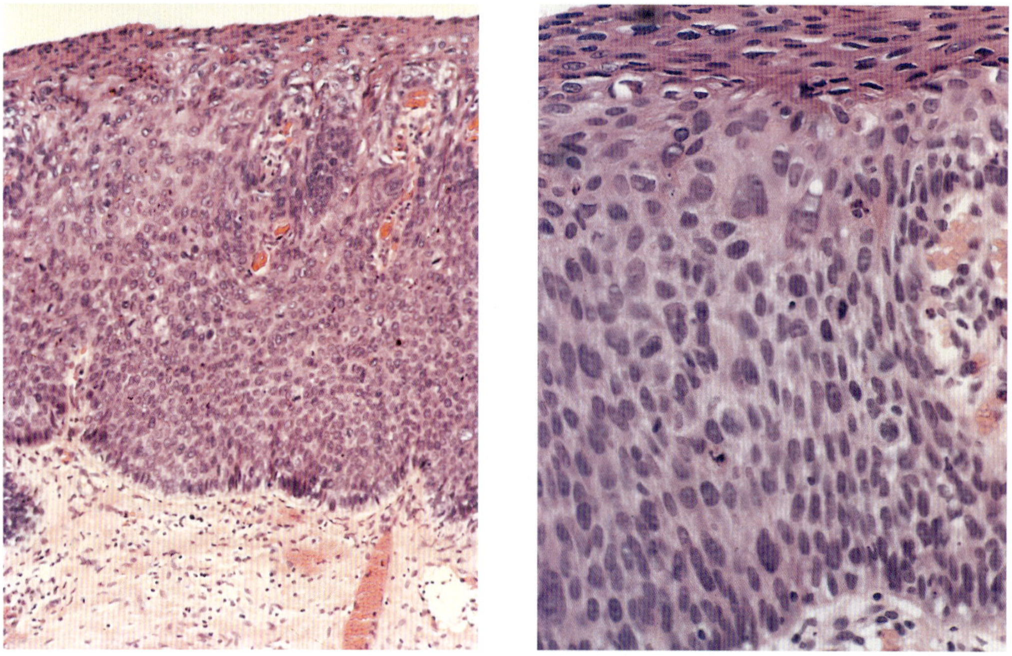

A　B

图13-11　**A**. 本片显示原位癌和上皮内非典型血管。阴道镜下可见点状血管。**B**. 高倍镜下全层瘤变上皮细胞显示上层角化不全。视野中心可见单个细胞角化和非典型有丝分裂像。

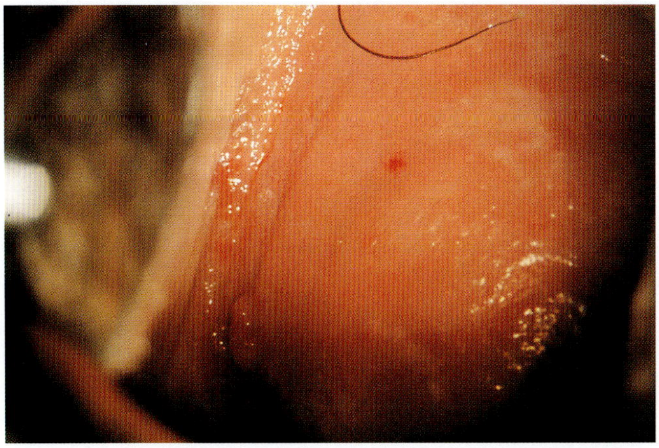

A

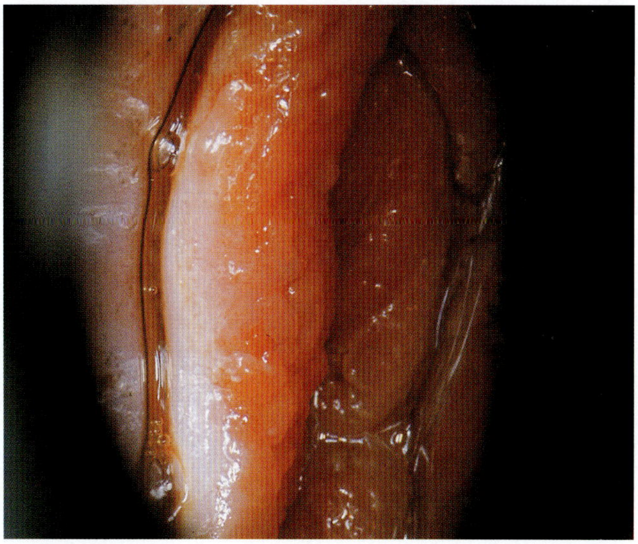

B

图 13-12　**A**. 本例患者曾暴露于己烯雌酚并有显示阴道腺病的阴道异常。红色腺体和粉色鳞状上皮相映衬 (中心)。**B**. 放大镜下可见乳头状增殖的腺上皮细胞导致的乳头状和腺管样结构。这些与宫颈内膜结构相似。

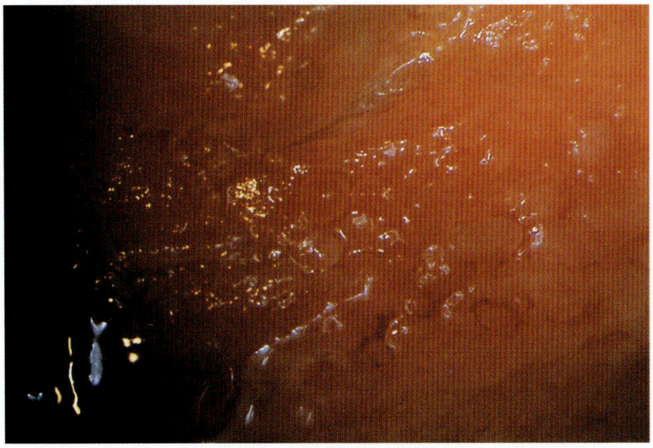

图 13-13　在图 12*A* 和 12*B* 中，阴道应用醋酸后，显示覆盖宫颈和阴道腺病区域的腺上皮呈葡萄样结构。

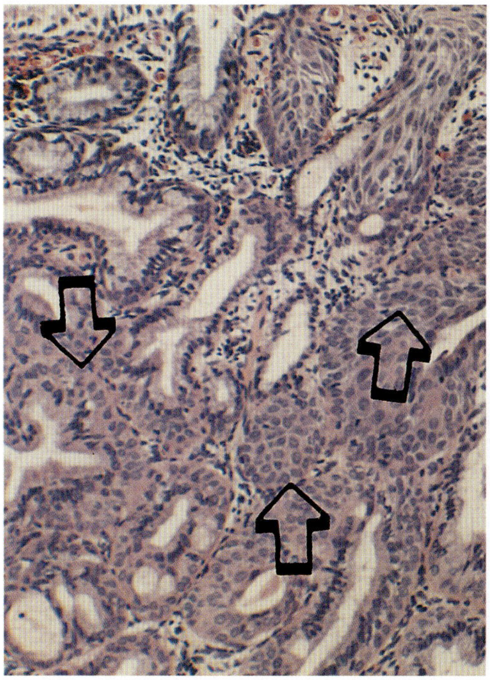

图 13-14　图 13-12*A* 和 *B* 及 13-13 活检显示内衬柱状黏液上皮细胞的腺管和未成熟鳞状化生区 (箭头所示)。

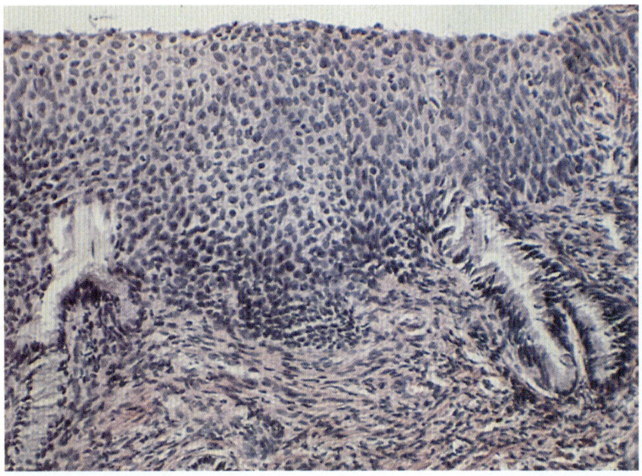

A

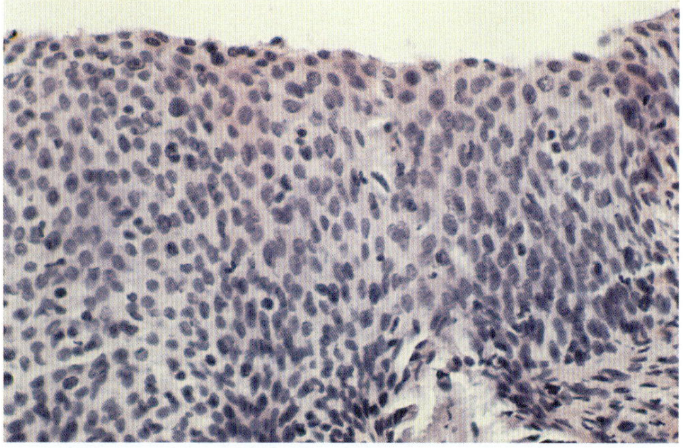

B

图 13-15　**A**. 此切片示在图 13-12*A* 和 *B* 及 13-13 中阴道腺病和周边非腺病区阴道鳞状上皮之间的转化区。已烯雌酚暴露引起的阴道腺病导致阴道转化区广泛。化生的鳞状细胞导致明显上皮增生不良。**B**. 图 A 的高倍镜下显示几乎全层瘤样细胞变化，即使在表层也不成熟。这些所见与阴道腺病中阴道上皮内瘤变 3 级一致。

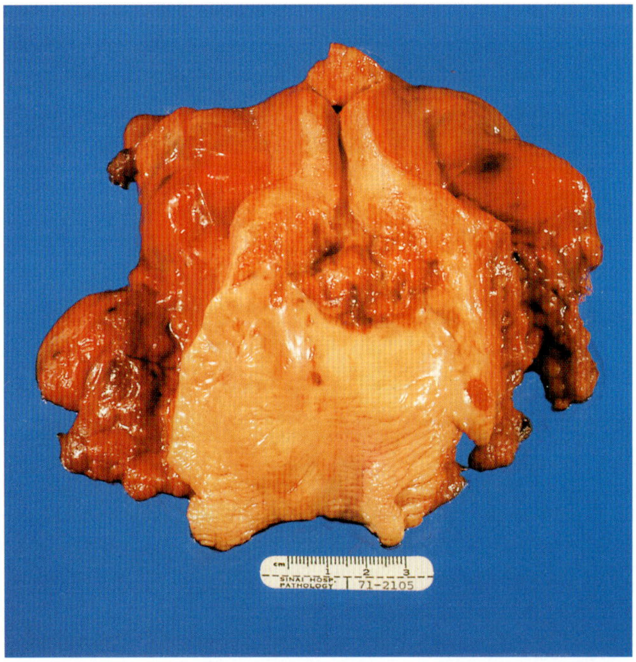

A

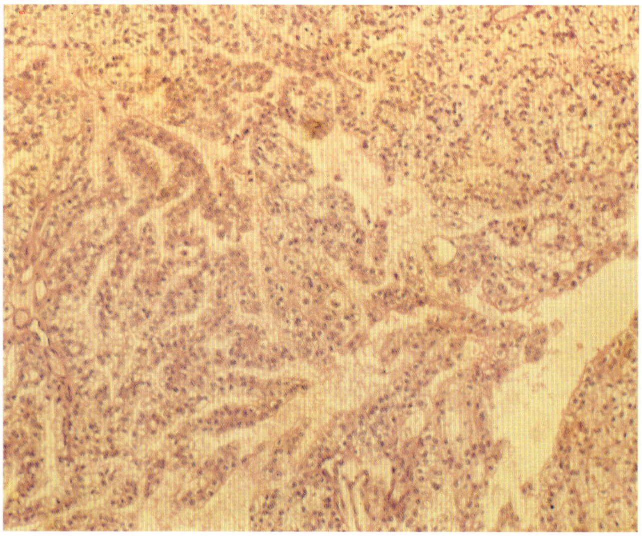

B

图 13-16　**A**. 本标本取自接受子宫和阴道根治性切除术的 20 岁患者。肿瘤累及阴道上段和宫颈。在已烯雌酚诱发的异常出现之前，此年龄组很少见到宫颈和阴道腺癌。**B**. 已烯雌酚相关的宫颈、阴道恶性肿瘤的组织学特征是一致的和可重复的。腺体增生包括恶性透明细胞。(待续)

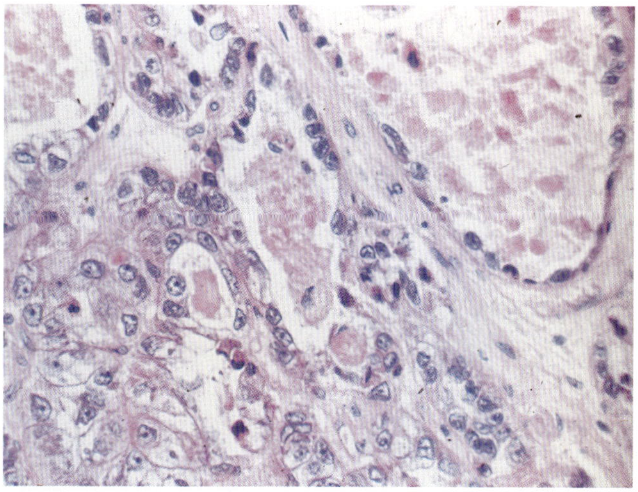

C

图13-16　C. 高倍镜下见己烯雌酚相关腺癌中副中肾管结构。腺管内衬钉状细胞(右上)和透明细胞(右中)。

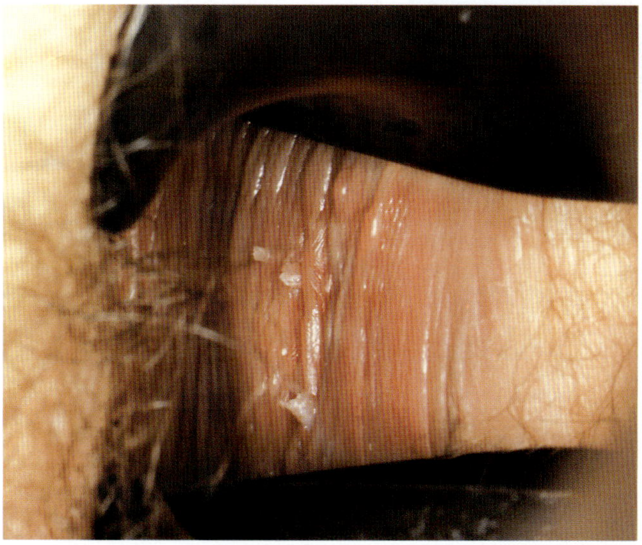

A

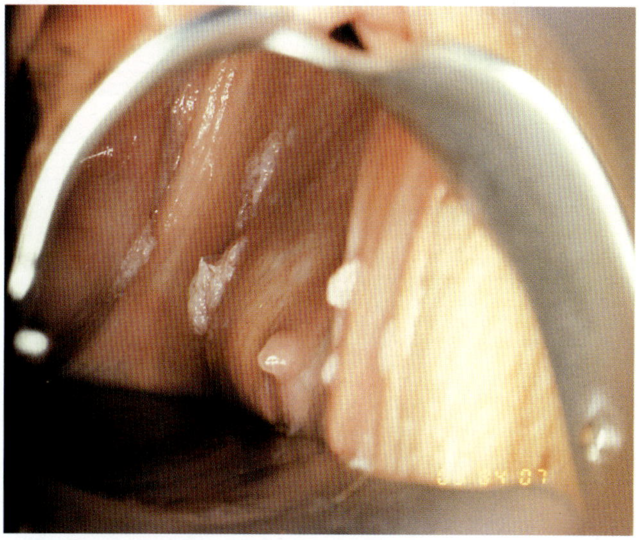

B

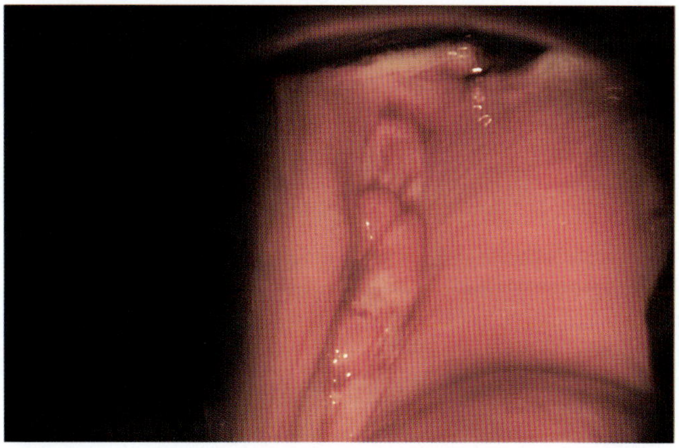

C

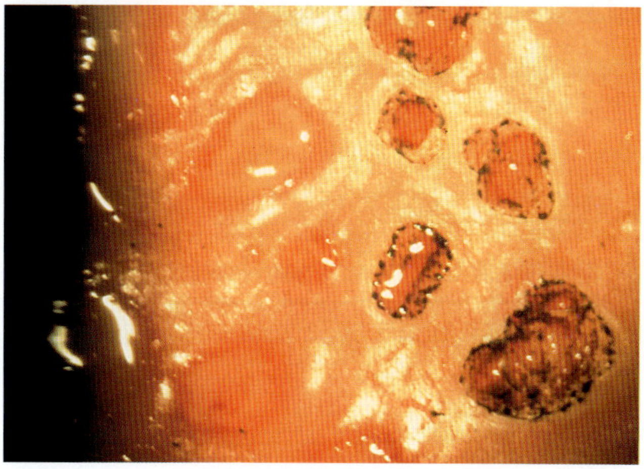

D

图 13-17　**A**. 阴道窥器下见许多位于阴道左侧壁的尖锐湿疣。**B**. 阴道湿疣的近景照显示湿疣和正常阴道黏膜突起的区别。**C**. 阴道上段单纯疱疹。阴道上皮皱褶中可见 2～3 个溃疡，溃疡龛中的纤维蛋白导致外观呈白色。**D**. 多发性单纯疱疹溃疡近景照。数个溃疡已被激光汽化(右)。

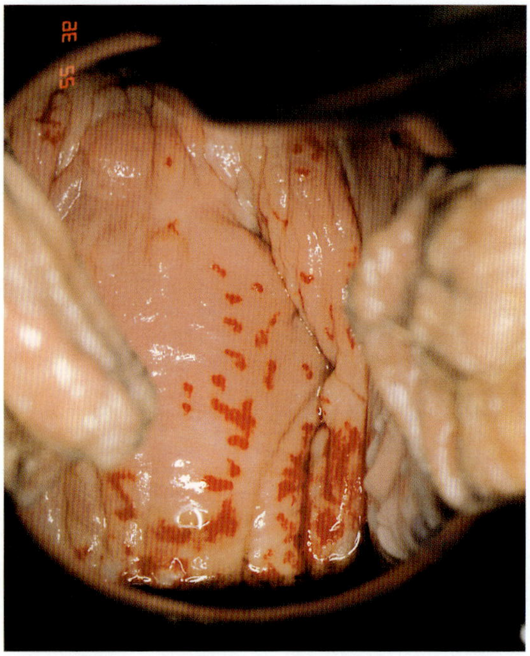

图13-18 接受大剂量外用雌激素治疗的患者的阴道异常血管。可见上皮下出血 (底部) 。

(张俊吉 译 王友芳 校)

第14章

专业术语

阴道的阴道镜检查专业术语与宫颈的阴道镜检查术语是相似的。正常情况下，阴道没有腺上皮，因此，不会看到转化区。下列情况属例外：在间质深处发现中肾管成分；由于产前暴露于已烯雌酚，阴道内可见丰富的黏液腺体（腺病）；先天性的腺病。

阴道上皮内瘤变仅限于不足1mm厚的上皮。因此，与宫颈上皮内瘤变的治疗不同，深度不是治疗的关键问题。因为阴道的瘤变是多灶性的，所以治疗的效果有赖于对阴道表面受累范围的准确了解。当描述阴道病变时，检查者必须注明受累的区域和病灶的位置，如上1/3、侧穹窿、前壁或后壁。

检查者应该描述使用醋酸前后所有病变的情况。白色上皮是最常见的发现，检查者在描述中应该包括白色改变的程度。人乳头状瘤病毒感染的特征包括微绒毛、疣样结构；扁平的、疣样（乳头瘤样）凸起；鹅卵石样和明显的肉疣。如果看到这些特征性的表现，检查者应该加以注明。点状或镶嵌样血管类型等少见情况也应该加以描述。

如果有阴道分泌物，检查者应该描述分泌物的性状。阴道感染会导致黏膜内血管扩张或浅表溃疡。检查者应该注明感染或炎症的征象，并描述其分布特征。

（杨毅 译 王友芳 校）

第 15 章

阴道镜的常规操作

在下生殖道，阴道是最不易用阴道镜检查的部位。阴道的皱褶既增加了阴道的表面积，也使得阴道检查复杂化 (图15-1*A*) 。因为阴道是一个潜在的腔隙，所以必须在其内插入窥器以便观察 (图15-1*B*和*C*) 。当窥器的两叶撑开后，宫颈很容易观察到，相比之下，阴道穹窿被宫颈部分遮掩了，而且，阴道前后壁也被窥器的上下两叶遮掩了 (图 15-1*D* 至 *F*) 。只有向右或向左调整窥器角度时，阴道的侧壁才能透过张开的窥器的两叶观察到。阴道的前后壁只有当窥器后撤时才能看到 (图15-2*A*和*B*) 。由于这些难度，即使在阴道镜检查中，阴道的病变也可能被遗漏。因此，需要使用长柄细拉钩拉开阴道的黏膜和宫颈暴露整个阴道视野 (图15-3*A* 和 *B*) 。

在妇科机械检查台上患者取截石位。检查台应该升高至适合检查者的高度。将阴道镜旋转到位，并将物镜调至 300mm 的焦距，取最小放大倍数 (扫描倍数) 。

将两叶窥器放入阴道，暴露宫颈。将窥器的两叶逐渐撑开至最大 (图 15-4*A* 和 *B*) 。将钛拉钩置于宫颈的前唇，尽可能将前唇拉下 (向后)，暴露阴道前穹窿 (图15-5*A*和*B*) 。在扫描的放大倍数下观察前穹窿，然后再换成高放大倍数 (× 6和 × 10) 重复观察。接着，将浸透了3%或4%的醋酸的大棉签涂抹前穹窿的黏膜 (图 15-6) 。30 ～ 40 秒钟后，再次检查前穹窿 (× 4、× 6、× 10 和 × 16) 。将异常的情况记下来，或者用装有滤光镜的宫颈镜或照像机照下来。通过移动拉钩和操作窥器，对阴道后穹窿、左侧穹窿和右侧穹窿进行同样的检查。

紧接着，部分后撤窥器，使用皮肤拉钩牵拉阴道的前后壁，检查阴道的上半部分 (图15-7) 。在用醋酸涂抹阴道壁之前，先进行检查 (× 4、× 6 和 × 10) 。然后用大棉签浸透醋酸涂抹阴道壁，再次检查 (× 4、× 6、× 10 和 × 16) 。之后将窥器转向右侧，检查左侧阴道壁 (图 15-8*A* 和 *B*) 。在收回窥器的同时不断重复这一过程，直到检查完整个阴道 (图 15-9) 。

如果需要活检，则要在阴道镜引导下进行，且最好在低倍放大 (× 4 或 × 6) 下进行 (图 15-10) 。

如果患者阴道有大量分泌物，或者可能存在感染，在使用醋酸之前，要取分泌物样本做培养或者显微镜检查。在检查完后，检查者应绘制阴道示意图，以便将来随诊和比较时使用 (图 15-11) 。

阴道对牵拉和挤压很敏感。对大多数女性来说，阴道镜检查是不舒服的。缓慢的牵拉、使用窄叶的窥器 (Pederson) 而不用普通窥器 (Graves) ，可以减小患者的不适感。

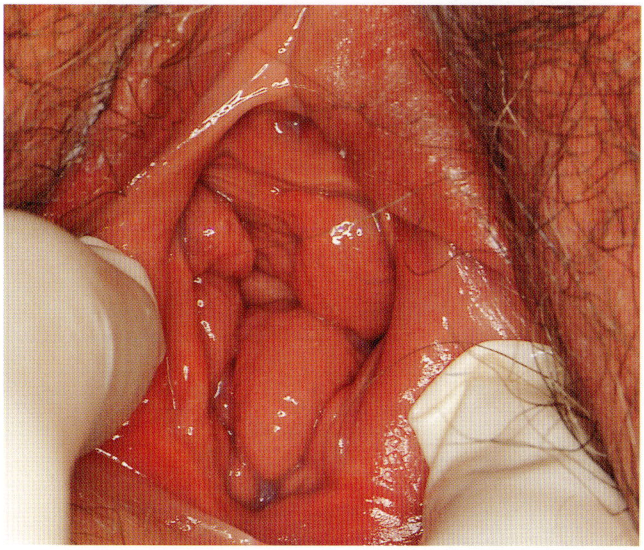
A
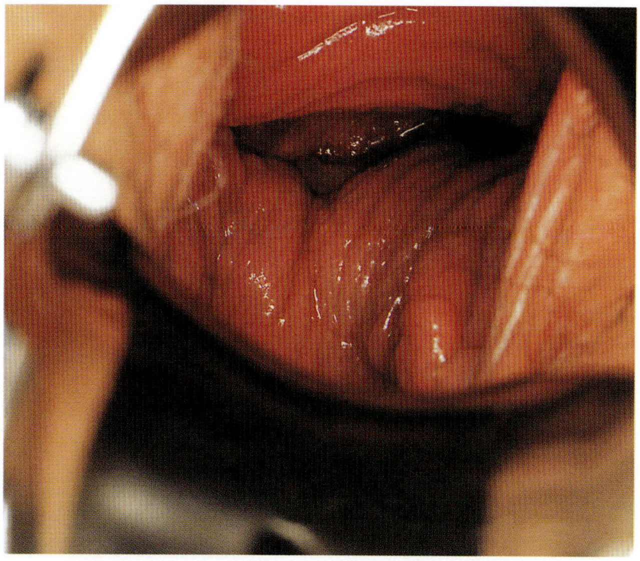
B
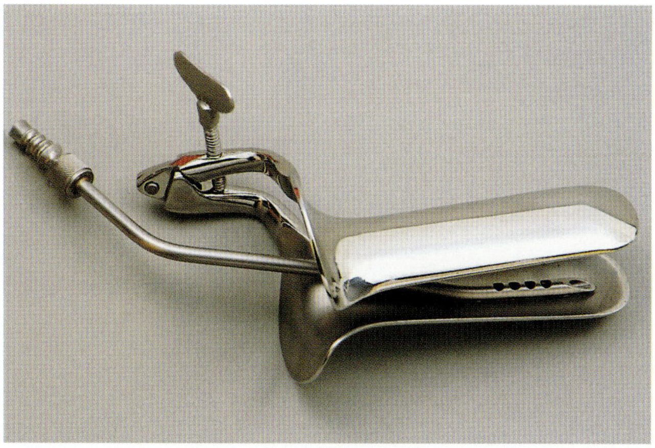
C
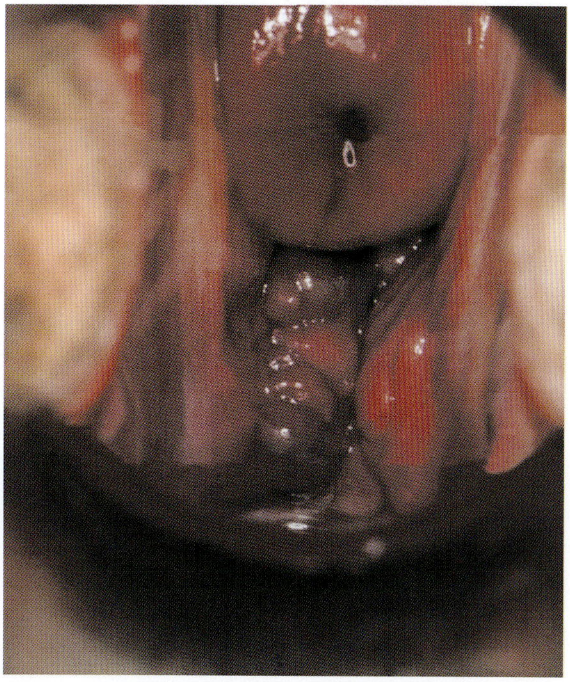
D

图 15-1　**A**. 阴道是一个不容易检查的部位，因为它是一个潜在的腔隙，而不是一个真正的腔隙，阴道壁趋于下垂，同时由于有皱褶，它的表面积较大。**B**. 前后壁限制了对阴道的观察。在这个病例中，由于阴道旁筋膜撕裂，左侧阴道壁下垂，进一步影响了对阴道的观察。**C**. 理想的阴道检查器具是单铰链 (single-hinged) 窥器，因为其开放的一边有助于阴道侧壁的检查。**D**. 宫颈妨碍了对阴道上段的观察。旋转窥器角度后，在阴道前壁和膀胱的下面，可以看到异常的呈蓝色的囊肿。(待续)

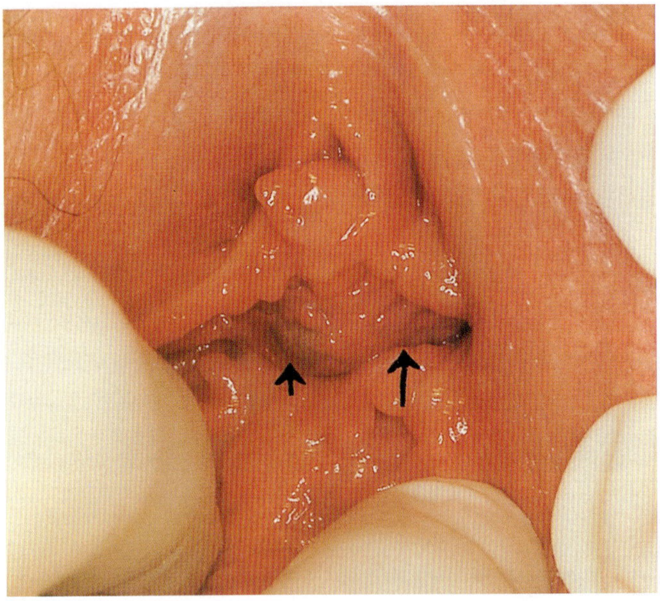
E

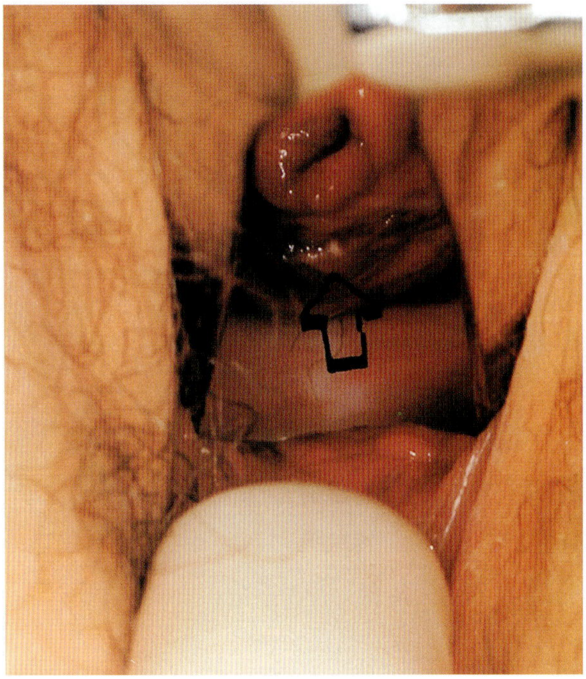
F

图 15-1 **E**. 囊肿位于尿道的下方、阴道下段(箭头所示)。**F**. 将窥器旋转 90 度，展平阴道前壁。可以看见一个有点蓝的囊肿刚好就在尿道的下面(空心箭头所示)。放置窥器将尿道外口撑大。

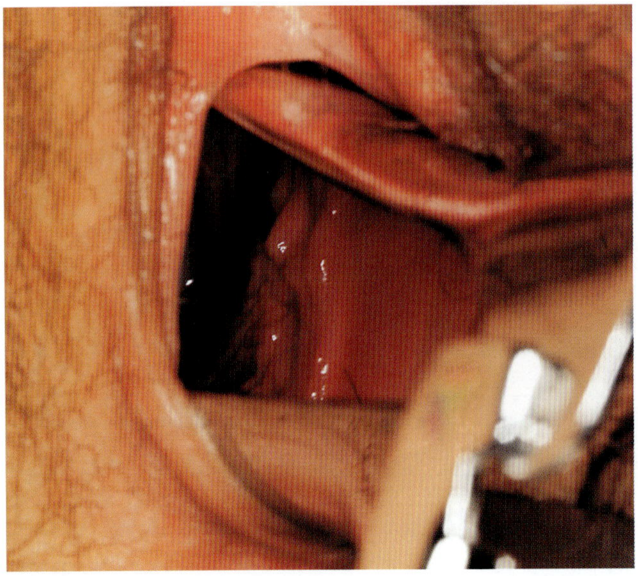
A

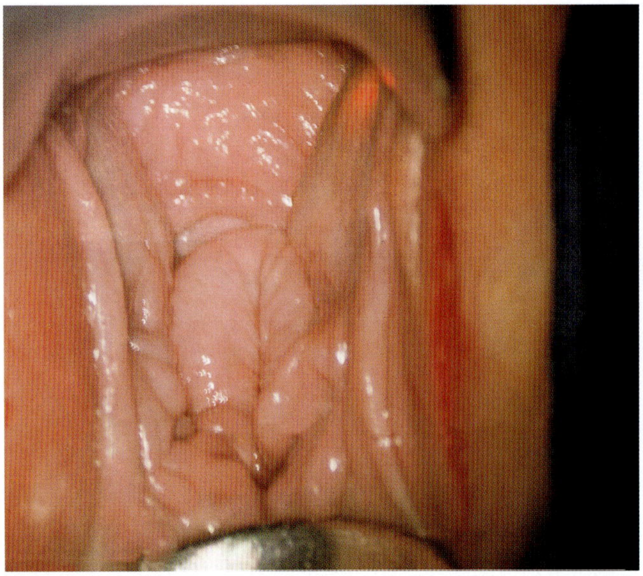
B

图 15-2 **A**. 当旋转阴道镜将光线对准窥器两叶之间时，可以看到阴道的侧壁。**B**. 缓慢地后撤窥器，可以观察到下垂的阴道前后壁。

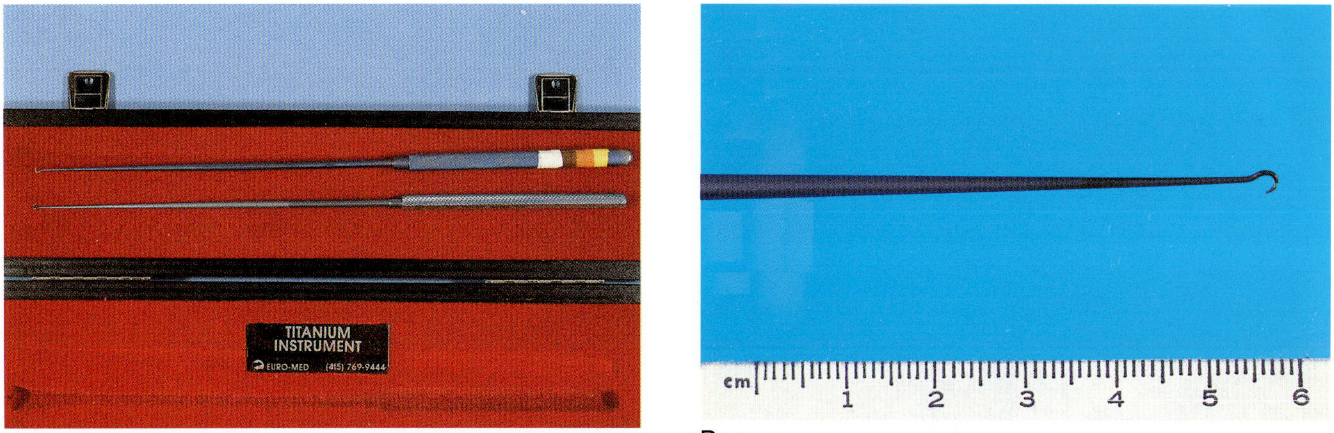

A　B

图 15-3　**A**. 设计用来进行宫颈和阴道激光手术的钛皮肤拉钩是阴道内操作的理想器具。这些拉钩既坚硬又轻巧。**B**. 图 A 中所示的钛皮肤拉钩的放大像。整个拉钩长 10 英寸。长而细窄的拉钩既不会阻碍阴道镜检查，又可以进行无损伤的探查。

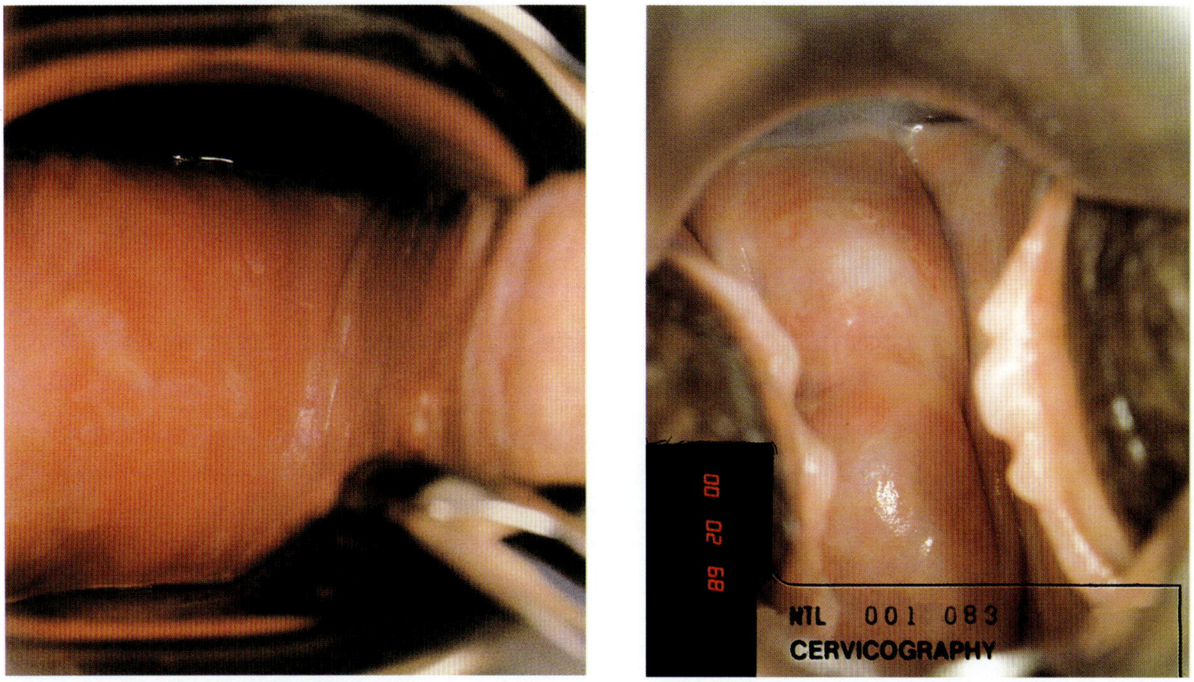

A　B

图 15-4　**A**. 在窥器充分插入阴道后，张开窥器的两叶，将窥器向内压迫，在阴道穹窿上施加轻微的压力，展平黏膜。**B**. 解除窥器向内的压力，阴道穹窿向阴道镜的物镜方向膨凸。

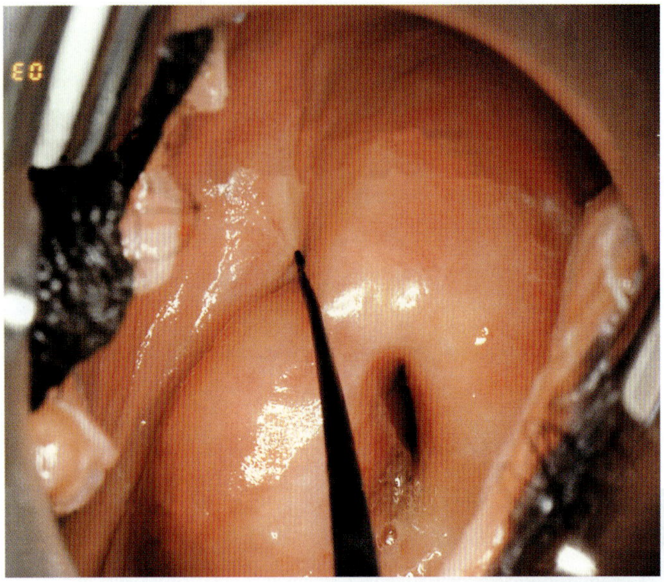

A

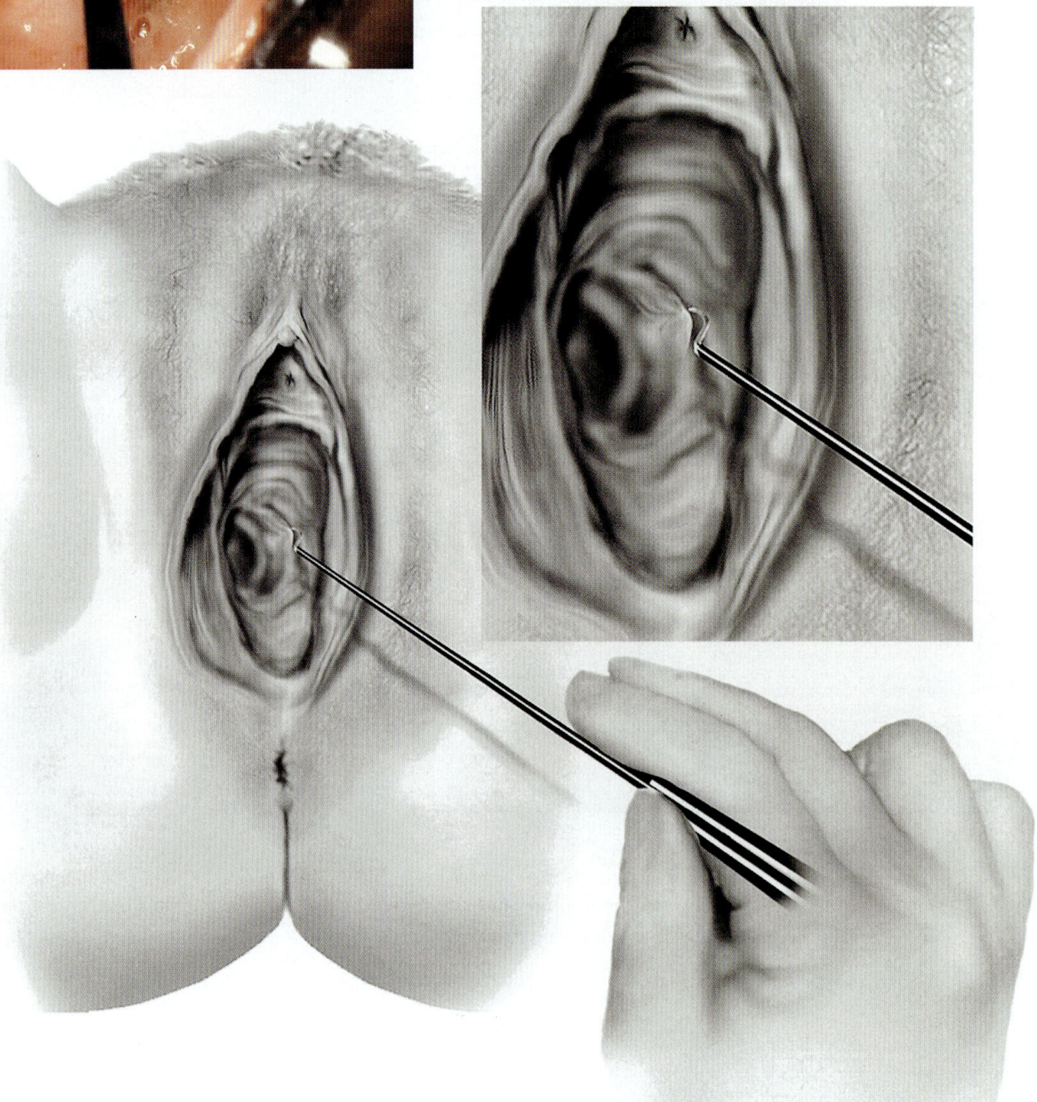

B

图 15-5 **A**. 钛拉钩牵拉宫颈，暴露出右侧的前侧穹窿。这种拉钩有助于对阴道凹陷处进行无阻碍的观察，不会引起组织的损伤。**B**. 使用钛拉钩牵拉阴道。

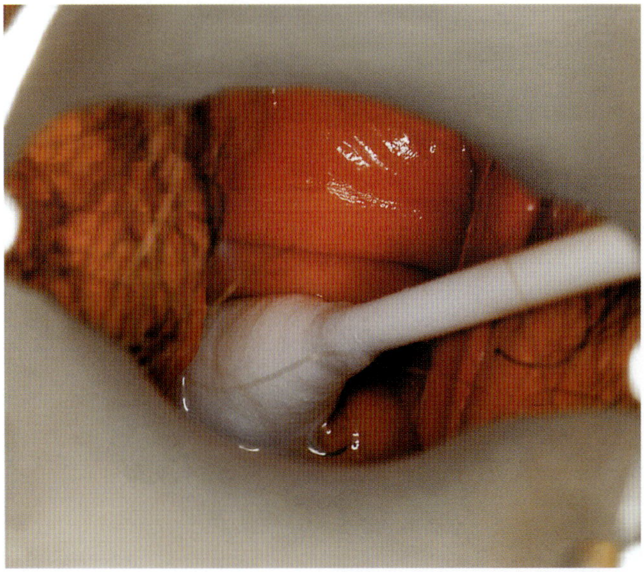

图 15-6　使用大棉签 (Proctoswab) 擦去阴道分泌物，在阴道壁上涂抹醋酸。棉签也可以作为操作工具。

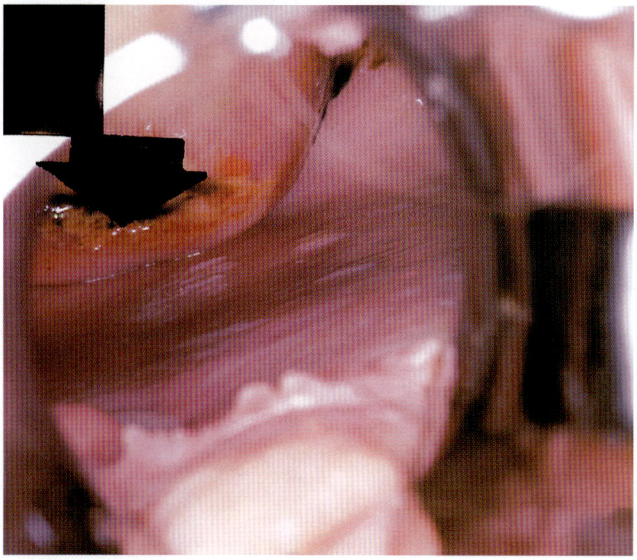

图 15-7　窥器旋转 90 度，将阴道后壁 (箭头所示) 牵拉展平。

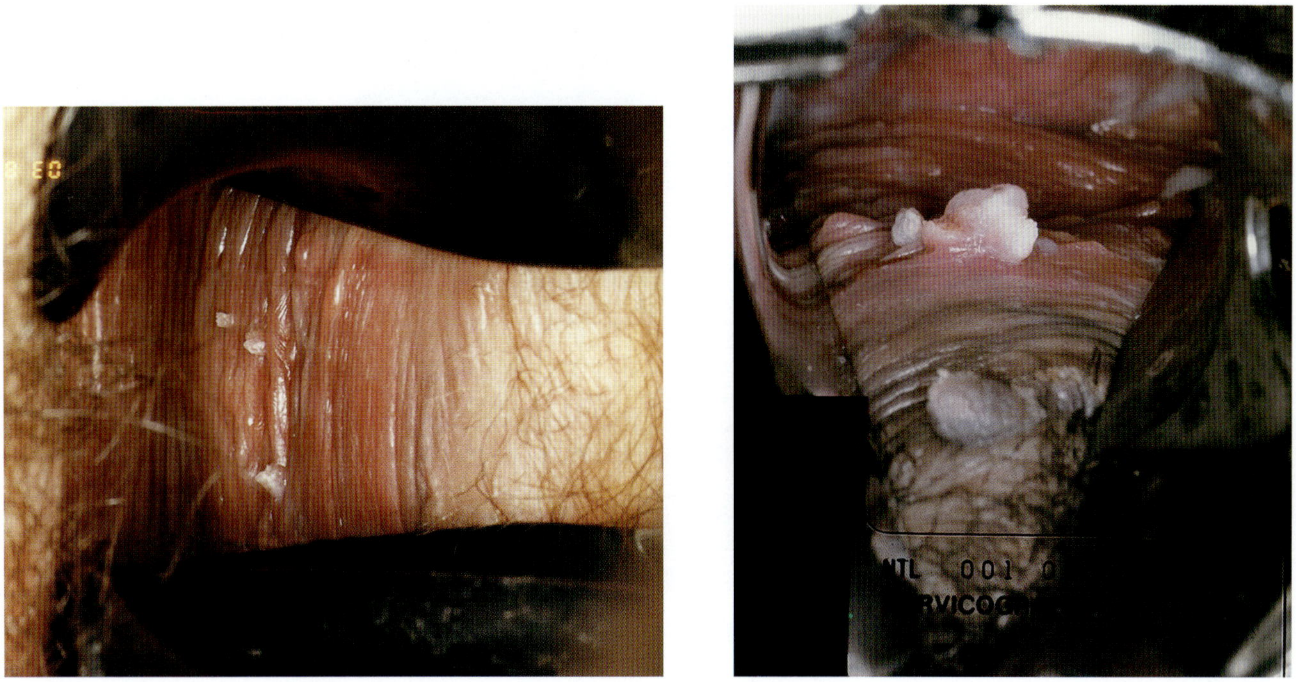

A　B

图 15-8　**A**. 旋转窥器，检查者可以观察窥器两叶之间撑开的区域。在阴道口和侧壁可以看到湿疣。**B**. 将窥器进一步深入阴道，可见疣体遍及整个阴道下段。

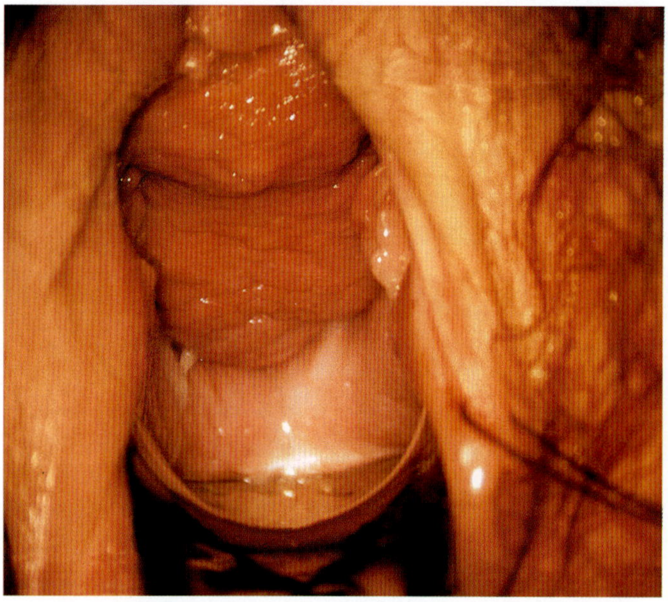

图 15-9　后撤窥器，可以检查阴道前后壁下三分之一。

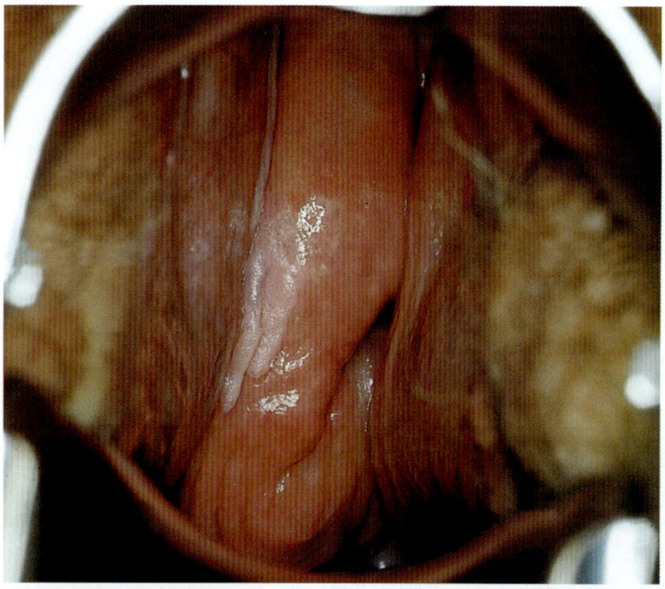

图 15-10　此患者阴道右前侧壁上可以看到可疑的阴道上皮内瘤变。为进行阴道镜下定位活检，阴道镜的放大倍数被降到扫描倍数 (× 4) 。

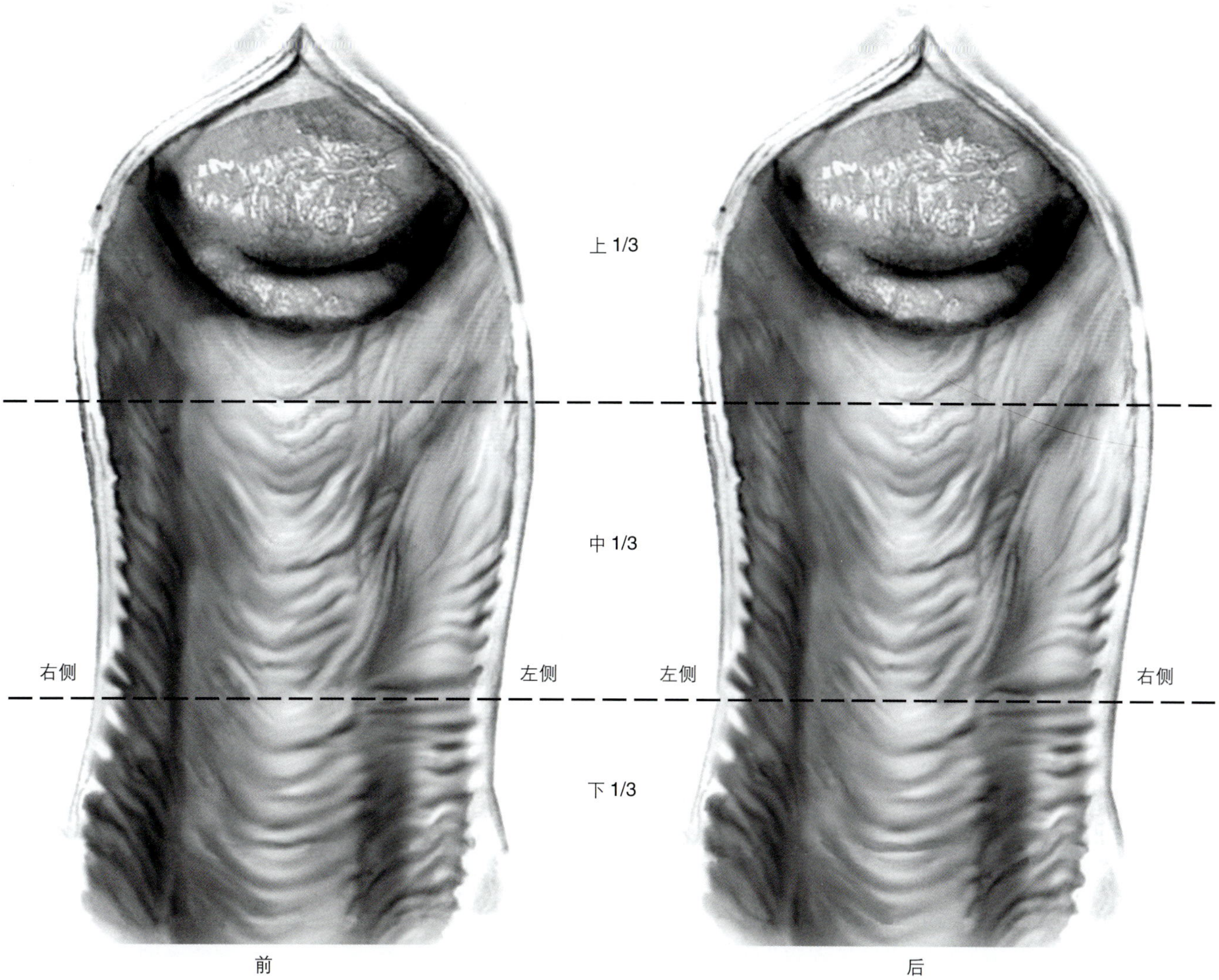

图 15-11　检查者可以使用阴道示意图来描述阴道镜检查所见，并纪录阴道镜下定位活检的部位。

（杨毅 译　王友芳 校）

第 16 章

活检技巧

阴道活检使用的是和宫颈活检同样类型的长柄尖头带孔活检钳 (图 16-1*A* 和 *B*) 。阴道对压力很敏感，没有麻醉的活检会导致令人不舒服的夹痛感。为了增加患者的舒适感，可以在阴道内注入 1% 的利多卡因 (赛鲁卡因) 1～2ml，或者用棉签在阴道黏膜活检的部位涂抹少量的利多卡因和 prilocaine 乳霜 (EMLA) 。所有的阴道活检都应该在阴道镜引导下进行，因为这样做明显可以增加精确性 (图 16-2*A* 至 *E*) 。

活检时，检查者必须小心操作，避免对组织不必要的损伤，尤其是对阴道萎缩的老年妇女 (图 16-3) 。个别情况下，在阴道穹窿活检时，穿入了腹腔，在阴道前壁活检时穿入了膀胱 (图 16-4*A* 和 *B*) 。检查者必须根据观察到的状况调整活检钳所抓取组织的体积。

当活检结束时，将棉签用蒙塞尔液 (Monsel) 浸透后立即涂在活检的凹坑处止血 (图 16-5*A*) 。如果蒙塞尔液不能止住出血，则要用3-0薇乔线 (Vicryl) 缝合伤口来止血。

当需要较大的活检标本时，或者需要进行切除活检时，要将患者送到手术室并给予麻醉。用牵引器暴露活检部位，皮下结缔组织用1:100的血管加压素溶液浸润，用手术刀锐性切取活检组织。缝扎止血，伤口用 3-0 薇乔线 (vicryl) 间断缝合 (图 16-5 *B* 和 *C*) 。

因为腹膜 (阴道穹窿) 、直肠 (阴道后壁) 和膀胱 (阴道前壁) 之间的距离太近，所以不推荐在阴道内使用电外科技术。由于对邻近组织潜在的热损伤的深度难以预测，造成无意中传导损伤的风险超过了电外科技术止血的优势。

阴道内血管充盈的病变可能是血管瘤、转移性绒毛膜癌或子宫内膜癌。对这些病变的活检可能会引起严重的出血。因此，对血管充盈的阴道病变的活检必须在血样送到血库配型和备血之后，在手术室里进行 (图16-6) 。手术结束后，用2-0到3-0的薇乔线 (Vicryl) 在病灶周围进行缝合以便立即止血。

如果在阴道内见到囊性病变，在进行活检之前，应该进行超声或 X−线检查来明确病变的来源及内容物。这些病变可能是Gartner导管囊肿、包涵囊肿、肠疝或血管瘤 (图 16-7) 。

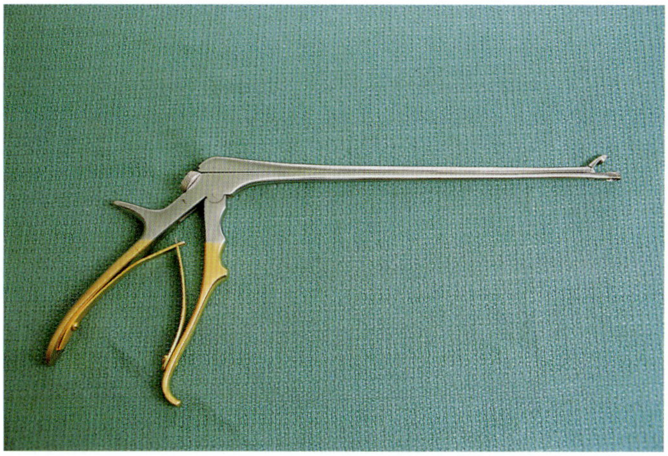

A

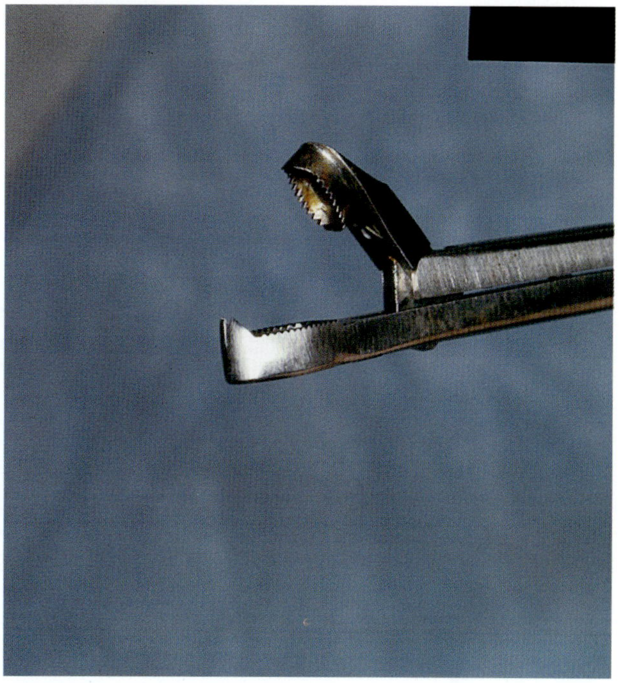

B

图 16-1　**A**. 这把现代活检钳与宫颈活检的器械相同，细长的钳身对在阴道镜下的阴道定位活检很理想。**B**. 活检钳的钳颌呈锯齿状，很锋利，可以快速切割，使患者的不适感最小。

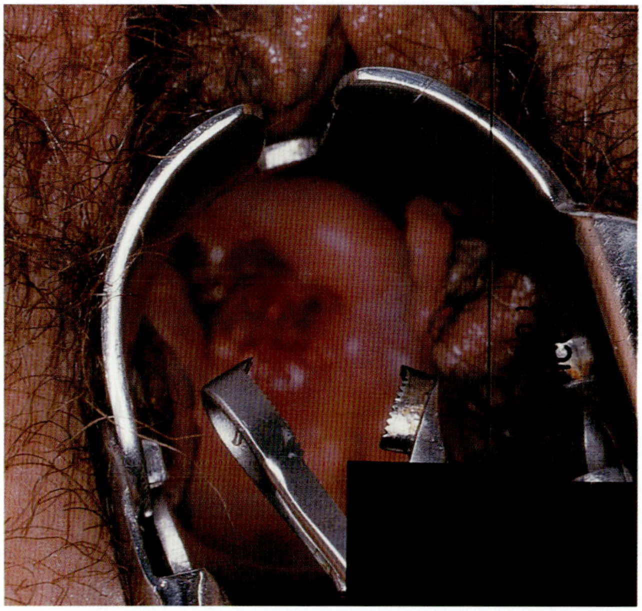

A

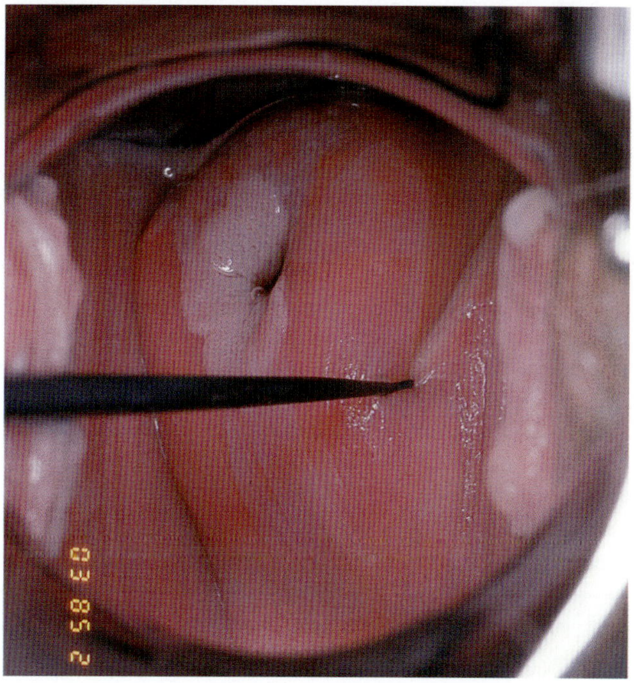

B

图16-2　**A**. 活检在阴道镜引导下进行，提高了操作的精确性。**B**. 使用拉钩牵拉组织，暴露出活检的部位。(待续)

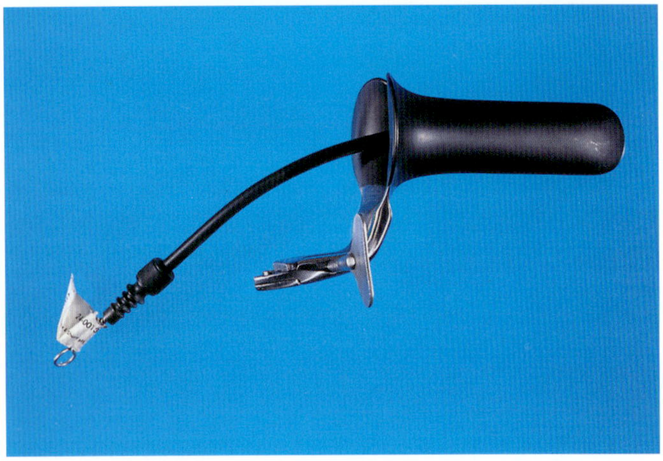
C

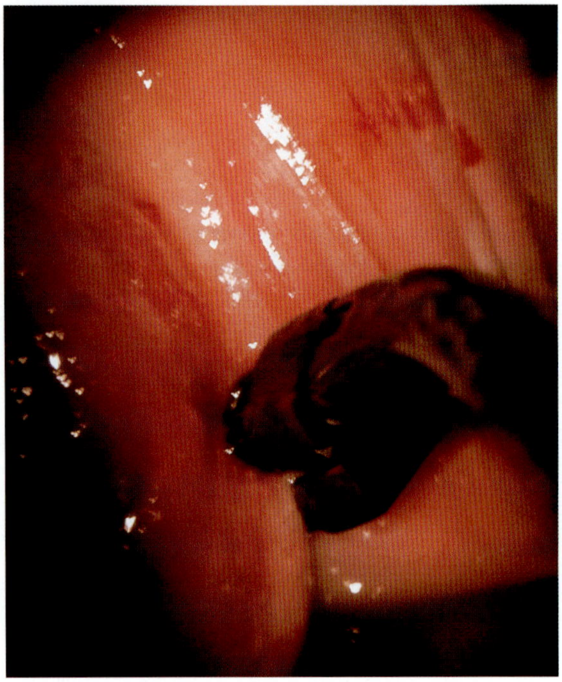
D

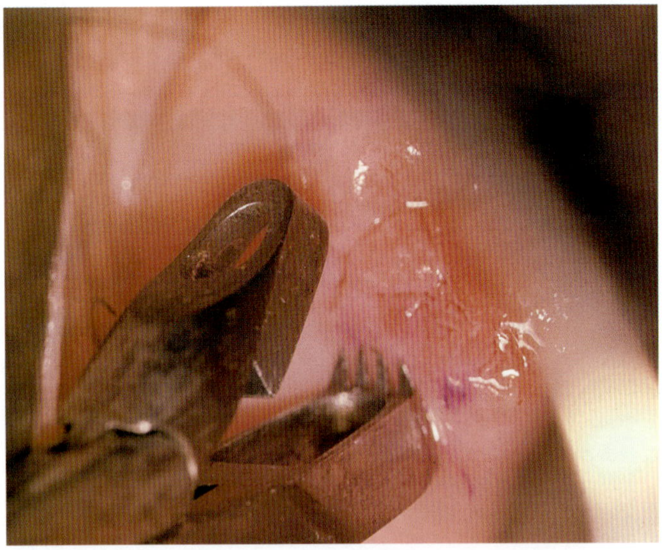
E

图 16-2 **C**. 激光被膜 (laser-coated) 的单铰链窥器是阴道内活检或手术操作的理想器械。如果需要缝合，窥器开放的一边可使缝线束紧。**D**. 在低倍镜 (× 4 至 × 6) 下进行活检。当闭合活检钳的钳颌时，手术野很清楚。**E**. 在进行活检之前，可以在高倍镜 (× 10) 下进行观察，以便对最严重的异常部位取样。

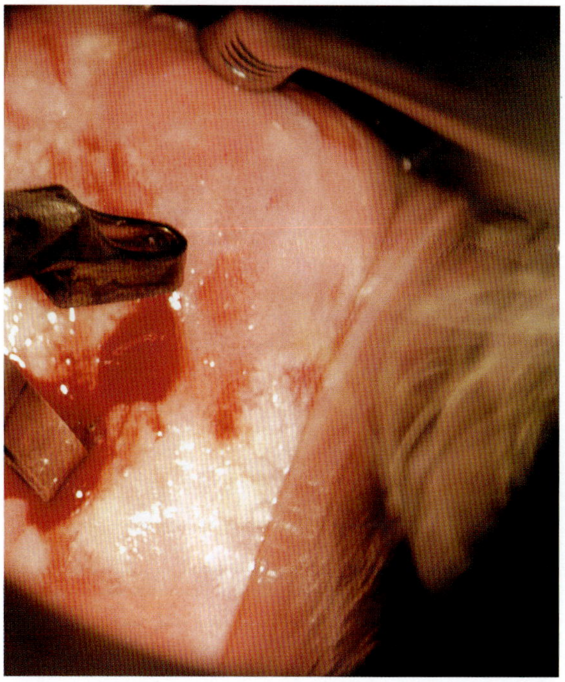

图 16-3　在萎缩的阴道里，上皮和间质的厚度很薄。为了避免伤及邻近的结构，活检标本要取得浅一些。

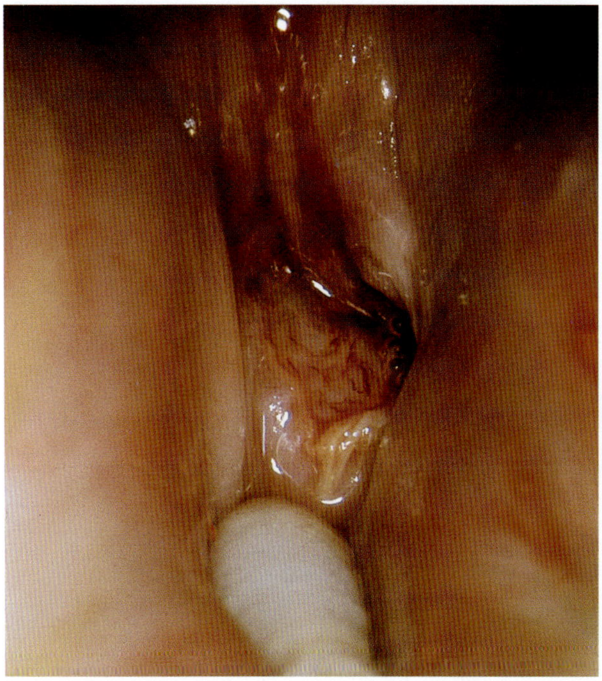

A

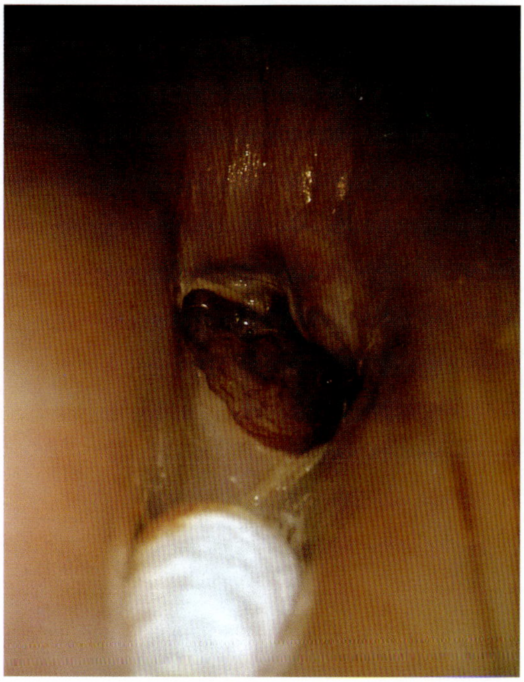

B

图 16-4　**A**. 在这位 80 岁患者的萎缩的阴道内，在行阴道全层活检时，穿入了腹膜，位置就在棉签上方。**B**. 图 A 的放大观显示对阴道萎缩患者的过度活检所造成的危害。

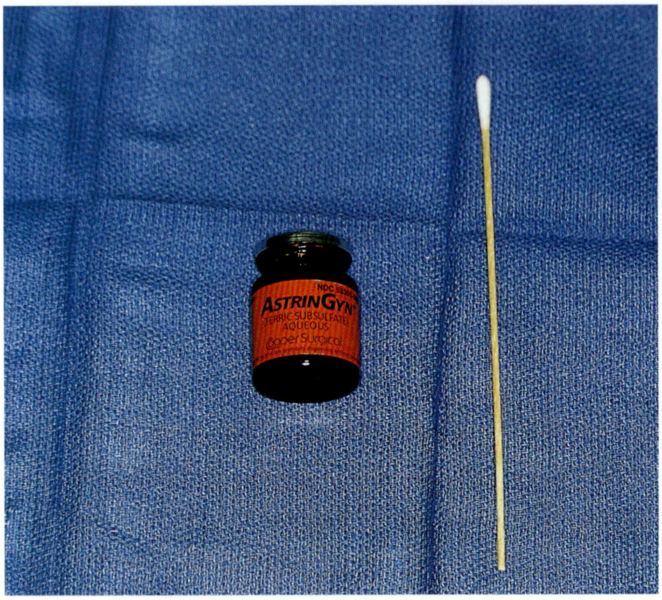

图 16-5 **A**. 阴道活检之后，在活检凹陷处涂抹少量的 Monsel 液止血。**B**. 活检之前，在阴道黏膜下注射加有肾上腺素、1% 的赛鲁卡因，或含1:100的血管加压素的1%赛鲁卡因稀释液，然后进行打孔活检。(待续)

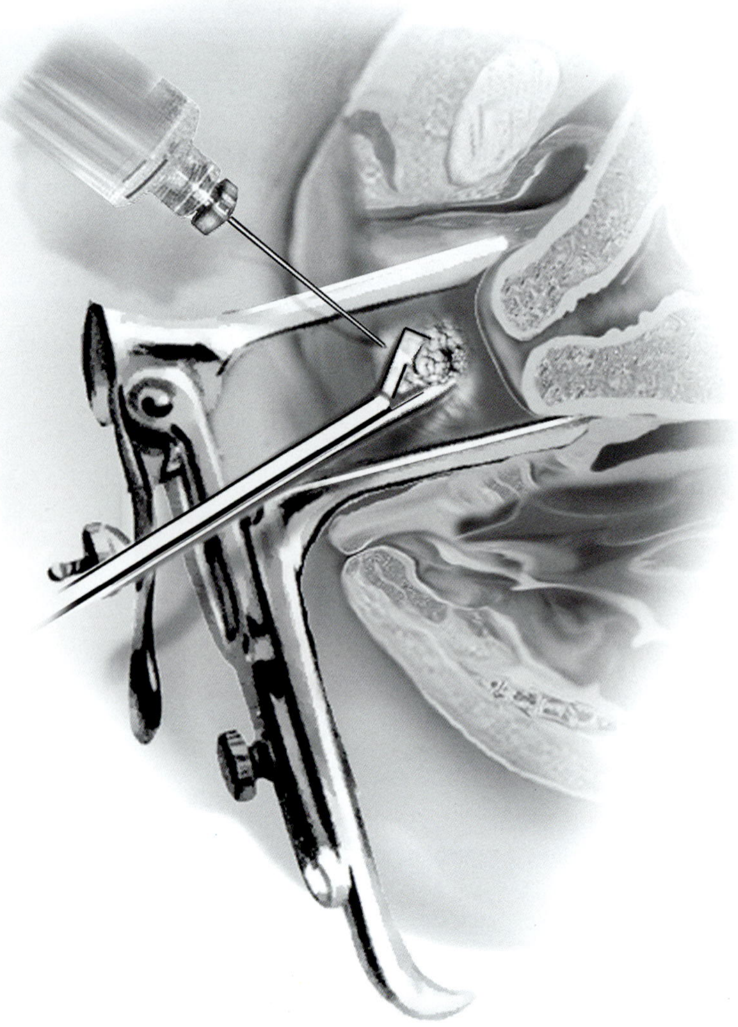

B

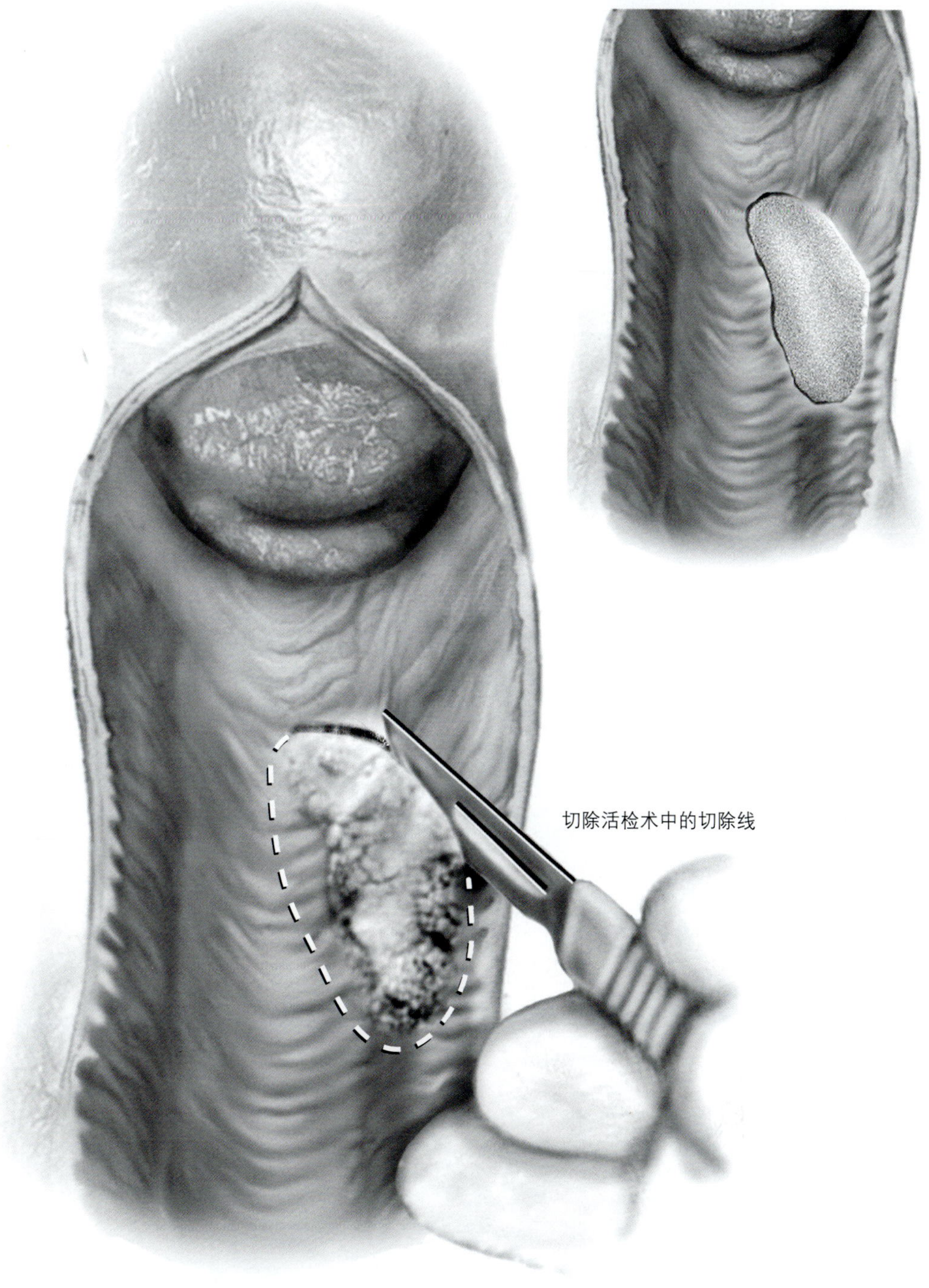

C

图 16-5　**C**. 当需要活检一层组织 (layer biopsy) 时，用 1:100 的血管加压素稀释液在阴道活检部位的上皮下进行浸润注射，使黏膜鼓起来。用手术刀切取含有可疑病灶的阴道的一部分。缺损处用 3-0 薇乔线 (Vicryl) 缝合。

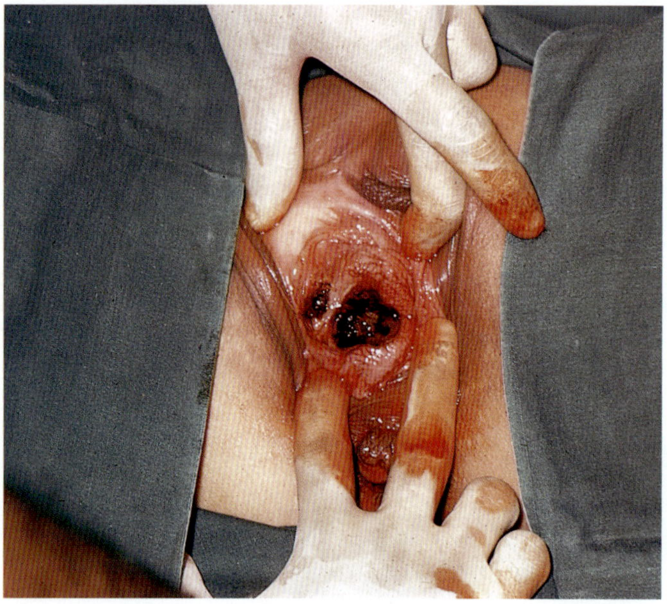

图 16-6　此例阴道病变是转移性绒毛膜癌。当在手术室进行活检时，发生了严重的出血。典型的阴道内血管充盈病灶呈深红色、紫色或蓝色。因为有出血的危险，这些病变的活检不应该在诊所里进行。

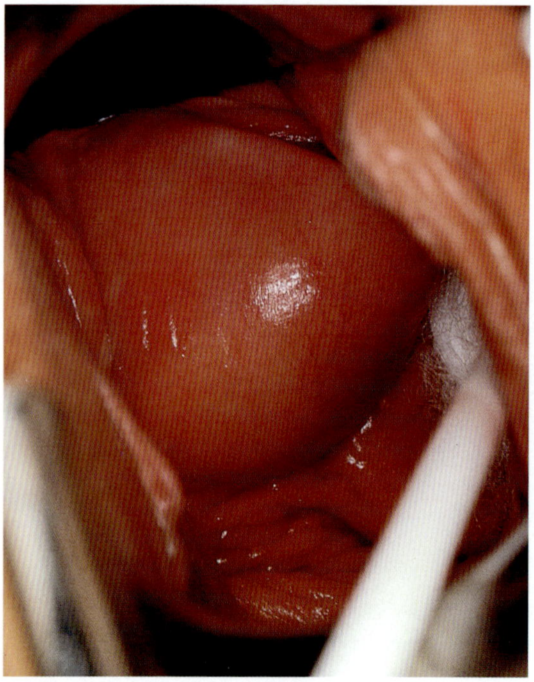

图 16-7　阴道囊肿要小心处理。这个 Gartner 导管囊肿占据了阴道前侧穹窿，与泌尿系的膀胱和右侧输尿管很接近。

（杨毅 译　王友芳 校）

第 17 章
实例分析

阴道上皮内瘤变
(VIN，Vaginal Intraepithelial Neoplasia)

病例 1

40 岁，孕 2 产 2，曾患多囊肾，已行肾移植术，标准的免疫抑制药物维持治疗中。因宫颈上皮内瘤变 (CIN) 治疗过三次，但每次均有复发 (图 17-1) 。

病例 2

48岁，因子宫脱垂和CIN Ⅲ行阴式子宫切除术。术后 6 年，年检宫颈阴道细胞涂片示非典型增生的鳞状细胞，提示 VAIN Ⅱ(图 17-2 *A* 和 *B*) 。

病例 3

27 岁，未孕，宫颈阴道细胞涂片示 VAIN Ⅰ。阴道镜检查示宫颈阴道部呈岛状、扁平白色上皮，阴道后穹窿呈厚密的白色上皮 (图 17-3) 。

病例 4

33 岁，孕 5 产 4 流 1，30 岁时曾因 CIN Ⅲ行子宫切除术。之后年检，宫颈阴道细胞涂片示非典型鳞状上皮细胞 (图 17-4) 。

病例 5

42 岁，2 年半内五次宫颈阴道细胞涂片示 ASC-US，多次阴道镜检查宫颈未见异常，组织病理学检查亦未见异常。再次行宫颈和阴道的阴道镜检查 (图 17-5)。

病例 6

50岁，行阴式子宫切除术后 (病因不明) 。宫颈阴道细胞涂片示重度非典型增生及其他改变，符合人乳头状瘤病毒感染 (图 17-6) 。

病例 7

35 岁，曾因 VAIN Ⅱ经妇科肿瘤医师行 CO_2 激光治疗，其后 1 年内，宫颈阴道细胞涂片示轻至中度非典型增生。又行锐性切除、激光汽化和植皮术治疗。术后6个月，行干扰素注射治疗，每周3次，每次100万单位 (图 17-7 *A* 和 *B*) 。

病例 8

36 岁，因 VAIN Ⅰ ~ Ⅱ行 CO_2 激光汽化治疗，病变仍持续存在 (图 17-8) 。

病例 9

43岁，宫颈阴道细胞涂片示重度非典型、大角化鳞状上皮细胞。阴道镜检查及活检病理示原位癌 (图 17-9 *A* 和 *B*) 。

病例 10

25 岁，6 次妊娠史，13 岁初次性生活，16 岁初次妊娠，因宫颈原位癌行子宫切除术后，出现阴道流血，进行阴道镜检查和阴道细胞涂片 (图 17-10) 。

病例 11

24岁，有产前己烯雌酚暴露史，20岁时诊断为腺病。进行了每年一次的阴道镜检查和宫颈阴道细胞涂片检查。最近一次涂片示阴道非典型鳞状上皮细胞 (图 17-11 *A* 和 *B*) 。

病例 12

60岁，12年前因子宫肌瘤行经腹子宫切除术。宫颈阴道细胞涂片示ASC-US，3个月后复查，结果相同。行阴道镜检查，检查前应用了阴道雌激素软膏治疗 (每日阴道用雌二醇或结合雌激素一枚) (图 17-12) 。

病例 13

62岁，48岁时因宫颈原位癌行阴式子宫切除术。因近期宫颈阴道细胞涂片示非典型增生而行阴道镜检查。既往每年一次的宫颈阴道细胞学涂片结果均正常。此患者阴道黏膜光滑，缺乏皱褶，浅粉色，为萎缩的表现，没有发现局灶性病变，然而在阴道顶显示出浅淡、扁平的白色上皮。表浅的活检结果为 VAIN Ⅰ。应用雌激素软膏治疗1个月，复查宫颈阴道细胞涂片，结果正常，8 周后复查阴道镜及活检结果亦正常 (图17-13) 。

病例 14

48 岁，因 CIN Ⅰ行宫颈电刀环切术。术后2年，宫颈阴道细胞学涂片示ASC-US。因细菌性阴道病治疗后，复查宫颈阴道细胞学涂片示非典型增生，而行阴道镜检查 (图 17-14) 。

己烯雌酚相关的异常

病例 15

17岁，其双胞胎姐妹有妊娠早、中期大剂量己烯雌酚暴露史。姐妹俩自16岁始进行常规的阴道镜检查以评定宫颈、阴道异常 (图 17-15 *A* 和 *B*) 。

病例 16

19岁，因宫颈外观异常行阴道镜检查。其母亲因先兆流产于早孕期服用过己烯雌酚，其药量超过了 Smith 方案推荐的剂量 (图 17-16 *A* 和 *B*) 。

病例 17

21岁，其母亲于妊娠期服用过己烯雌酚，剂量不详。因从报纸上得知妊娠期使用己烯雌酚与癌症相关而寻求医疗建议 (图 17-17) 。

病例 18

25岁，因其母亲于早孕期和中孕早期服用过每日超过100mg的己烯雌酚，而行阴道镜检查 (图17-18) 。

病例 19

30 岁，因宫颈阴道细胞学涂片结果为非典型病变而行阴道镜检查。患者的母亲在成功孕育患者前有习惯性流产史。其母亲于妊娠期进行了药物治疗，但是药物种类、服药时间和药物剂量不详 (图 17-19 *A* 和 *B*) 。

病例 20

17 岁，因产前己烯雌酚暴露史行阴道镜检查 (图 17-20 *A* 和 *B*) 。

病例 21

21岁，有产前己烯雌酚暴露史，既往每年一次的宫颈阴道细胞学涂片结果正常。曾有一次妊娠于中孕期在短暂、不费力工作后发生自然流产 (图 17-21 *A* 和 *B*) 。

病例 22

26岁，有产前己烯雌酚暴露史。行阴道镜筛查腺病已有 6 年。生育史包括三次连续的流产。故行子宫输卵管造影 (图 17-22 *A* 和 *B*) 。

病例 23

23岁，有产前己烯雌酚暴露史，因性交困难行阴道镜检查 (图 17-23) 。

病例 24

20岁，因宫颈阴道细胞学涂片示轻度非典型鳞状上皮细胞行阴道镜检查 (图 17-24) 。

病例 25

19岁，因产前己烯雌酚暴露史行阴道镜检查，其宫颈阴道细胞学涂片示轻至中度非典型鳞状上皮细胞 (图 17-25) 。

阴道湿疣和乳头状瘤

病例 26

27岁，因顽固性尖锐湿疣行阴道镜检查。经三氯醋酸治疗两次，鬼臼毒素治疗 1 次后，阴道内仍布满湿疣 (图 17-26 *A* 和 *B*) 。

病例 27

40 岁，因生殖道湿疣行阴道镜检查，外阴、阴道、肛管内及肛周皮肤均可见湿疣，为人乳头状瘤病毒感染。分泌物培养脲原体属和衣原体均阳性 (图17-27)。

病例 28

31岁，四次妊娠史，患有持续性的阴道湿疣。有吸烟史。经 CO_2 激光治疗，但是湿疣复发或持续存在 (图 17-28 *A* 和 *B*) 。

病例 29

45 岁，孕 2 产 2，因可疑生殖道湿疣而行阴道镜检查，无吸烟史，单一性伴侣。其已婚20年的丈夫承认，在去拉斯维加斯时曾去过妓院 (图 17-29) 。

病例 30

30岁，妊娠后在一个妇产科诊所进行产前保健，其阴道分泌物有异味，显微镜下检查见细菌、白细胞和线索细胞 (clue cell) 。另外，患者还有阴道多发的尖锐湿疣 (图 17-30) 。

病例 31

51 岁，阴道刺激性分泌物 7 个月，疑生殖道湿疣 (图 17-31 *A* 和 *B*) 。

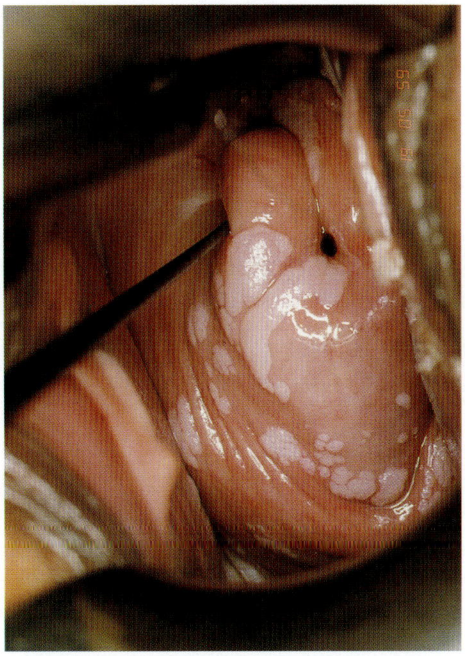

图17-1　阴道镜检查见厚的白色上皮分布于阴道上段和宫颈，呈多中心的乳头状瘤病灶。活检示VAIN Ⅲ。应用长拉钩牵拉宫颈以暴露侧穹窿。

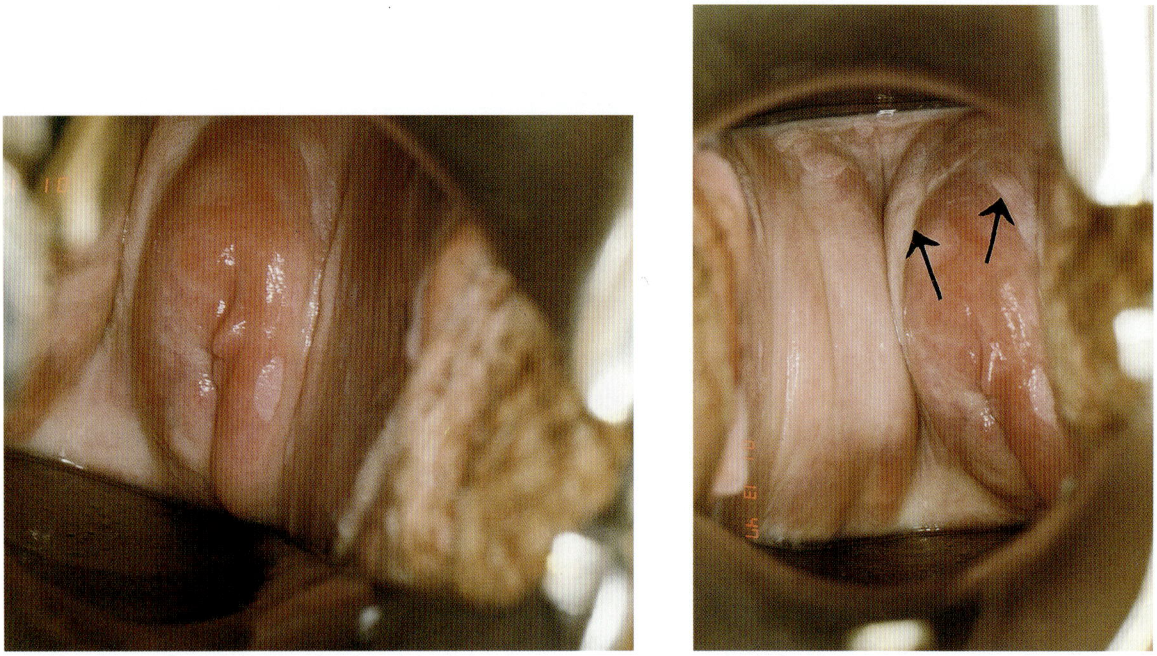

A B

图 17-2 **A**. 阴道镜检查示松弛的阴道顶部和一个小的肠疝。白色上皮中等厚度，其病灶呈扁平疣状。**B**. 阴道镜检查示阴道顶和右侧上段阴道壁。扁平的白色上皮分布在脱垂的阴道顶的基底部（箭头所示）。右侧上段阴道壁可见白色上皮，前外侧壁的右端可见呈岛状的扁平疣状上皮。

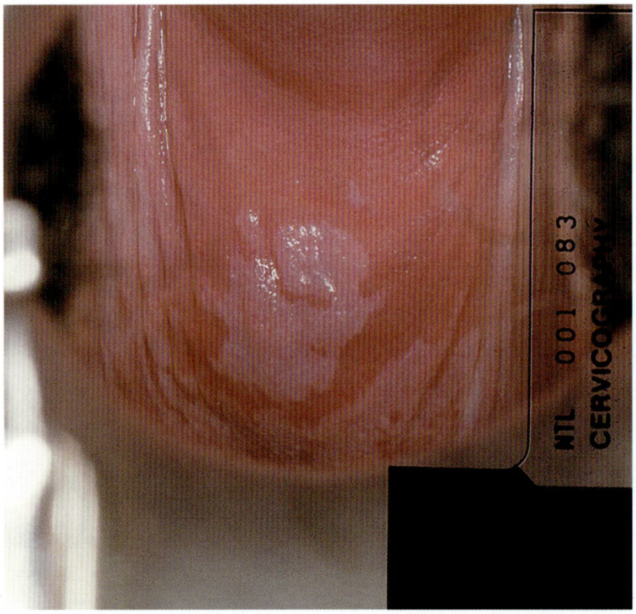

图17-3 阴道后穹窿布满散在的、融合的扁平疣状白色上皮。多点打孔活检示 VAIN Ⅱ和挖空细胞。

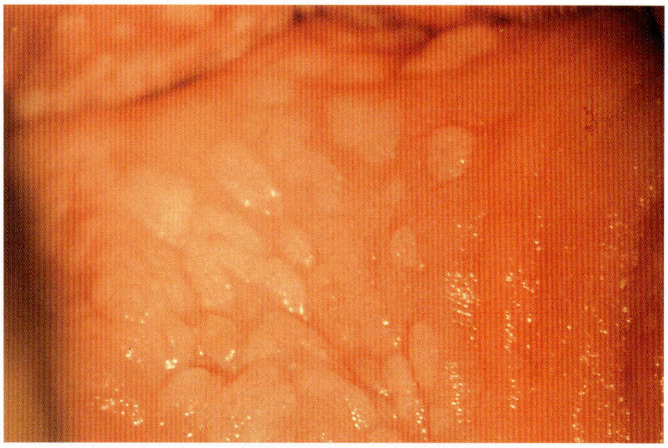

图17-4 阴道中部阴道镜检查（× 10）示阴道后壁，前壁仅部分可见（*背景的左上方*）。多中心的扁平疣状病变遍布阴道前壁和后壁。活检证实为阴道原位癌或 VAIN Ⅲ。

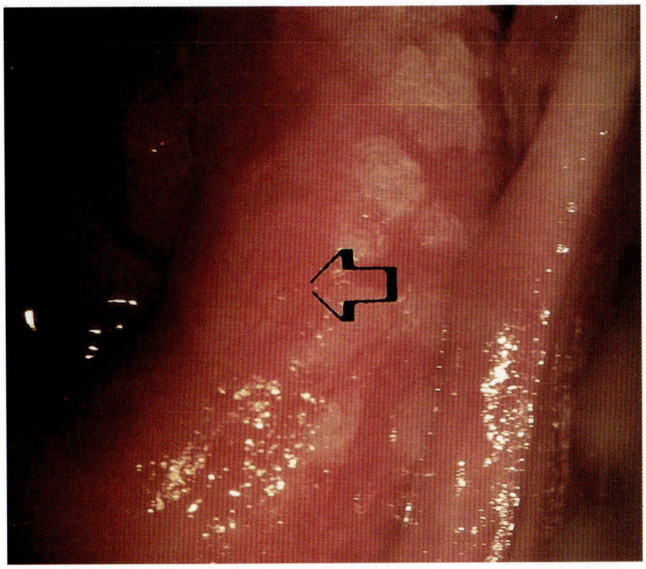

图 17-5　左侧阴道穹窿示白色的疣状斑块 (× 10)，可见镶嵌血管 (箭头所示)。病变符合 VAIN Ⅱ或 VAIN Ⅲ。

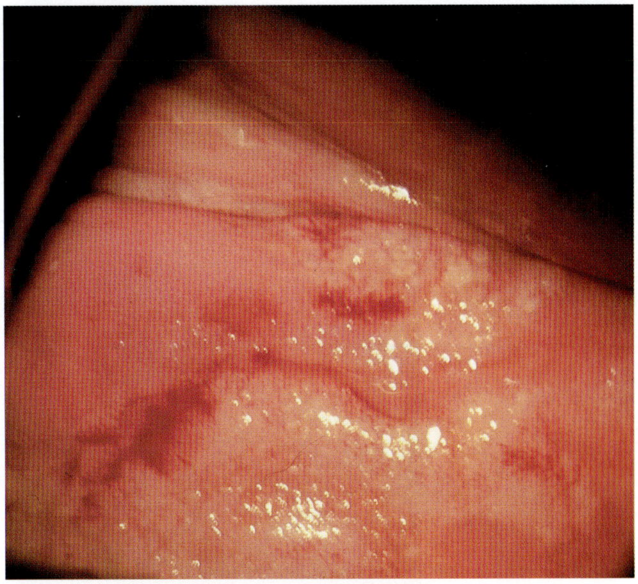

图 17-6　阴道镜检查 (× 16) 示上段阴道壁微小绒毛状病变，为 VAIN Ⅲ。病变下部分的微绒毛图案没有上部分明显。

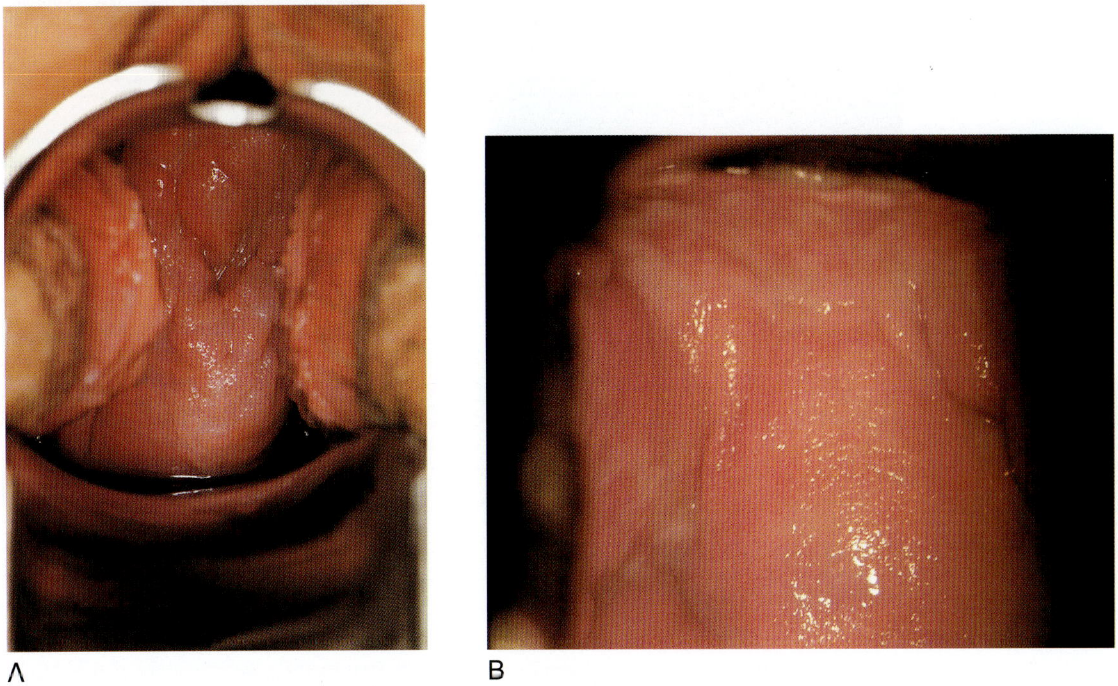

图 17-7　**A**. 子宫和宫颈在经腹全子宫切除术中已被切除。自阴道顶至上段阴道后壁见小鹅卵石样上皮，上段阴道后壁见轻微的白色上皮。**B**. 阴道镜检查 (× 6) 示小鹅卵石样上皮，活检为 VAIN Ⅱ。

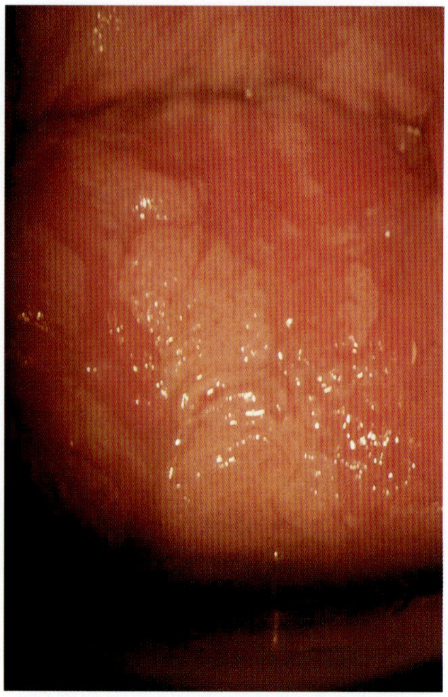

图 17-8　阴道镜下 (× 10) 示广泛的、多中心的 VAIN，累及上 2/3 段阴道前后壁。

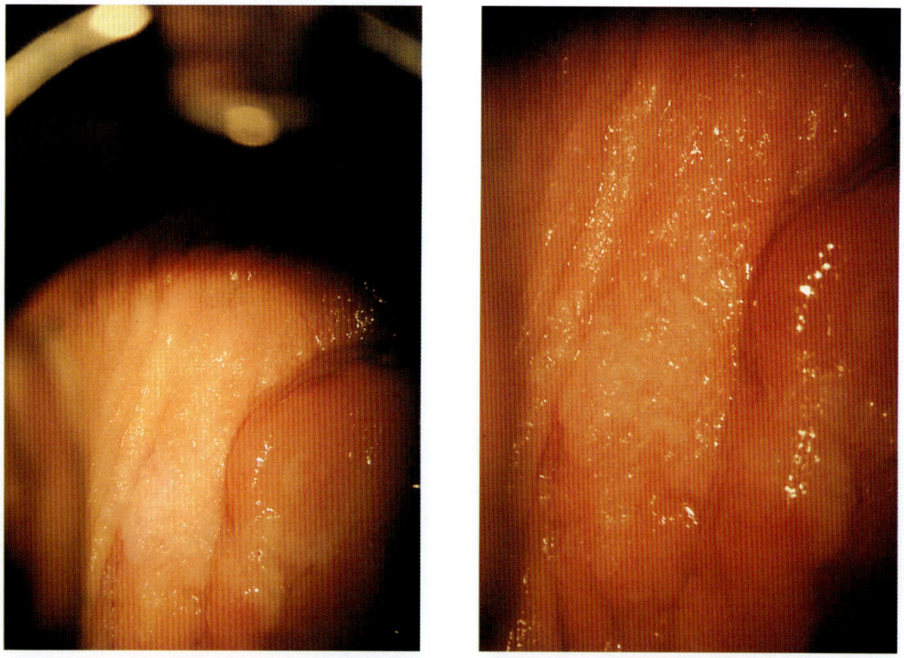

A　B

图 17-9　**A**. 阴道镜下 (× 6) 示大部分阴道顶布满厚密的白色病变，呈浮雕状扁平湿疣样，病变符合 VAIN。**B**. 高倍阴道镜检查 (× 16) 示阴道顶部大的乳头瘤状病灶呈浮雕状。

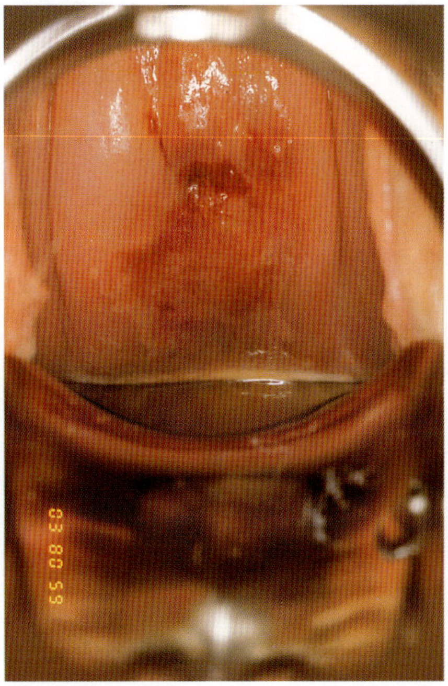

图 17-10　阴道镜下 (× 4) 示阴道后穹窿大的、红色溃疡病变，有接触性出血。周边有疣状或乳头瘤状白色上皮。活检为急性炎症导致的阴道上皮剥脱，无上皮内瘤变。周边的白色上皮多点活检示 VAIN Ⅰ。此患者曾用性玩具进行手淫，可能导致阴道穹窿损伤。

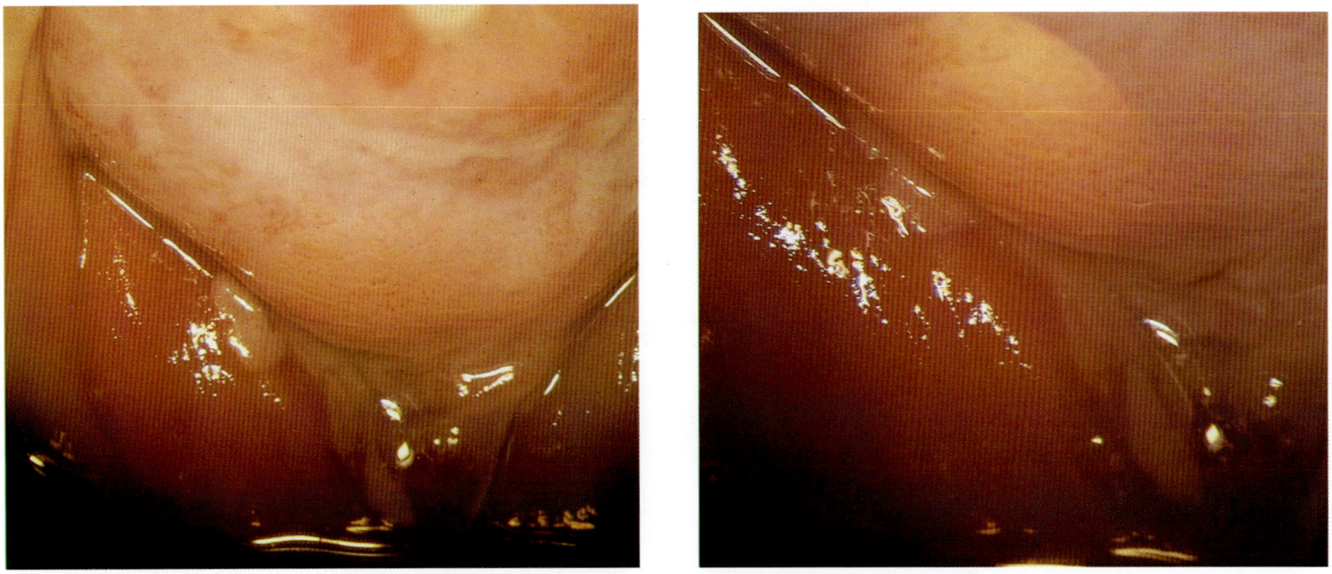

A　　B

图 17-11　**A**. 阴道后穹窿可见红色的阴道腺病区域，涂醋酸后，显示出同宫颈管黏膜相同的典型的葡萄簇样结构。腺病和阴道鳞状上皮之间的转化区可见白色上皮，活检示 VAIN Ⅰ。**B**. 图 A 的高倍镜检查示宫颈阴道结合部本底白斑区的点状血管及红色腺病周围的致密白色上皮。

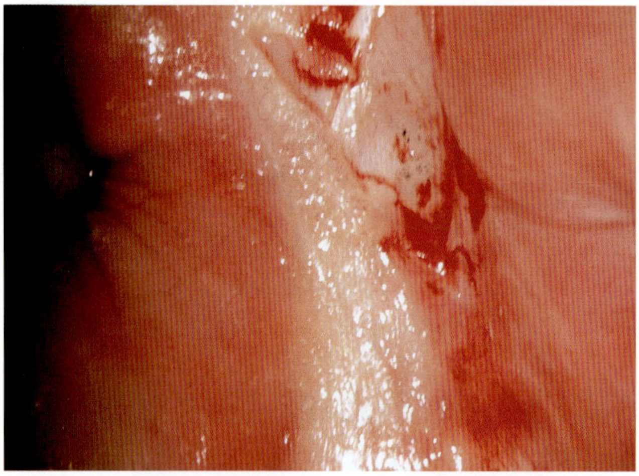

图 17-12　涂 3% 的醋酸后，阴道镜检查示阴道顶的厚白色上皮，与周围粉红色、萎缩的阴道上皮形成鲜明的对照。由于组织脆弱，窥器扩张后导致了裂隙和出血，阴道顶部活检示VAIN Ⅲ。

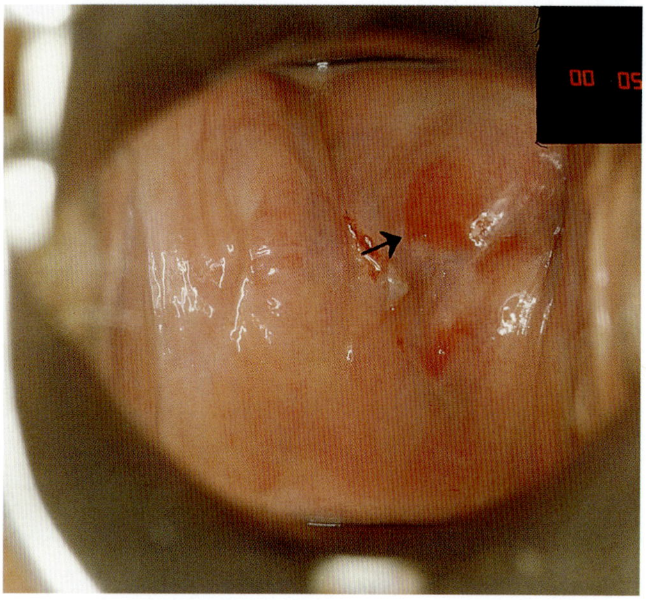

图 17-13　阴道萎缩，涂 3% 的醋酸后，阴道顶见散在的、薄的白色上皮，活检的位置如图 (箭头所示)，病理检查示鳞状上皮轻度非典型增生和萎缩。

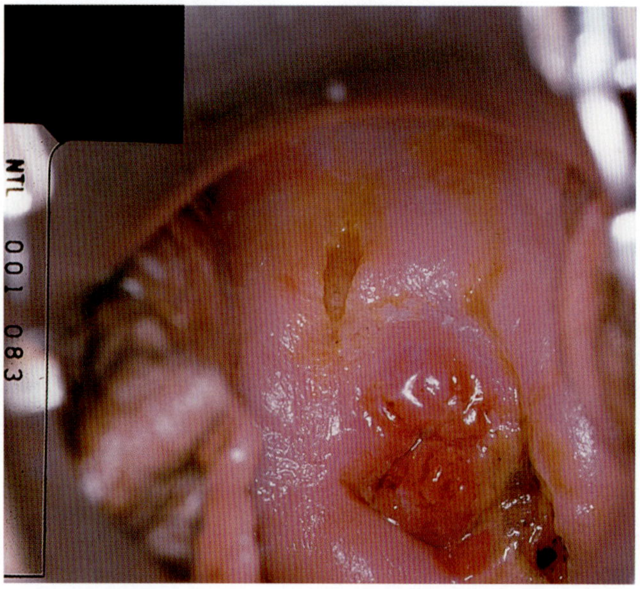

图 17-14　阴道镜下 (× 4) 示缩短的宫颈伴异位。见宫颈前唇至阴道前穹窿布满扁平的、厚的疣状白色上皮。在阴道前穹窿取表浅组织活检，用 Monsel 液止血，病理检查示 VAIN Ⅰ。

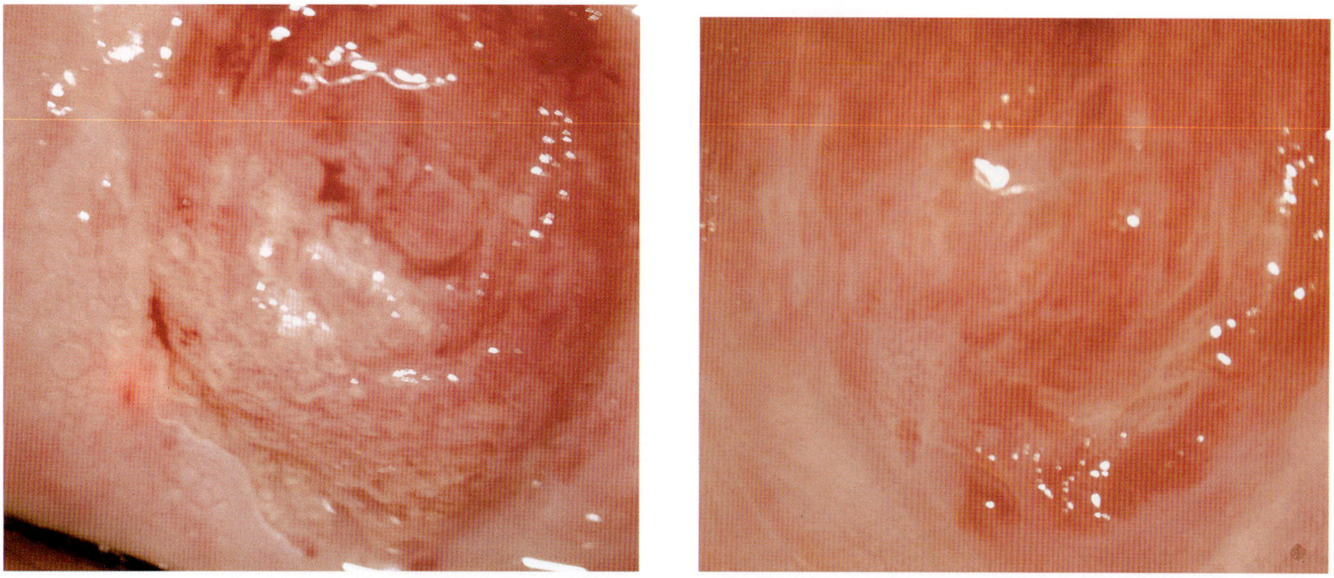

A　B

图17-15　**A**. 宫颈外口无原始鳞状上皮而覆以分泌黏液的柱状上皮，宫颈阴道结合部示红色腺病区和雾状的白色鳞状上皮化生区形成的很宽的边缘环。**B**. 高倍镜检查示宫颈阴道转化区雾状的白色小束状化生区散布着柱状上皮或腺病区。

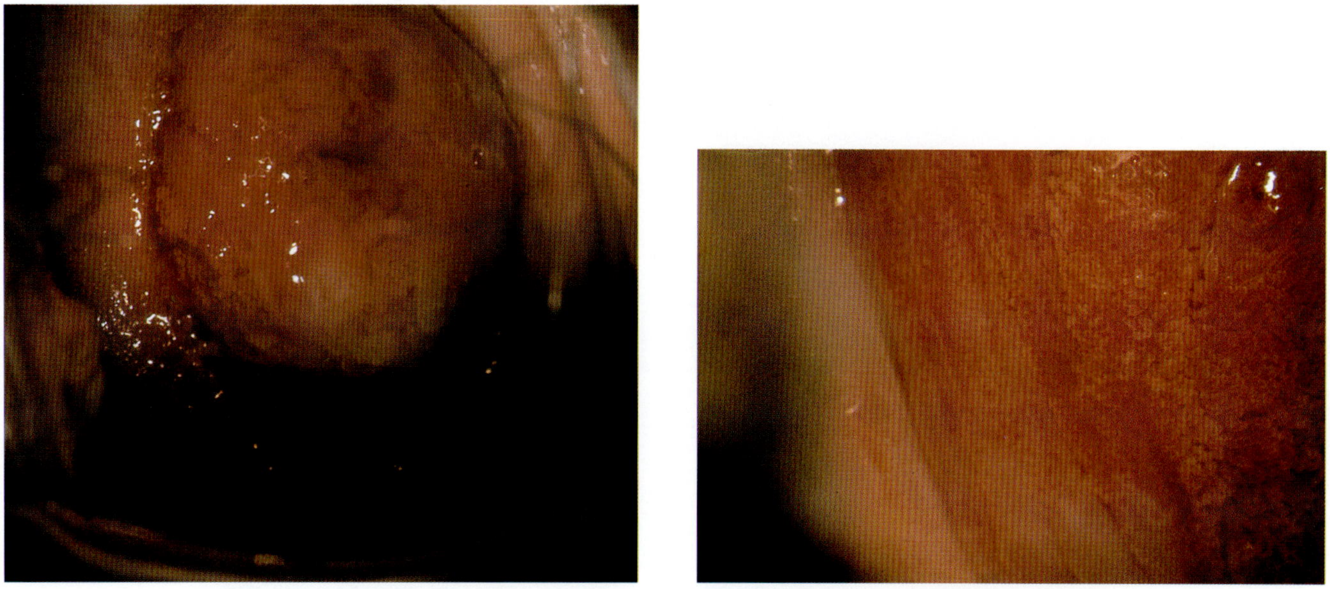

A　B

图 17-16　**A**. 阴道镜检查示典型的己烯雌酚引起的宫颈先天性异常，宫颈无鳞状上皮，在宫颈和阴道之间有兜帽状分界。**B**. 高倍镜下 (× 16) 示宫颈阴道结合部广泛的腺病 (红色区域) 和化生 (白斑或白色上皮内有点状血管) 。

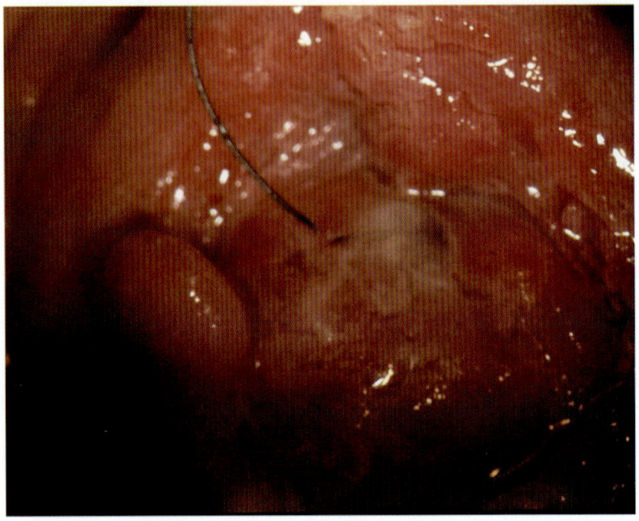

图17-17 未孕妇女，宫颈严重变形。背景中可见宫颈阴道的环状边缘。此患者有宫内节育器。放置宫内节育器时，患者未被告知宫颈和阴道有异常。

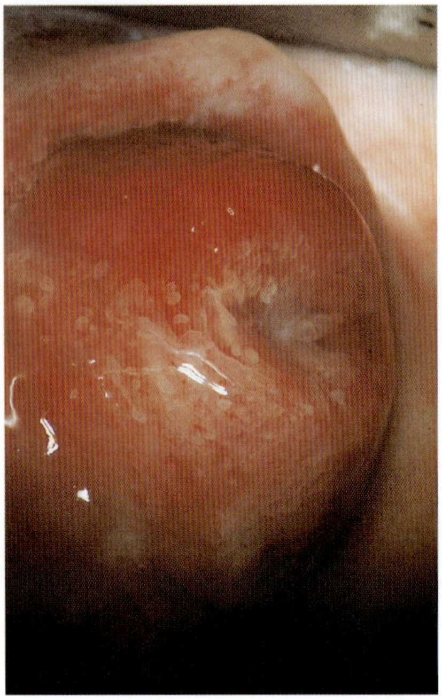

图17-18 可见与宫内接触已烯雌酚有关的典型的鸡冠样宫颈异常，宫颈阴道部覆盖着葡萄状黏膜。

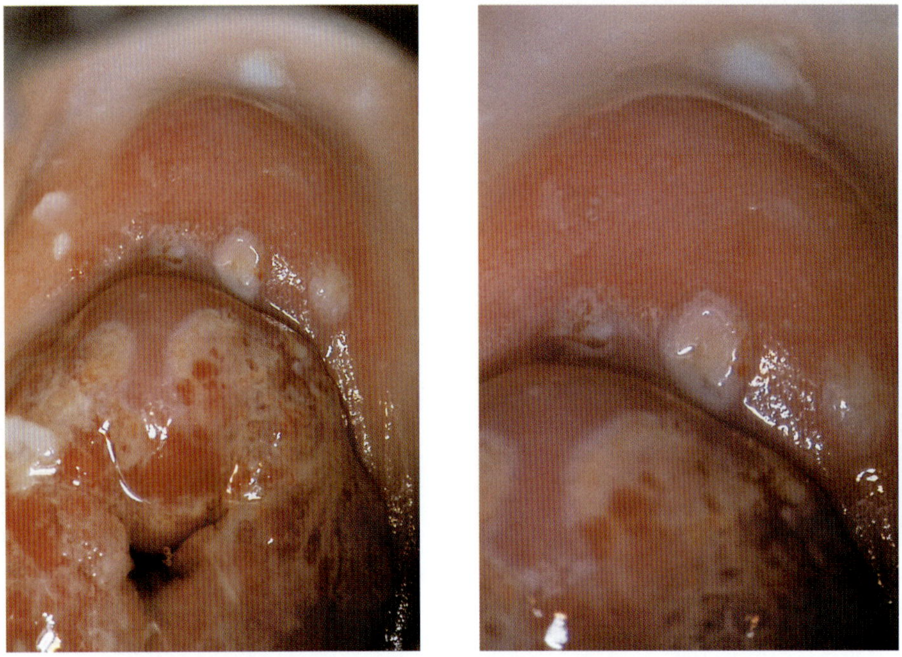

A B

图 17-19 **A**. 阴道镜检查示与已烯雌酚有关的典型的宫颈畸形，伴有兜帽样和鸡冠样外观，宫颈和宫颈阴道边缘有鳞状上皮化生的白色上皮区域。**B**. 宫颈阴道边缘的兜帽样结构，高倍镜检查（× 16）示白色上皮病灶上方模糊的镶嵌类型，与鳞状上皮化生有关。从宫颈 12 点处至帽状结构活检，未见非典型增生。

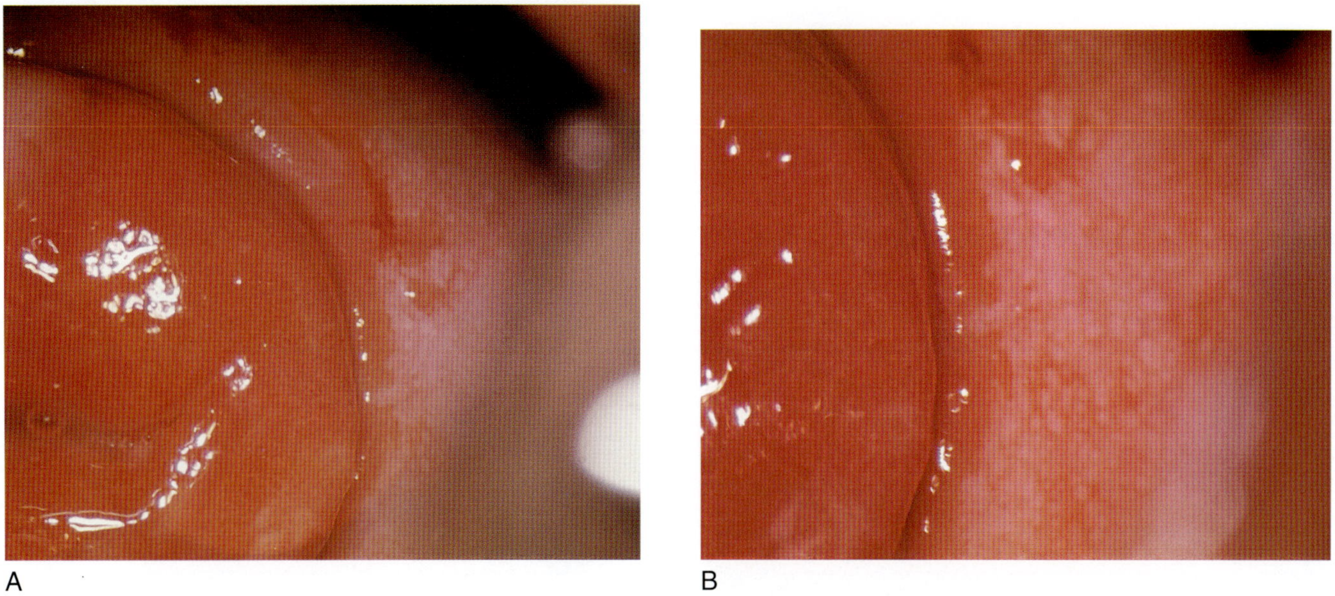

图 17-20　**A**. 低倍镜观 (× 4) 腺样宫颈和位于基底的环状边缘。涂 3% 的醋酸溶液后，宫颈 3 点至 5 点处可见广泛的白色上皮区。**B**. 高倍镜观 (× 10) 示白色上皮内的镶嵌类型。活检示腺上皮和鳞状上皮化生。

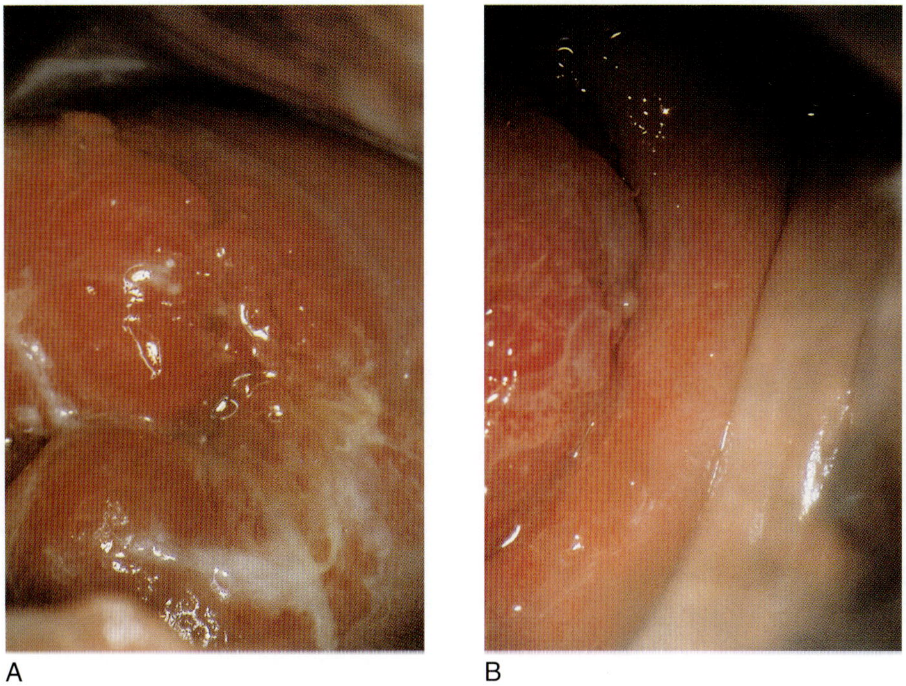

图 17-21　**A**. 宫颈典型的腺上皮结构，背景中可见宫颈阴道连接缘。27-French Partt 扩张器可无阻力地通过宫颈进入宫腔，使可疑的宫颈机能不全得到确认。**B**. 宫颈阴道连接缘阴道侧示广泛的腺病 (红色) 。阴道镜下 (× 6) 示正常的阴道组织 (*右侧远端*) 。

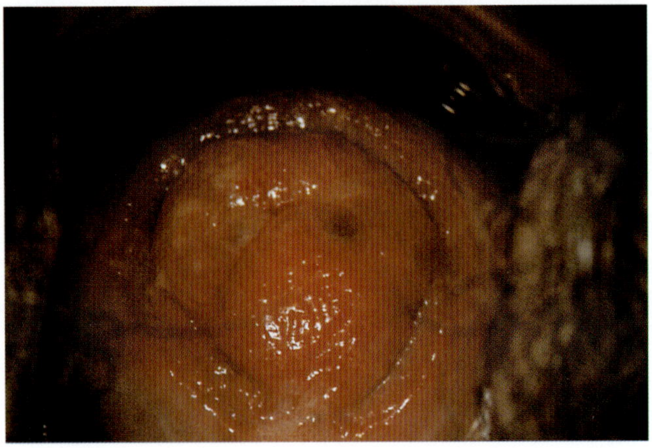

A

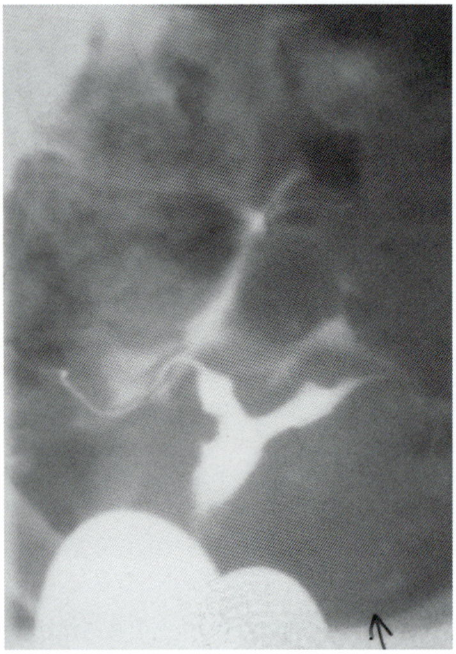

B

图 17-22 **A**. 宫颈形态少见，没有位于基底部的典型的边缘，阴道向上伸延。宫颈阴道结合部可见腺病。**B**. 图 A 患者的子宫输卵管造影示宫腔呈“T”形，子宫输卵管结合部气球样改变。

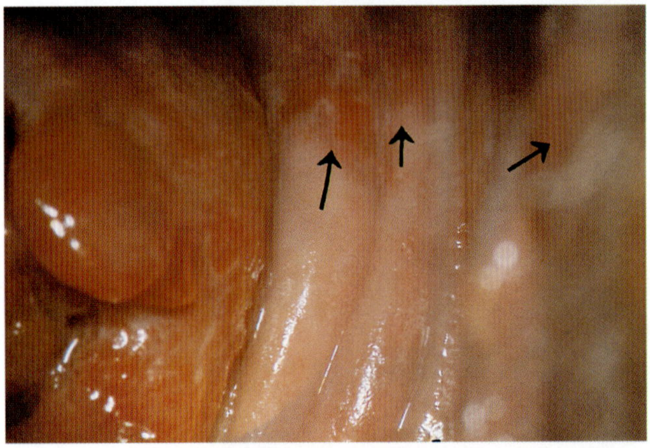

图 17-23 阴道镜检查示广泛的阴道腺病 (箭头所示)。从阴道的上 1/3 至下 1/3 见红色的腺样黏膜。

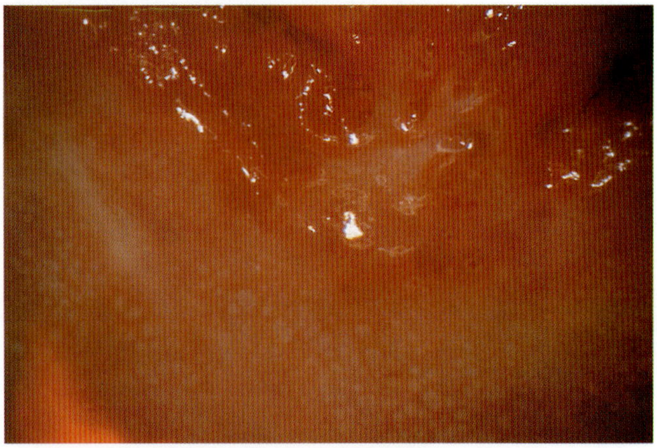

图17-24 宫颈阴道结合部可见广泛的镶嵌类型,活检示上皮轻度非典型化生。

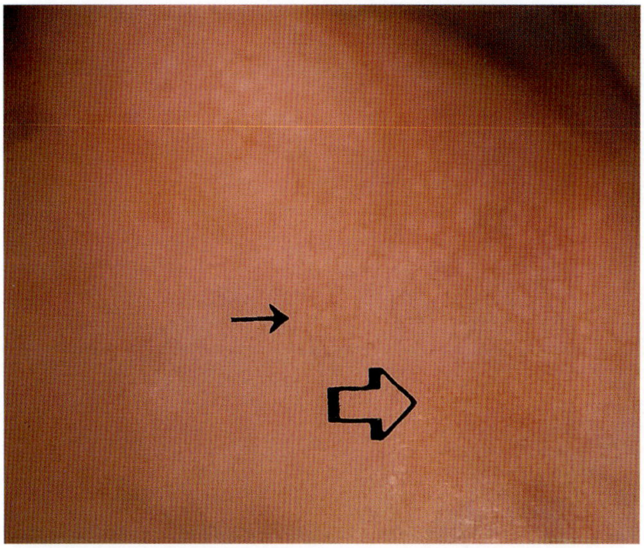

图 17-25 阴道镜检查 (× 16) 示宫颈阴道结合部广泛的白色上皮及鳞状上皮化生，可见镶嵌类型 (箭头所示) 和点状血管 (空心箭头所示) 。活检示 VAIN Ⅱ。

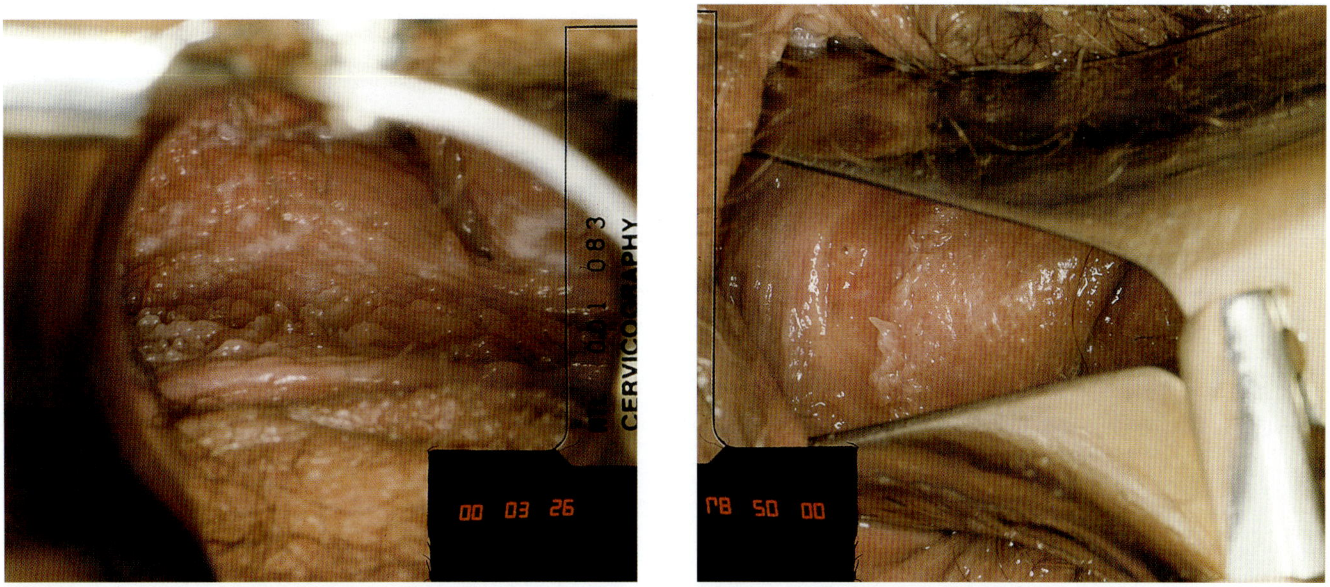

A B

图 17-26 **A**. 旋转窥器暴露下段阴道和阴道口，于阴道后壁黏膜和前庭可见许多针状突起，并非湿疣，而是正常变异，称为乳头瘤病。**B**. 阴道镜检查示窥器两叶之间，下段阴道侧壁和前庭交界处、大约处女膜水平，可见乳头瘤病。

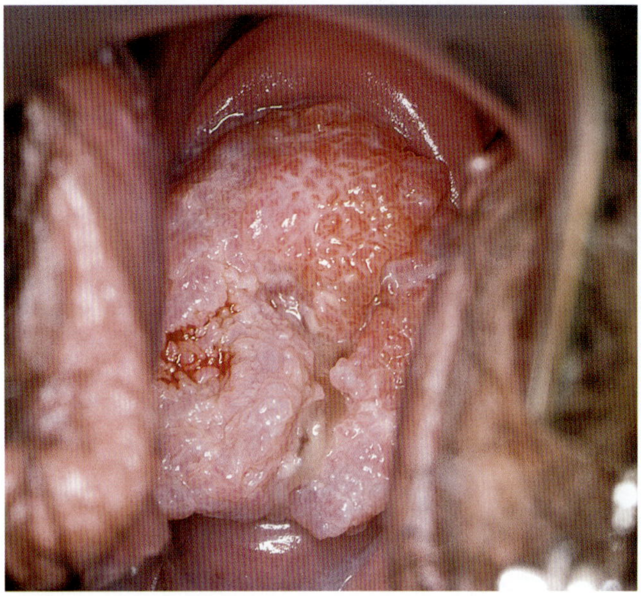

图 17-27　阴道镜检查示阴道内充满大簇状的尖锐湿疣，血管密集，有接触性出血。

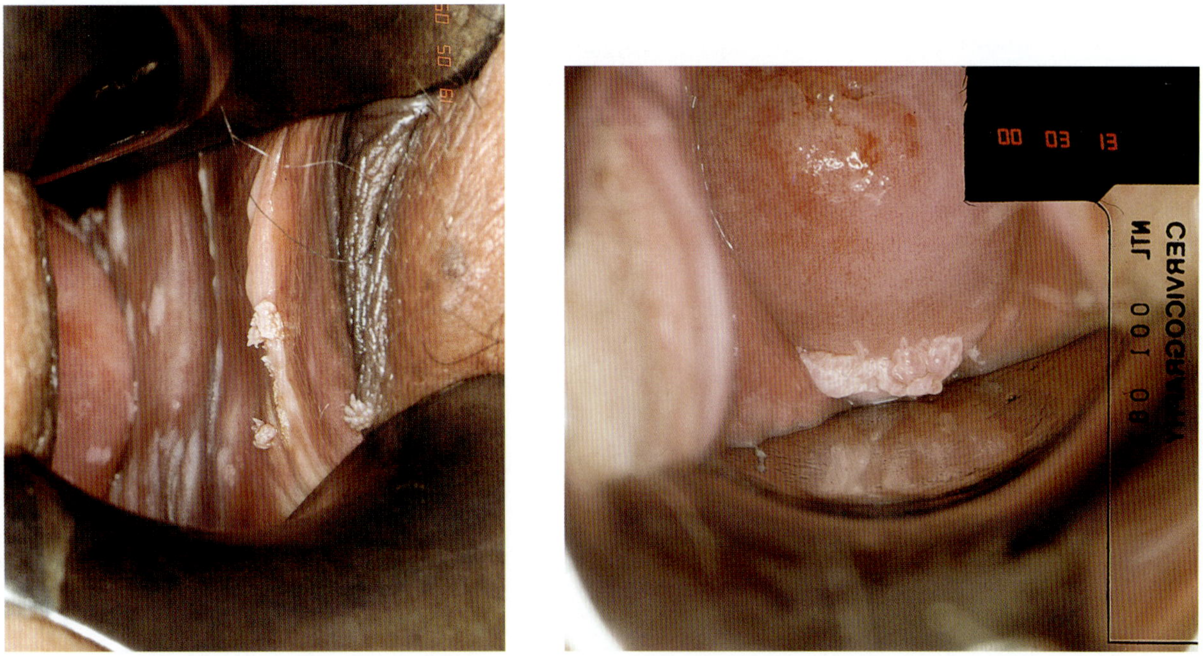

A　B

图 17-28　**A**. 阴道镜检查示窥器两叶之间、前庭、阴道及宫颈处散在的湿疣。**B**. 举起宫颈，暴露阴道后穹窿，见一簇湿疣。

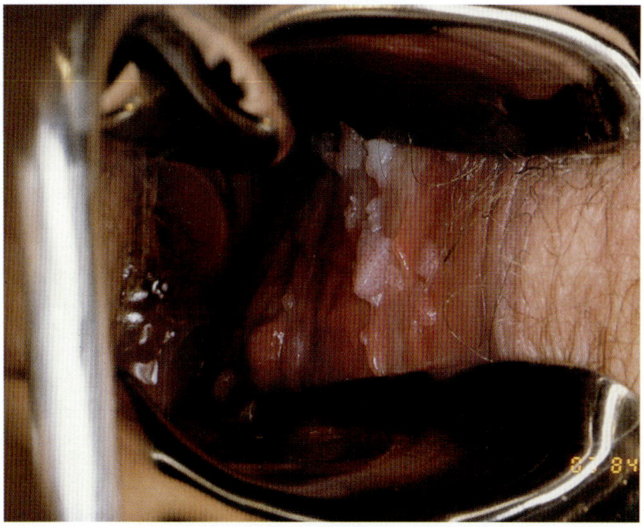

图 17-29　应用单铰链窥器，阴道镜检查示下段阴道有很多湿疣。可见左侧阴道壁。

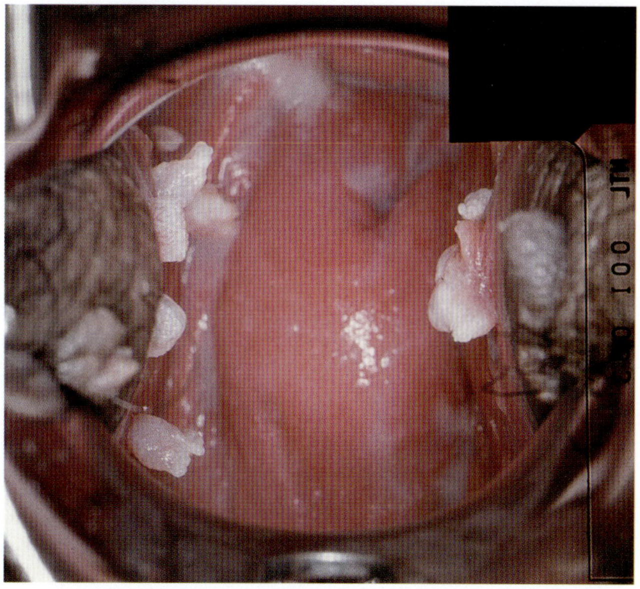

图 17-30　阴道镜检查示两侧阴道壁广泛的、生长旺盛的湿疣。

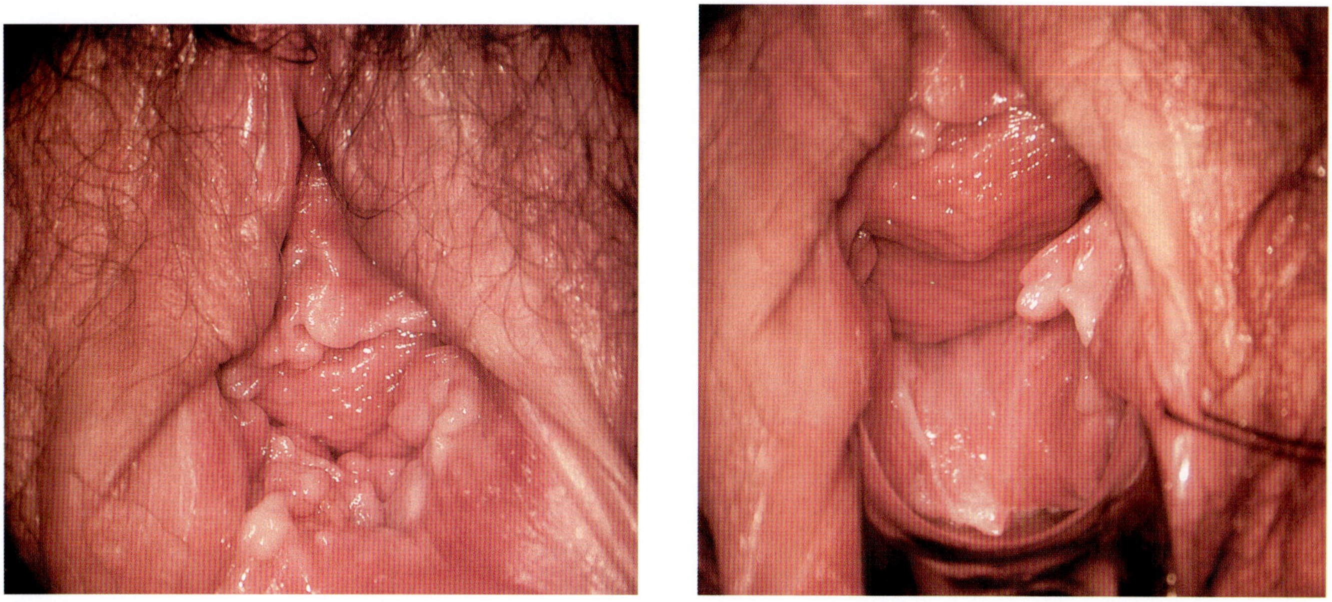

A　　B

图 17-31　**A**. 阴道后壁和侧壁可见增大的皱褶，可疑尖锐湿疣。**B**. 阴道左前侧壁下段黏膜突出，活检示皮赘或鳞状细胞乳头状瘤。

(耿力　译)

C

阴道镜检查外阴病变

第 18 章

外阴的大体解剖和组织学

大体解剖

外阴由阴阜、阴蒂、阴蒂包皮及系带、大阴唇及其周围皮肤、小阴唇、会阴和前庭组成。临床上，也常包括肛周皮肤 (图 18-1*A* 至 *C*) 。

前庭包括处女膜环或处女膜痕、阴道口、巴多林腺管、斯氏腺、尿道旁腺、尿道外口及其周围皮肤 (图 18-2*A* 和 *B*) 。

外阴皮肤分为毛发覆盖区及非毛发覆盖区，毛发的主要分布区包括阴阜、大阴唇、会阴和肛周皮肤 (图 18-3*A*) 。非毛发分布区包括阴唇间沟、小阴唇、前庭和阴蒂 (图 18-3*B*) 。

外阴是进入阴道的门户。通常，双侧小阴唇自然合拢并部分关闭阴道口 (图 18-4*A*) 。丰满的大阴唇与阴阜和臀部相呼应，有助于人体下肢的对称。有时大阴唇的后方和侧方的边缘可见到副乳头样突起，是胚胎乳线的残迹 (图 18-4*B* 和 *C*) 。

前庭最主要的黏液腺是巴多林腺和尿道旁腺 (图 18-2*B*) ，在性生活时分泌黏液起润滑作用。阴蒂头、阴蒂体、阴蒂脚及前庭球均含海绵状组织，在性刺激下，这些结构充血并勃起 (图18-1*B*，18-2*B*，18-3*B*) 。

舟状窝是前庭的一部分，位于处女膜环下方和阴唇后联合 (阴唇系带) 之间 (图 18-1*B*) ，为天然的凹陷，易潴留外阴及阴道分泌物，是病变好发区域。前庭与小阴唇内侧的不规则的分界线称为Hart线 (图 18-4*D*) 。

外阴皮肤的下方是脂肪组织 (图 18-5*A* 至 *C*) 。与阴蒂和小阴唇不同，脂肪是外阴的主要成分，大阴唇 98% 为脂肪。在脂肪下方是白色致密的 Colles 筋膜层 (会阴浅筋膜深层) ，覆盖连接耻骨与坐骨支之间的泌尿生殖膈的薄层肌肉 (图 18-5*D*) 。在处女膜外及巴多林腺管开口稍外侧，切开前庭皮肤及 Colles 筋膜，是阴道外间隙 (图 18-6*A*) 。从这一区域能轻而易举的切入 2 ～ 3cm 深 (图 18-6*B* 和 *C*) 。然后，在前面形成的陷窝外 1.5 ～ 2cm 线形切开 Colles 筋膜，剥离筋膜，暴露球海绵体肌 (图 18-6*D*) 。在巴多林腺管的水平，分叶状的巴多林腺贴附于球海绵体肌下面 (图18-7*A*和 *B*) 。前庭球位于上方及上述结构深部 (图18-8) 。球海绵体肌的最低部分与会阴浅横肌的内侧部分相连。

与耻骨支紧联的是薄层的坐骨海绵体肌 (图18-9*A*) 。其下方为大的、淡蓝色的阴蒂脚 (图 18-9*B*) 。在海绵状结构之间是发育良好的筋膜，称为盆膈内筋膜 (图 18-9*C*) 。切开这层筋膜可见薄层脂肪及肛提肌 (图18-9*D* 和 *E*) 。

肛门括约肌在会阴脂肪和筋膜层的下方 (图 18-9*F*) ，将带手套的小手指伸到肛门里让患者收紧、放松肌肉时容易看到。肛门括约肌向上延伸到直肠阴道隔远端 (图 18-10*A* 和 *B*) 。

组织学

外阴皮肤与其他部位的皮肤相似，分为表皮、乳头状真皮、网状真皮和脂肪 (图 18-11*A* 至 *C*) 。

表皮由多层鳞状上皮细胞规则排列而成 (图 18-12*A*) 。如同宫颈和阴道，最深层是基底细胞层，它毗邻真皮结缔组织。基底细胞层由立方形细胞组成，具有大而规则的核仁。基底细胞层位于基底膜上，经过碘酸希夫染色很容易看到。基底膜染色为特异的洋红色。基底细胞层上方有五层或更多层细胞，称为棘突层或棘细胞层。这些细胞比基底细胞大，通过细胞间桥或棘相连。第三层由一到两层核较小的透明细胞组成。与宫颈和阴道的相应部位不同，第四层包含前角母蛋白。成熟的鳞状细胞是扁平的，在胞浆中可以见到粗大的颗粒 (角母蛋白)。这层称为颗粒细胞层。在表皮层的顶端是一层粉红色、无核的角蛋白或角质层。表皮还包括黑色素细胞和朗格汉斯细胞 (图 18-12*B*)。

表皮细胞突向真皮称为上皮脚。上皮脚间为真皮乳头，伸向表皮，内含血管及淋巴管 (图 18-13*A*)。表皮下的薄层真皮或结缔组织，称为乳头状真皮。在这层中有储备细胞。其余更深更厚的真皮层称为网状真皮层 (图 18-13*B*)。在真皮层中有一些皮肤附件包括：皮脂腺、汗腺 (外分泌腺) 和特殊汗腺 (顶浆分泌腺) (图 18-14*A* 至 *G*)。在毛发覆盖区可见毛干和毛囊 (图 18-14 *H* 和 *I*)。小阴唇的切片显示有皮脂腺但无毛囊及毛干 (图18-15*A* 至 *C*)。皮肤附件可深入表皮达 3.5～4.0mm，并可向下深入皮下脂肪。正常表皮的平均厚度为 0.31mm，乳头状真皮的平均厚度为 0.15mm，网状真皮层的平均厚度为 2mm，皮肤附件的平均深度 1.63mm，正常皮肤全层厚度为 3.0 ～ 5.0mm。毛发覆盖区的厚度大于非毛发覆盖区，例如，小阴唇的皮肤仅厚 1mm (图 18-15*D*)。

外阴前庭中可见腺体导管。最大的是巴多林腺管，内衬移行上皮 (图 18-16*A*)。由于腺导管靠近腺体，在导管上皮旁可见柱状黏液细胞 (图18-16*B*)。巴多林腺是真正的葡萄状黏液腺，由柱状上皮细胞构成的小叶组成了紧凑的腺体结构 (图 18-16*C* 和 *D*)。其次是前庭腺，其特点是腺泡内衬分泌黏液的柱状上皮细胞，并且分布于整个前庭。

阴蒂由一薄层复层鳞状上皮细胞覆盖。在这层之下是血管和海绵样组织，其中含有弹性组织、胶原和平滑肌。

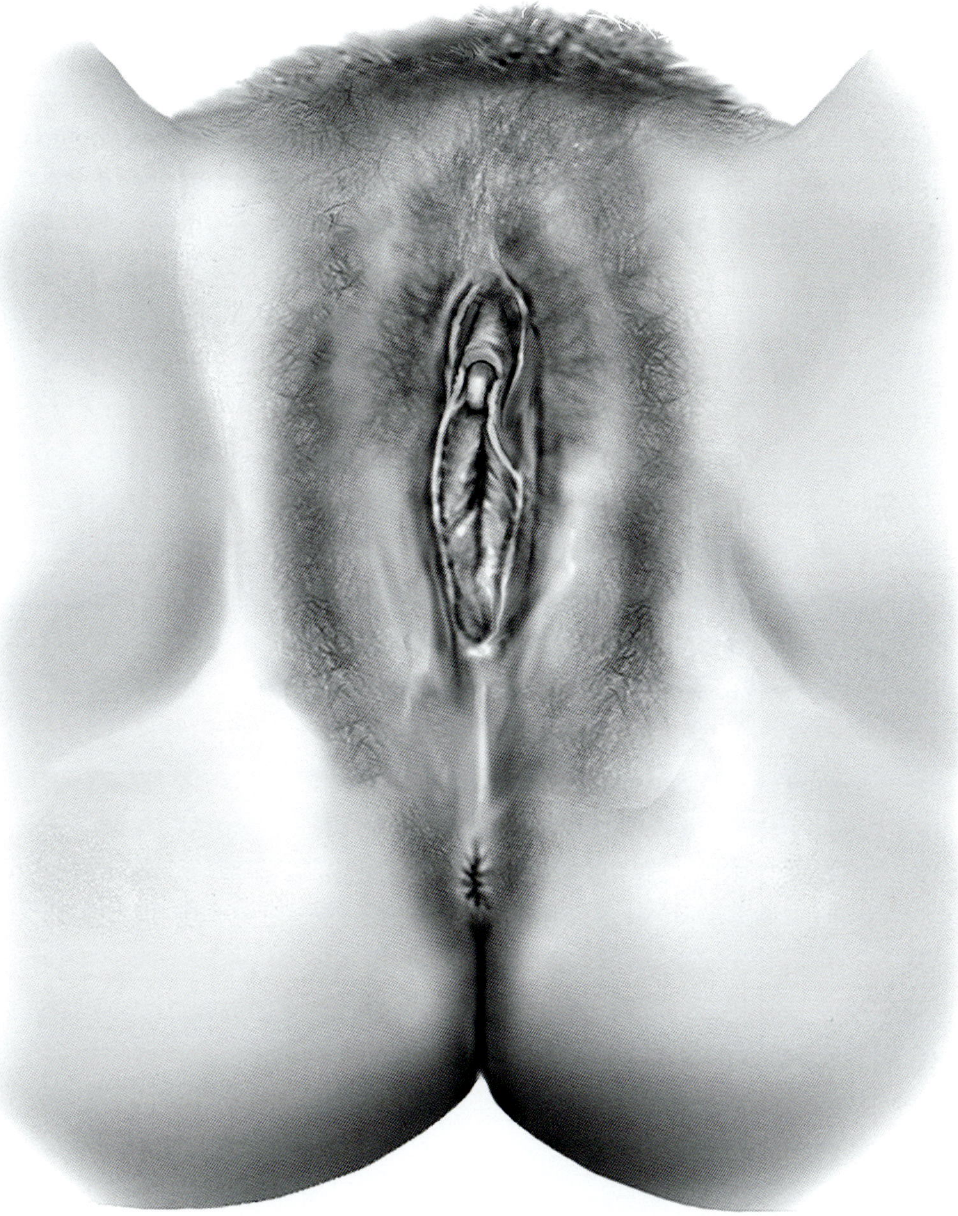

A

图 18-1　**A**. 正常外阴。连接腹部与外阴的标志是阴阜，由堆积隆起的皮下脂肪及覆盖于其上的毛发组织组成。被覆阴毛的大阴唇呈圆形隆起，与会阴、肛门一样也是外阴的标志分界。(待续)

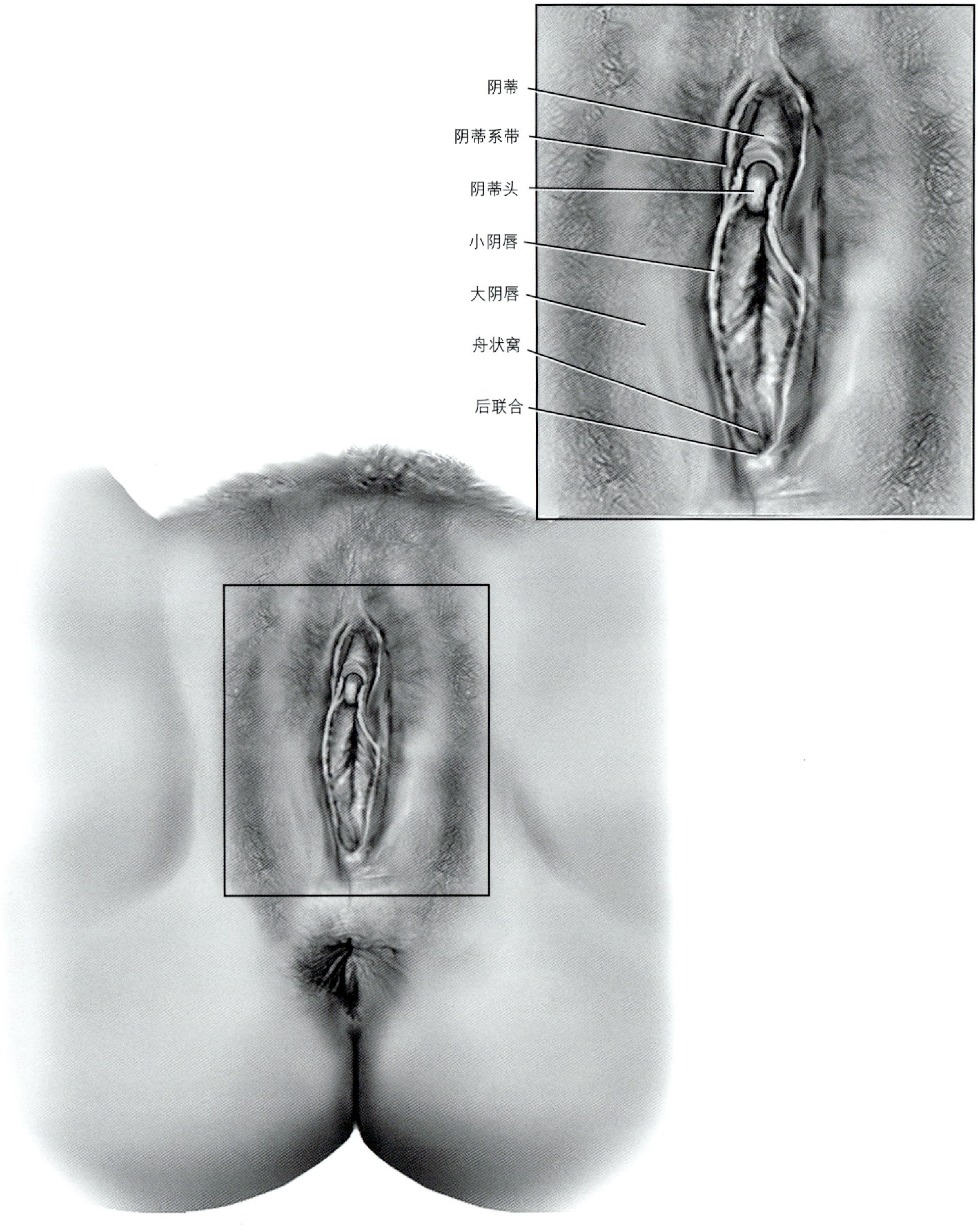

B

图 18-1　**B**. 图中显示大阴唇、小阴唇及阴蒂。阴道损伤常导致小阴唇内侧、前庭的继发损伤，尤其是舟状窝的继发损伤。由于损伤也会发生在自然皱褶处，如阴唇间沟及阴蒂包皮等处，阴道镜检查时上述部位均需检查。(待续)

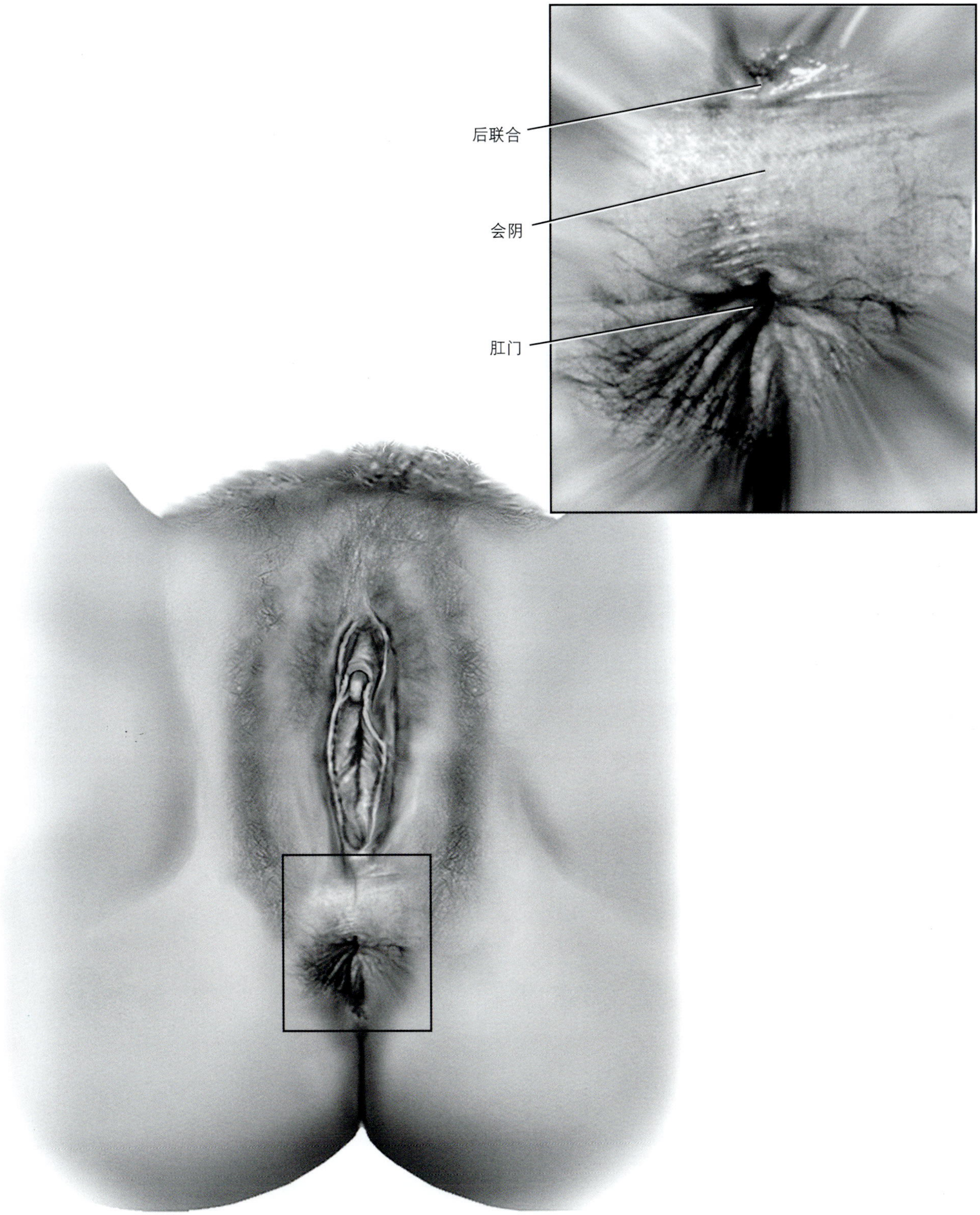

C

图 18-1　C. 如图 C 所示，阴道与宫颈分泌物、黏液、细胞碎屑流入前庭、会阴及肛周的皮肤。另外，粪便可经过肛周皮肤至会阴区皮肤，甚至达前庭至阴道。

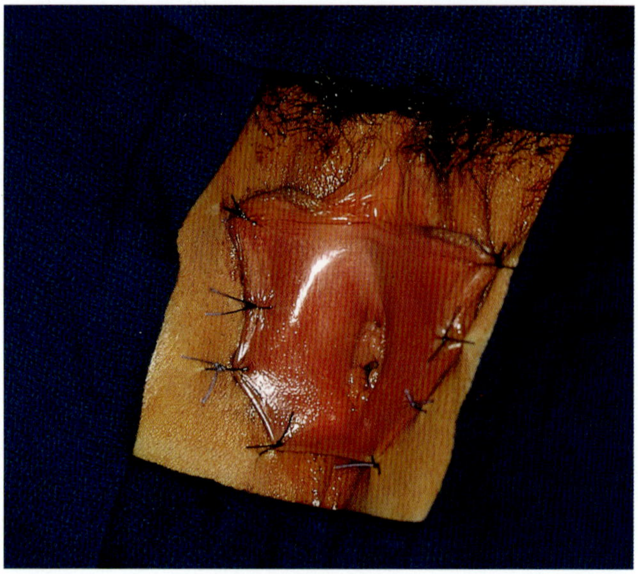
A

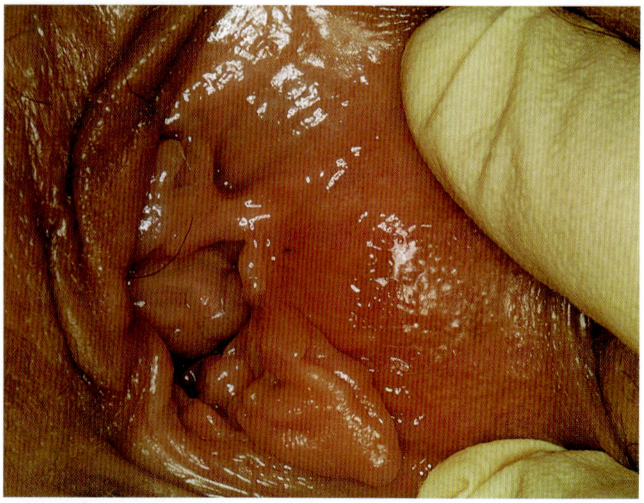
B

图 18-2　**A**. 将阴唇缝合到大腿内侧皮肤，充分暴露外阴前庭。前庭的边界：前为阴蒂，两侧为小阴唇内侧，后为舟状窝及后联合。**B**. 尿道、阴道、斯氏腺、尿道旁腺、巴多林腺 (处女膜外缘小孔) 均开口于前庭。

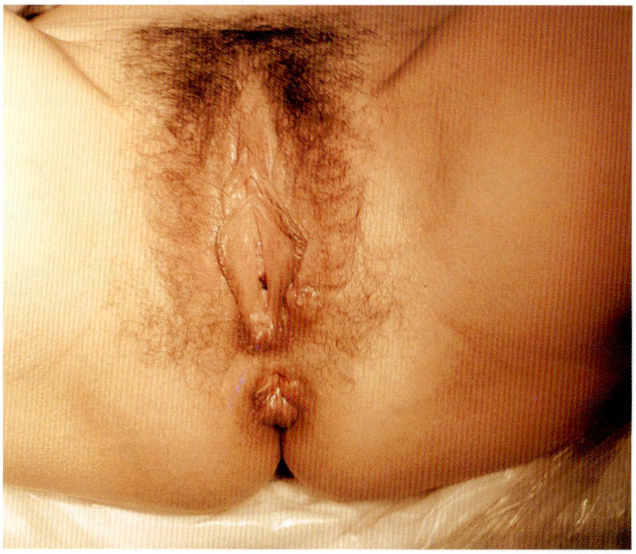
A

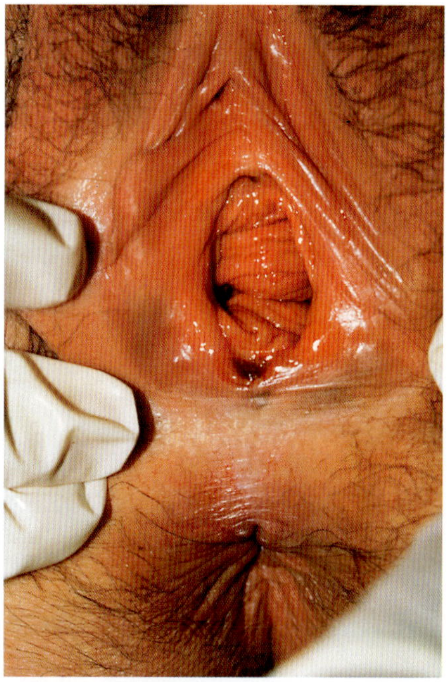
B

图 18-3　**A**. 外阴的阴毛覆盖区域包括阴阜、大阴唇、会阴及肛周皮肤。**B**. 无阴毛覆盖的区域包括小阴唇、阴唇间沟及前庭。

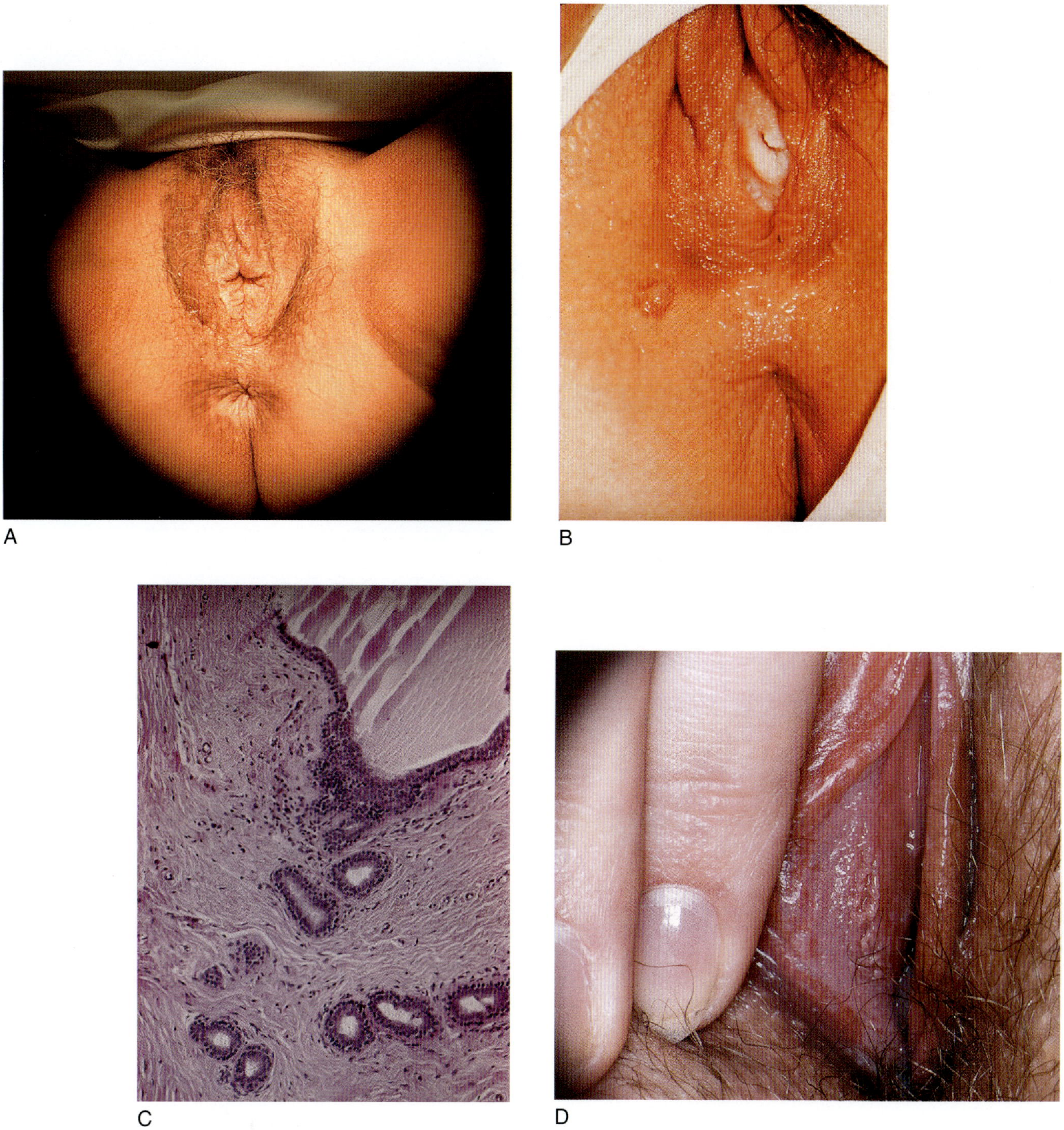

图 18-4　**A**. 正常情况下，阴道口由双侧的小阴唇遮盖。**B**. 在大腿与外阴间可见有色素沉着的乳头状组织，是胚胎的乳线遗迹。**C**. 将图 B 中乳头状组织活检，证实为副乳头。组织切片中见有典型的顶浆分泌功能的腺体和导管，与正常位置的乳腺组织中见到的相同。**D**. 在小阴唇内侧可以见到一条不规则的清晰的线，这条齿状线，或称为 Hart 线，是前庭与小阴唇的分界。

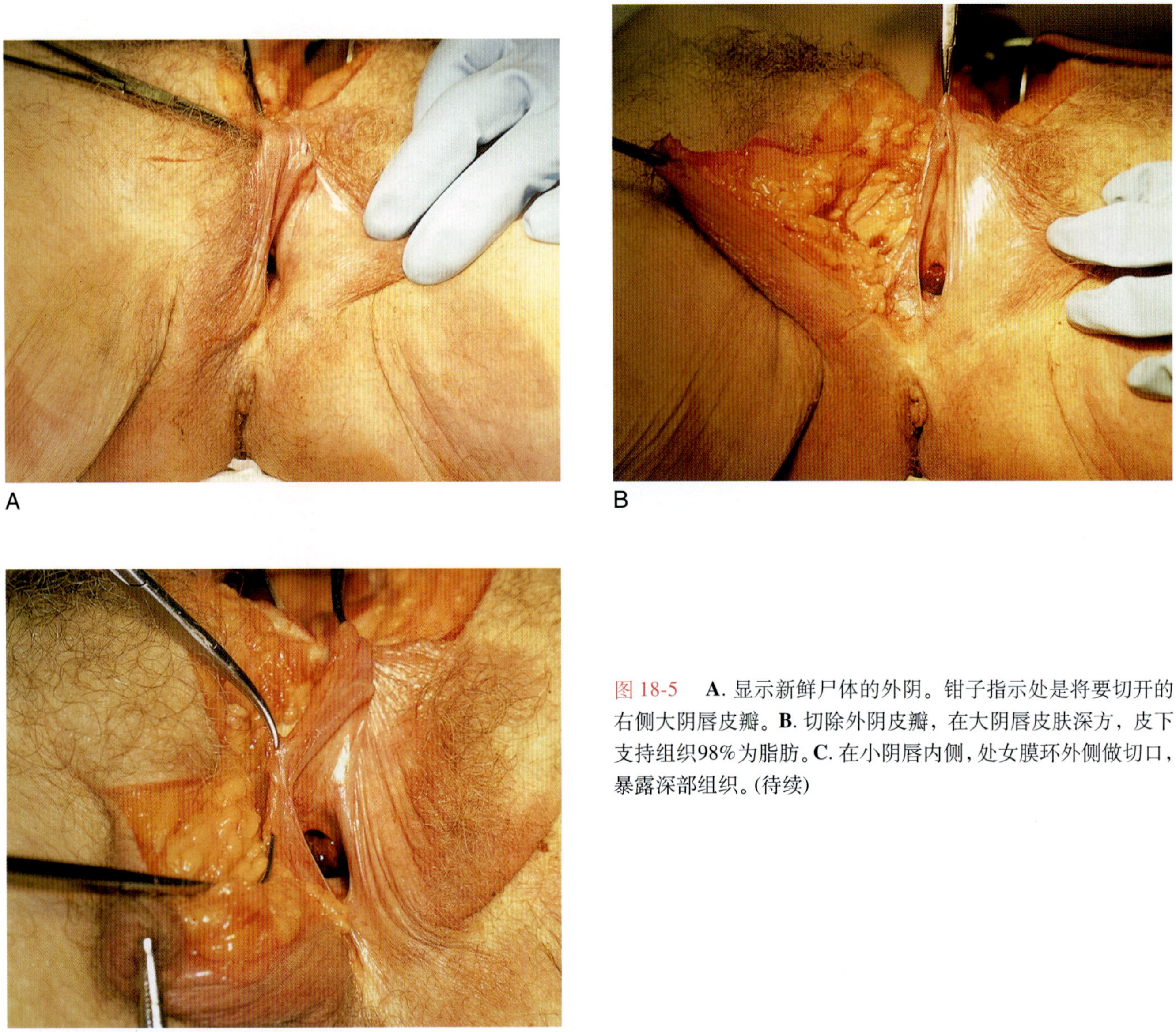

A B C

图 18-5 **A**. 显示新鲜尸体的外阴。钳子指示处是将要切开的右侧大阴唇皮瓣。**B**. 切除外阴皮瓣，在大阴唇皮肤深方，皮下支持组织98%为脂肪。**C**. 在小阴唇内侧，处女膜环外侧做切口，暴露深部组织。(待续)

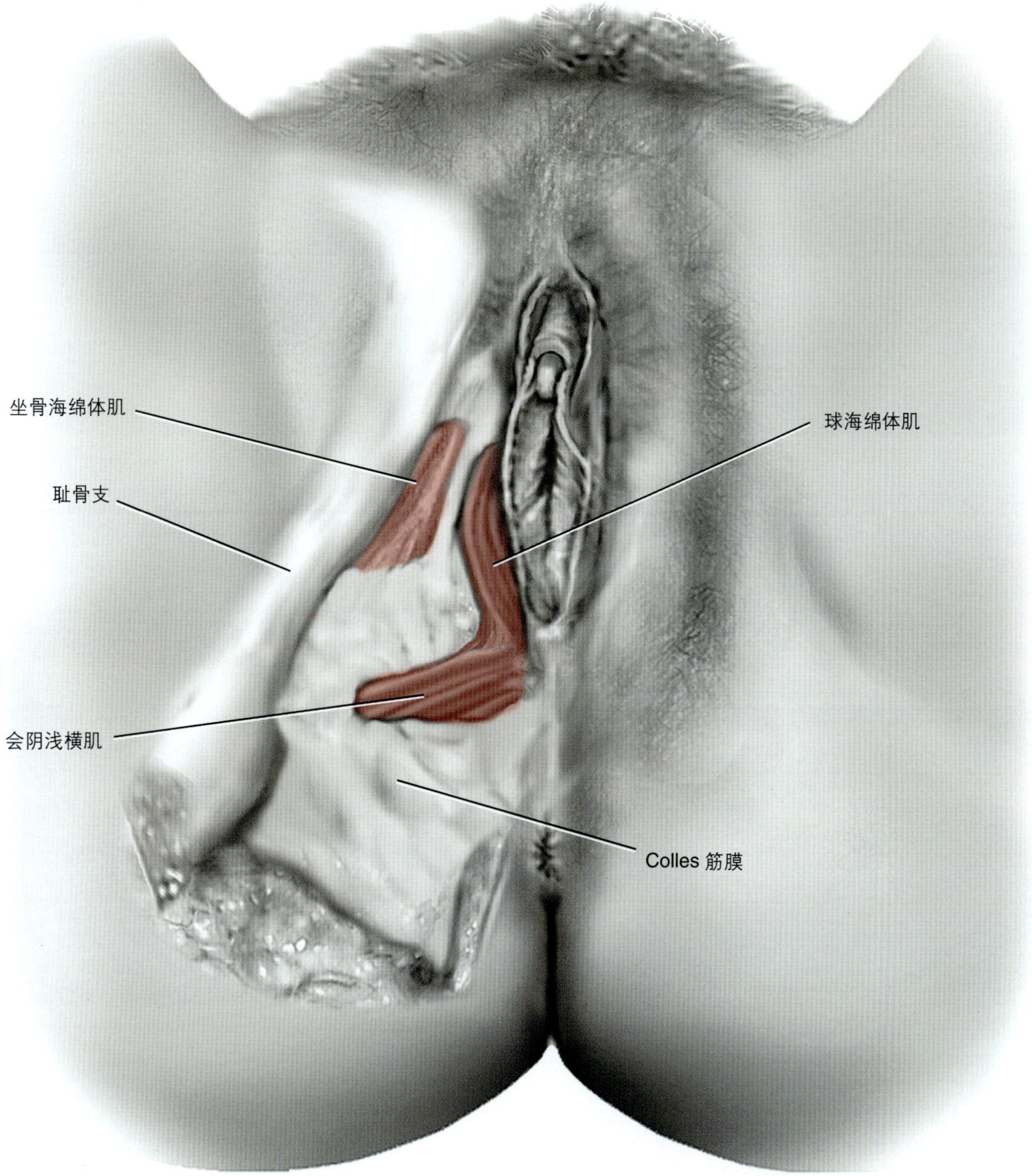

D

图 18-5　**D**. 切除右侧外阴的阴唇及皮下脂肪，可见白色发亮的筋膜 (Colles 筋膜) 。其下方是三对表浅的肌肉，即球海绵体肌、会阴浅横肌及坐骨海绵体肌。

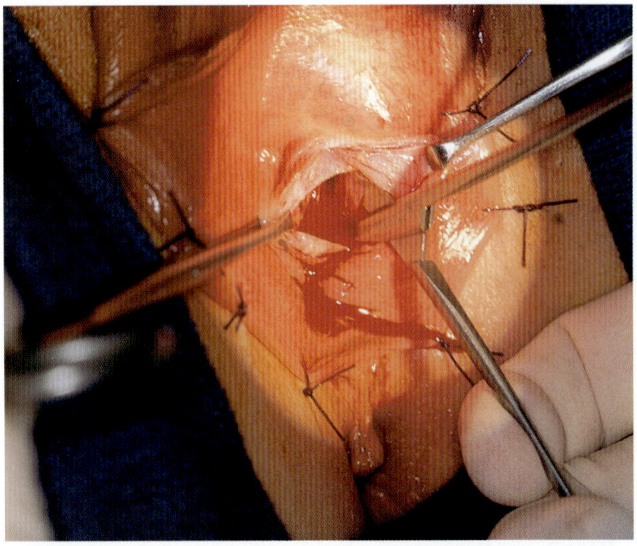
A

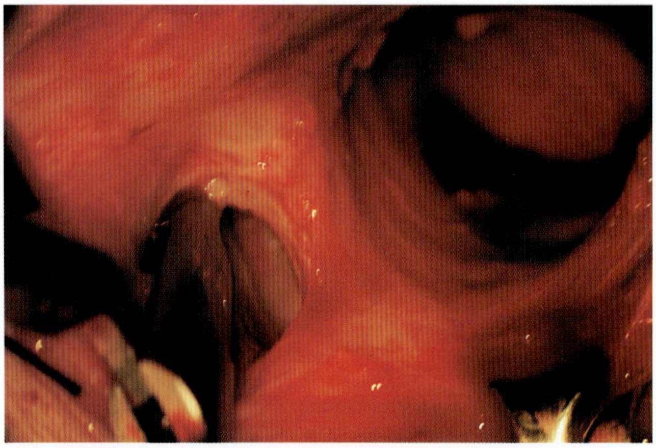
B

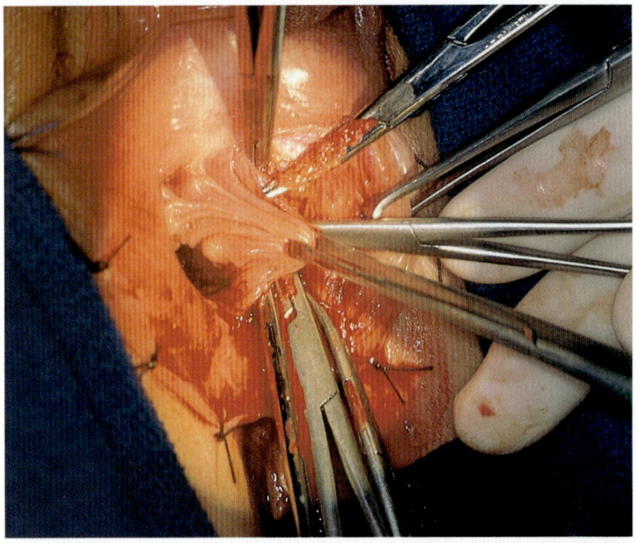
C

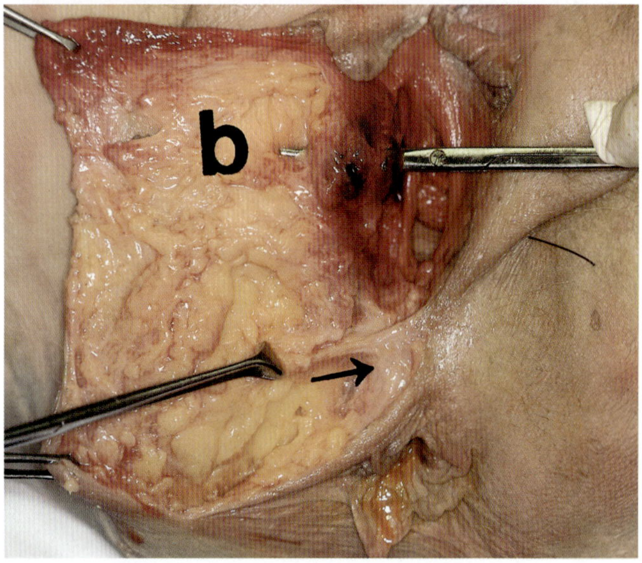

D

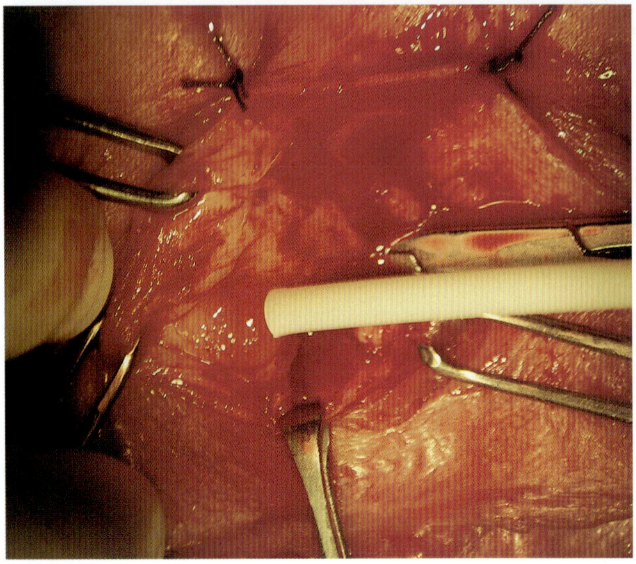
E

图 18-6 **A**. 平行于阴道外侧壁切开 Colles 筋膜并分离球海绵体肌内侧组织，可形成一个陷窝。此陷窝的血液来自前庭球及阴道的海绵状血管。**B**. 切开两侧的球海绵体肌，可形成两个陷窝。**C**. 一把蚊式钳放在陷窝内，以阴道侧壁为对照，钳尖所致突出部分指示此陷窝的深度。**D**. 新鲜尸体解剖，淡红色的球海绵体肌 (b) 被下方的剪刀挑起；显示其相对于阴道的位置；**E**. 打开 Colles 筋膜，暴露部分球海绵体肌，纸板拭子指示红色的肌肉，蚊式钳于纸板下方处女膜环外侧打开陷窝，尖头指向阴道内部。

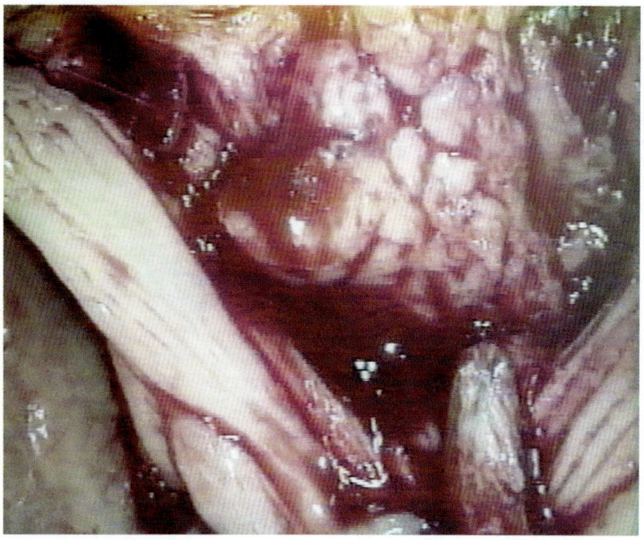
A

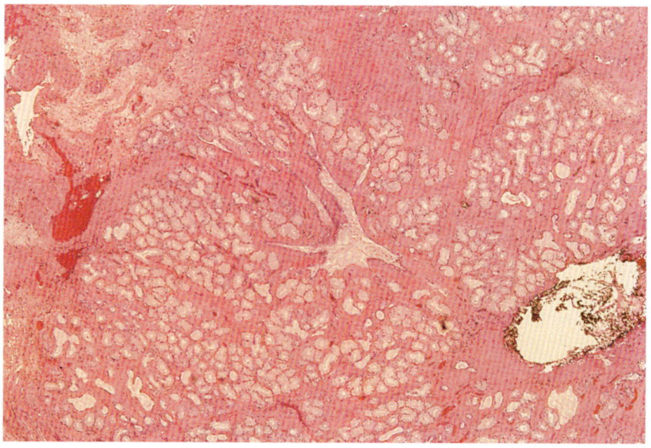
B

图 18-7　**A**. 手术进行中，暴露球海绵体肌深方，可见巴多林腺呈分叶状结构。**B**. 图 A 的组织学切片显示含有黏液腺泡的葡萄状小叶组成前庭大腺或巴多林腺。

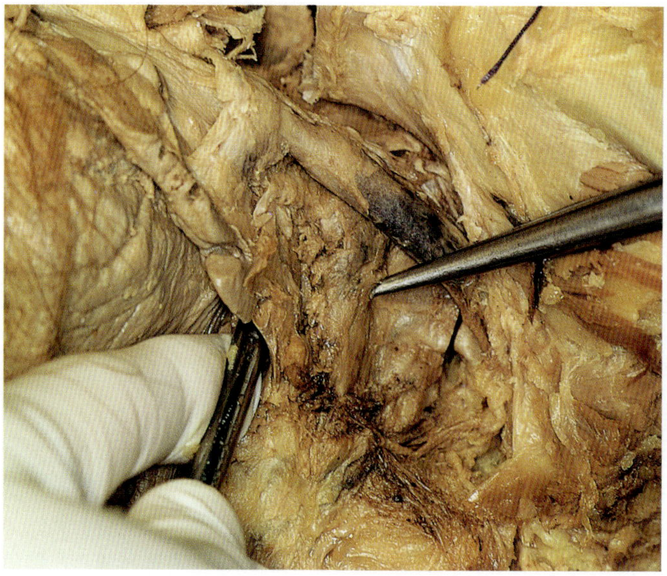

图18-8　在固定后的尸体标本上，已切除会阴浅层肌肉及Colles筋膜，剪刀尖指示前庭球。

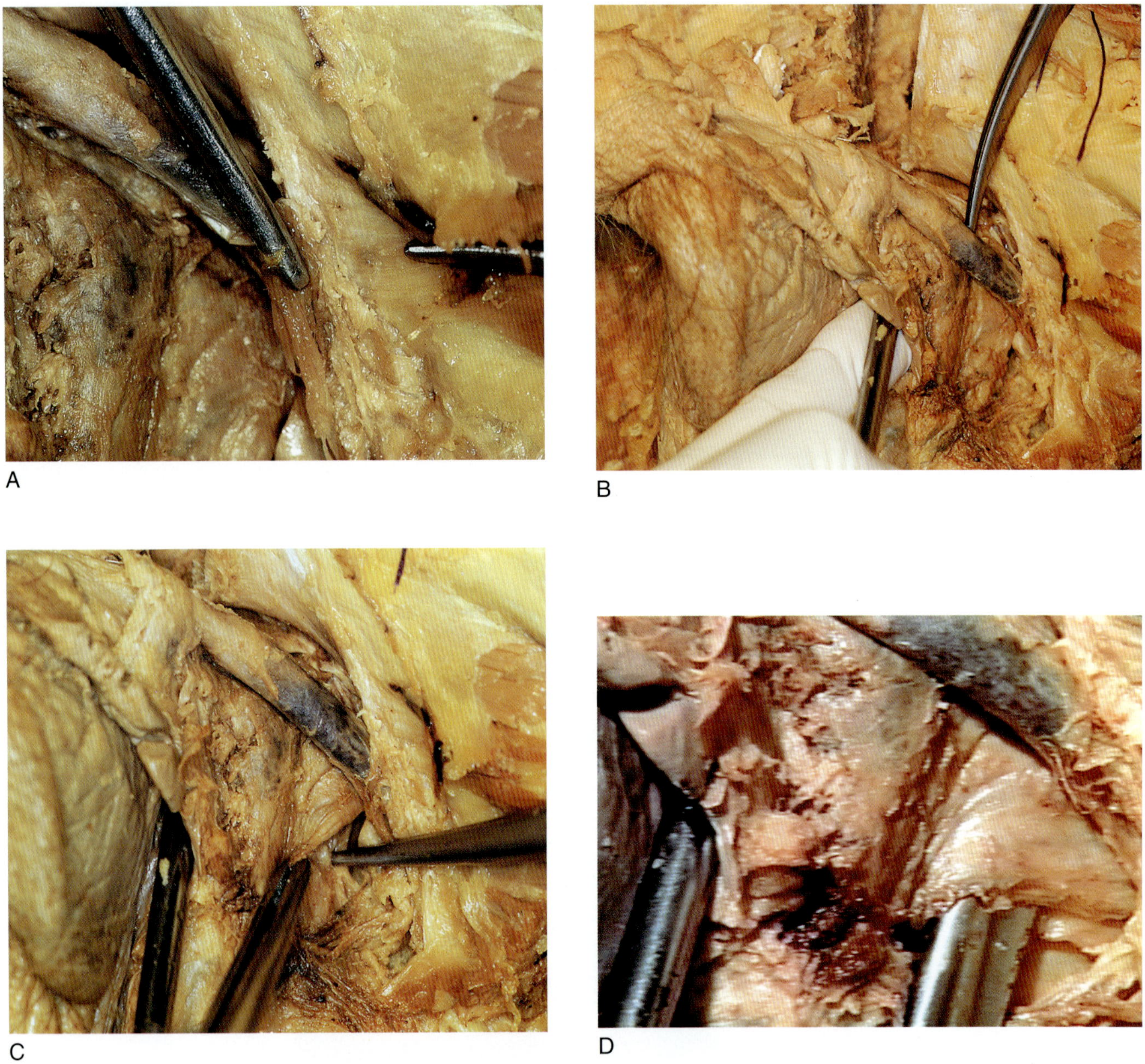

图 18-9 **A**. 在固定后的尸体标本上，Kocher 钳夹持附着于坐骨支上的坐骨海绵体肌的残余部分。**B**. 剪刀尖指示的突出的蓝色结构为阴蒂海绵体。**C**. 剪开阴蒂海绵体与前庭球之间的深筋膜，露出肛提肌。可见阴蒂及其与左侧阴蒂脚的连接处。一个金属套管放在阴道中。**D**. 放大倍数显示筋膜覆盖肛提肌。(待续)

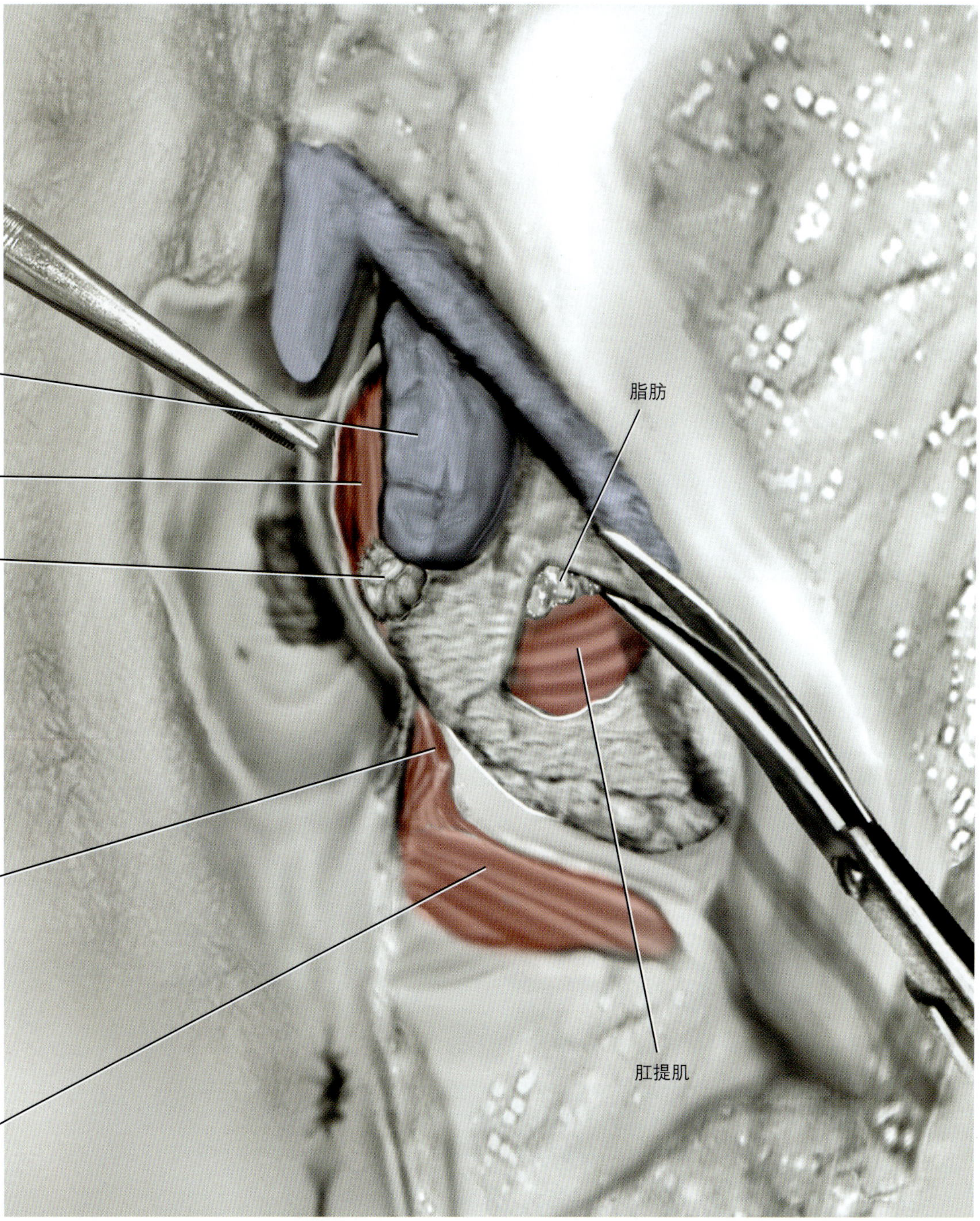

图 18-9 **E**. 剪刀指示肛提肌，起于耻骨支下缘。(待续)

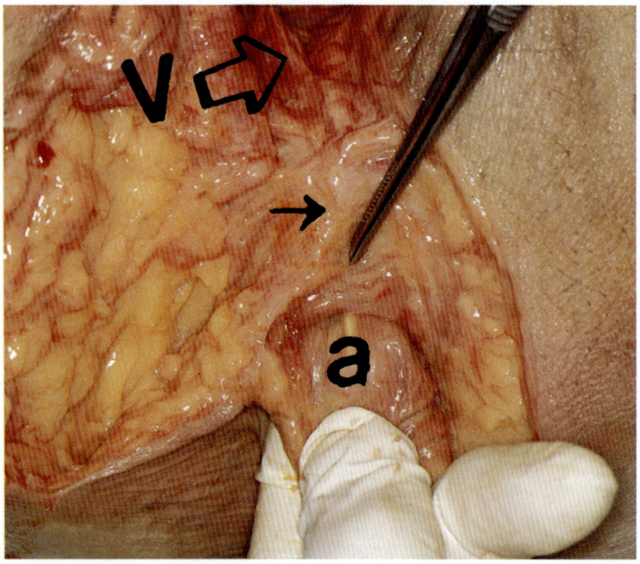

图 18-9　F . 新鲜尸体示肛门外括约肌。作者的手指插入肛管内，暴露肛门外壁 (a) 。箭头及血管钳指示肛门括约肌。空心箭头指示阴道 (v) 。

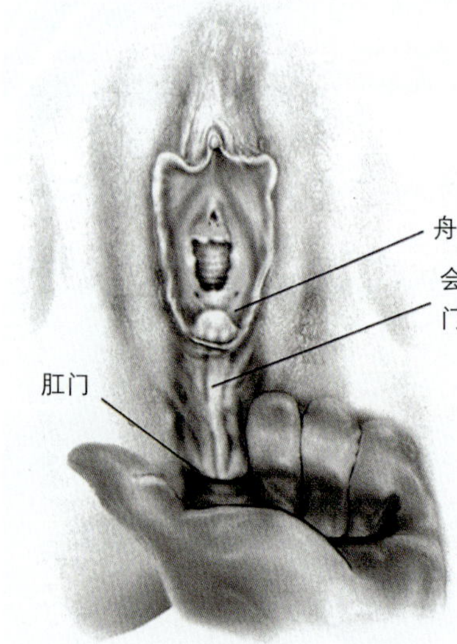

A

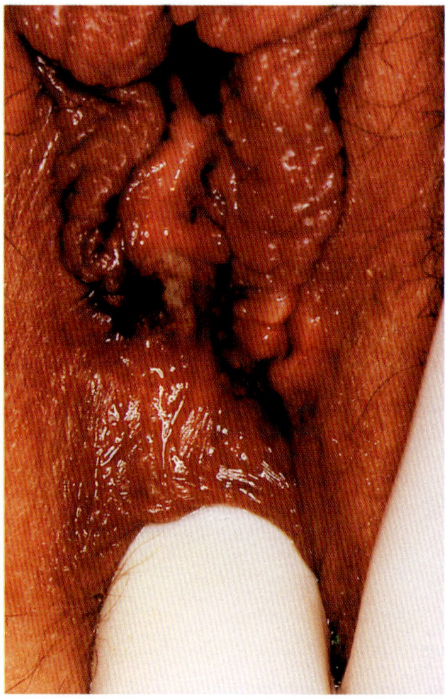

B

图 18-10　**A**. 直肠与会阴及阴道后壁相邻。**B**. 带手套的手指插入患者的直肠。会阴皮肤下方是脂肪和筋膜，再往下是肛门括约肌的宽大的前部。在会阴正中切开时，肛门括约肌位于切口正下方。

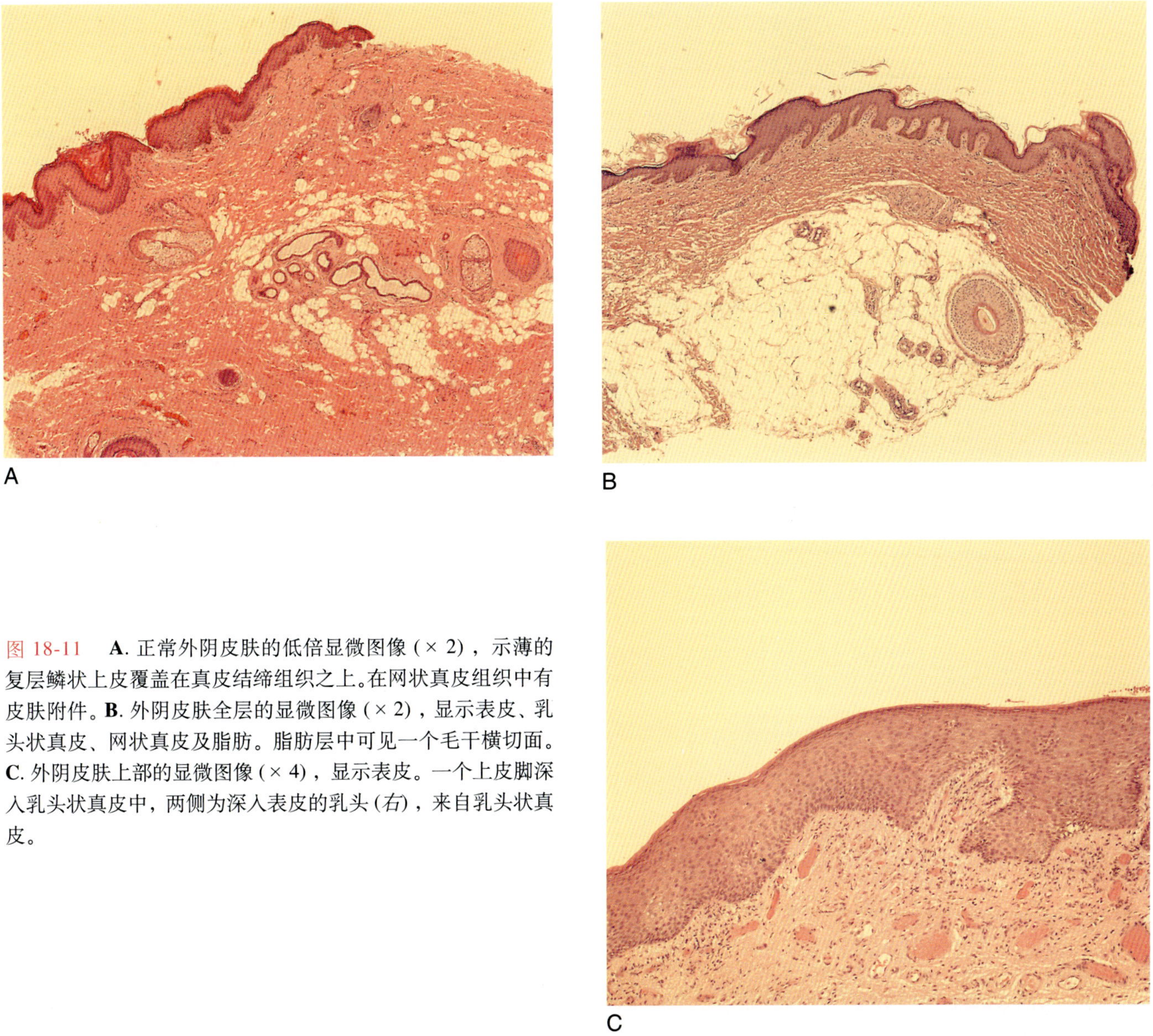

图 18-11　**A**. 正常外阴皮肤的低倍显微图像（× 2），示薄的复层鳞状上皮覆盖在真皮结缔组织之上。在网状真皮组织中有皮肤附件。**B**. 外阴皮肤全层的显微图像（× 2），显示表皮、乳头状真皮、网状真皮及脂肪。脂肪层中可见一个毛干横切面。**C**. 外阴皮肤上部的显微图像（× 4），显示表皮。一个上皮脚深入乳头状真皮中，两侧为深入表皮的乳头（右），来自乳头状真皮。

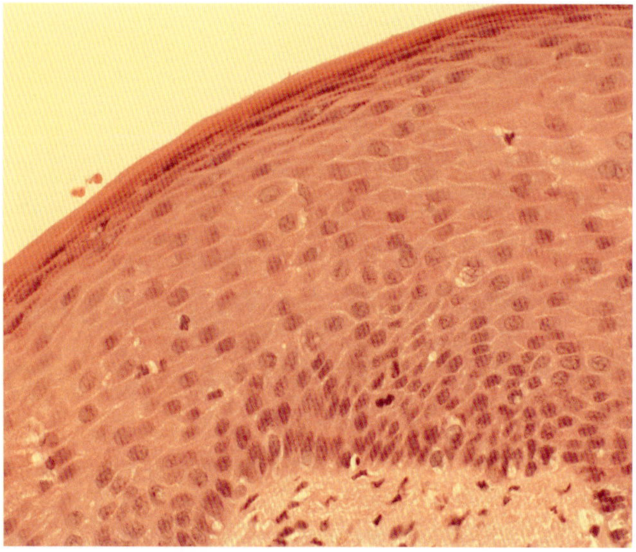
A

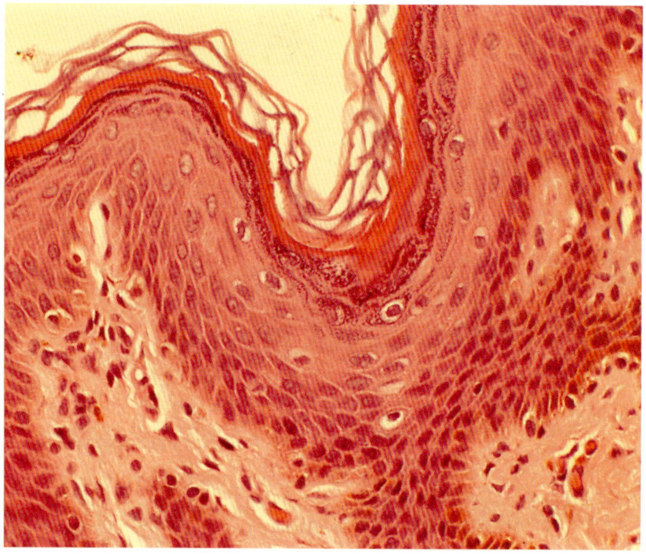
B

图 18-12 **A**. 外阴表皮高倍镜 (× 16) 下示复层鳞状上皮，由 20 多层细胞组成。真皮层上方为单层的基底细胞。棘细胞或细胞间桥向上延伸数层。当向表层成熟时，这些细胞产生胞浆。最上层的三层细胞含有深色的透明角质颗粒，又称颗粒细胞层。这些颗粒组成最上层的角化的或透明化的无细胞层。**B**. 基底层细胞 (× 10) 为一层褐色的黑色素细胞层。同时可见上皮脚及真皮乳头。

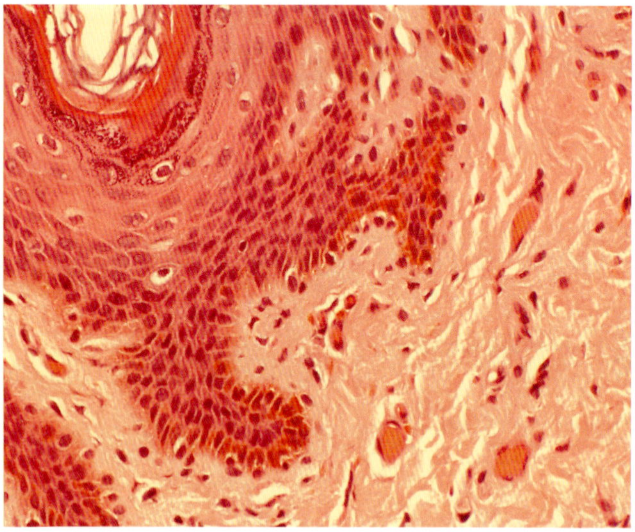
A

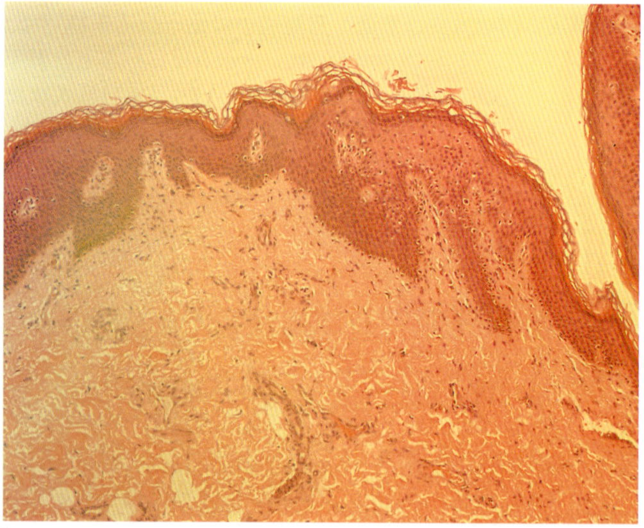
B

图 18-13 **A**. 显示真皮乳头通向表皮的血管及淋巴管，同时可见腺体及角化层 (× 10) 。**B**. 此切片 (× 4) 示表皮下的乳头状真皮及乳头状真皮下的网状真皮层。

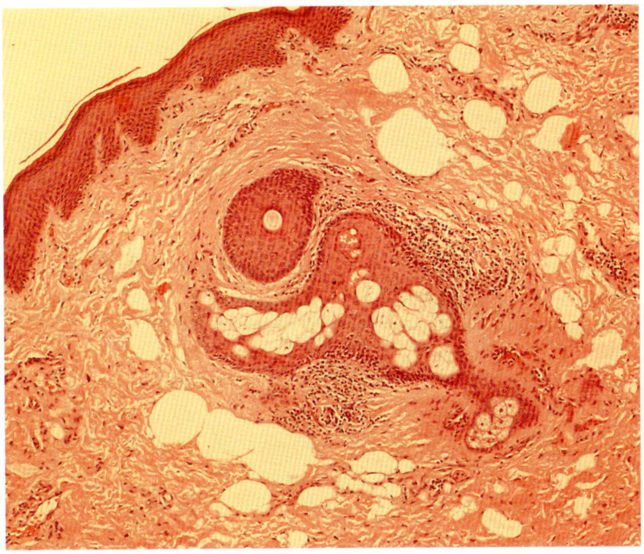

A

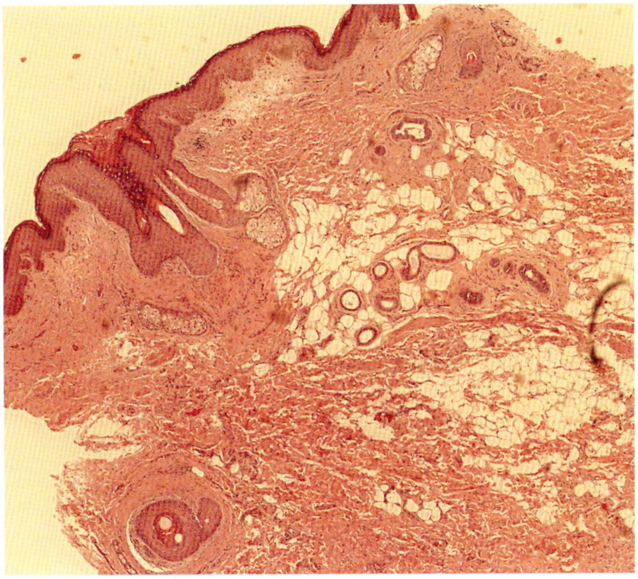

B

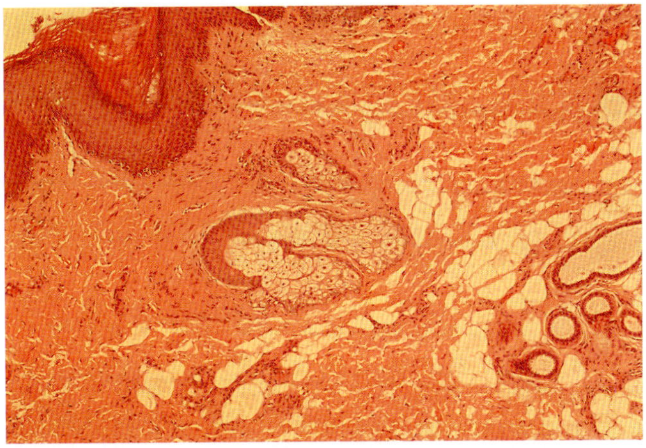

C

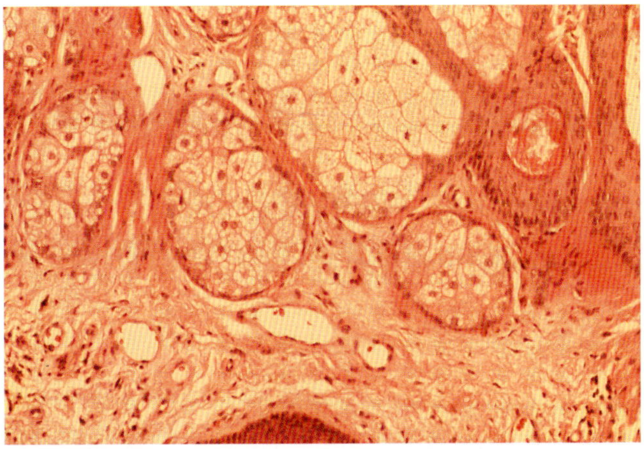

D

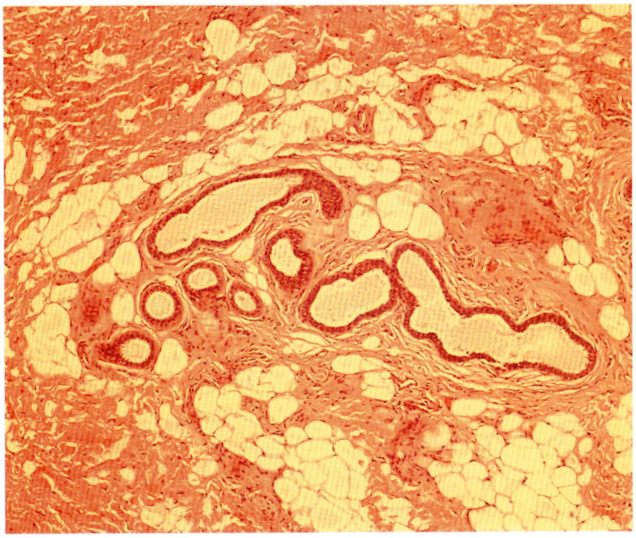

E

图 18-14　**A**. 显微图像 (× 2) 示网状真皮层中的毛干及伴随的皮脂腺。**B**. 显微图像 (× 2) 示真皮内的小汗腺或汗腺。在表皮内可见毛囊皮脂腺。**C**. 显微图像 (× 4) 示网状真皮层中的皮脂腺及汗腺。**D**. 高倍镜下 (× 10) 示组成皮脂腺的大的、白色的泡沫细胞，在分泌时脱落 (全浆分泌腺)。**E**. 这些特殊的汗腺或顶浆分泌腺比小汗腺大。顶浆分泌腺分泌一种刺激性的物质。(待续)

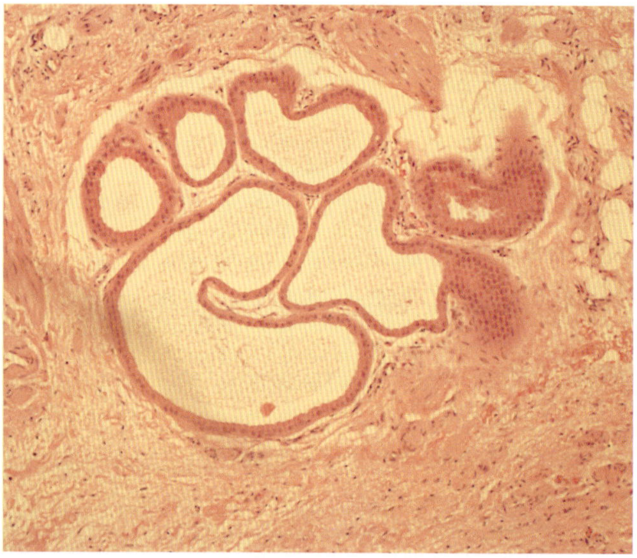

F

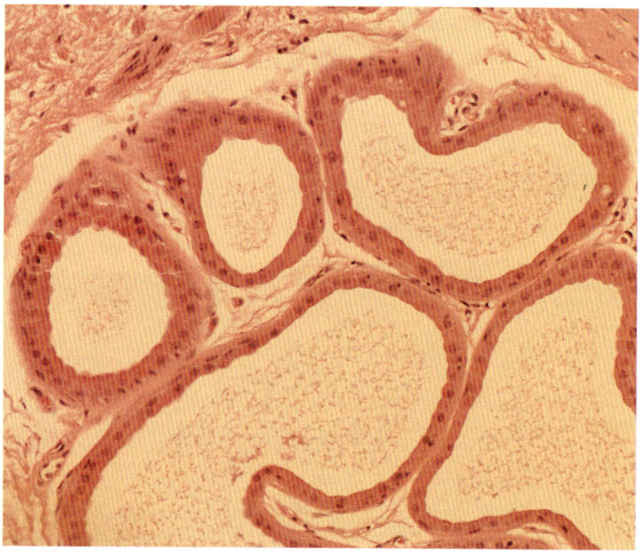

G

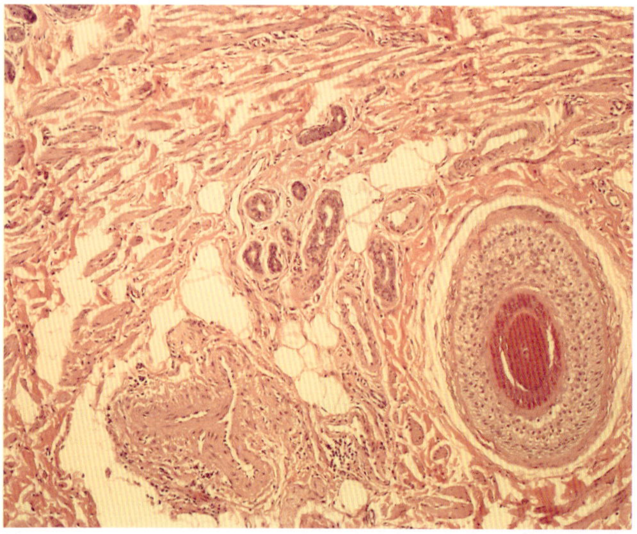

H

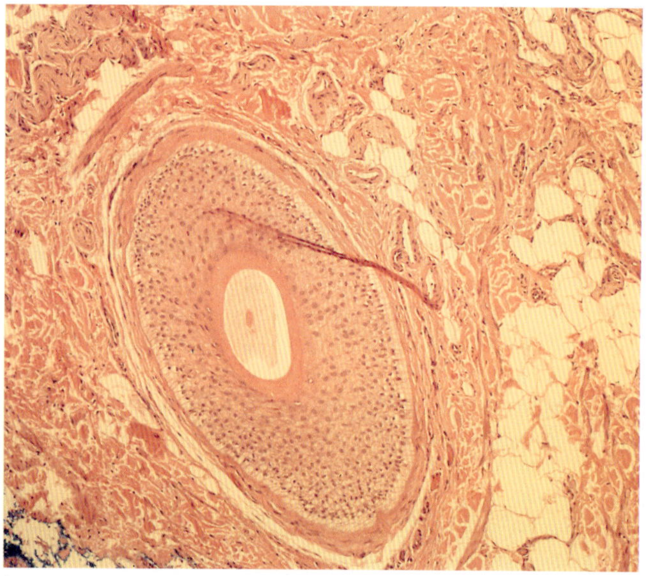

I

图 18-14 **F**. 高倍镜下 (× 10) 示顶浆分泌腺 (大汗腺) 的细胞呈淡红色。**G**. 更高倍镜下 (× 16) 示大汗腺。人体最大的顶浆分泌腺体是乳腺。**H**. 网状真皮层深处见一个毛干。**I**. 外阴毛囊的高倍镜观示细胞呈同心圆状多层排列，其复层鳞状上皮与表皮的相似。

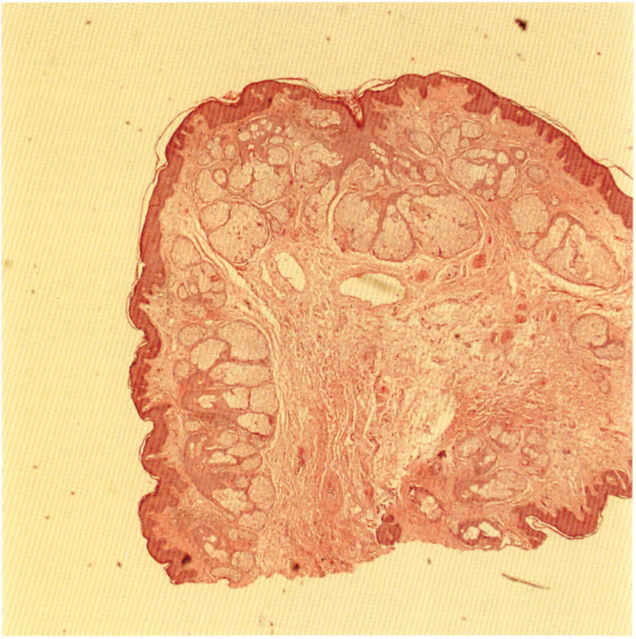
A

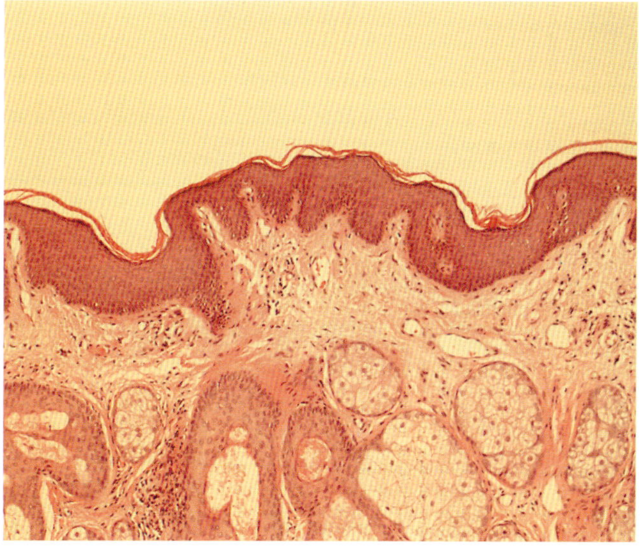
B

图 18-15　**A**. 小阴唇切片示表皮及其下方附属腺体的结构。**B**. 放大镜下 (× 4) 示小阴唇内无毛囊。**C**. 小阴唇真皮层有丰富的皮脂腺。表皮厚度小于1mm。(待续)

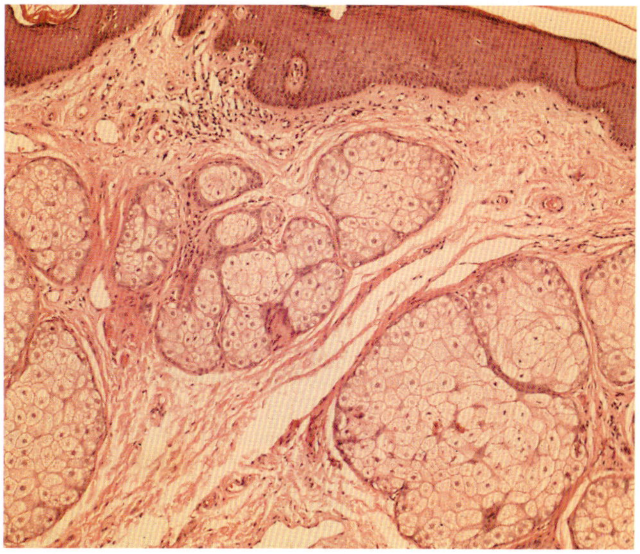
C

图 18-15 **D**. 正常外阴皮肤的相对厚度以毫米或几分之一毫米度量。皮肤附件深入下方的真皮及脂肪层。正常外阴表皮的细胞构成可见 (插图) 。

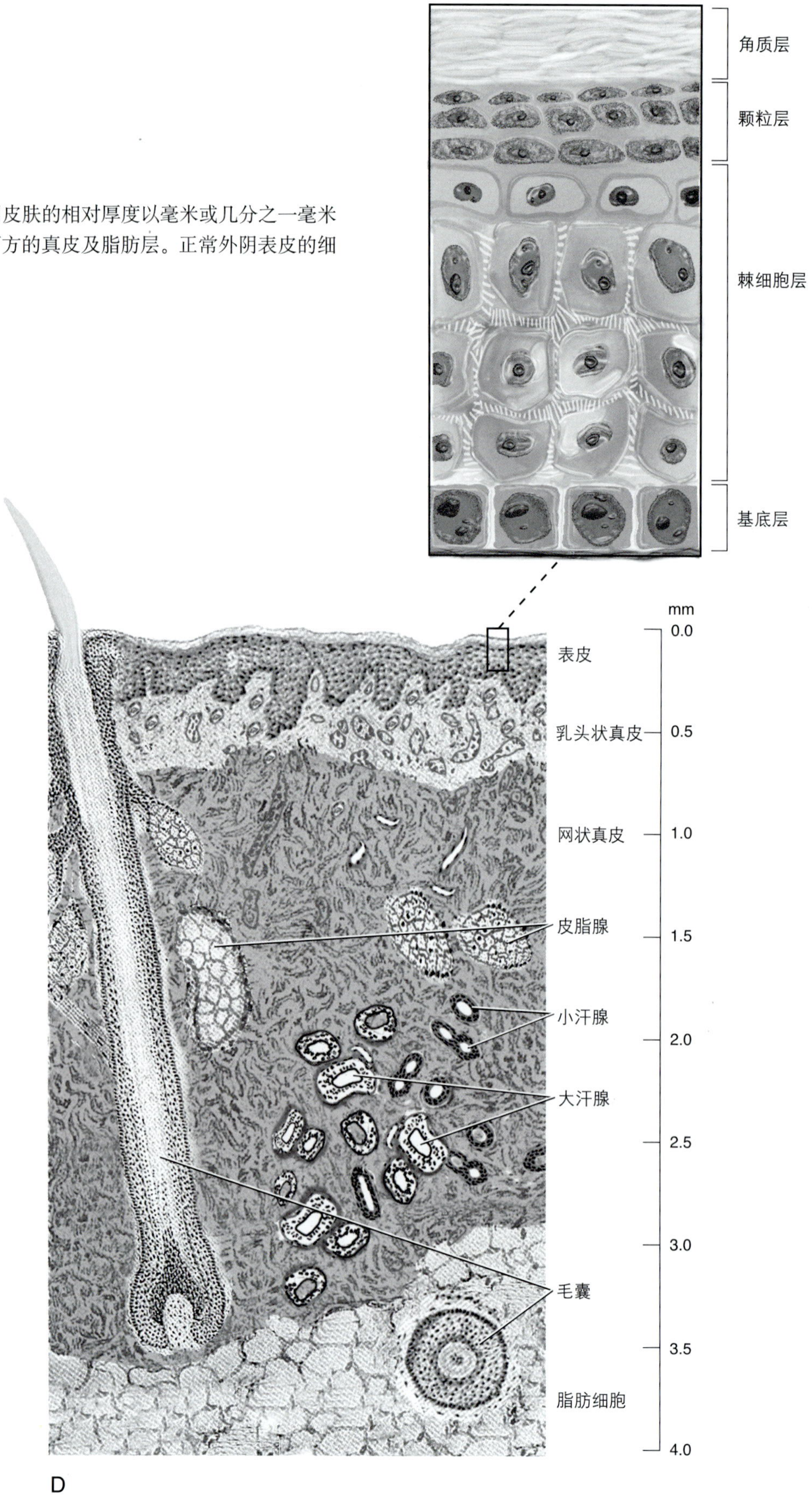

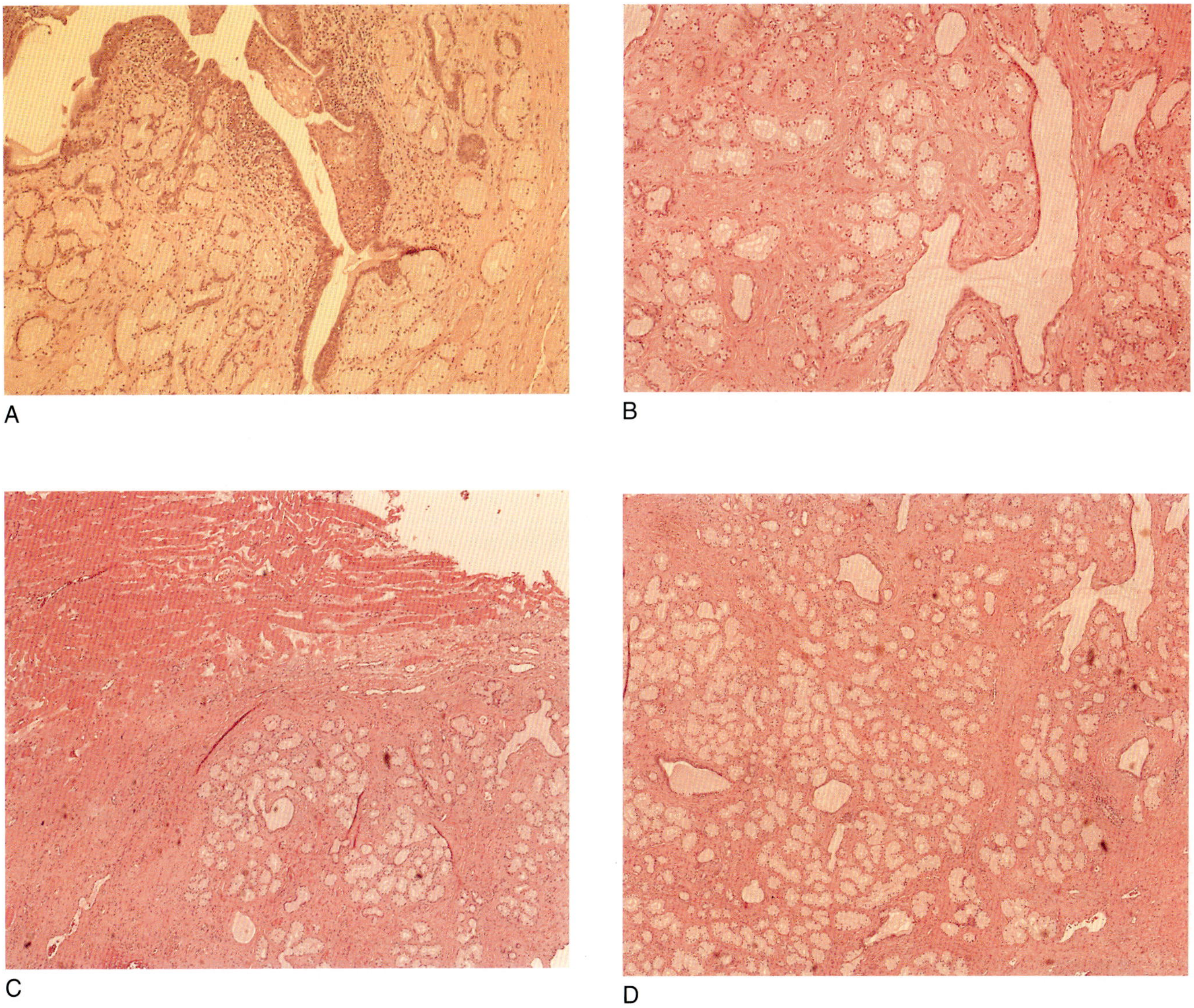

图 18-16 **A**. 巴多林腺导管的切片，内衬移形上皮。**B**. 导管 (*中央*) 和腺体，腺体内衬黏液上皮。**C**. 骨骼肌下，例如球海绵体肌 (*左上*)，为巴多林腺的腺泡。**D**. 巴多林腺正中切片显示葡萄样结构。与宫颈管内腺体相比，此结构为真性葡萄状黏液腺。

（耿力 译）

第 19 章

外阴病理学

外阴病理学根据以下标准分类：

感染
寄生虫感染
细菌感染
真菌感染
病毒感染
螺旋体感染
其他性病感染
非感染性炎症性病变
苔藓样病变
增生性病变
囊性病变
大疱性和溃疡性病变，包括结核病变
上皮内瘤变及浸润性肿瘤
血管病变

与宫颈及阴道不同，细胞学在外阴病变诊断中作用很小。由于外阴易观察，借助阴道镜易放大，因此易于发现可疑病变区域与周围正常皮肤的不同。外阴病变通常经活检证实。

感 染

寄生虫感染

外阴阴虱常是通过与感染者密切接触感染的，症状是阴毛被覆区剧烈的瘙痒。阴道镜可证实活动的阴虱及其卵 (图 19-1) 。

细菌感染

有几种病原体可导致急性外阴炎。播散性红斑可能与血管点状扩张有关 (图 19-2*A* 和 *B*) ，是肠道病原体感染的特征，例如肠球菌、大肠杆菌、支原体或脲原体属。另一种类型是大的、穿凿样浅溃疡，见于革兰氏阳性病原菌混合感染，例如链球菌和葡萄球菌 (图 19-2*C* 和 *D*) 。阴道镜检查显示溃疡边缘隆起的白色上皮。这一组病变可导致疼痛、瘙痒、干涩及肿胀感 (图 19-2*E*) 。

真菌感染

真菌性外阴炎可导致大块的弥漫性红斑，长期脱屑和毛囊炎 (图 19-3*A* 至 *C*) 。急性真菌或细菌感染时可见外阴潮红 (图 19-3*D*) 。真菌性外阴炎的起始表现为瘙痒，后进展为灼痛。脱屑提示慢性真菌感染 (图19-3*E* 和 *F*) 。

病毒感染

外阴常见三种病毒感染。传染性软疣不发生于阴道或宫颈，常侵及阴阜、阴唇、会阴、股部及臀部，引起剧烈的瘙痒。低倍镜下表现为蜡状的丘疹，直径 1~3mm (图 19-4*A*) 。高倍镜下 (× 10 至 × 16) 示中央部分凹陷、脐状 (图 19-4*B*) 。活检显示特征性的生发层中大的、品红染色的包涵体 (图 19-4*C* 和 *D*) 。

单纯疱疹病毒性外阴炎开始表现为小疱和瘙痒 (图 19-5*A*和*B*) 。早期病变可出现在阴唇、前庭或会阴 (图 19-5*C*) 。小疱内充满单纯疱疹病毒，小疱破裂时感染周围皮肤 (图 19-5*D* 和 *E*) 。病变继续发展表现为许多小的穿凿样溃疡。阴道镜下，溃疡外围是亮红色的边界，中央是覆盖纤维素的凹陷 (图 19-5*F* 和 *G*) 。显微镜下可见大的、致病的、细胞核内病毒包涵体 (图 19-5*H*)。主要症状为剧烈的疼痛，常需住院及应用吗啡等强力镇痛药。腹股沟淋巴结常常肿大，可被触及。初次感染后，常复发。复发病变阴道镜下表现与初发相似，但病变少，病程短，疼痛较轻。通过活检、培养和 (或) 中和抗体检测可诊断此病。

宫颈和阴道均可发生尖锐湿疣，外阴病变的表现与之相似。新鲜病变因周围皮肤自体接种，在外阴对称生长 (图 19-6*A* 至 *C*) 。感染的程度及严重性与患者的免疫反应成正比。在免疫力低下者如糖尿病患者、妊娠或应用免疫抑制剂的患者，疣的生长更显著 (图 19-6*D* 和 *E*)。典型的症状为瘙痒、轻微疼痛、刺激感和分泌物异味。分泌物异味与表面细菌感染有关。阴道镜下，乳头瘤样病变是典型的表现 (图19-6*F*和*G*) 。常见的人乳头状瘤病毒类型为6和11型。在此阶段，病变局部及周围正常外观的皮肤内存在大量的病毒颗粒。组织病理学检查显示典型的乳头瘤样病变三联征，即乳头瘤症、棘皮症和角化不全或角化过度(图19-6*H*) 。因可能同时存在上皮内瘤变，必须对病变进行活检，病毒 DNA 分型常为 HPV16 型 (图 19-6*I*) 。

螺旋体感染

任何感染性病的患者均应检查梅毒，并建议行 HIV 检测。50% 的原发性梅毒患者的血清学检查是阴性的。阴道镜检查对诊断有帮助。一期梅毒可在外阴任何部位出现下疳或无痛性溃疡 (图 19-7*A*) 。阴道镜下，梅毒溃疡比单纯疱疹病毒的溃疡大，上皮边缘隆起。取溃疡中央部位的渗出液于玻片上，盖上盖玻片，于暗视野显微镜下观查，发现螺旋菌为阳性。另外，可对活检标本进行银染显示螺旋菌。

二期梅毒常在性病研究实验室试验或快速血浆梅毒反应试验中检出。外阴可能散布扁平疣，称为扁平湿疣 (图 19-7*B*) 。疣体与肉质感的尖锐湿疣外观是显著不同的，活检标本银染显示螺旋菌。

其他性病感染

其他不太常见的性病感染可导致溃疡性、肉芽肿性病变，其中两种性病与外阴浸润癌有关。

软下疳形成的溃疡与一期梅毒相似。然而，软下疳溃疡边界清楚，有触痛，病原体为*杜克雷嗜血杆菌*，因为自体接种，可见典型的多个溃疡 (图 19-8*A*) 。

腹股沟肉芽肿较为罕见，见于热带或美国的西印度移民中，病变特征为播散性溃疡，有肉芽肿中心和隆起的边缘 (图 19-8*B*) 。必须活检以排除同时存在的鳞状细胞癌 (图 19-8*C*) 。病原菌为杜诺凡菌。姬姆萨染色显示巨噬细胞内典型的杜诺凡小体 (图 19-8*D*和*E*) 。

性病淋巴肉芽肿是外阴糜烂性溃疡性病变 (图19-8*F*) 。其特征为腹股沟淋巴结炎 (图 19-8*G* 和 *H*) ，随后由于象皮病、瘘管形成和直肠狭窄引起外阴畸形 (图 19-8*I*) 。与腹股沟肉芽肿相似，此病可能与浸润性鳞状细胞癌相关 (图 19-8*J*) 。病原体为*沙眼衣原体*。本病 Frei 试验 (与结核菌素试验相似) 结果阳性。

非感染性炎症性病变

包括接触性皮炎、湿疹及外阴前庭炎 (图19-9*A*至*C*) 。前庭炎常伴随前庭大腺开口处或周围灶状红斑，位于处女膜环后外侧 5 点及 7 点的位置。阴道镜检查显示血管套形成，表现为大的点状病变 (图 19-9*D* 和 *E*) 。患者起初感觉瘙痒，随后出现前庭烧灼感、干涩、疼痛及刺激感。开始表现为性交痛及处女膜环处摩擦痛。由于紧身牛仔裤、紧身裤、擦洗或性交牵拉巴多林腺引发疼痛。前庭活检无助于诊断，通常只显示慢性炎症。

接触性皮炎与使用化学品、药品或化妆品有关，可引起瘙痒、疼痛和红斑。去除有害物质后非特异性红斑消失 (图 19-9*F* 和 19-9*G*) 。

苔藓样病变

最常见的外阴苔藓是硬化性苔藓，以前称为硬化萎缩性苔藓。其病因未明。患者常有明显瘙痒，夜间最为严重。此病引起皮肤间质炎症，表现为外阴不可避免的粘连 (图 19-10*A*) 。小阴唇可与大阴唇粘连 (图 19-10*B*) 。阴蒂系带通常萎缩，阴蒂包皮与阴蒂头粘连 (图 19-10*C*) 。阴道镜检查发现外阴异常苍白，尤其是阴蒂及阴唇间沟 (图 19-10*D* 和 *E*) ，会阴、后联合及肛周皮肤也常受累。受累皮肤增厚，缺乏弹性 (图 19-10*F*) 。当皮肤伸展性差时，受累皮肤皲裂，产生痛性裂纹。病情进一步发展可导致外阴严重萎缩并封闭阴道口 (图19-10*G*) 。由于皮肤瘢痕，会阴变白、皱缩 (图

19-10*H*)，这种改变称为香烟纸样皮肤，在阴道镜下可见（× 10）(图 19-10*B*)。阴蒂瘢痕导致阴蒂变形（图 19-10*C*)。

显微镜下，硬化性苔藓导致的最终变化总结为：真皮乳头完全胶原化或瘢痕化；表皮变薄，仅五层或六层细胞；基底层断裂——基底层细胞线破坏、排列紊乱；部分区域可见角化过度，而其他区域，很少或没有角蛋白 (图 19-10*I*)。

糜烂性扁平苔藓导致明显的疼痛和功能异常 (图 19-11*A*)。前庭和几乎整个阴道可能发生表皮层剥离，暴露出下面的真皮层及其神经、血管 (图19-11*B*)。阴道镜检查可见薄的化生鳞状上皮细胞层形成及部分覆盖暴露的间质 (图19-11*C*)。间质炎症反应明显，网状支持组织被破坏，修复框架丧失。由于病变疼痛严重，任何物体放入阴道均可产生疼痛分数为 10/10 的极度疼痛。本病病因不明，但与硬化性苔藓一样，有特征性的自身免疫失调。类似灶状病变也可在口腔见到，尤其在颊黏膜。

显微镜下，可见溃疡、糜烂和急性间质内炎症细胞浸润 (图 19-11*D* 和 *E*)，网状组织染色显示网状组织形成缺陷。

与硬化性苔藓相对的是慢性单纯性苔藓，主要表现为慢性炎症和大片增厚的、角化过度的白色区域，而非萎缩 (图 19-12*A* 和 *B*)。外阴皮肤增厚不是由于皮肤瘢痕形成所致。

慢性单纯性苔藓的典型症状是剧烈的瘙痒，搔抓继发细菌感染。显微镜下，可见充满角蛋白的增厚层和不同程度的棘层肥厚。在增厚的角化过度的皮肤中间散布外观正常的皮肤。

增生性外阴炎

组织增生可以呈典型的，也可以呈非典型的，典型增生和慢性单纯性苔藓有许多共同点；非典型增生和外阴上皮内瘤变类似 (图 19-13*A* 和 *B*)。主要区别在于上皮脚中细胞的排列和分化 (图 19-13*C* 至 *E*)。

囊性病变

外阴常见的囊性病变是因为一个或多个皮脂腺管堵塞引起的包含囊肿或皮脂腺囊肿，这些囊肿通常在大小阴唇形成痛性结节，继发感染则形成小脓肿 (图 19-14*A*)。

在前庭，最常见的囊肿是巴多林腺囊肿，导管堵塞后继发感染形成巴多林腺脓肿 (图 19-14*B* 和 *C*)。

Fox-Fordyce病可引起剧烈的瘙痒和阴阜、大阴唇的小囊肿。搔痒会导致继发溃疡。Fox-Fordyce病是由大汗腺导管堵塞引起 (图 19-14*D*)。

淋巴管瘤是一种不常见的囊性疾病，发生于大阴唇，多个微囊组成一簇 (图19-14*E*至*G*)。显微镜下，表皮下淋巴管扩张有助于诊断。

大疱－溃疡性病变，包括结核病变

白塞病 (Behcet's disease) 是一种反复发作的疾病，常以伴有疼痛的水疱起病，易被误诊为疱疹 (图 19-15*A*)。这类水疱一般比疱疹的水疱大，很快发生坏死，形成痛性溃疡 (图19-15*B*至*D*)。口腔中也可出现类似的较小的溃疡，尤其在颊黏膜 (图 19-15*E*)。

尽管外阴结核在美国很少见，但在全世界发展中国家相当常见。巨大的溃疡和干酪样坏死是其特征表现 (图19-16*A*)。在美国，常见的是可导致斑块和表浅溃疡的结节病 (图19-16*B*)，组织病理学检查见朗汉斯巨细胞和肉芽肿形成 (图 19-16*C*)。

上皮内瘤变和浸润性肿瘤

大体所见

同宫颈、阴道上皮内瘤变一样，外阴上皮内瘤变 (VIN) 也分为轻、中、重三级，即VIN Ⅰ～Ⅲ。VIN Ⅲ，原位癌及鲍温病 (Bowen's disease) 是相同疾病的不同名称。外阴最常见的上皮内瘤变是 VIN Ⅲ级或原位癌。外阴上皮内瘤变常和尖锐湿疣等一些良性病变混淆 (图19-17*A*)。阴道镜检查可显示瘤变的典型特征而提示诊断 (图 19-17*B* 和 *C*)。

VIN可不伴有症状或伴有慢性瘙痒。多数伴有瘙痒的患者常在没有检查和培养时被误诊为真菌感染并治疗，因而延误诊断。

VIN常表现为扁平、疣状的病变 (图19-17*D*)，颜色变深提示肿瘤进展 (图 19-17*E* 和 *F*)。阴道镜检查见病变区域呈隆起的、典型疣状疾病的鹅卵石样表现 (图 19-17*G*)，通常不伴有血管异常。涂3%的冰醋酸可使病变部位更白。同阴道上皮内瘤变一样，VIN 多点发生，可见隆起的病变和正常皮肤交错存在 (图 19-17*H* 和 *I*) 。当存在角化不全而不是角化过度时，可见突起的红色病变 (图 19-17*J*) 。与周围正常皮肤相比，皮肤色素分布的不连续性常提示瘤样病变。妇科医师应描述病灶的部位、形态、颜色、大小及病灶集中点 (图 19-17*K*) 。

外阴 Paget 病 (Paget's disease) 是外阴原位癌的一种类型，是大汗腺的肿瘤性疾病，而不是鳞状上皮细胞病变。外阴 Paget 病表现为典型的红色病变 (图 19-17*L*和*M*) ，受损外阴皮肤粗糙、不规则、湿疹样改变 (图 19-17*N* 和 *O*) 。

显微镜所见

外阴上皮内瘤变中，上皮组织出现成熟障碍。棘细胞层数增加，产生深而宽大的上皮脚 (图19-17*P*) 。有丝分裂增加，尤其是在上皮脚内。由于细胞核染色质增加和多倍体，核染色加 (图 19-17*Q* 和 *R*) 。上皮深部细胞角化是恶性角化不良的常见表现 (图19-17*S*)。在高分化VIN Ⅲ中，可见角化珠，典型的表现为透明的细胞质中圆的、黑色的细胞核 (图19-17*T*) ，细胞排列呈靶样。与正常或无瘤变部位的上皮相比，病变部位上皮增厚，基底层可见色素沉着线 (图19-17*U*) ，表皮细胞含丰富的角蛋白或角化不全 (图 19-17*V*) 。

Paget病的特征性表现为表皮各层内有大的透明细胞浸润 (图 19-17*W* 和 *X*) ，在表皮最顶层可见角化不全。粘蛋白胭脂红染色对鉴别 Paget 样细胞有帮助。Peget 病可进展为浸润癌 (图 19-17*Y*) 。

必须仔细检查真皮，尤其是皮肤附件，因为 38% 的瘤变上皮累及皮肤附件 (图 19-17*Y*) 。在 50 岁以上的患者中，皮肤附件受累者接近50% (图 19-17*Z*) 。由于皮肤附件可以向深部达到网状真皮层甚至皮下脂肪层，在制定治疗方案时必须考虑肿瘤的扩散程度。被破坏的上皮的再生源自未被破坏的皮肤附件，而皮肤附件细胞发生瘤样增生会导致病变持续存在。因此，在外阴病变的发展过程中，皮肤附件可视为与宫颈病变中的宫颈管腺体的作用相同。

外阴浸润癌

外阴浸润癌通常来源于鳞状细胞，腺癌少见，但也可来源于汗腺或巴多林腺，尿道旁腺癌罕见。

大片的蕈样生长或皮肤溃疡样病变要考虑外阴浸润癌 (图 19-18*A* 和 *B*) ，但有一些病灶非常微小 (图 19-18*C*)。如果怀疑有瘤变，必须及时活检，诊断依靠定位活检 (图 19-18*D* 和 *E*) 。

外阴是恶性黑素瘤的高发区域 (图19-18*F*) ，痣切除后需送组织病理学检查 (图 19-18*G* 和 *H*) 。因可能存在无色素黑素瘤，可疑病变区必须活检 (图19-18*I*和*J*)。显微镜下，浸润癌表现为特征性的癌巢，或癌柱侵入外阴间质 (图 19-18*K* 和 *L*) 。少数情况下，外阴腺癌可来自周边组织 (如巴多林腺) 或远处转移 (图 19-18*M* 和 *N*) 。

血管病变

外阴静脉曲张存在明显的个体差异 (图19-19 *A*) ，导致上皮下或浅表静脉扩张，呈淡蓝色。血管瘤亦可出现在外阴，引起皮肤青紫和表浅血管 (图19-19 *B*至*D*)。因为有出血过多的危险，不应在门诊对这种病变进行活检。外阴小的、散在的丘疹可能是由小的、扩张的浅表血管组成，外周围以鳞状黏膜，这类病变为血管角质瘤 (图 19-19 *E*) 。

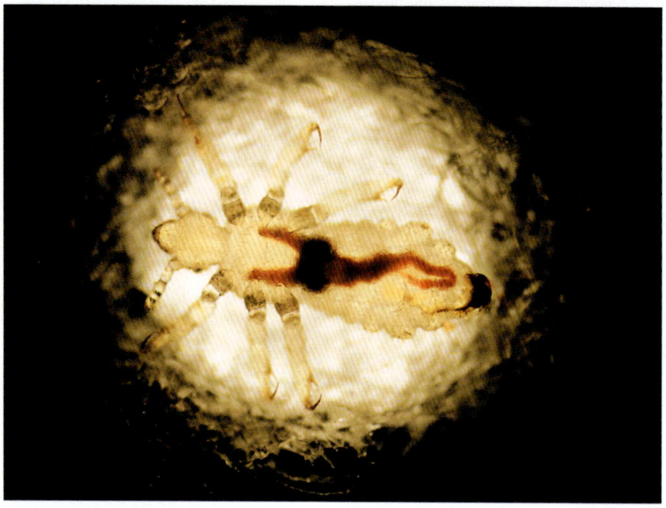

图 19-1 耻骨阴毛上可见小的、移动的白色斑点，高倍镜检见阴虱。

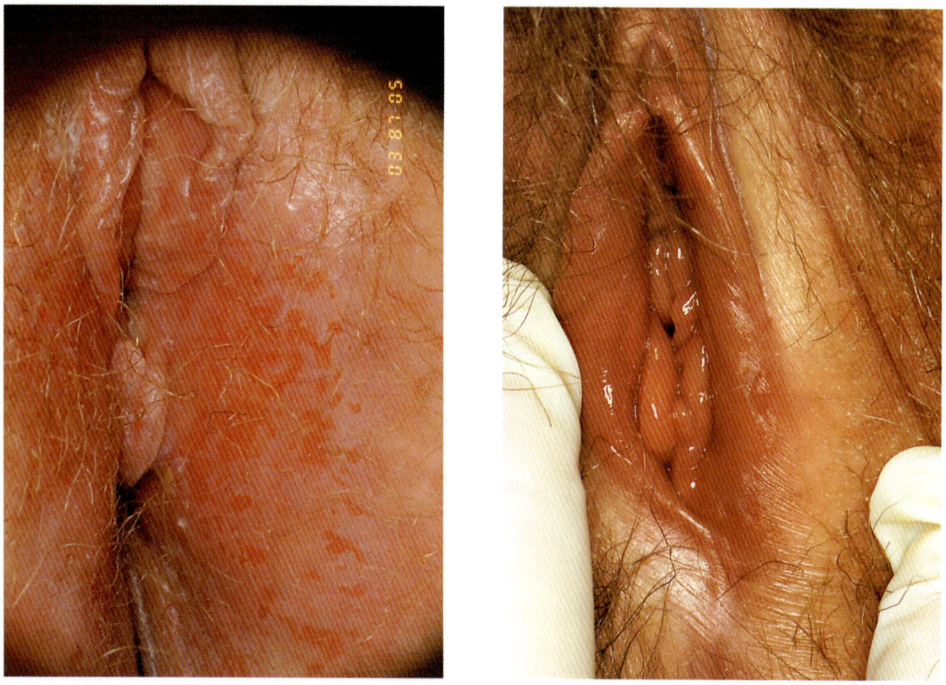

A B

图 19-2 **A**. 明显红色的皮肤炎症性改变弥漫遍及整个外阴，为典型的急性外阴炎。**B**. 深酒红色皮肤变化波及小阴唇、大阴唇和前庭，为接触性外阴炎。此病变可导致瘙痒，甚至烧灼感。(待续)

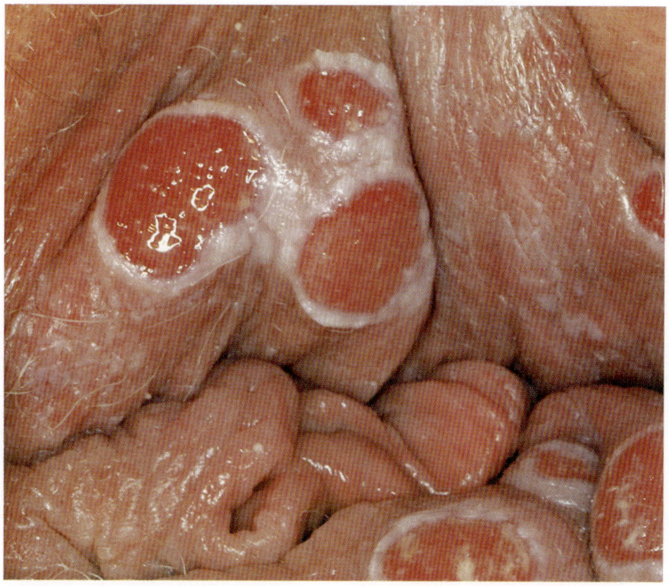

C

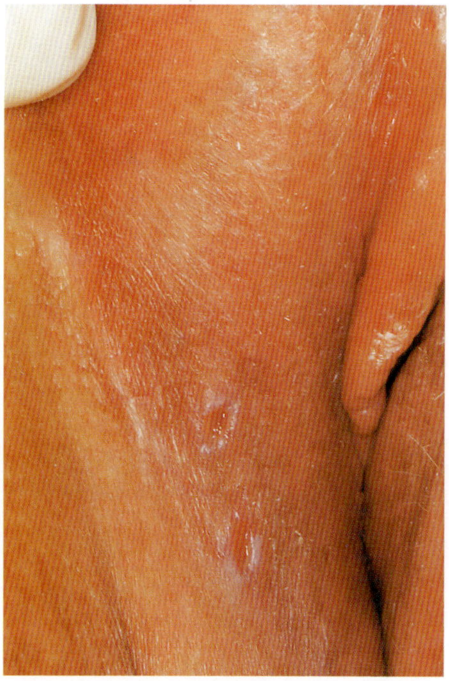

D

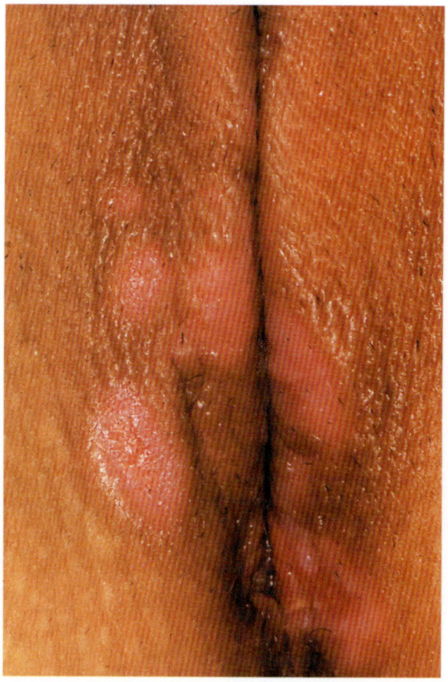

E

图 19-2　**C**. 大的边缘清楚的、明亮的红色溃疡导致外阴剧烈瘙痒。培养示葡萄球菌为主的感染。鉴别诊断包括天疱疮。**D**. 图 C 的患者开始治疗后 1 周。**E**. 图 C 及 D 的患者开始治疗后 2 周，明显愈合：红色程度减轻，溃疡已长平。

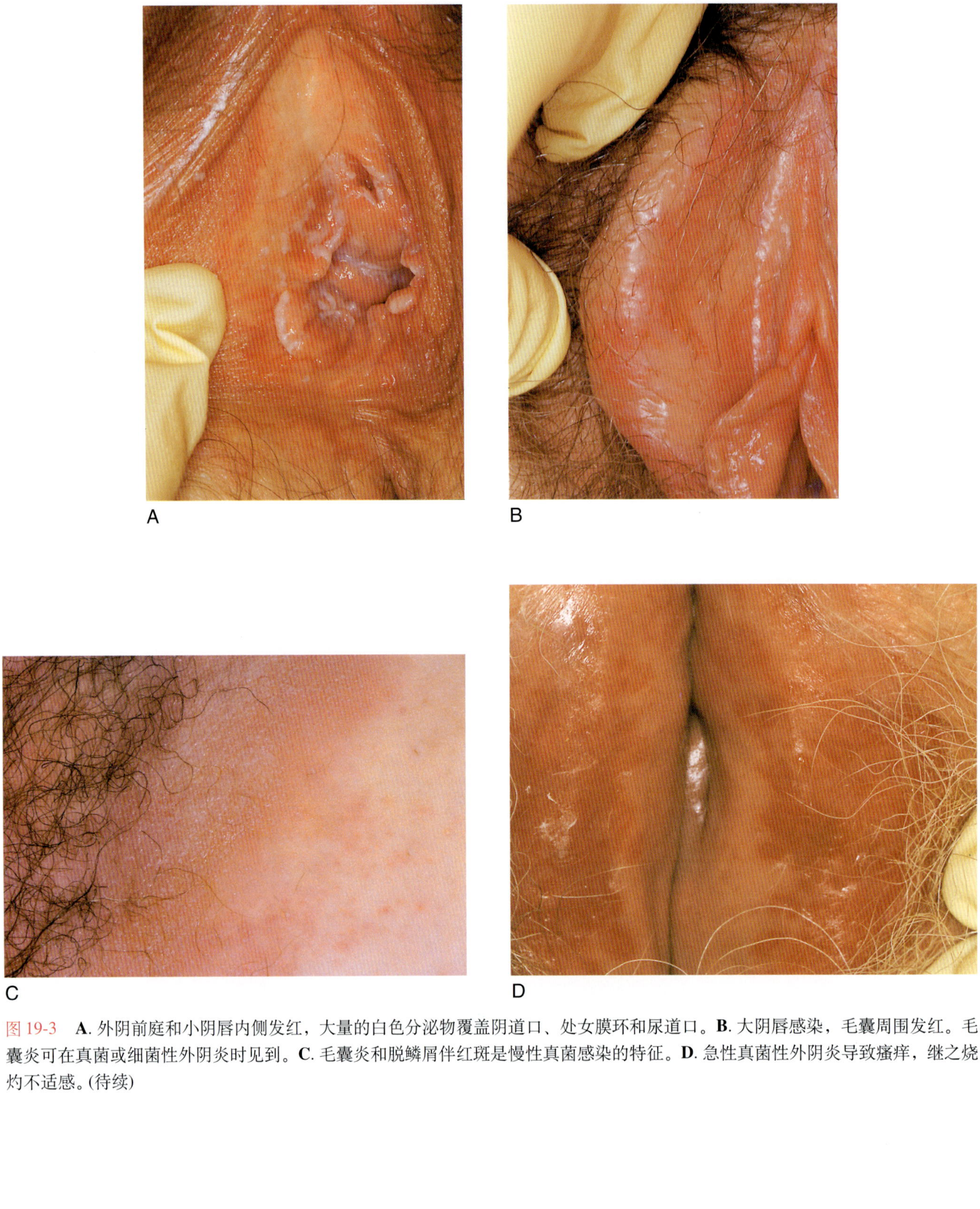

图 19-3 **A**. 外阴前庭和小阴唇内侧发红，大量的白色分泌物覆盖阴道口、处女膜环和尿道口。**B**. 大阴唇感染，毛囊周围发红。毛囊炎可在真菌或细菌性外阴炎时见到。**C**. 毛囊炎和脱鳞屑伴红斑是慢性真菌感染的特征。**D**. 急性真菌性外阴炎导致瘙痒，继之烧灼不适感。(待续)

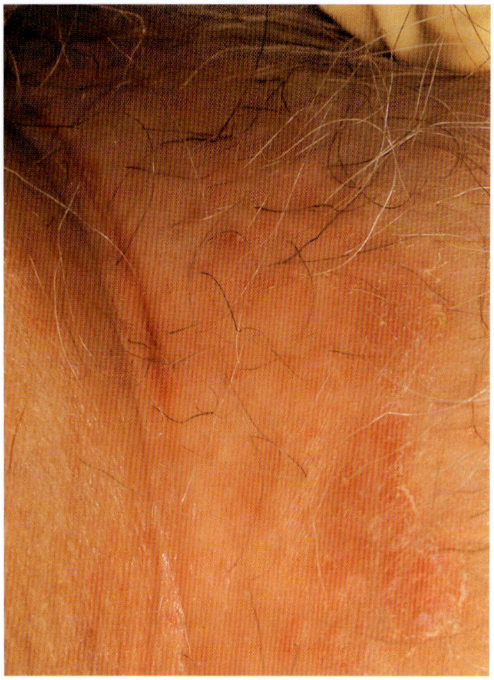

E

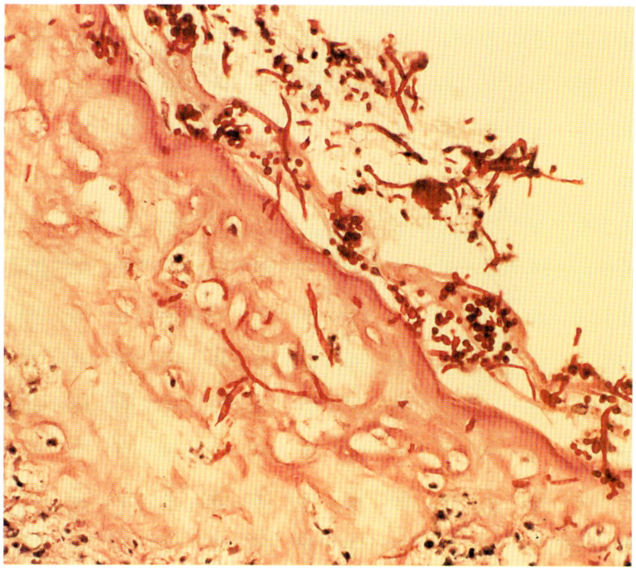

F

图 19-3　**E**. 病变表现为外阴的皲裂和脱屑，应将刮取物行真菌培养以明确诊断。**F**. 外阴活检可用于诊断真菌性外阴炎，过碘酸希夫染色可显示角质层中的菌丝。

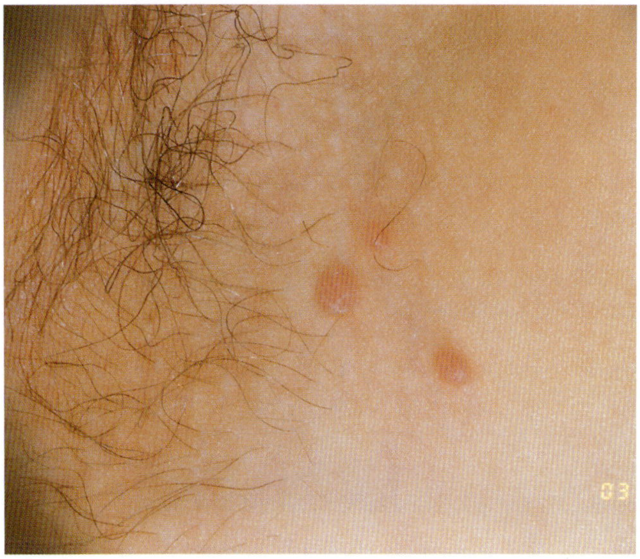

A

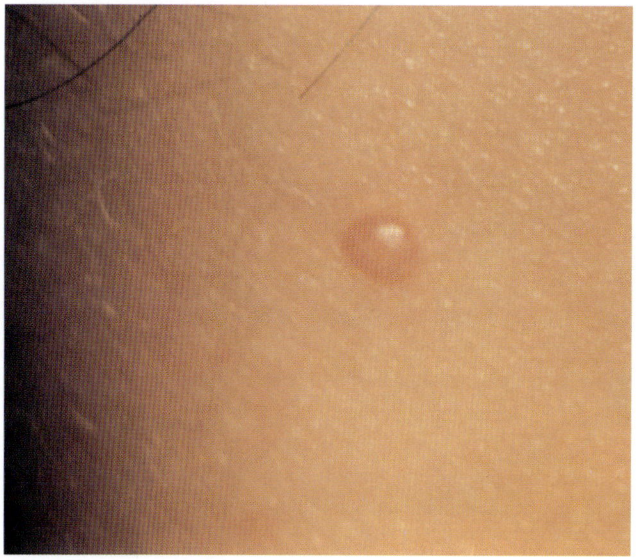

B

图 19-4　**A**. 多发性粉色的丘疹波及外阴，包括阴阜、邻近的大腿内侧及大腿。**B**. 图 A 病变的高倍镜观示苍白的脐状外观，提示传染性软疣。(待续)

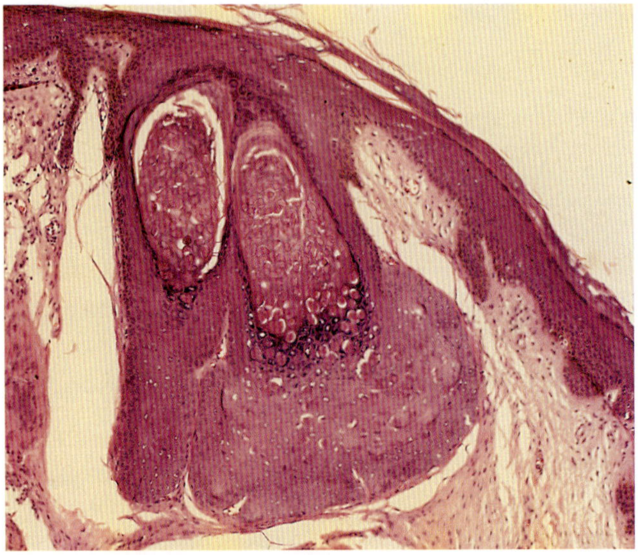
C

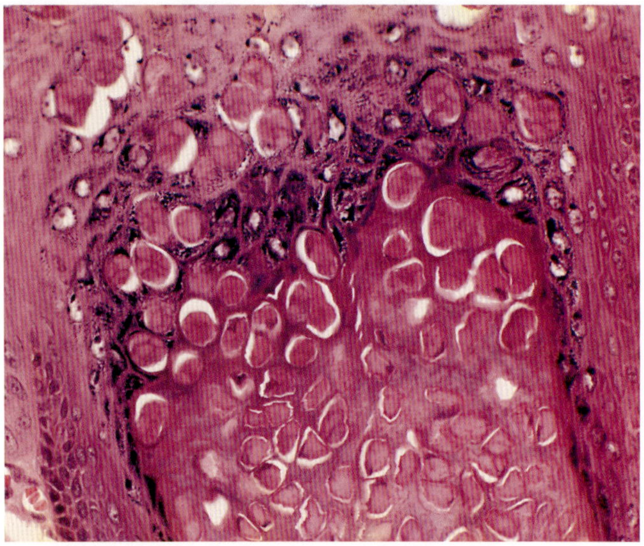
D

图 19-4 **C**. 苏木精和伊红染色示上皮内大的疣体或病毒包涵体。**D**. 图 C 的高倍镜观示嗜伊红的病毒包涵体，是传染性软疣的诊断依据。

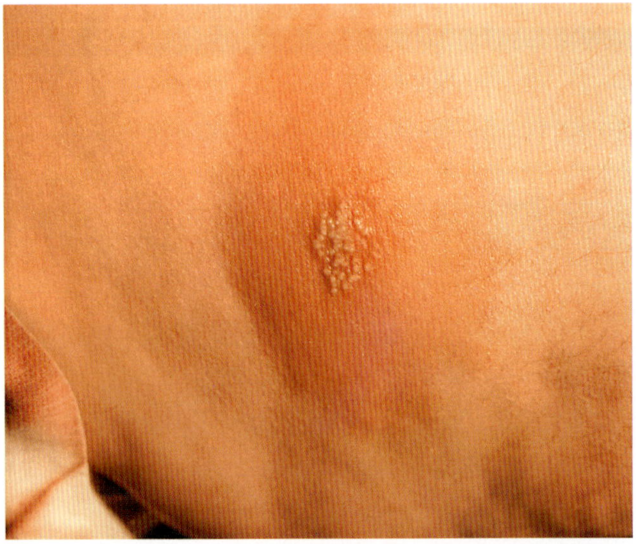
A

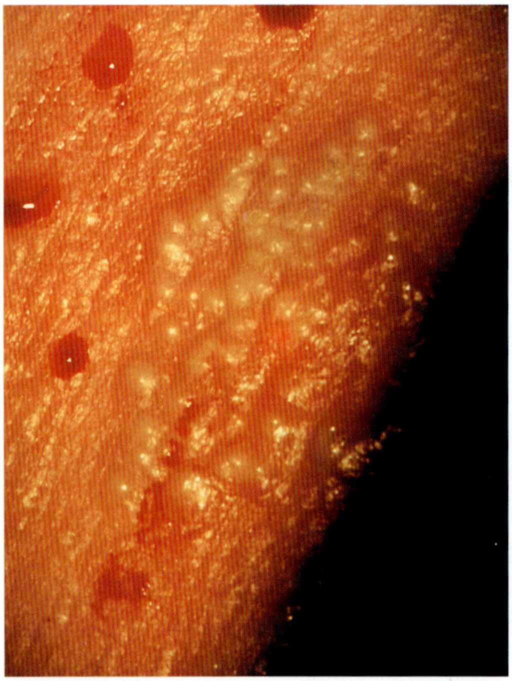
B

图 19-5 **A**. 外阴的早期单纯疱疹病毒感染开始于小泡形成，小泡周围是大片的炎症性红斑。**B**. 阴道镜高倍镜观示病毒小泡。**C**. 多发的、与单纯疱疹病毒感染相关的外阴溃疡。**D**. 与单纯疱疹病毒感染相关的外阴皮肤细胞病理改变为细胞破坏（*右侧*）和急性炎症表现（*底部*）。**E**. 图 D 的高倍镜检查示含有病毒包涵体的多核细胞（箭头所示）。**F**. 阴唇、前庭和会阴的急性单纯疱疹病毒感染，典型的疱疹性溃疡的红色边界和黄色的（纤维蛋白）中心。**G**. 图 C 的阴道镜高倍镜观示单纯疱疹性溃疡的鲜明的红色轮廓。**H**. 从疱疹性溃疡获得的细胞学涂片显示有 4 个核的、增大的形状怪异的细胞。细胞核中可见病毒包涵体。

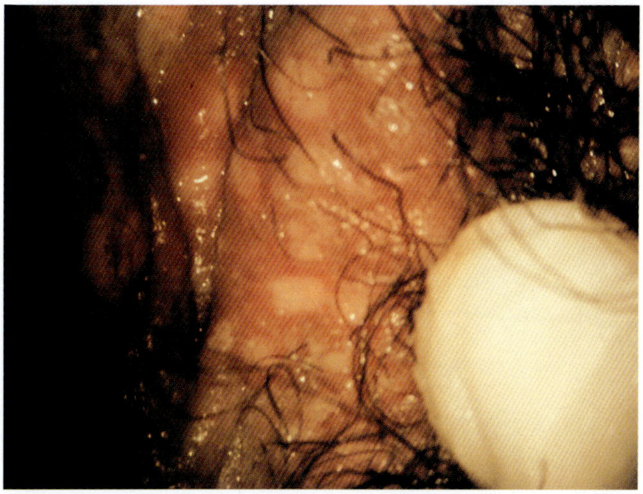
C

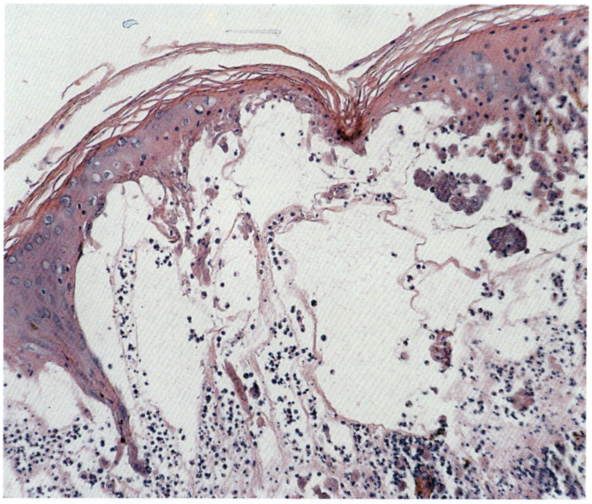
D

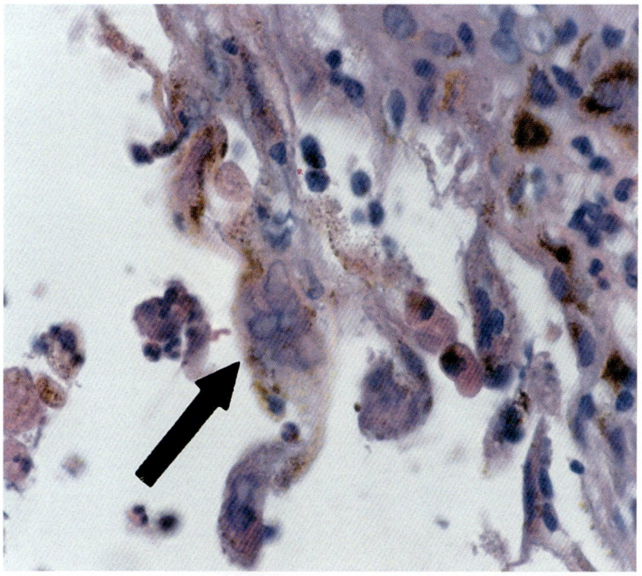
E

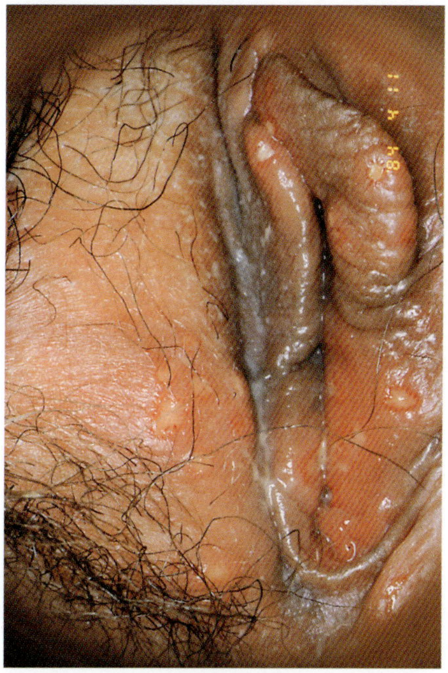
F

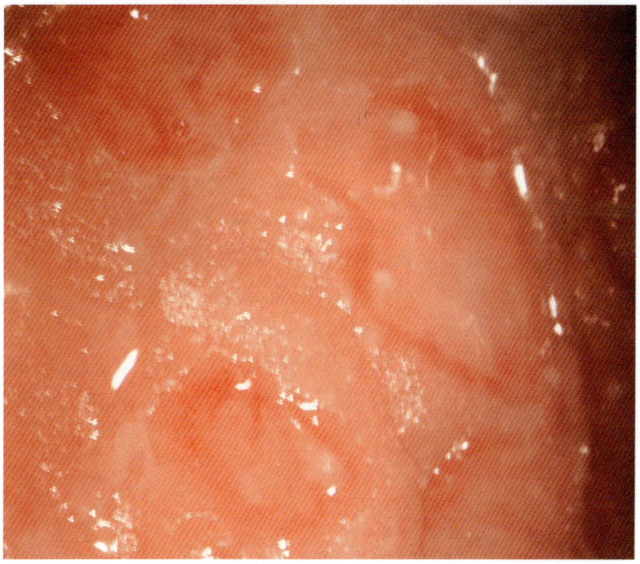
G

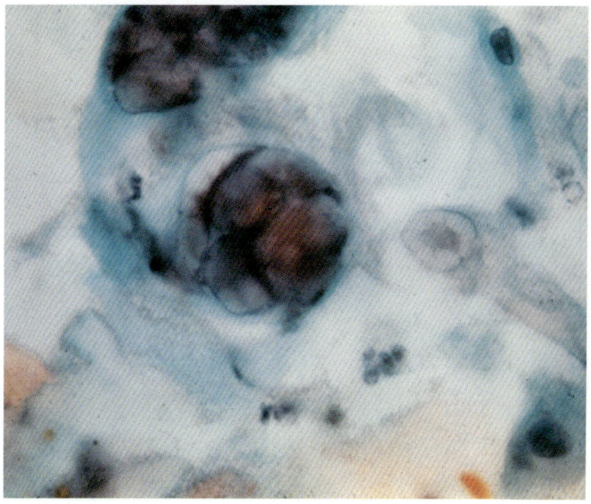
H

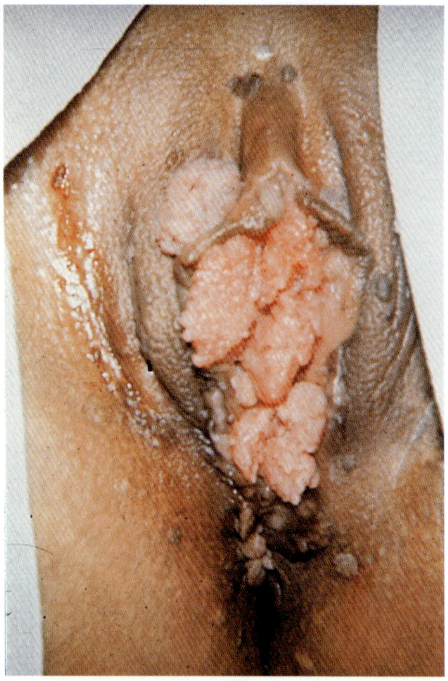
A

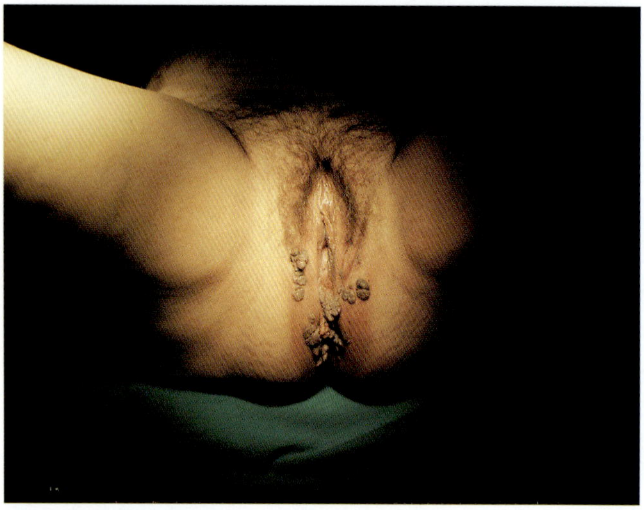
B

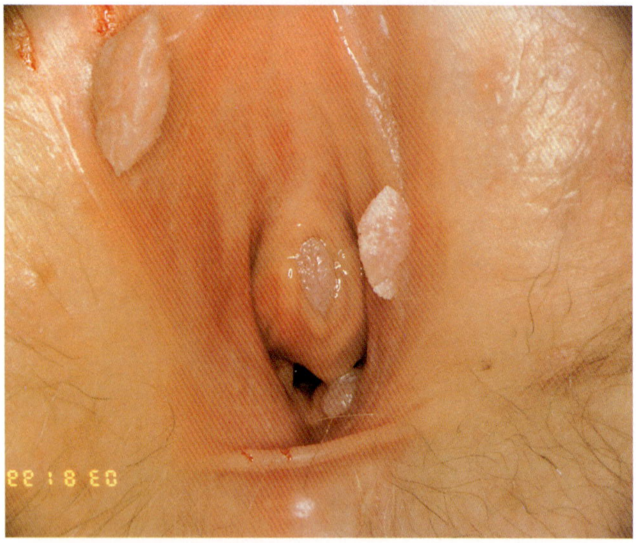
C

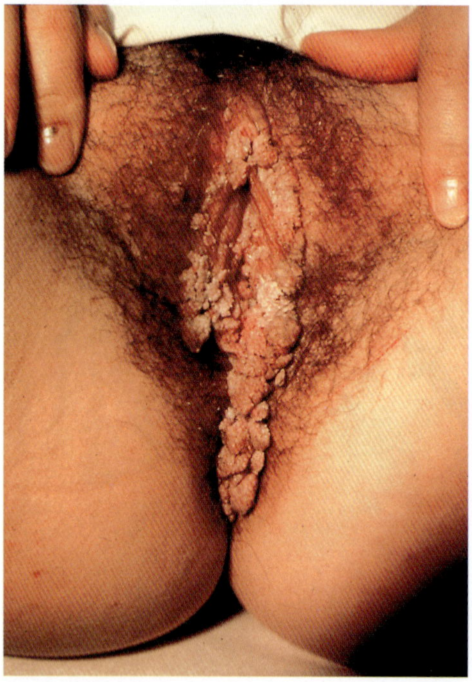
D

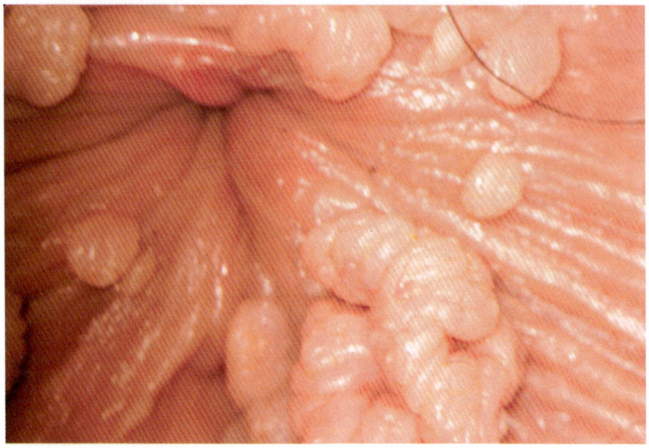
E

图 19-6 **A**. 小阴唇布满尖锐湿疣，外阴其他区域可见卫星病灶。**B**. 有9年外阴、肛周湿疣史，因其丈夫要求而寻求医治。**C**. 尖锐湿疣可以波及周围组织，如尿道、阴道、肛门。**D**. 在孕期因免疫力降低，尖锐湿疣会迅速生长。妊娠24周，此孕妇外阴未见无疣区。**E**. 肛周湿疣意味着疣体亦存在于肛门内，肛镜检查与阴道镜检查同时进行，以诊断直肠、肛门湿疣。(待续)

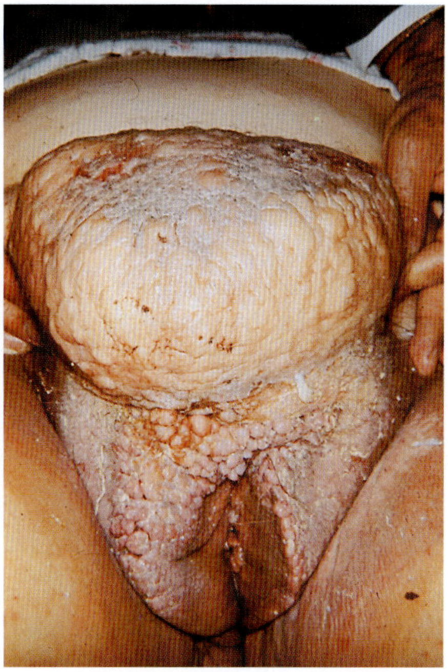

F

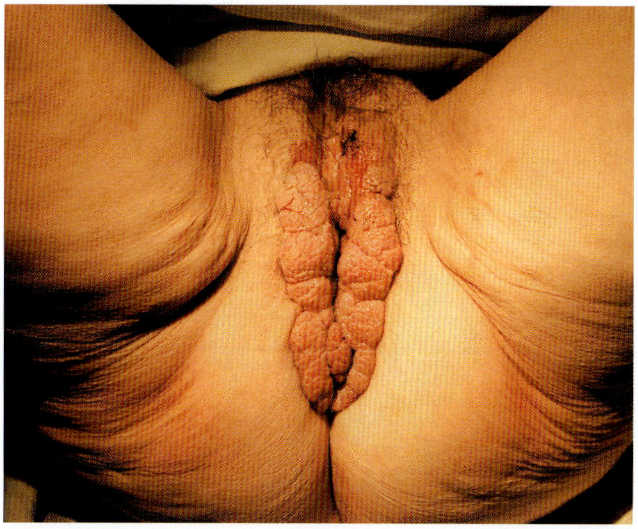

G

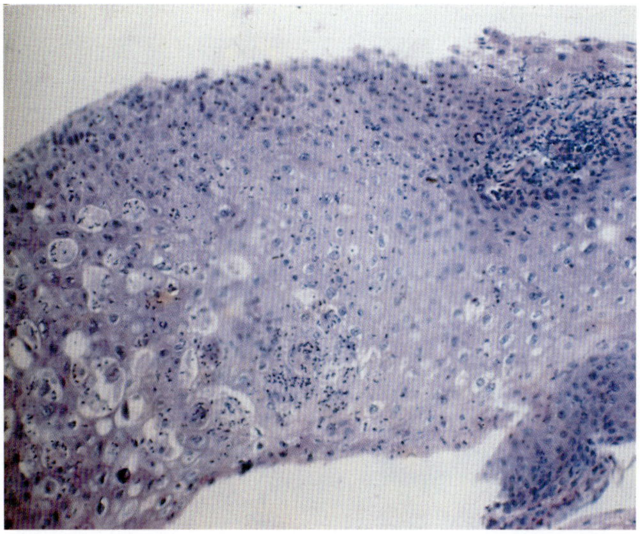

H

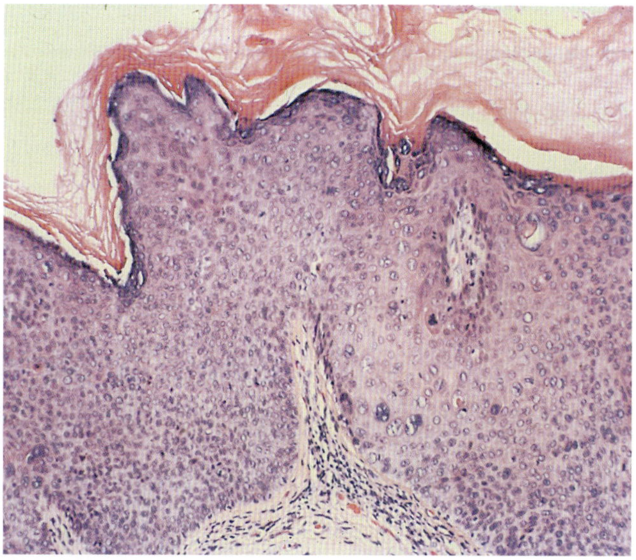

I

图 19-6　**F**. 非典型的巨大尖锐湿疣样病变提示疣状癌。大块病变应彻底手术切除和多点送检。**G**. 大阴唇上牛肉状的、红色的湿疣病变证实为原位癌和有挖空细胞的非典型湿疣改变。**H**. 上皮显示棘层肥厚、角化不全和大片的挖空细胞，上皮中可见急性炎症细胞浸润。**I**. 图 G 患者的外阴活检示湿疣病灶中的原位癌，可见尖锐湿疣的典型细胞改变，包括乳头瘤样变、棘层肥厚、角化过度或角化不全，以及瘤样病变 (*左侧*) 。

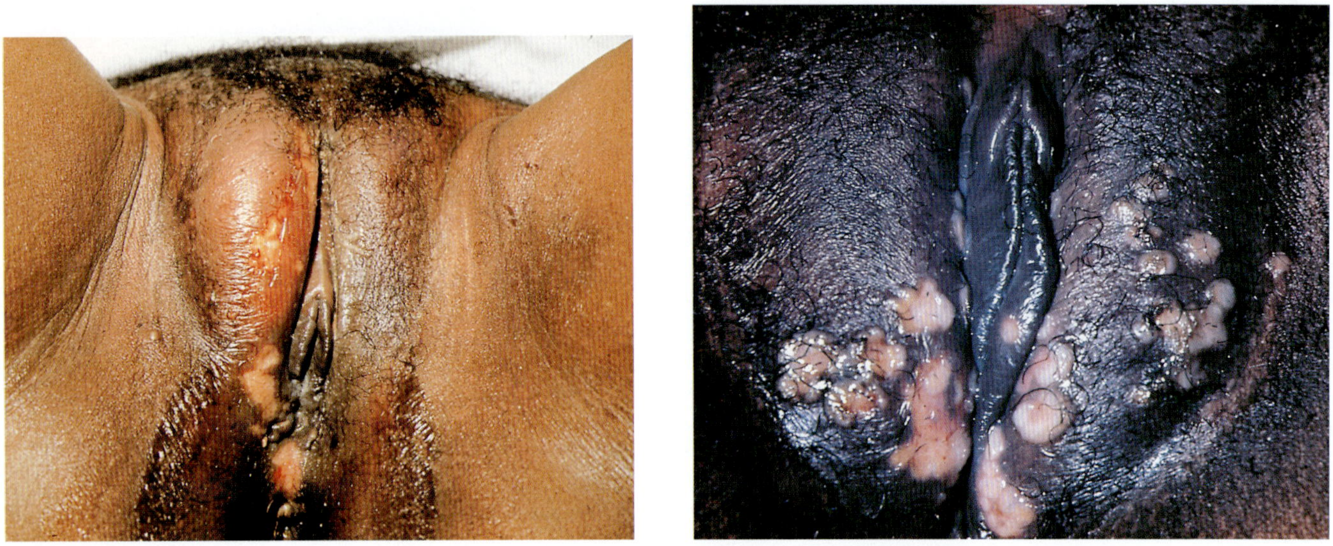

图 19-7 **A**. 粗糙的溃疡、肿胀的外阴和患侧肿大的腹股沟淋巴结。鉴别诊断须考虑初级梅毒。硬下疳在暗视野显微镜下检出螺旋体。**B**. 这些扁平疣状病变与扁平湿疣或二期梅毒共同存在，病灶中有大量螺旋体，梅毒血清学结果阳性。

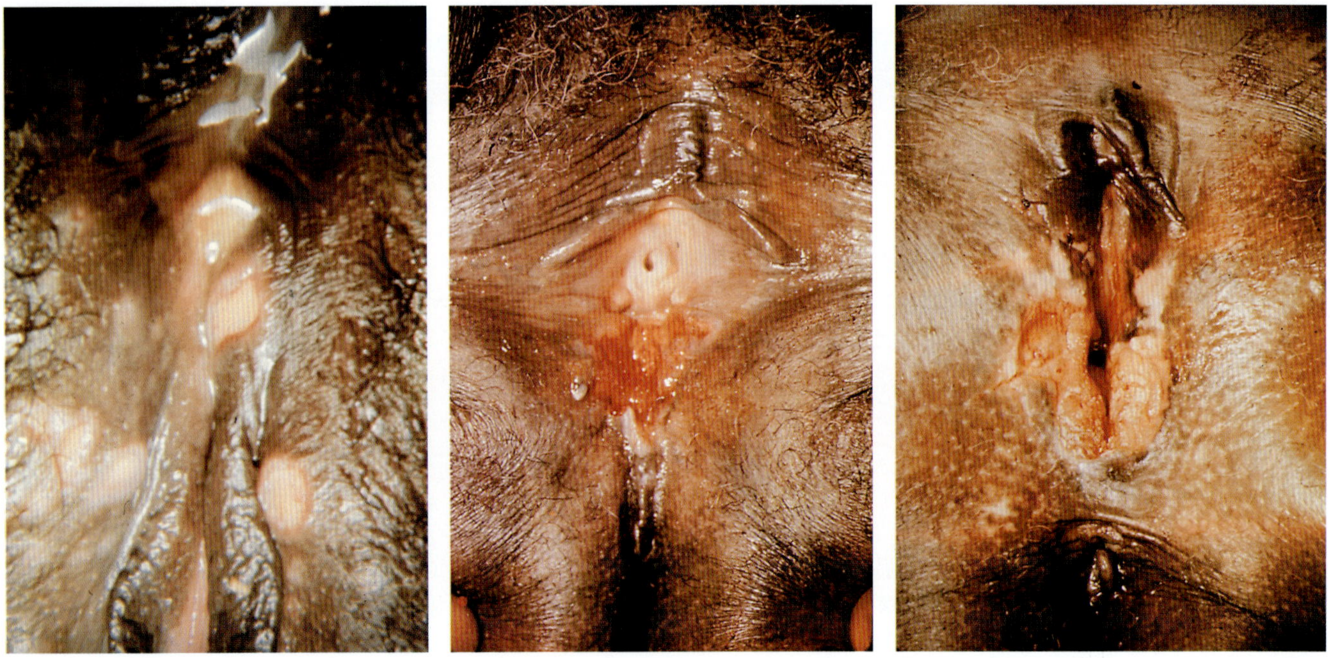

图 19-8 **A**. 多发的、非硬结性的、软下疳性溃疡必须和单纯疱疹病毒或梅毒所致的溃疡鉴别。软下疳性溃疡导致不适感，可能伴腹股沟淋巴结病。诊断依据是从溃疡中培养出杜克雷嗜血杆菌。**B**. 腹股沟肉芽肿可导致溃烂的、蕈样生长的病变。与浸润癌鉴别需多点活检，浸润性鳞癌可与腹股沟肉芽肿同时存在或继发于后者。**C**. 慢性腹股沟肉芽肿。(待续)

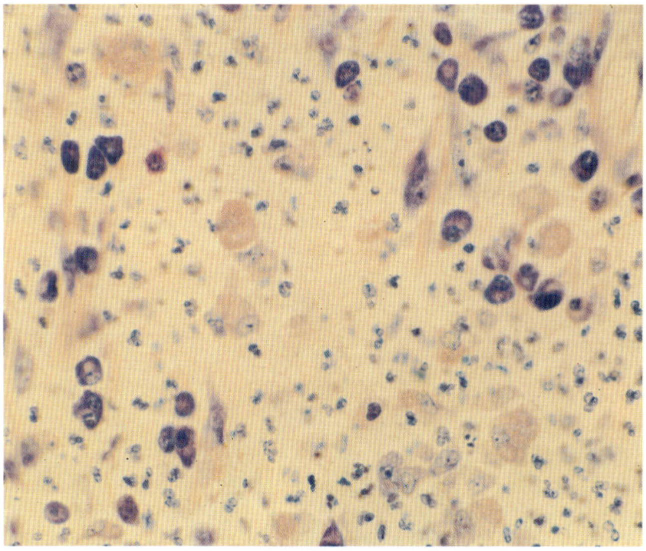

D

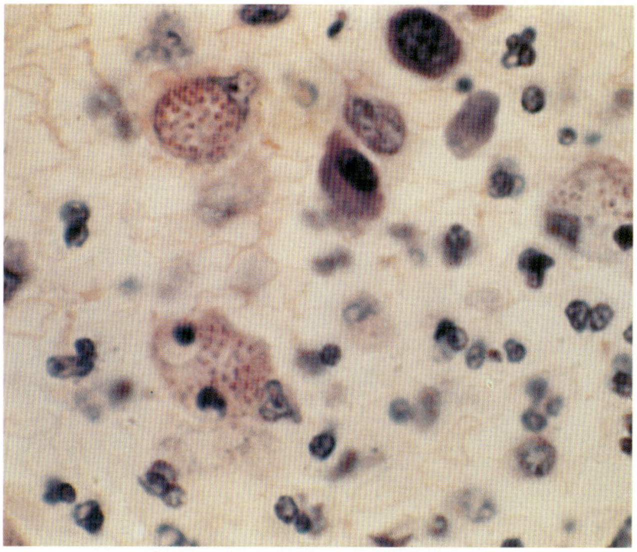

E

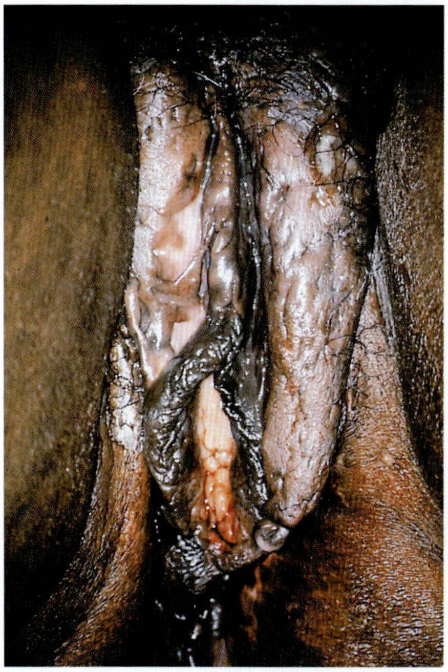

F

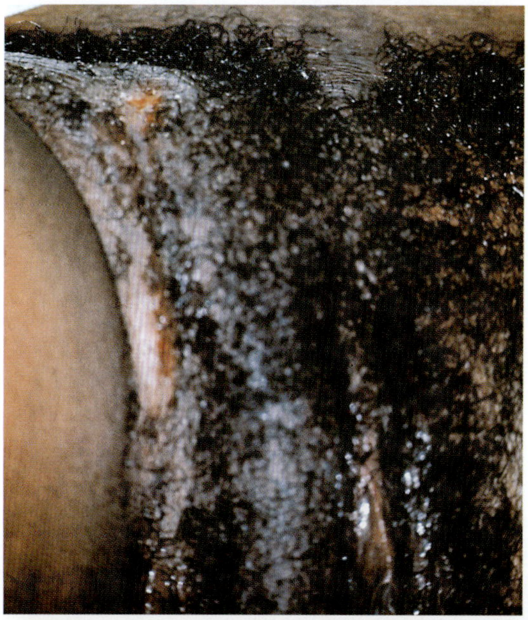

G

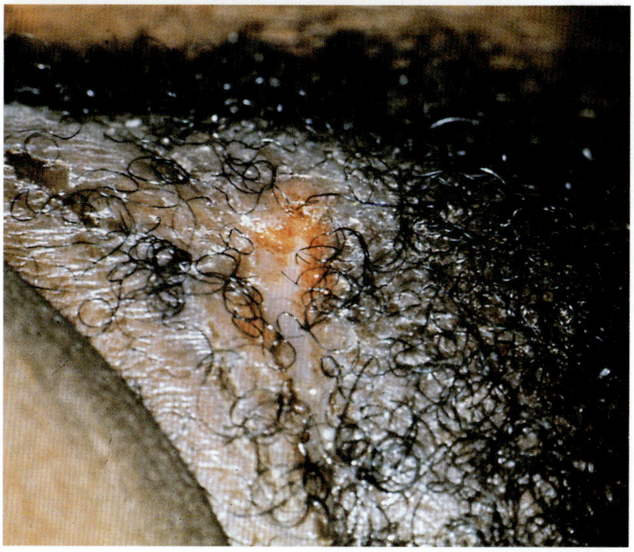

H

图19-8　**D**. 腹股沟肉芽肿姬姆萨染色示巨噬细胞内的杜诺凡小体。**E**. 图D的高倍镜检示含有红染的杜诺凡小体（红点）的巨大细胞。**F**. 性病淋巴肉芽肿或腹股沟淋巴肉芽肿导致无痛性外阴溃疡。右侧大阴唇可见一个大的溃疡，左侧大阴唇可见一个小的病灶。**G**. 性病淋巴肉芽肿也可导致腹股沟淋巴结肿大、溃烂、排脓（腹股沟淋巴结炎）。**H**. 图G近距离观，可见与性病淋巴肉芽肿相关的腹股沟淋巴结炎。（待续）

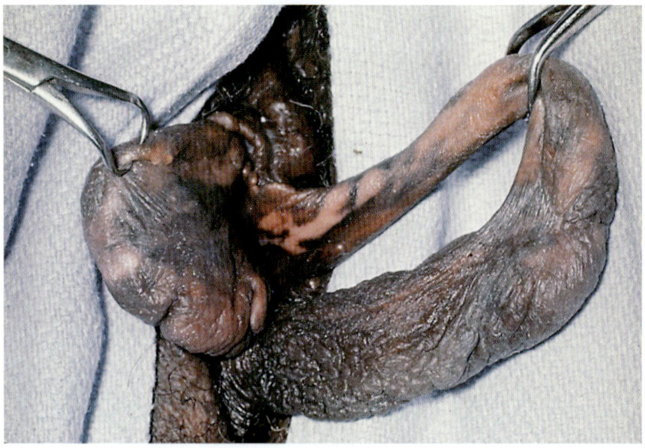

I

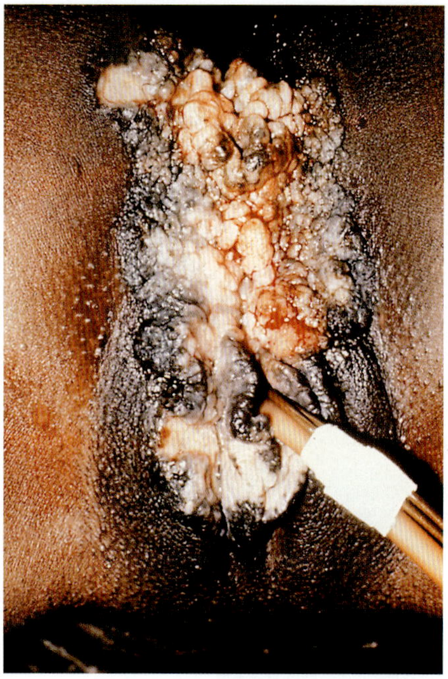

J

图 19-8 I. 慢性阶段特征性的表现为：外阴畸形，包括穿孔、象皮病和全身后遗症，如直肠狭窄。J. 外阴浸润性鳞状细胞癌可与性病淋巴肉芽肿同时存在。

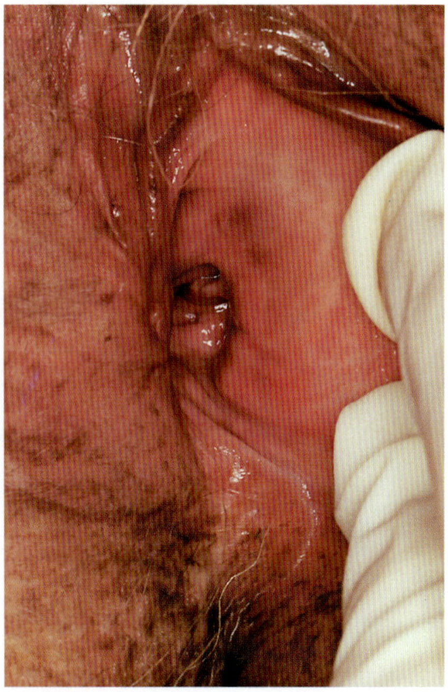

A

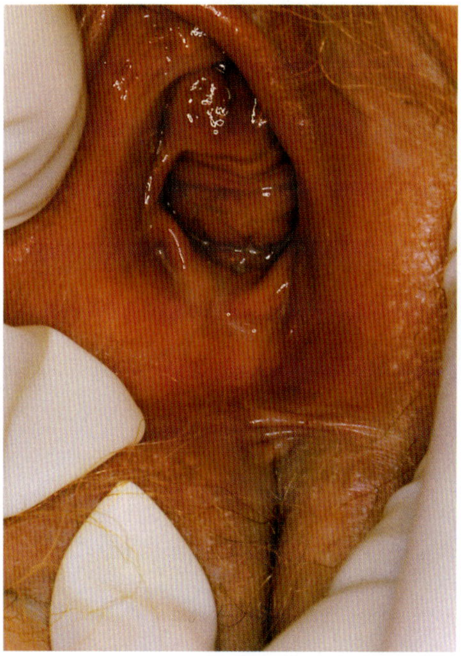

B

图 19-9 A. 此患者有进展性的烧灼痛，前庭变薄、发红、受压伸展后出现皲裂。病变为阴道除臭剂过敏或接触性前庭炎。**B.** 外阴前庭炎综合征引起红斑和烧灼不适感，最严重的红斑见于前庭大腺开口处。(待续)

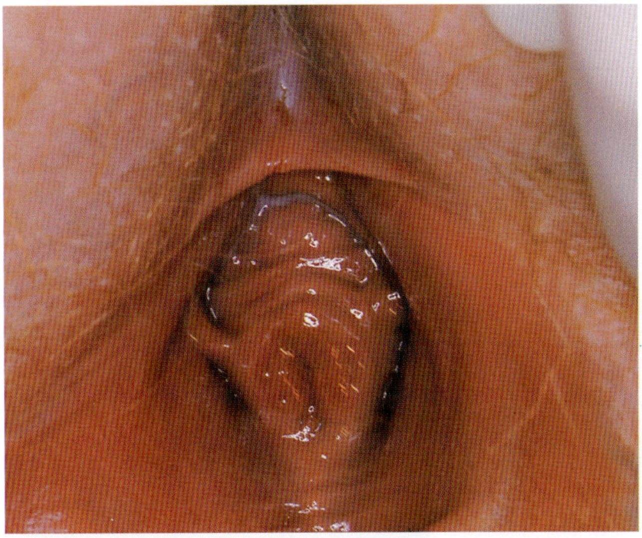
C

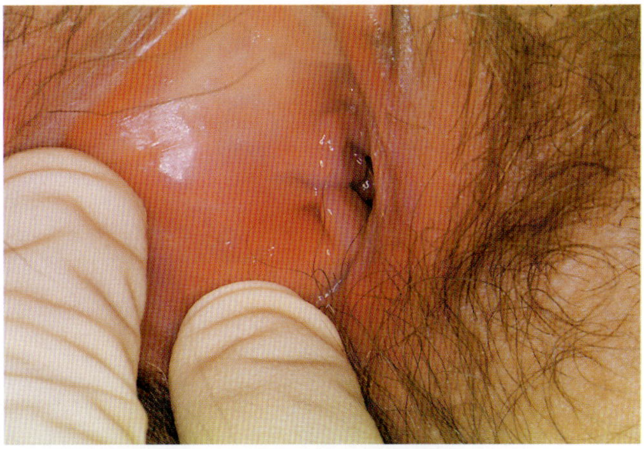
D

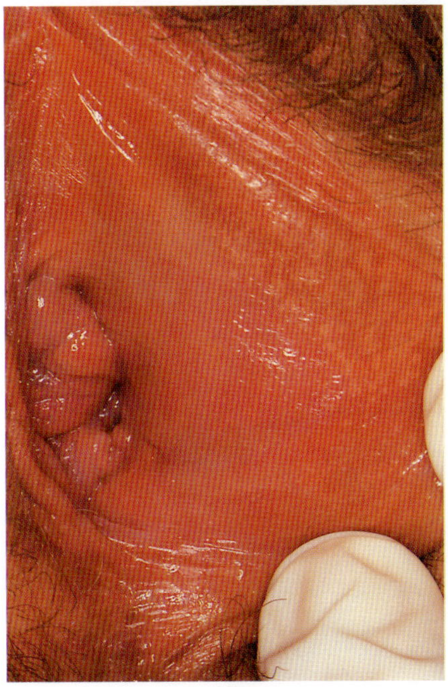
E

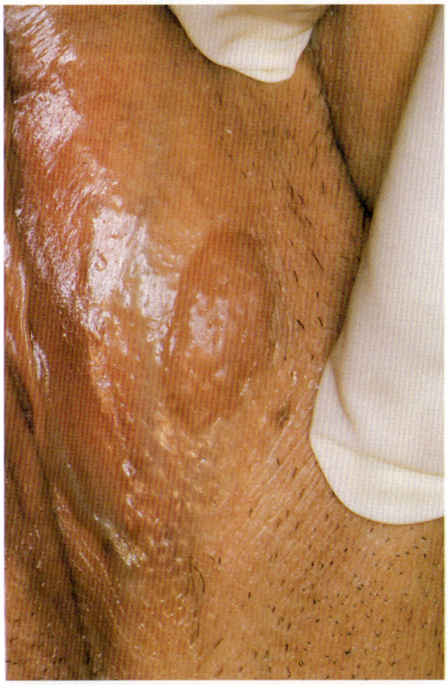
F

图19-9　**C**. 其他前庭黏液腺体功能紊乱，包括尿道旁腺和斯氏腺，可见明显的尿道旁红斑。**D**. 高倍镜观示右侧巴多林腺评分为10/10的红斑，用棉签轻压导致10/10级评分的疼痛。**E**. 外阴前庭炎常有巴多林腺管区的血管扩张。**F**. 活检结果示这个病变仅表现为慢性上皮下炎症。因阴道分泌物而每日使用卫生护垫导致了此病变。**G**. 发红、水肿的外阴为接触性外阴炎，因使用新品牌的卫生纸所致。

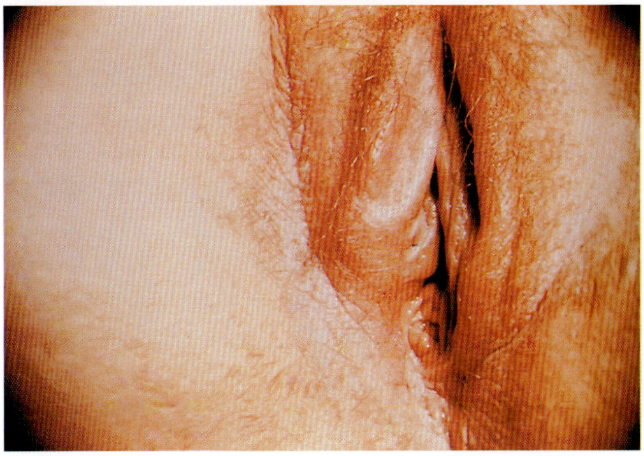
G

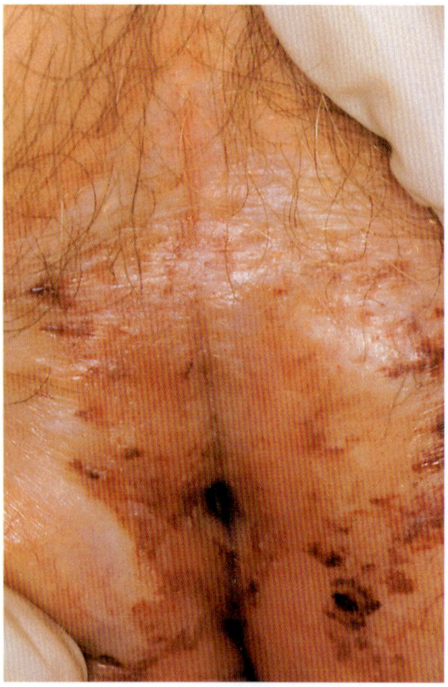

A

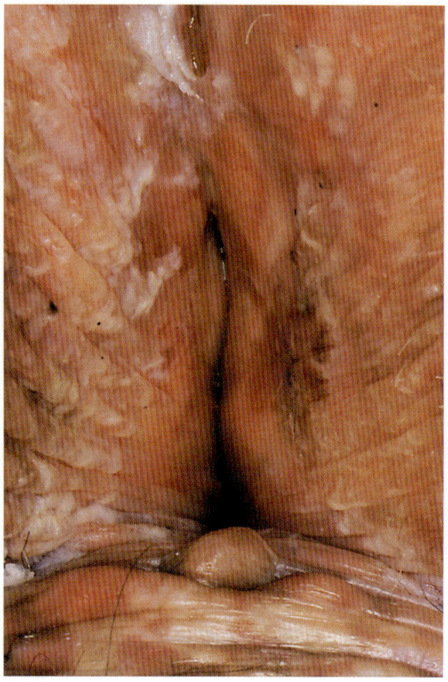

B

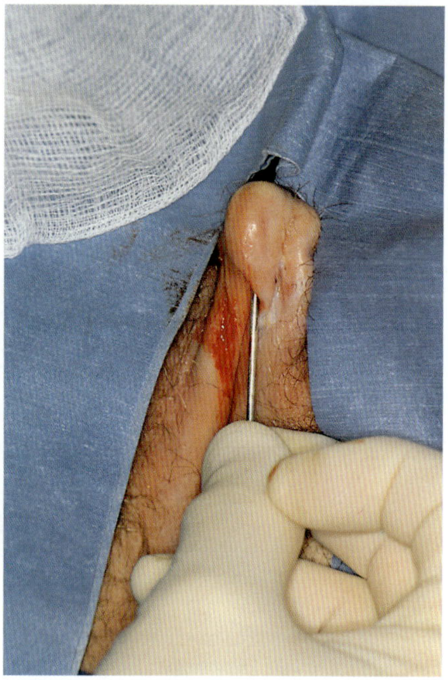

C

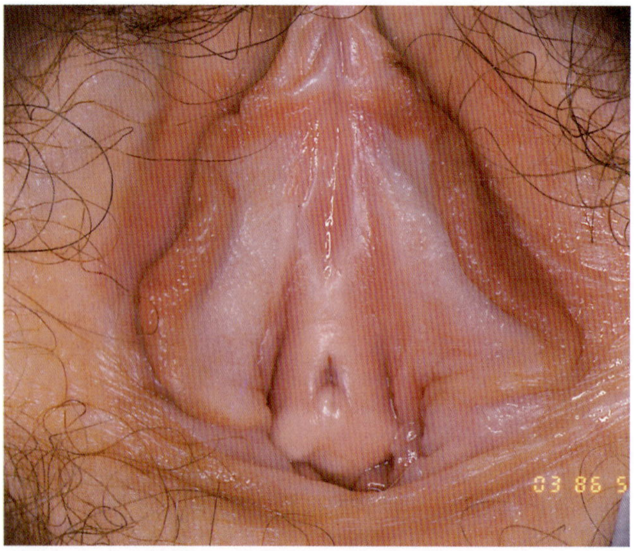

D

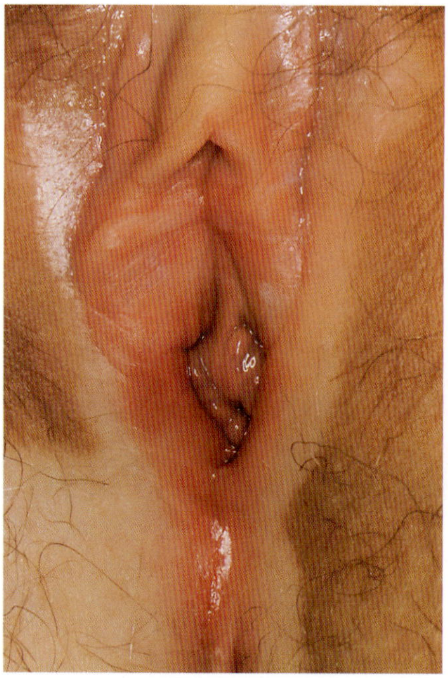

E

图 19-10 **A**. 对硬化性苔藓长期迁延的不规范治疗导致外阴所有组织的粘连，前庭缩小为铅笔粗的孔。因尿道阴道瘘而漏尿。**B**. 可见数种形态的硬化性苔藓：白色斑片 (苔藓化)，变薄的萎缩的皮肤和卷烟纸样皮肤改变 (皱缩)。**C**. 阴蒂包皮周围的炎症瘢痕将阴蒂封闭。阴蒂肿大形成水肿，有时包皮内发生感染。一个纤细的探针置于肿大的阴蒂包皮下方。**D**. 硬化性苔藓可发生于所有年龄段。本例 24 岁，外阴苍白，诊断为硬化性苔藓。**E**. 活检证实硬化性苔藓和白色病变，后联合处可见皲裂。(待续)

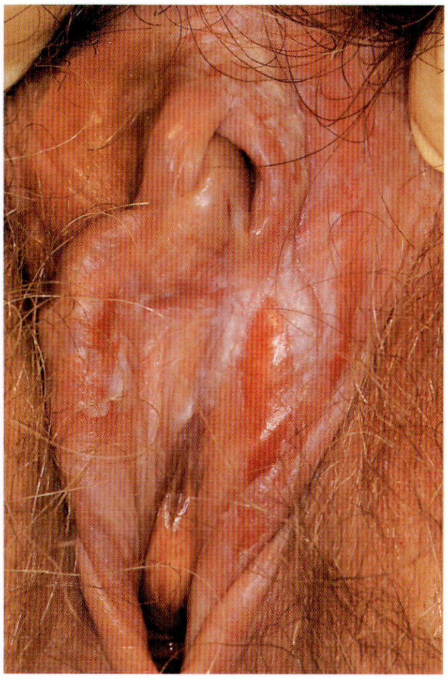

F

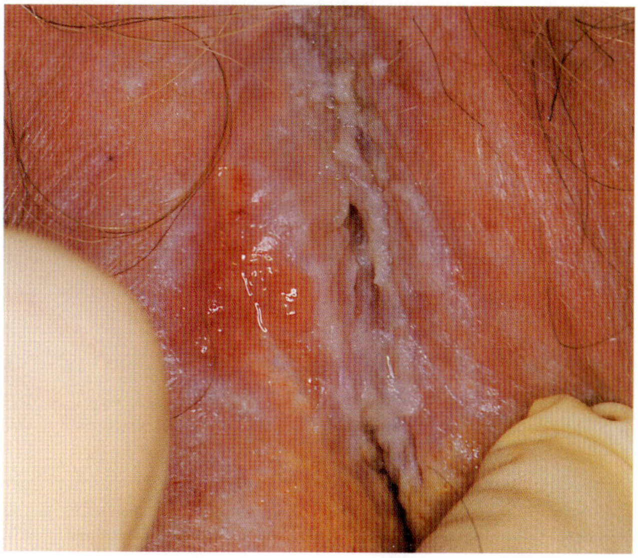

G

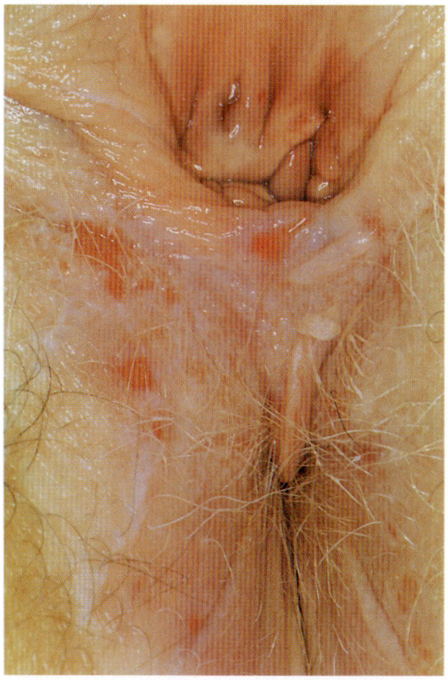

H

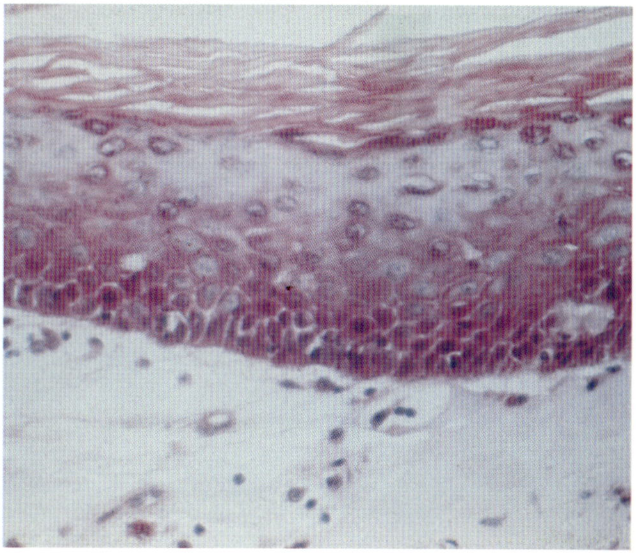

I

图 19-10　**F**. 此患者有严重的硬化性苔藓和剧烈的瘙痒，经常搔抓外阴，尤其在晚上，导致了溃疡和浅表的感染。**G**. 图 F 的高倍镜观示溃疡、皲裂、炎症性瘢痕组织裂开，皮肤缺乏弹性是裂开或皲裂的主要原因。**H**. 硬化性苔藓分布于前庭、阴唇、阴蒂、阴蒂周围组织及会阴、肛周皮肤。**I**. 定位活检确诊了硬化性苔藓，显微镜下特征为：外阴上皮变薄、萎缩，基底细胞层破裂、紊乱，真皮层胶原生成，以及角化过度。

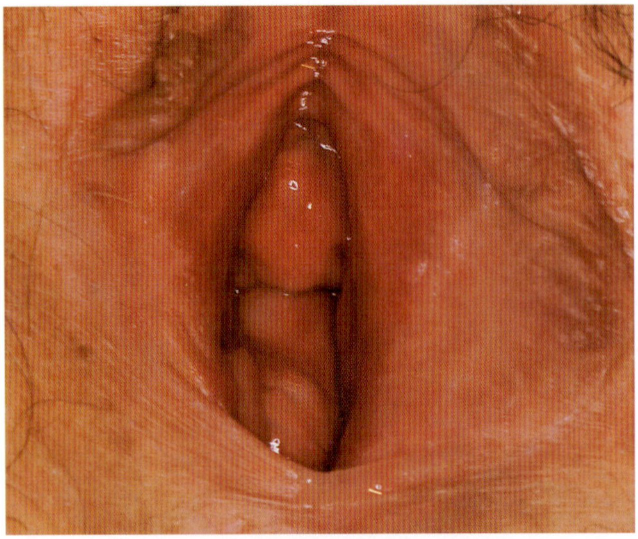

A

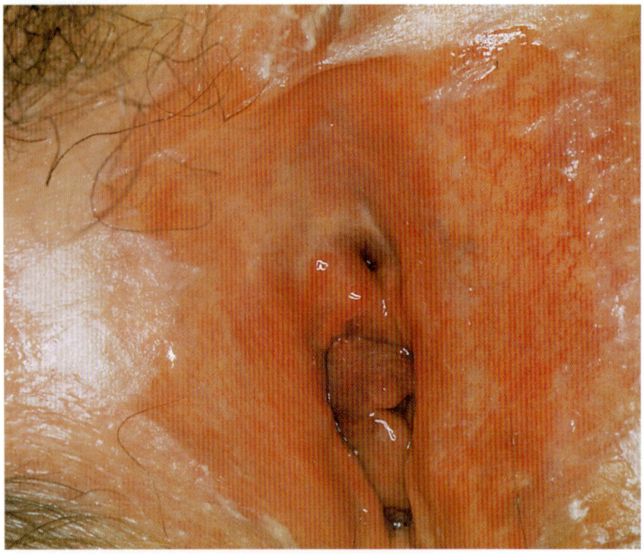

C

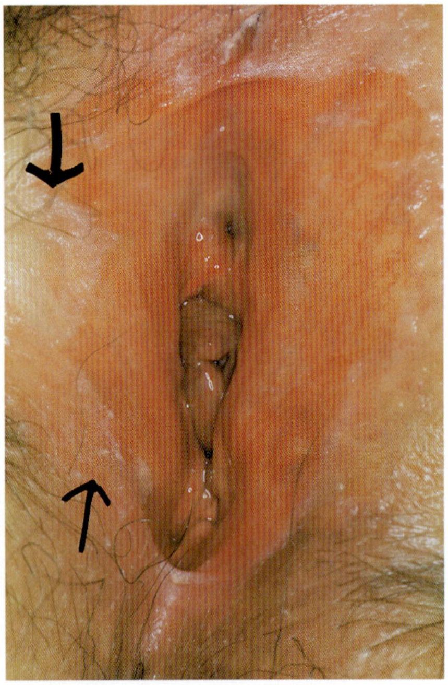

B

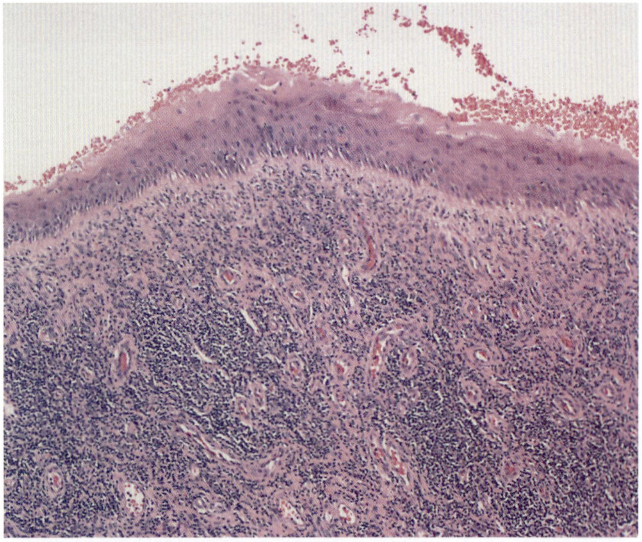

D

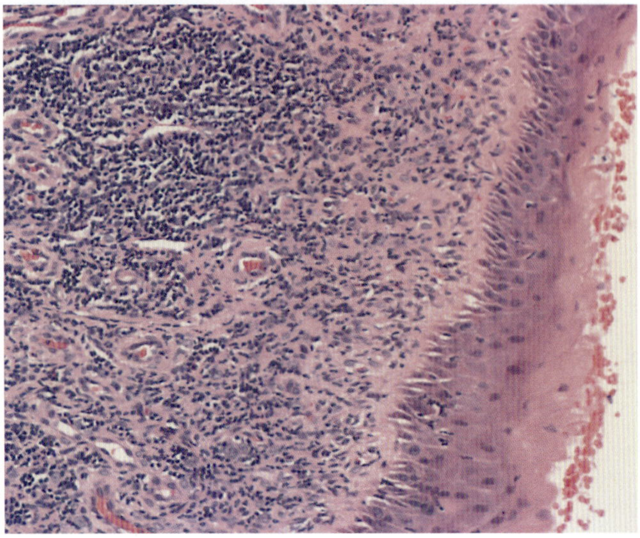

E

图 19-11 **A**. 外阴于前庭水平弥漫性潮红，下段阴道有相同表现，患者主诉疼痛。首要的鉴别诊断是扁平苔藓。**B**. 糜烂的扁平苔藓，表层上皮变薄或缺损，右侧可见薄的、化生上皮形成，(箭头所示)。**C**. 图B高倍镜观示糜烂区和变薄的鳞状上皮化生区之间鲜明的分界。**D**. 扁平苔藓显微镜检示表皮变薄和重度炎症反应。**E**. 糜烂的扁平苔藓导致表皮缺损或显著变薄，乳头状真皮层和网状真皮层严重的单核细胞性炎症反应，真皮中的网状结构受损。

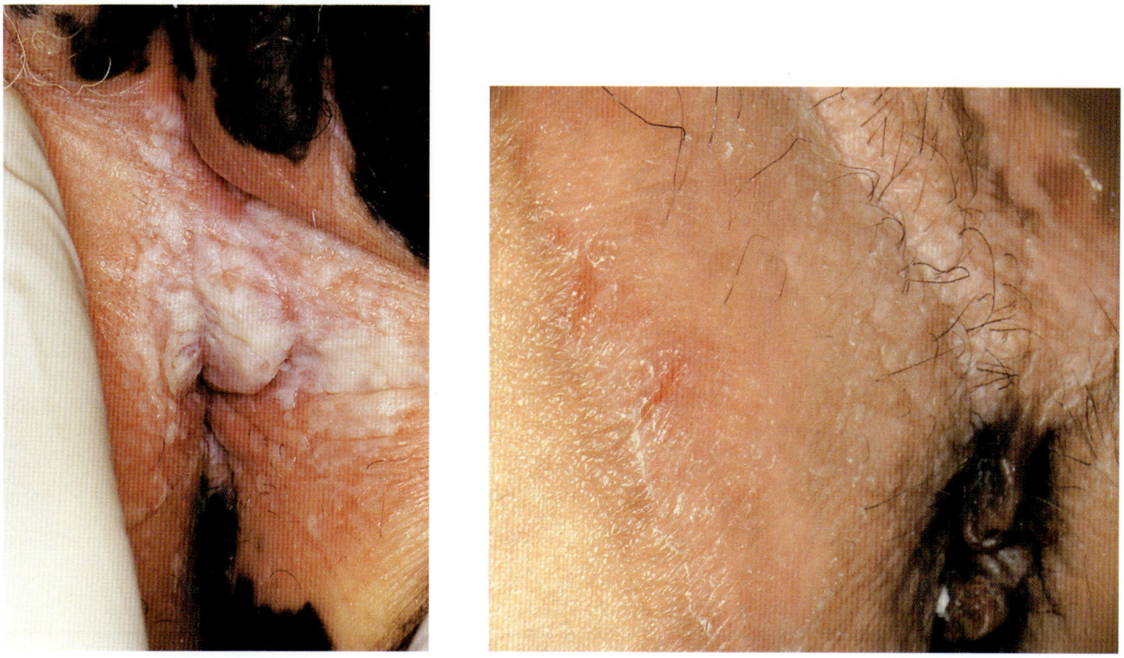

A　B

图 19-12　**A**. 广泛的角化过度伴瘙痒是慢性单纯性苔藓的特征性表现，肛周和会阴皮肤亦出现白斑。**B**. 会阴周围的皮肤出现皲裂。鉴别诊断包括硬化性苔藓和单纯性苔藓，活检结果为单纯性苔藓。

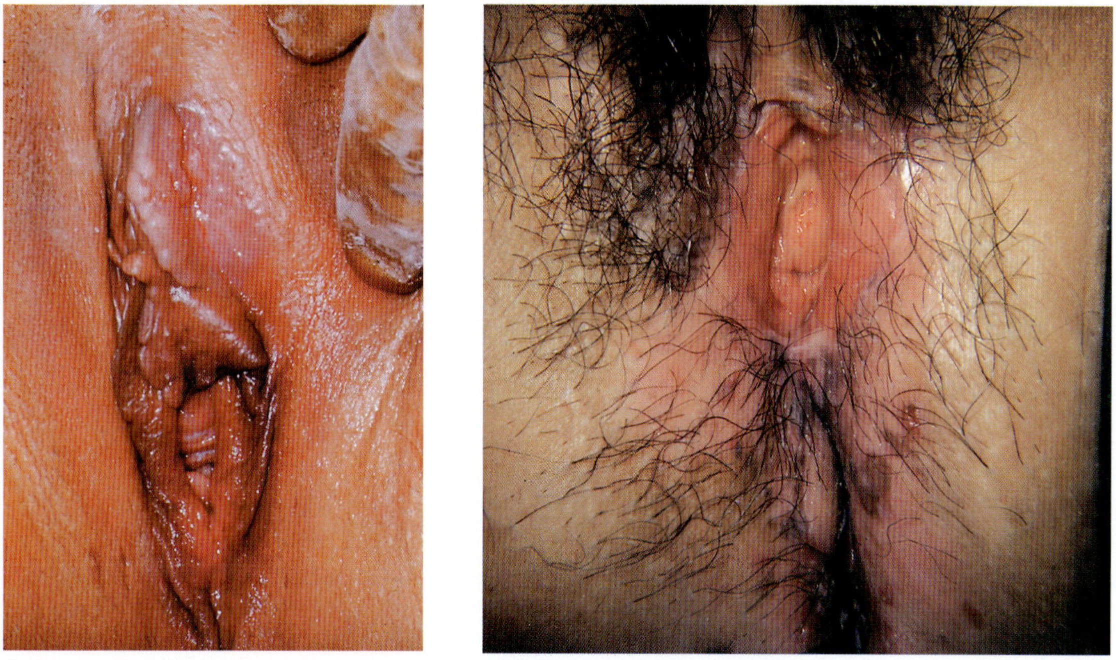

A　B

图 19-13　**A**. 在阴蒂包皮、系带和邻近的左上部小阴唇可见异常增厚、变白或角化过度。**B**. 小阴唇下部、会阴和肛周皮肤变白，会阴和肛周皮肤散在色素沉着，这些变化提示外阴上皮内瘤变。活检仅见典型的增生性外阴炎。(待续)

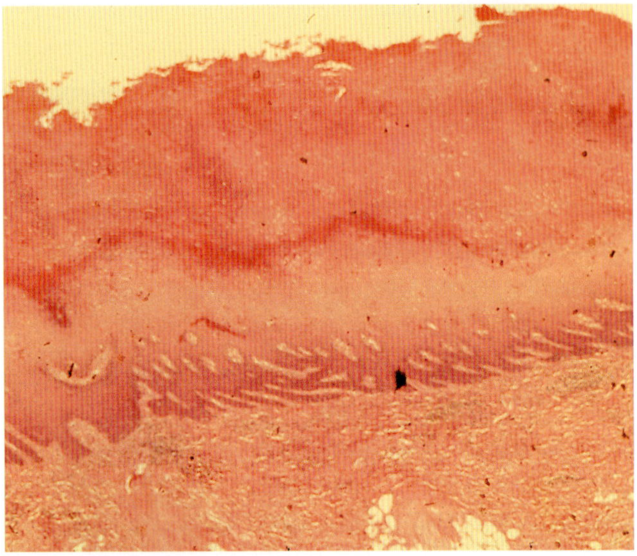
C

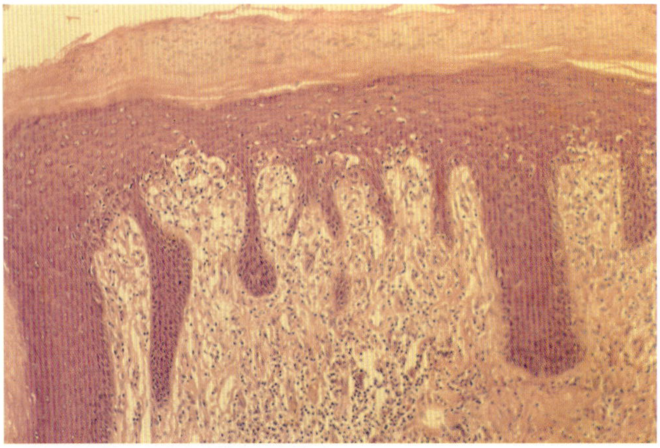
D

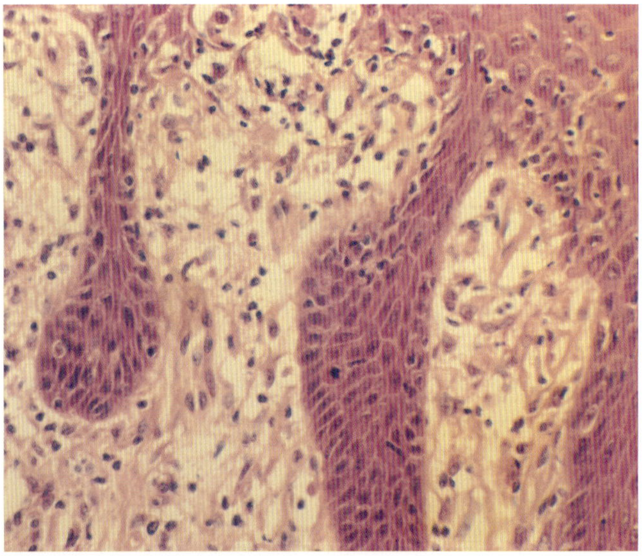
E

图 19-13 **C**. 图 B 患者的外阴活检示角化过度，表层棘细胞层增生，但无非典型性，上皮脚无异常细胞，诊断为增生。**D**. 显微镜下外阴鳞状上皮增生的表现与慢性单纯性苔藓相同，包括角化过度、棘层肥厚和真皮的慢性轻度炎症。**E**. 高倍镜检（×100）示表皮的上皮脚中底层细胞有少量非典型性。

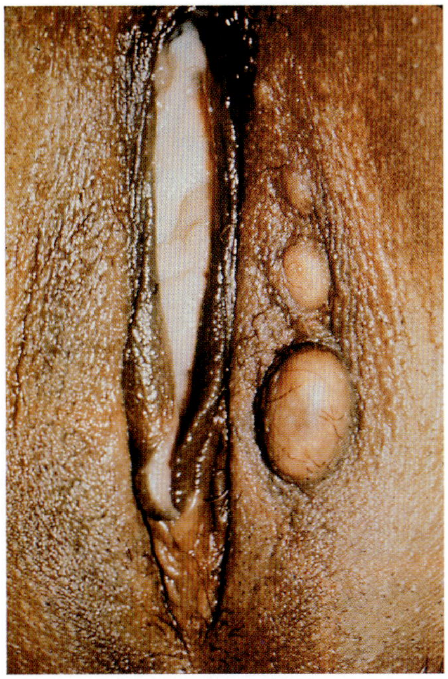
A

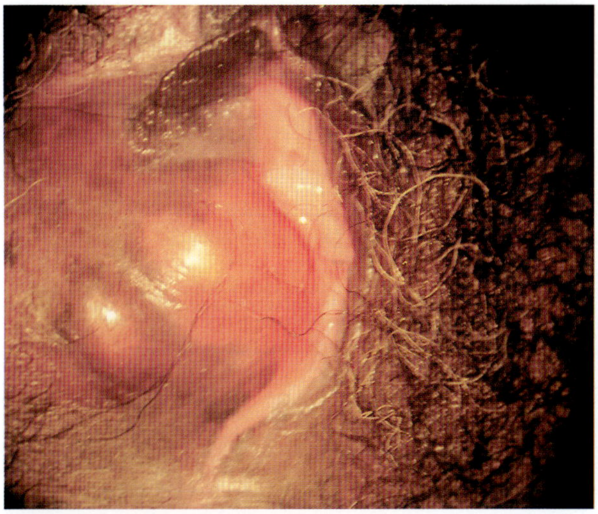
B

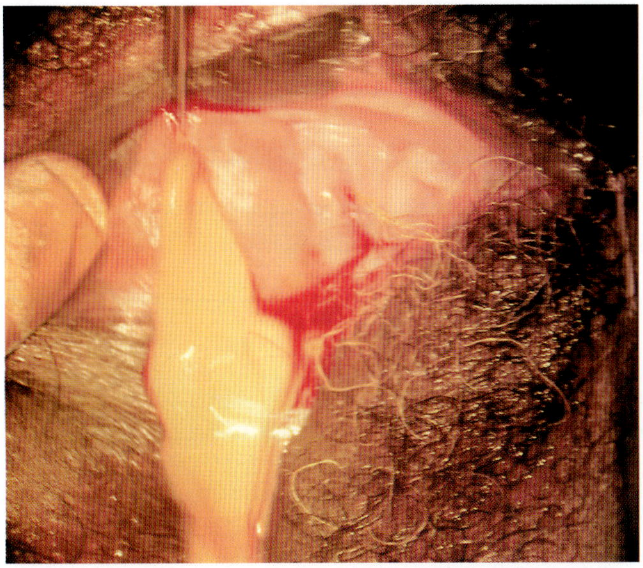
C

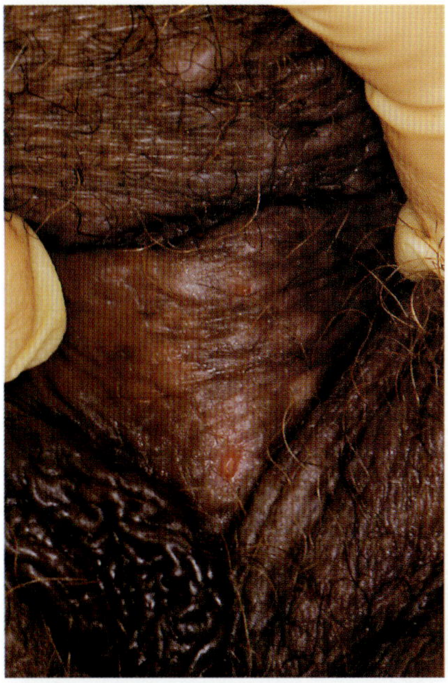
D

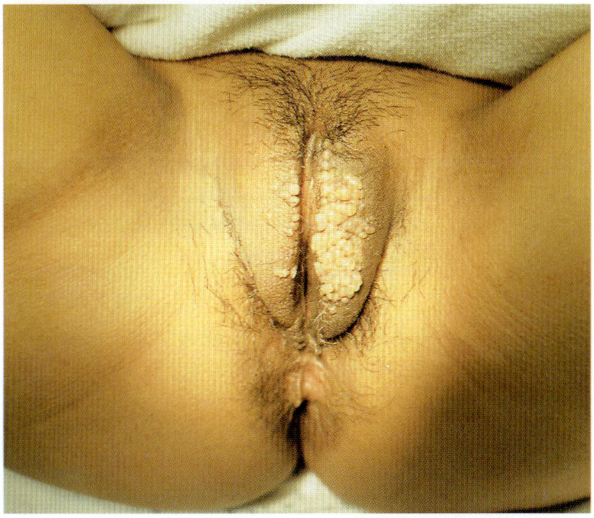
E

图19-14　**A**. 左侧大阴唇上的三个囊肿是典型的表皮包涵体或皮质腺囊肿，切除后经病理确诊。**B**. 右侧前庭下方的一个大的囊性病变导致阴唇膨胀，由巴多林腺导管阻塞造成。**C**. 图 B 的囊肿切开可见是一个巴多林腺导管脓肿或感染性囊肿。**D**. 角化过度可以阻塞汗腺导管。Fox-Fordyce 病导致阴阜和阴唇剧烈的瘙痒。当接近阻塞部位的导管破裂，汗液分泌物引起真皮感染。囊性结节是此病的特征性表现，小的溃疡是搔抓所致。**E**. 大阴唇上可见许多小水疱。本例淋巴管瘤被误诊为尖锐湿疣 (待续)。

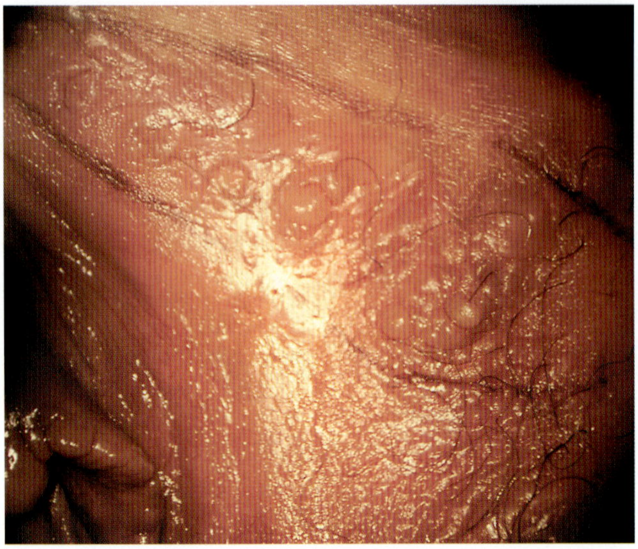

F

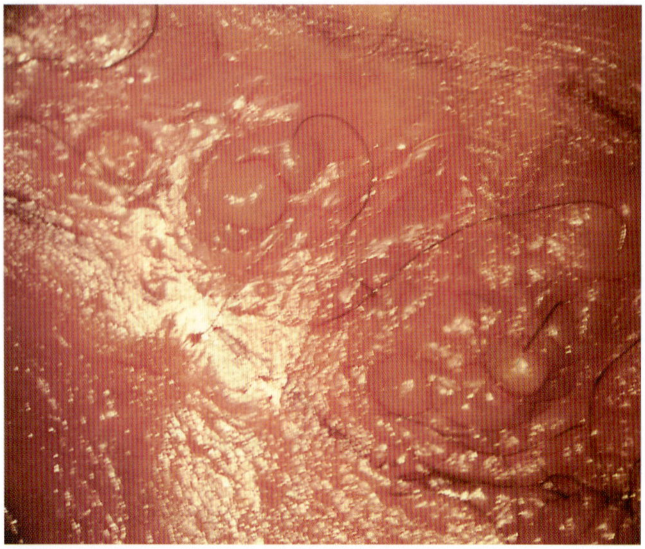

G

图 19-14 **F**. 大阴唇上可见水疱。图 19-6A 至 I 示淋巴管瘤和尖锐湿疣的区别。**G**. 图 F 的高倍镜观示皮下淋巴管扩张引起的圆的水泡。

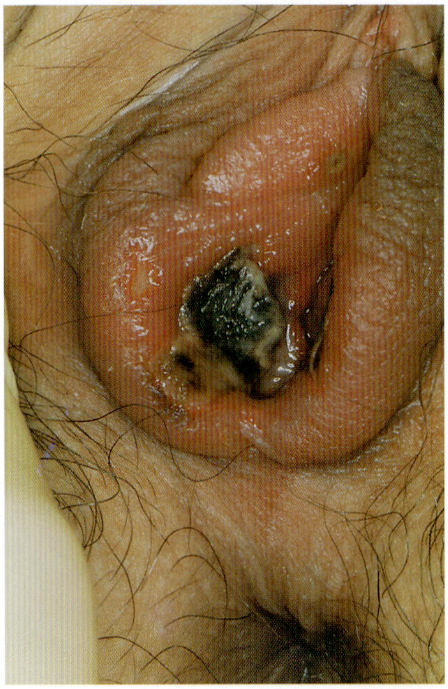

A

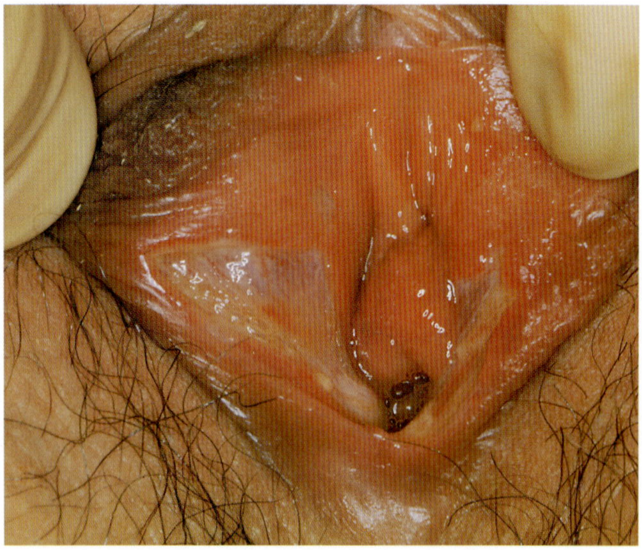

B

图 19-15 **A**. 14 岁，小阴唇内侧大的水泡，此病变最初被诊断为非典型疱疹。水泡破裂形成大块的坏死，最终确诊为 Behcet 病。**B**. 图 A 患者，口服强的松及局部应用人工海盐和磺胺嘧啶银治疗 5 天后复查，溃疡的清晰边界划分出皮肤缺损的界限，坏死组织已不见，明显在愈合。(待续)

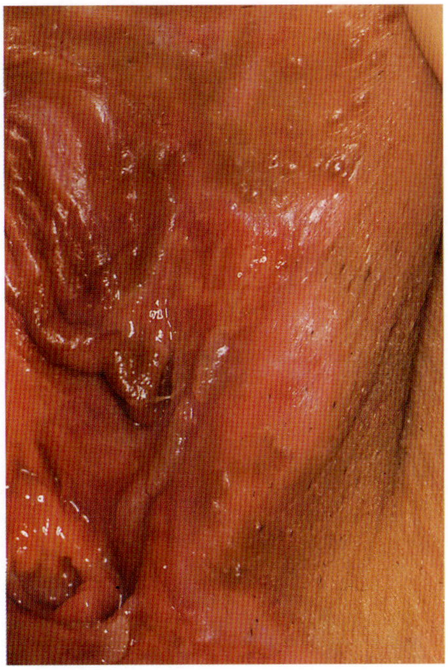
C

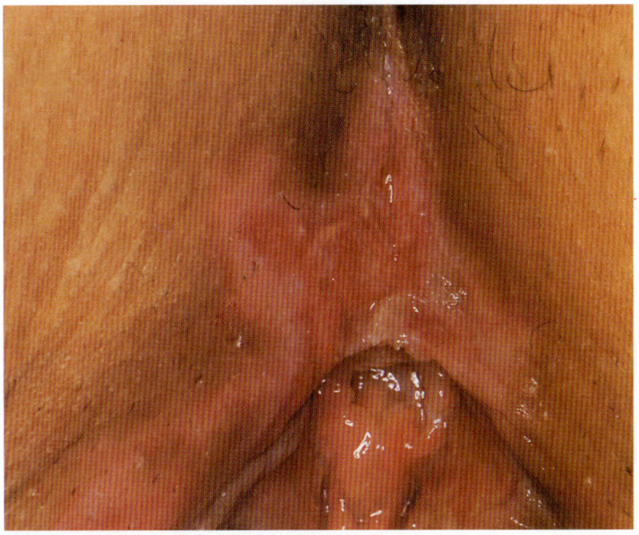
D

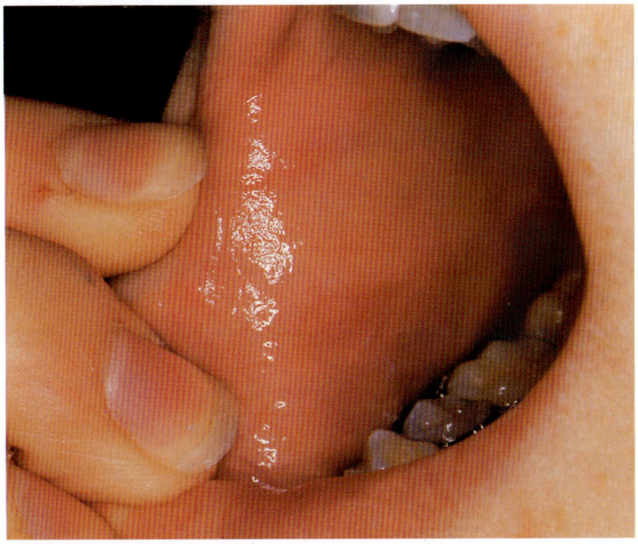
E

图 19-15　**C.** 尿道和阴蒂之间的一个大的溃疡，波及阴蒂系带，诊断为Behcet病。**D.** 72小时后图C的高倍镜观示愈合。**E.** Behcet病患者的口腔黏膜溃疡。Behcet病患者应进行口腔和眼科检查。

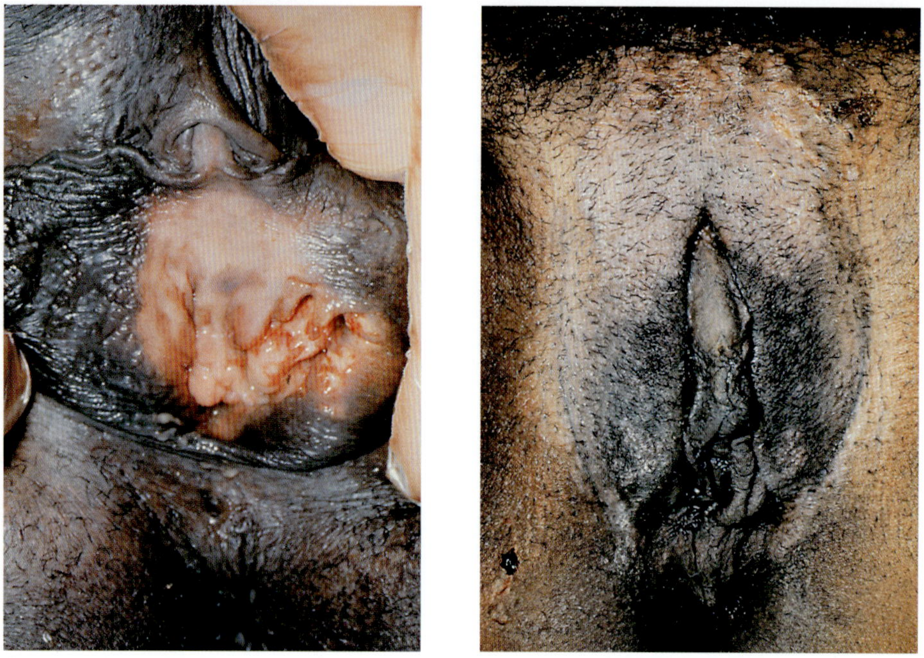

A B

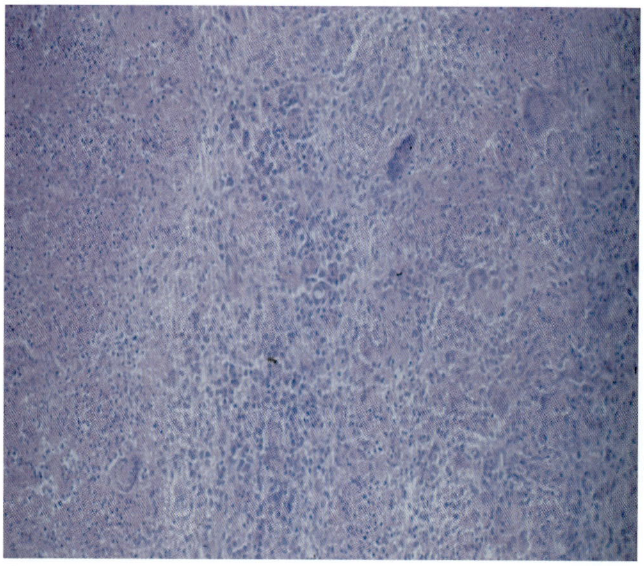

C

图 19-16 **A**. 培养和活检证实这个排液窦道和溃疡病变是外阴结核。**B**. 活检示肉芽肿性疾病，而分枝杆菌属培养阴性，诊断是外阴结节病。**C**. 图A病灶活检示干酪样坏死和朗汉斯巨细胞，显微镜下诊断为肉芽肿性外阴炎和外阴结核。

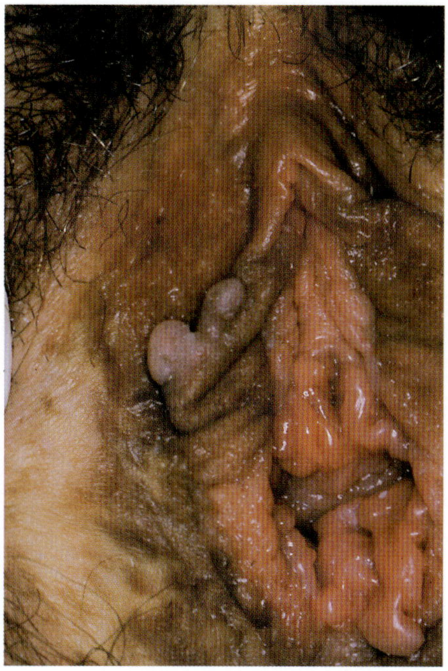

A

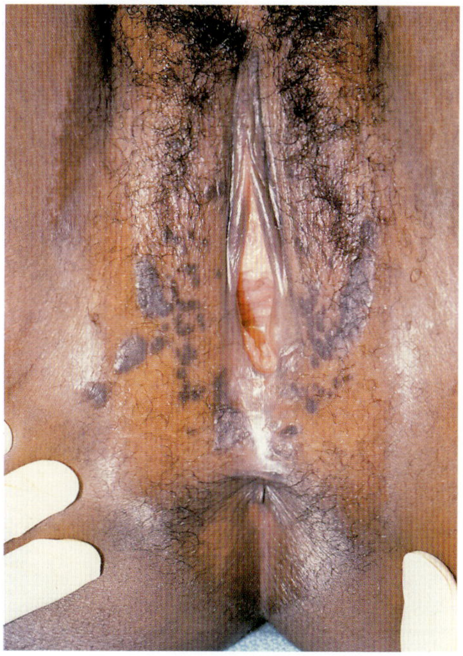

B

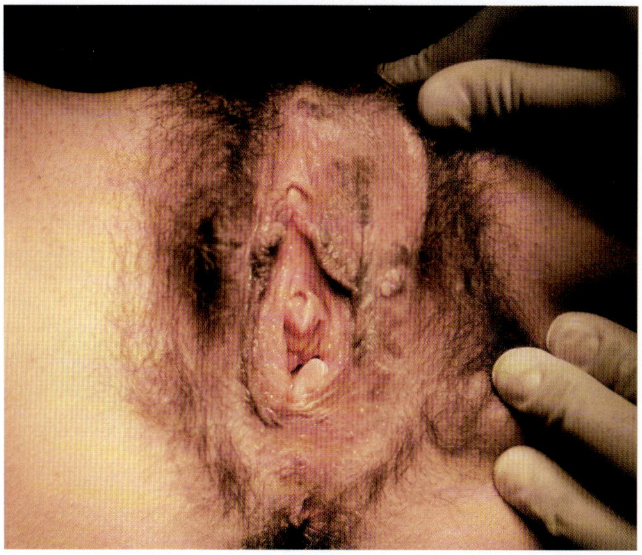

C

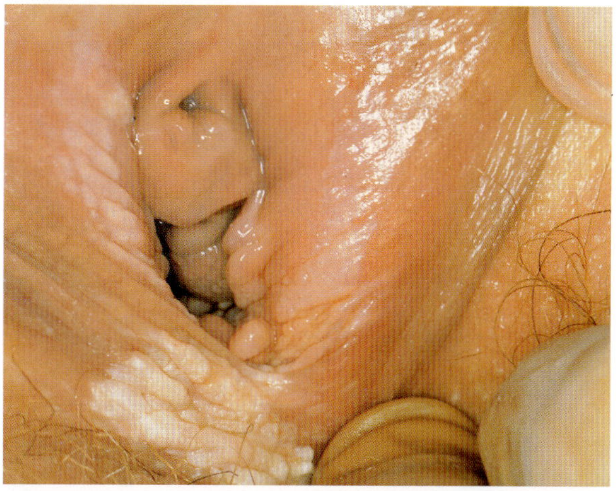

D

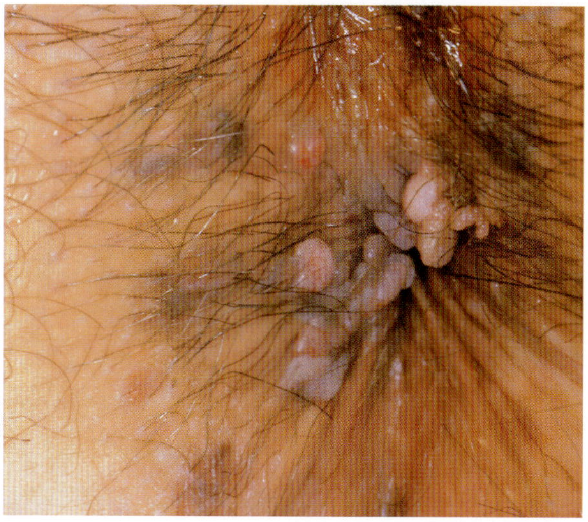

E

图 19-17 **A**. 可见阴唇沟的色素改变，右侧小阴唇有二个疣状病变。小阴唇活检示原位癌，阴唇沟活检未见瘤样病变。**B**. 从大阴唇下部至前庭，黑色、扁平的疣状病变，多点活检示原位癌。**C**. 右侧和左侧阴唇可见深色的、扁平的疣状病变，六处活检示 VIN Ⅱ～Ⅲ。**D**. 从前庭和阴唇系带后部、明显角化过度的白色区域取活检，证实为原位癌。**E**. 从肛周黑色的疣状病变处取活检，证实为原位癌。(待续)

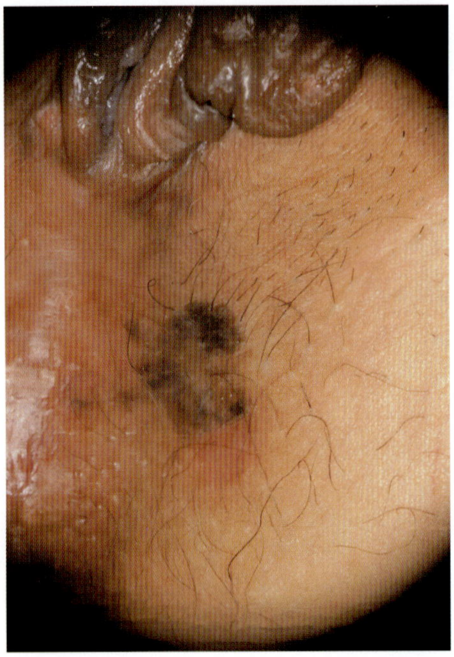

F

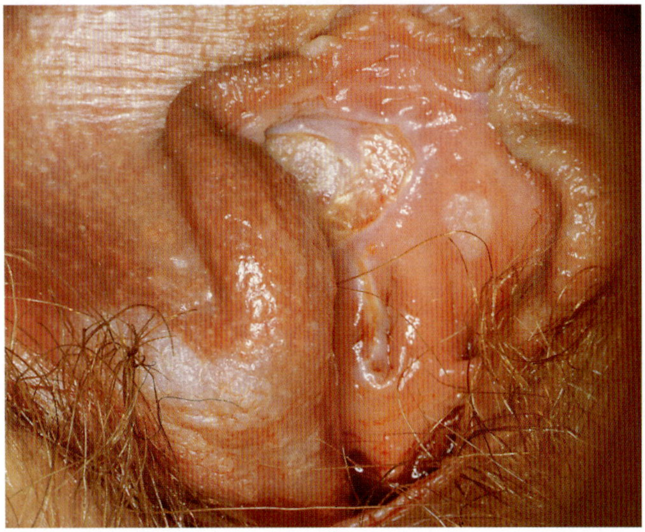

G

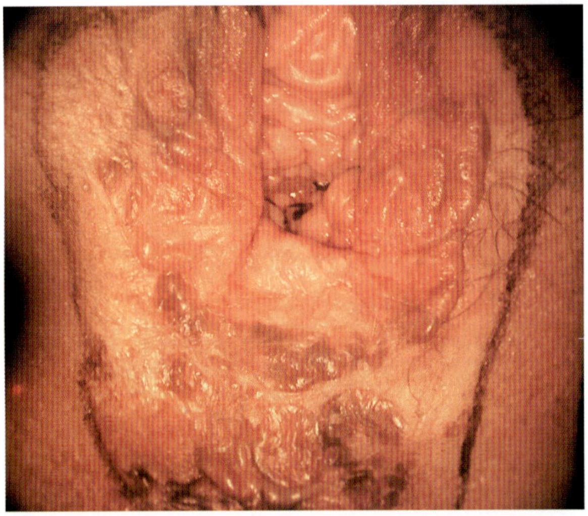

H

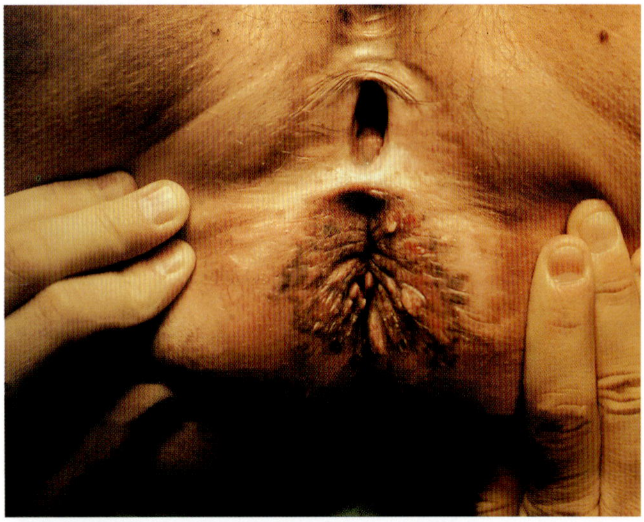

I

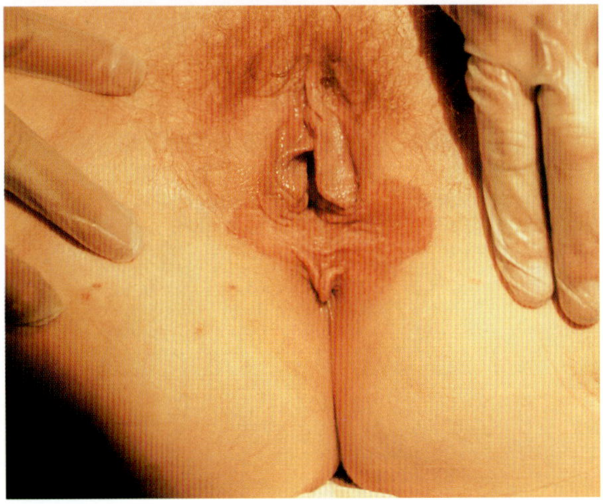

J

图 19-17 **F**. 着色的会阴病变是原位癌。**G**. 在右侧小阴唇和前庭上，扁平的白色疣状病变是原位癌。**H**. 绝经后妇女，伴有剧烈的瘙痒，阴唇下部、会阴和肛周皮肤可见隆起的、着色的、多中心的病变，活检示 VIN Ⅱ～Ⅲ。**I**. 隆起的红色、棕色和黑色病变，伴有肛周瘙痒，提示上皮内瘤变。肛周病变多点活检示原位癌。患者因 VIN Ⅲ行外阴切除术。**J**. 红色病变波及会阴、阴唇系带后部和肛周皮肤，伴有瘙痒和外阴不适，提示角化不全或 Paget 病。活检示鳞状细胞原位癌，上皮表层角化不全。(待续)

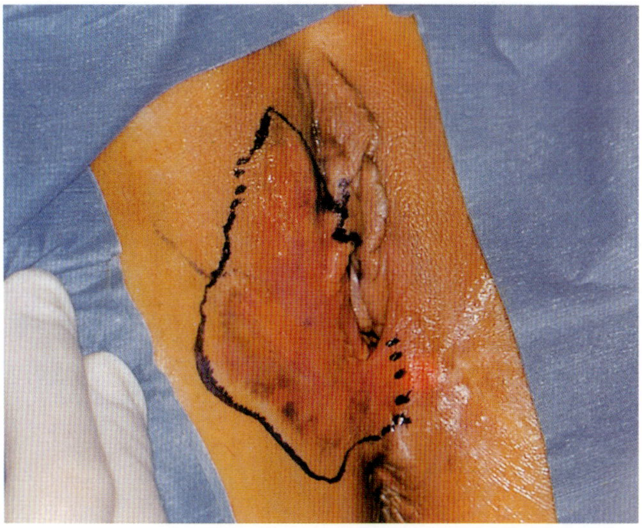
K

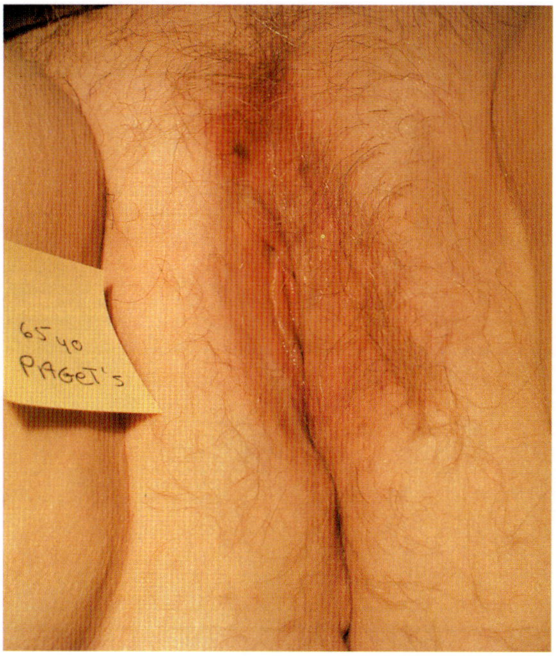

L

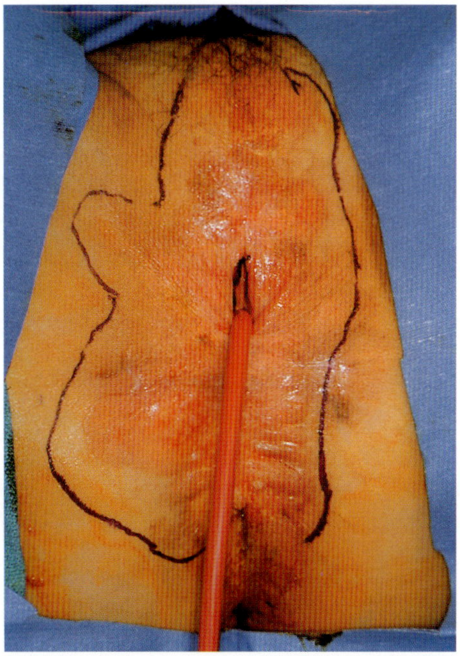
M

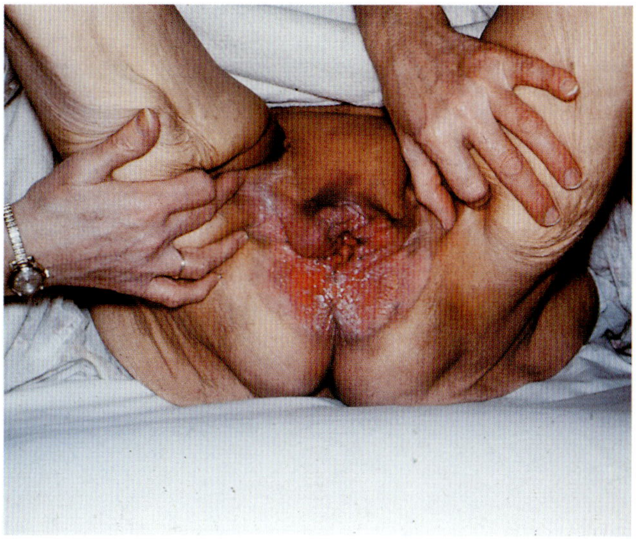
N

图 19-17　**K**. 如钢笔标记所示，病变波及右侧大阴唇下部和会阴，并越过中线至左侧会阴，皮肤改变的特征是外围深棕色的色素沉着和微红的、生肉样的、角化不全的皮肤。活检示原位癌。**L**. 于大阴唇上部、小阴唇和阴蒂周围组织的连续性红色病变处取活检，证实为外阴 Paget 病。**M**. 反复的外阴 Paget 病。患者将进行外阴切除术和皮肤移植。**N**. 从阴唇下部和会阴至臀部的、弥漫的 Paget 病。(待续)

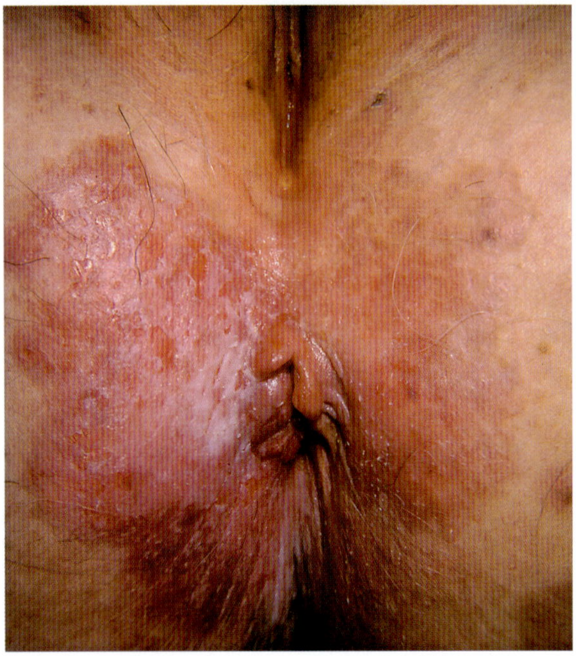

O

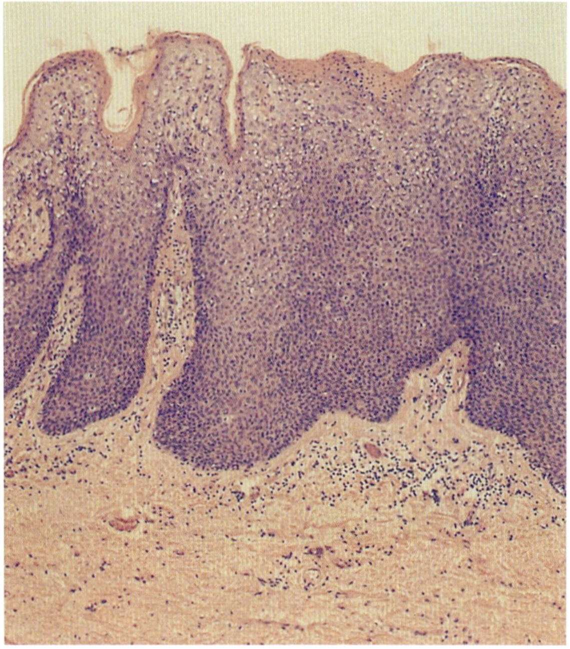

P

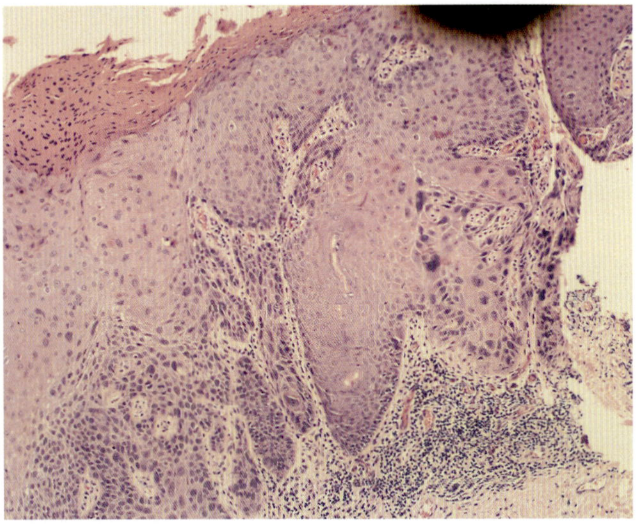

Q

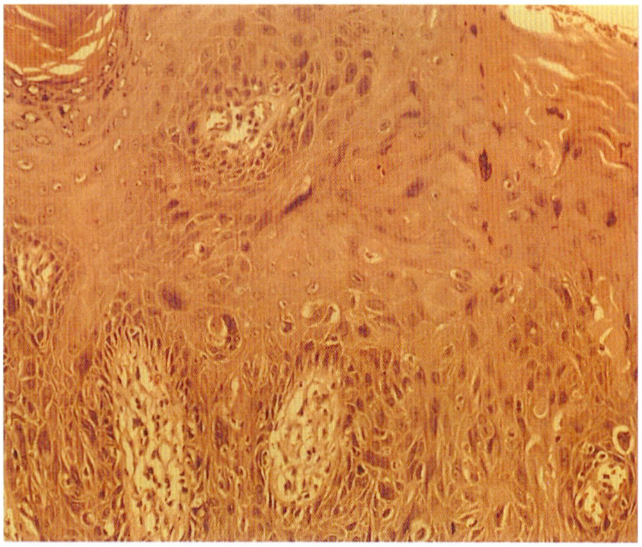

R

图 19-17 **O**. 弥漫的肛周 Paget 病可波及肛门黏膜，手术时切除足够的肛门黏膜边缘是必要的。**P**. 低倍镜下 (× 2) 示 VIN Ⅲ，可见自下至上的细胞排列紊乱、成熟障碍，细胞数量增加，以及许多深染的细胞和奇形的角化不全的细胞。**Q**. VIN Ⅲ，显微镜下 (× 4) 示增大的、多形性的瘤变细胞，细胞核染色质增多，核增大。角化不全示非典型高分化区。**R**. 图 Q 患者的另一处活检，显微镜检示相似的细胞改变，提示 VIN Ⅲ。(待续)

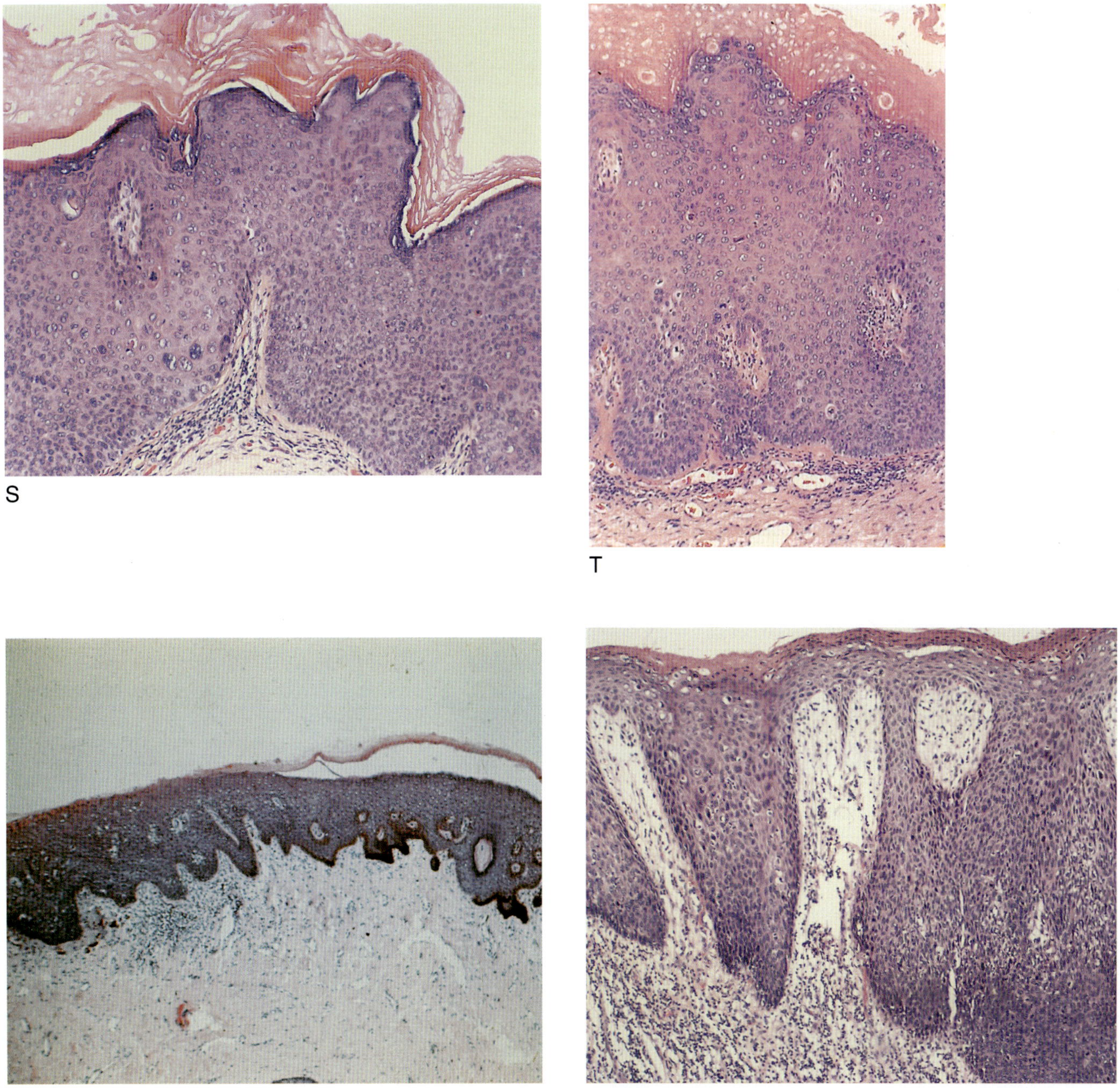

S

T

U

V

图 19-17　**S.** 瘤变中的湿疣样变 (× 4)，组织学检查示高分化原位癌或 Bowen 病。上皮中有角化细胞、角化层增厚或角化过度。**T.** 另一个疣状病变，低倍镜下 (× 4) 明确是原位癌，小细胞的核深染或染色质增多，核被清亮的细胞浆环绕，称为圆形体，这些细胞通常见于 Bowen 病。**U.** 可见着色的瘤变上皮和非瘤变上皮之间的鲜明界限。**V.** 从正常至瘤变上皮的早期表现是皮肤厚度增加，受累上皮通常比正常外阴皮肤厚3倍以上。(待续)

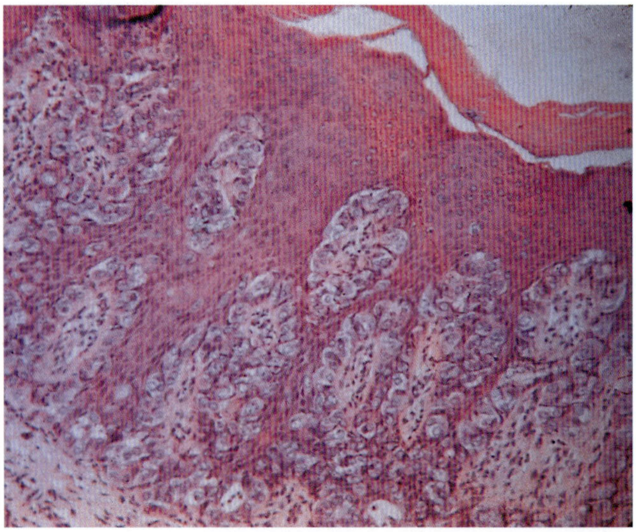

W

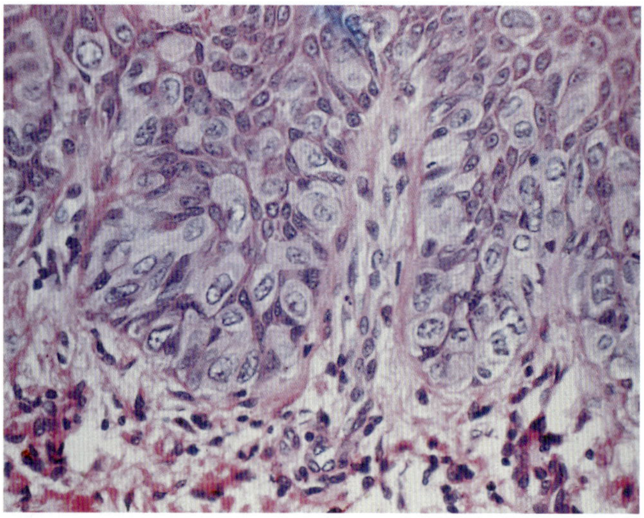

X

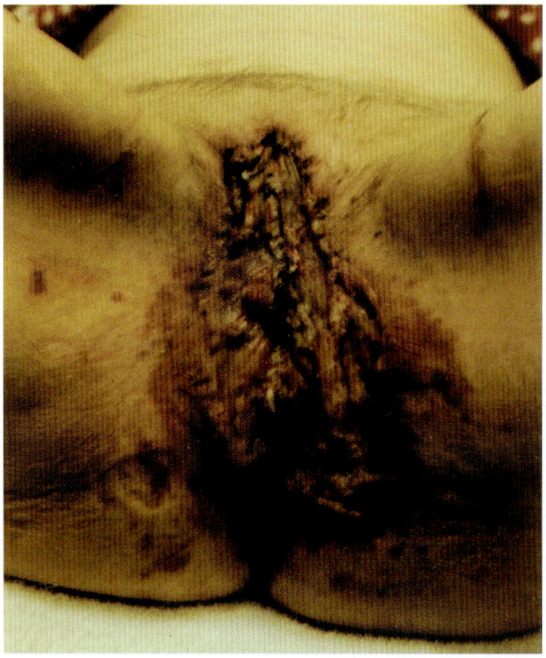

Y

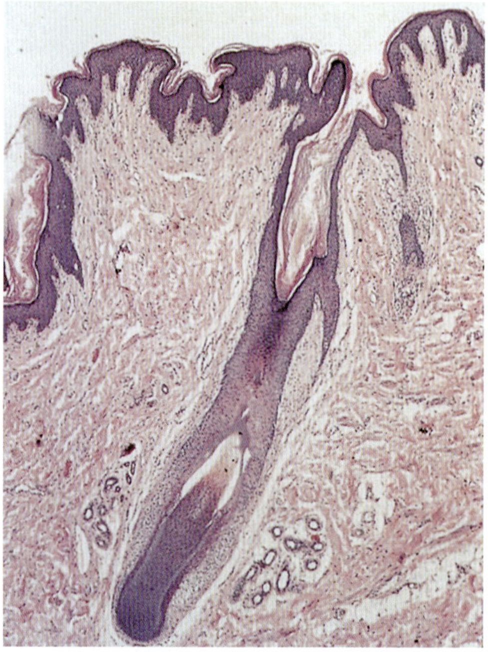

Z

图 19-17　**W**. 依据显微镜下上皮内增生的大而透明的细胞自底层移至棘细胞层而诊断Paget病。**X**. 高倍镜(×16)下，外阴上皮内透明的Paget细胞，这种肿瘤细胞来源于顶浆分泌的腺细胞，一般为原位癌。**Y**. 阴道镜照片中大范围的红色病变取代了正常外阴，活检示外阴浸润性Paget病。**Z**. 至少38%的外阴上皮内瘤变通过直接扩散累及皮肤附件。本病例中，病变延伸至毛囊内。累及皮肤附件是病变治疗后持续存在或复发的一个重要因素。

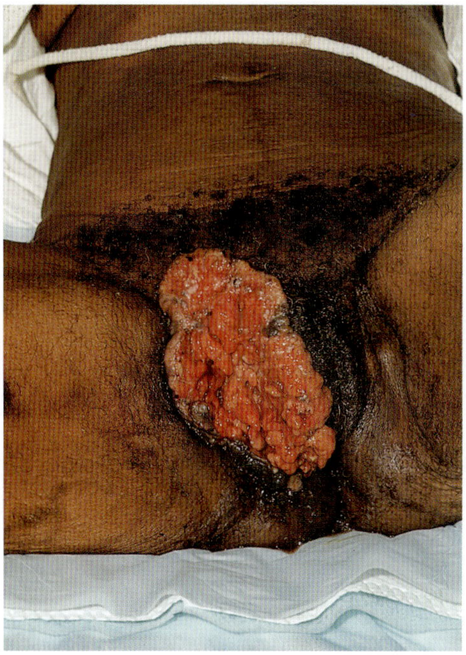

A

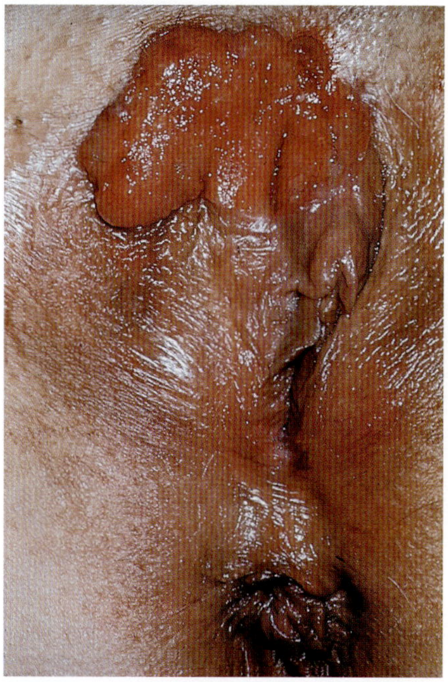

B

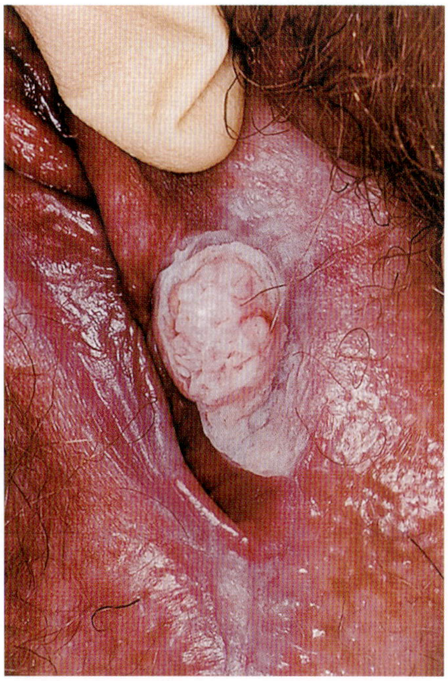

C

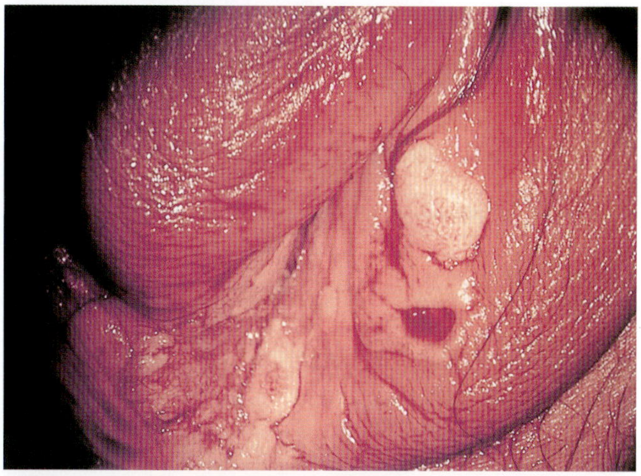

D

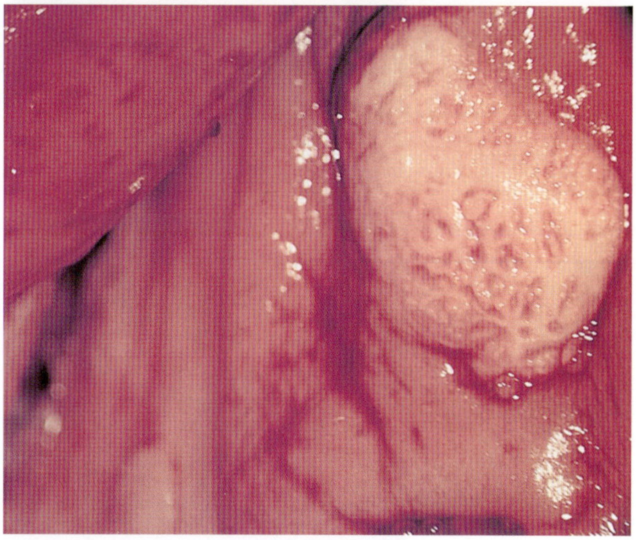

E

图 19-18　**A**. 蕈样生长的肿瘤波及整个右侧外阴并延伸至腹股沟，活检确诊为浸润性鳞状细胞癌。**B**. 红色肉芽肿样病变波及右侧大阴唇和阴蒂包皮，多点活检示浸润性鳞状细胞癌。**C**. 本例诊断为尖锐湿疣，但是左侧大阴唇下部发亮的白色病变不是典型的良性湿疣，活检示浸润性、过度角化的鳞状细胞癌。**D**. 1 年内会阴和前庭病变多点活检，病理始终示良性尖锐湿疣。**E**. 图 D 的高倍镜下观。经过大范围的、深处切取活检，病理示浸润性鳞状细胞癌。(待续)

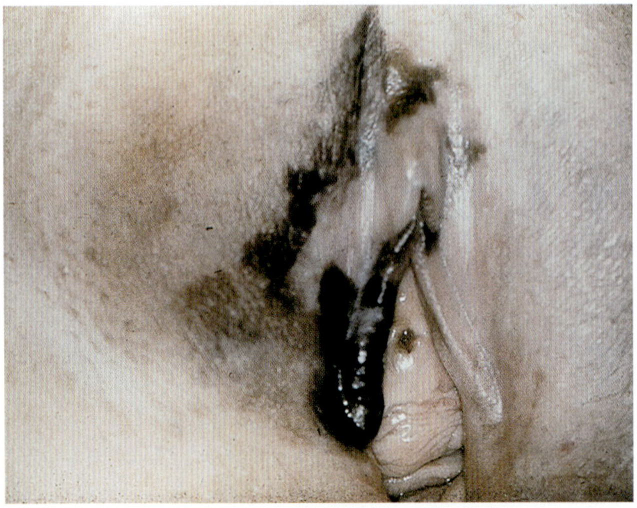

F

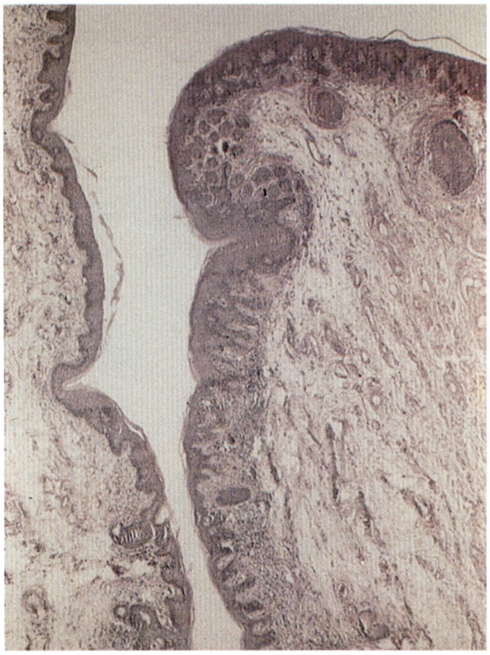

G

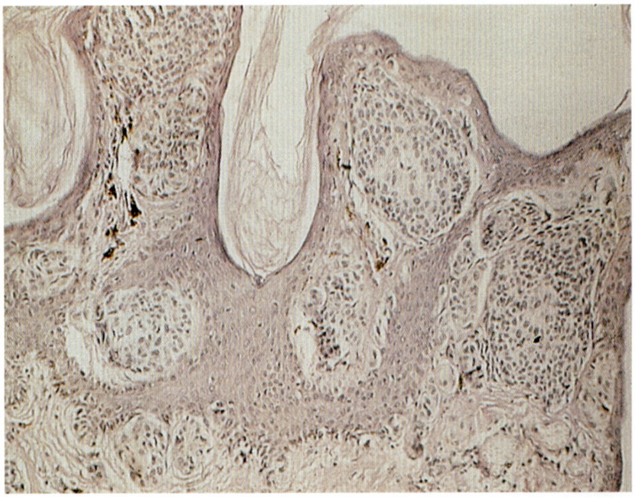

H

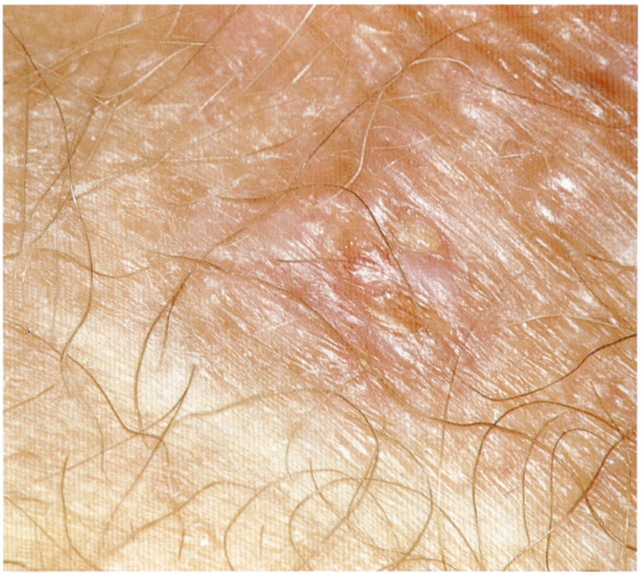

I

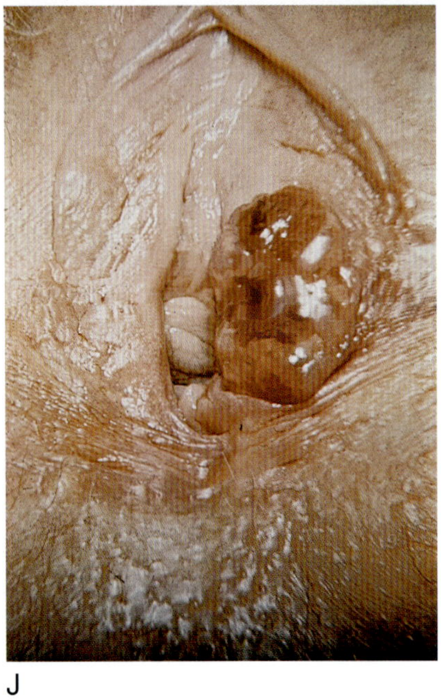

J

图 19-18 **F**. 黑色的病变提示外阴恶性黑素瘤，经切除活检证实。**G**. 显微镜下见痣细胞和浸润性黑素瘤。**H**. 黑素瘤形成之前 (F)，患者曾行一个外阴胎记切除，此切片显示交界性痣细胞。**I**. 浅色的外阴病变，切除后病理为无色素的黑素瘤细胞，或恶性无黑色素的黑素瘤。**J**. 前庭的溃疡病变活检，诊为无黑色素的恶性黑素瘤。(待续)

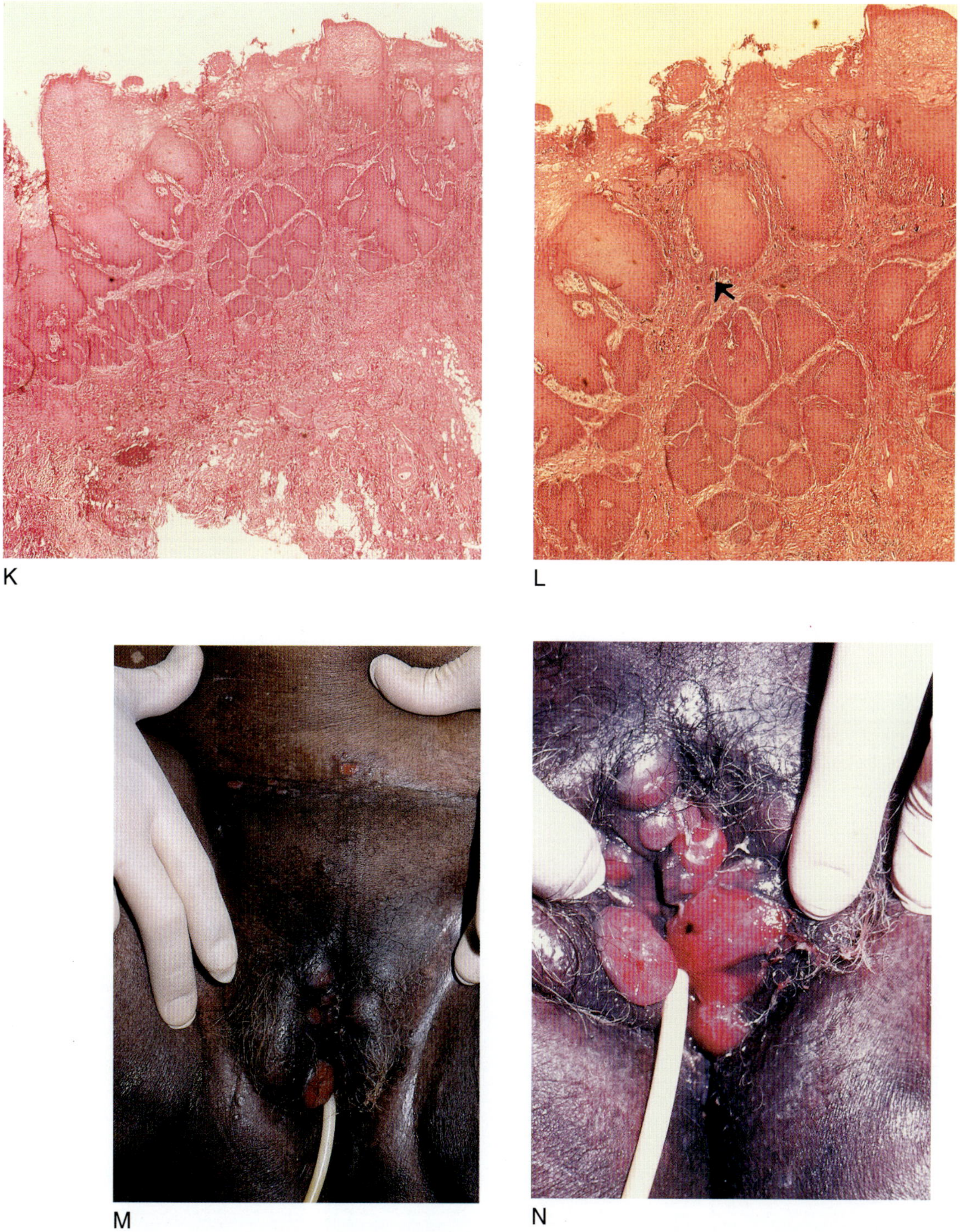

图 19-18　**K.** 外阴间质中可见几簇瘤样增生的鳞状细胞，支持浸润性鳞状细胞癌的诊断。**L.** 图 K 的高倍镜检示，浸润癌表面有溃疡，浸润的最早征象是癌细胞突破上皮脚的基底膜（箭头所示）。**M.** 亮红色盘状病变提示恶性，活检示腺癌，原发灶在胃肠道。**N.** 图 M 的高倍镜检示转移性肿瘤侵及大部分前庭。

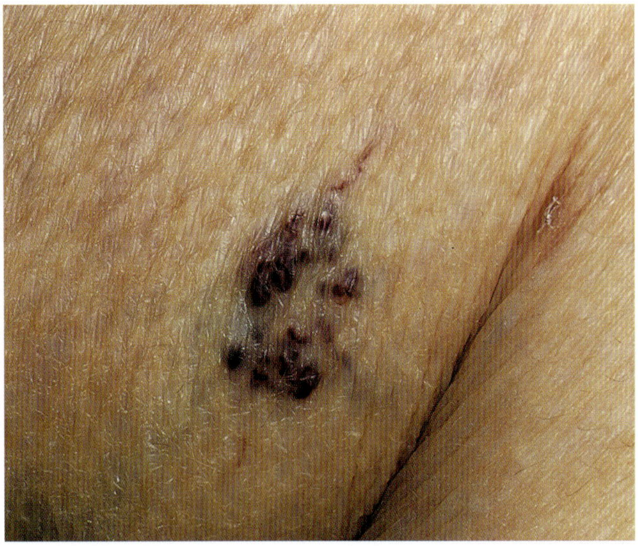

A

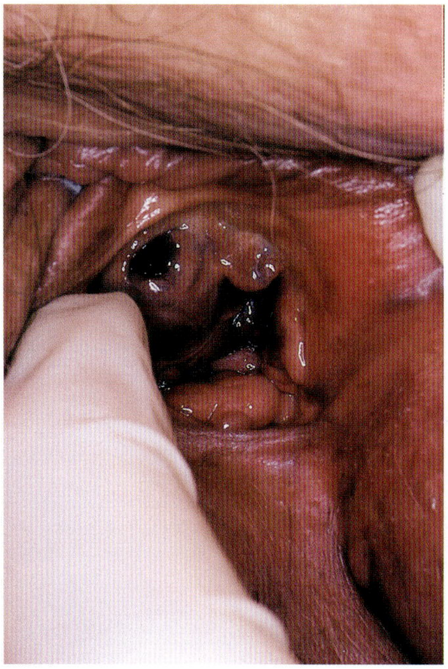

B

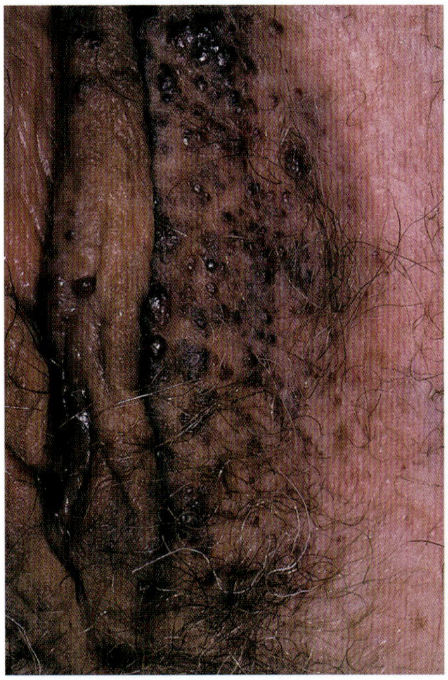

C

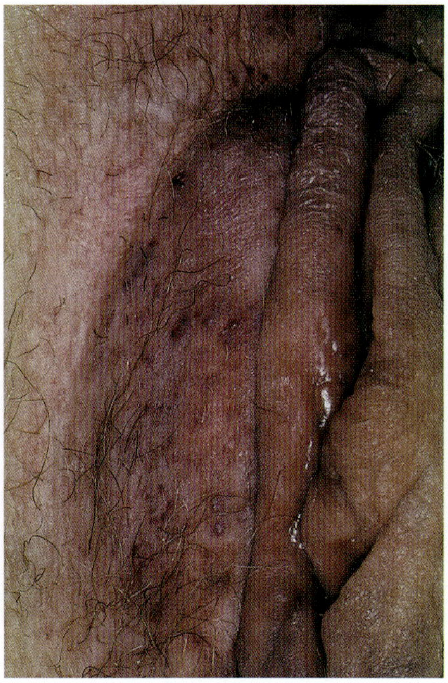

D

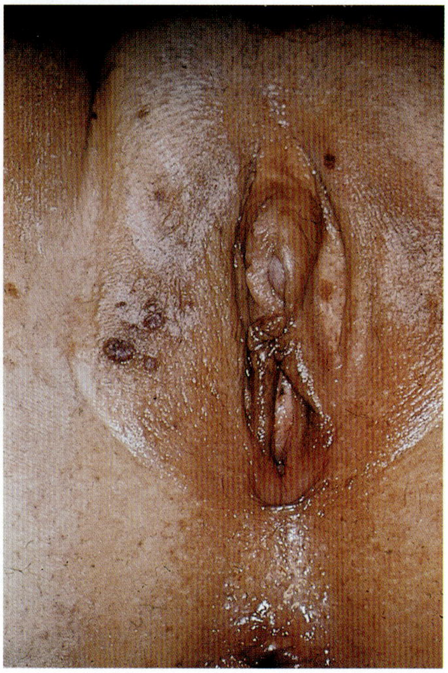

E

图 19-19 **A**. 外阴的紫蓝色血管是静脉曲张的特征，单一的病灶没有临床意义。**B**. 老年妇女，间断性阴道、外阴出血，图中位于尿道的、尿道下的、前庭的和阴道的病变是血管畸形的特征。整个阴道下段前壁呈膨胀、青紫色。**C**. 先天性病变，除毁形外，患者曾有表浅的、质脆血管的破裂和出血，诊断为外阴血管瘤。**D**. 图 C 患者经三次连续激光治疗，曲张的血管消失了，患处皮肤无瘢痕。**E**. 表面的小血管是血管角质瘤。

（耿力 译）

第 20 章

专业术语

描述外阴病变的专业术语与用于阴道和宫颈的术语显著不同，与妇科相比，外阴术语与皮肤病学更相关。某些描述是皮肤科常用的，例如：局灶的和弥漫的、湿疣的、黏膜白斑，而另外一些描述则不同。

基本术语

斑疹 (macule)：扁平的、有色的、不可触及的病变。

丘疹 (papule)：小的、凸起的病变，其直径小于0.5cm。

结节 (nodule)：隆出的、直径大于0.5cm的病变。

苔藓样变 (lichenification)：上皮增厚，包括斑块样、扁平或凸起的病变。

角化 (cornification)：角质层增厚的另一术语，皮肤角化层非常厚时可以用角化过度 (hyperkeratosis)。

脱屑 (scaling)：指角化组织增厚、脱落。

痂 (crust)：由血液、黏液或其他含血的液体干后形成的斑块。

小疱 (bleb)：小的水泡，通常充满液体。

小水庖 (vesicle)：皮肤表面的、由于表皮内含有液体形成的水泡。

大疱 (bulla)：大的水疱。

溃疡 (ulcer)：表皮缺失而暴露出其下的结缔组织或真皮。

皲裂 (fissure)：皮肤上暴露出真皮的裂缝或皱纹。

糜烂 (erosion)：比溃疡浅的表皮缺损。

扩张 (ectasia)：表浅血管的扩张，例如阴道镜下涂醋酸或未涂醋酸后所见的点状血管。

萎缩 (atrophy)：上皮和基质变薄或缺失。

湿疹样病变 (eczematoid lesion)：圆形的、红色的、有鳞屑和硬痂的病变。

靶样病损 (targetoid lesion)：同心圆的、指环状图案，中心发白。

脓疱 (pustule)：含脓液的突出的肿块。

湿疣样病变 (condylomatous lesion)：凸起的、疣状的、乳头状的病变，可能呈白色、肉样或色素沉着。

红斑 (erythema)：异常的红色的斑片，提示炎症反应。

瘀瘢 (ecchymosis)：紫蓝色的斑片，发生于皮下的血液淤积。

其他描述性用语

外观红色的病变，其特征是与角化不全相关，而白色病变在角化过度时可见。与宫颈和阴道不同，色素沉着在外阴病变中具有重要意义。紫蓝色病变提示黑素瘤，棕色病变提示痣，棕黑灰色病变提示上皮内瘤变。阴道镜提供了放大功能和高亮度的光线，检查者可以非常细致的观察解剖结构和病变，从而发现在外观轮廓、色素沉着和血管分布上的细微差别。

（耿力 译）

第21章

活检技巧

同应用于宫颈和阴道相同，阴道镜可协助妇科医师进行外阴活检。阴道镜的放大作用帮助妇科医师区分正常与异常皮肤，尤其是皮肤不平展区；另外，肉眼不能识别的小的病变也可被阴道镜检出。

在门诊，可以应用多种方法进行外阴活检。因外阴皮肤密布痛觉神经末梢，活检需局麻。有时，可能需要多点活检。活检的标本应包括正常皮肤和异常组织间的转化区域。

在取活检前大约10～20分钟，用充足剂量的利多卡因或丙胺卡因凝胶 (EMLA) 进行皮肤表面麻醉。用络合碘 (Betadine) 消毒皮肤，用10ml的注射器和1.5英寸长的25号针头、1%的利多卡因 (塞鲁卡因) 对不正常组织进行浸润麻醉，用齿镊按压局部皮肤，评估麻醉是否满意。

有数种取样方法。第一种方法：用镊子提起皮肤，用Stevens剪刀或手术刀切开被提起皮肤的底部，取得圆盘状的皮肤标本 (图21-1 *A* 至 *C*) 。将标本置于盛有福尔马林的容器中，标记后，送病理。创口用3-0薇乔线 (Vicryl) 缝合或涂以Monsel溶液。嘱患者每日清洗伤口，用过氧化氢棉签每日擦拭伤口3次。

第二种方法：使用皮肤环钻 (图21-1 *A* 至 *C*) 。活检部位的麻醉和术前准备同前述 (图21-2*A*) 。用手指展平活检部位的皮肤，用环钻加压并向右和向左旋转2~3次 (图21-1 *A* 和21-2*B*) ，撤下环钻，用组织钳提起盘状组织，其基底是脂肪组织一并切取 (图21-1*A*和21-2*C*) 。将标本置于福尔马林瓶中，皮肤边缘用3-0薇乔线 (Vicryl) 缝合2或3针 (图21-2*D*) 。

第三种方法：使用用于宫颈和外阴取材的打孔活检钳，优点是快速、实用。皮肤准备和麻醉方法与前面所述相同，但不需要组织钳。活检钳抓紧组织并同时切割 (图21-3 *A* 至 *E*) 。取得标本后，放入福尔马林中。可以在同一部位取多个标本。

同使用剪刀或环钻比较，这种方法的惟一缺点是可能使标本边缘组织受压变形，在显微镜检查中，因变形而引起假象。

外阴表面的、大范围的、多中心病变需要特殊准备。标记出病灶和治疗边界，必须多点活检。患者入手术室并麻醉。手术医师绘制用数字表示的病灶图，与外阴的解剖标志相对应。用手术刀或剪刀进行活检，不同位置的标本置于与手术医师绘图数字标记一致的容器中 (图21-4) 。制作带有标记的外阴部位示意图或照片，包括活检结果，此图可为随后的治疗提供参考。

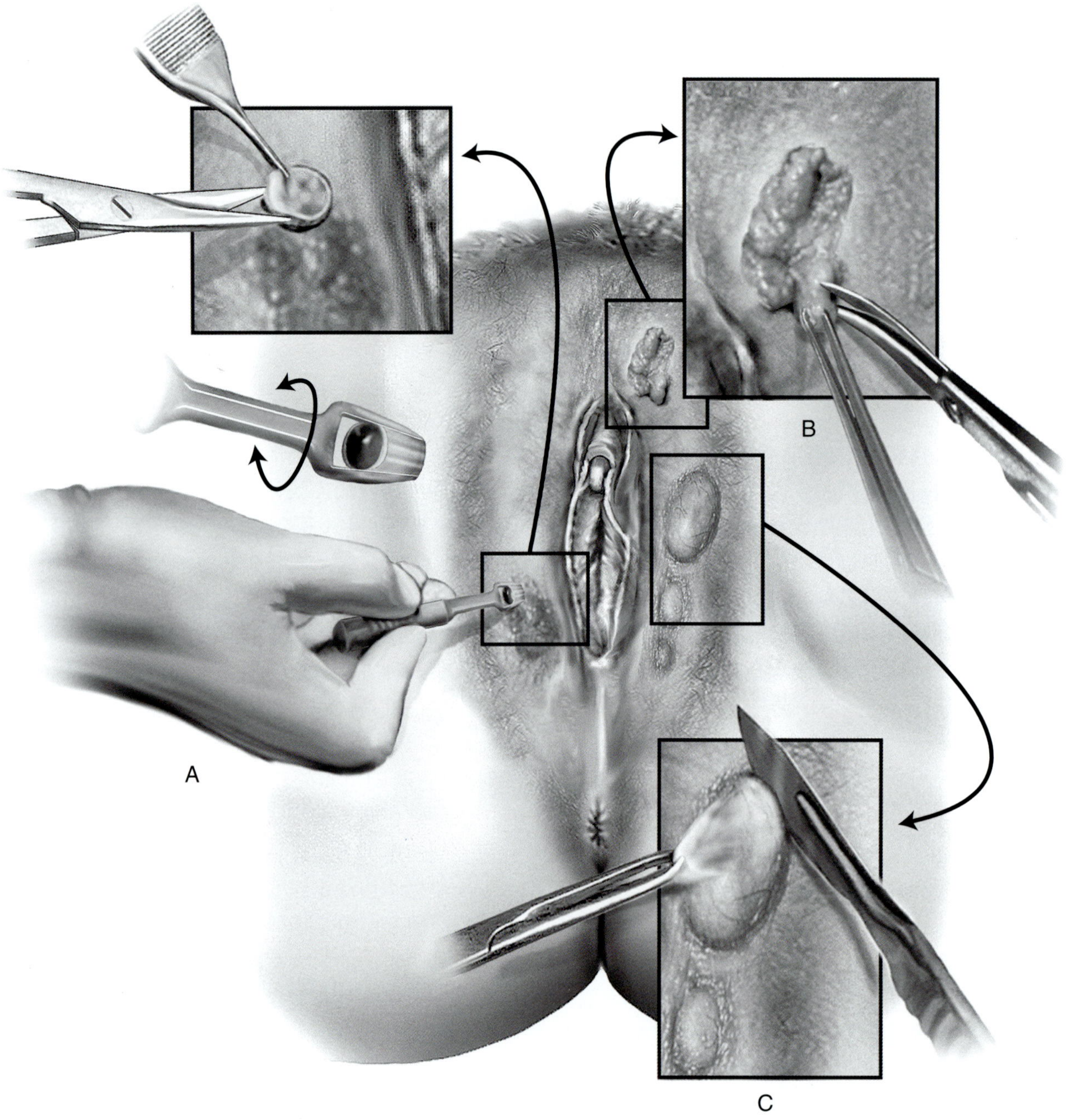

图21-1 几种外阴病变的取样方法。**A**. 旋转环钻（像转动门钥匙）以切割皮肤，取下圆盘状组织。**B**. 用Allis钳提起组织，用解剖剪剪断底部。**C**. 相似的方法，用手术刀替代剪刀。

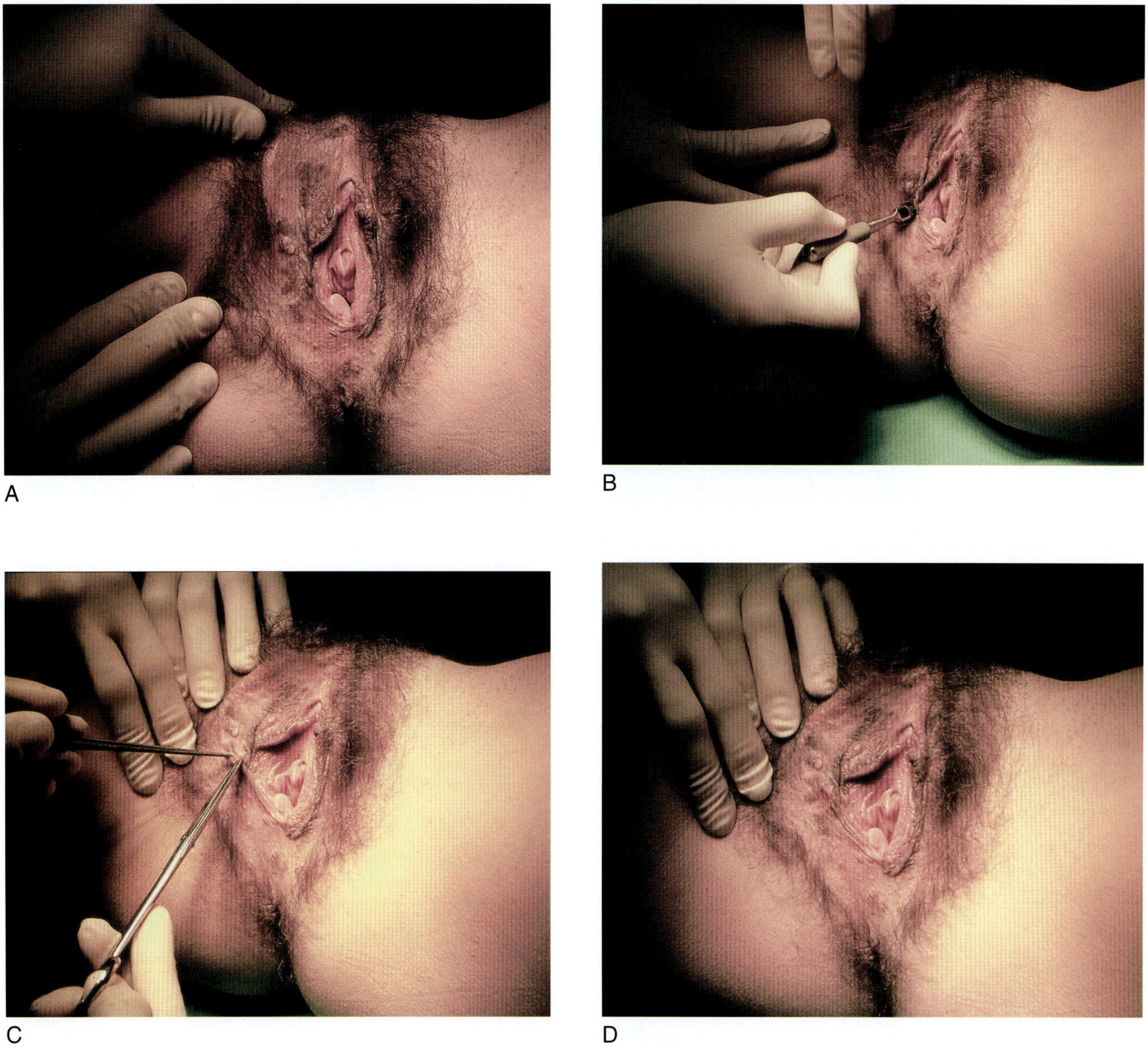

图 21-2　**A**. 暴露并展平外阴，示阴唇沟内、小阴唇和会阴内许多着色的、乳头瘤病灶。**B**. 环钻放在皮肤上并旋转二次。**C**. 用组织钳提起待切割的盘状组织，用剪刀从底部彻底剪断。**D**. 用 3-0 薇乔线 (Vicryl) 缝合小的环状切口。

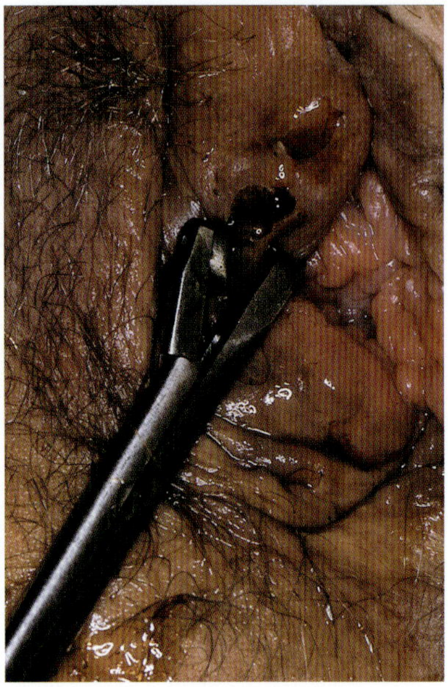

A

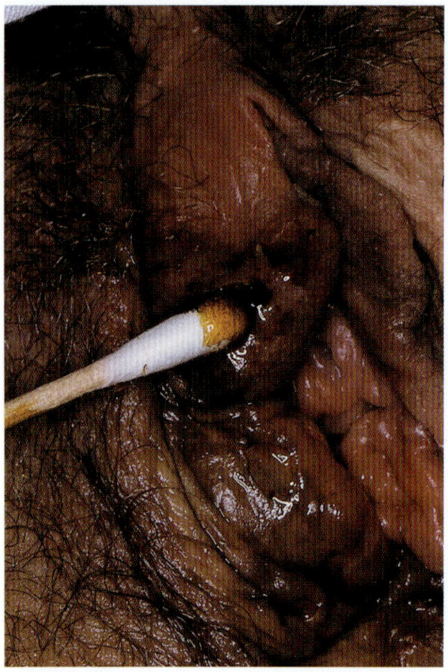

B

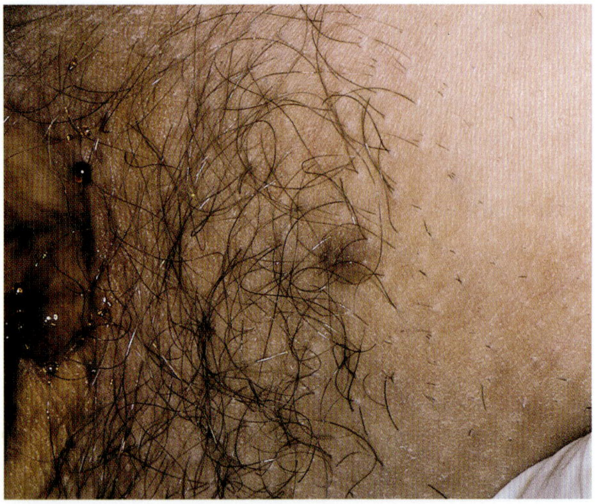

C

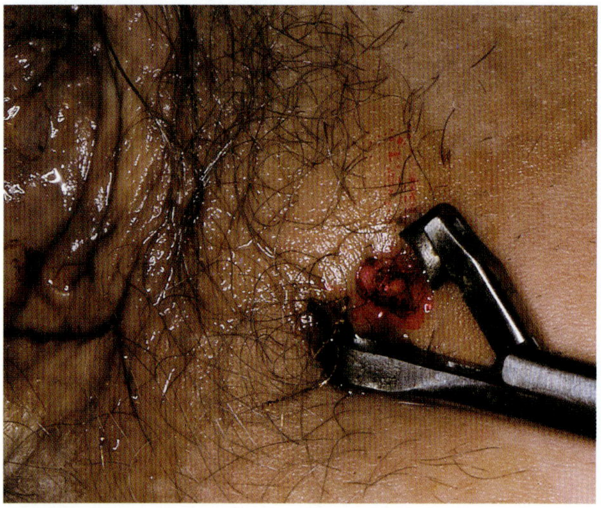

D

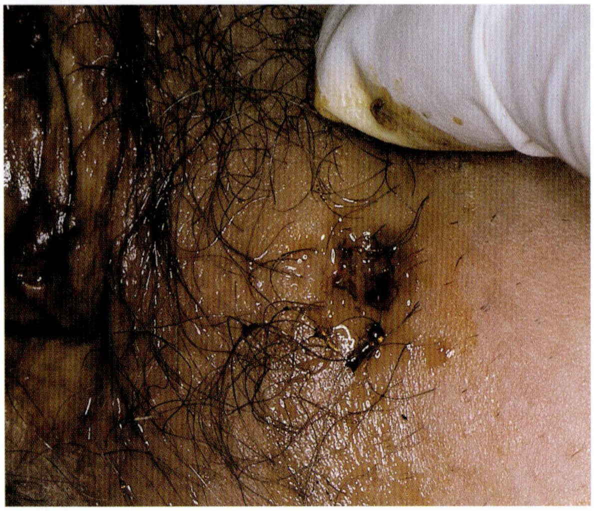

E

图 21-3 **A**. 活检钳贴近小阴唇的病灶，小阴唇在注射 1% 利多卡因 (赛鲁卡因) 后水肿。**B**. 取得活检标本后，创面放置浸有 Monsel液的棉签。**C**. 这个会阴病变可能是痣，有必要进行活检。**D**. 活检后可见出血。**E**. 用小棉棒涂药器蘸 Monsel 液获得了满意的止血效果。

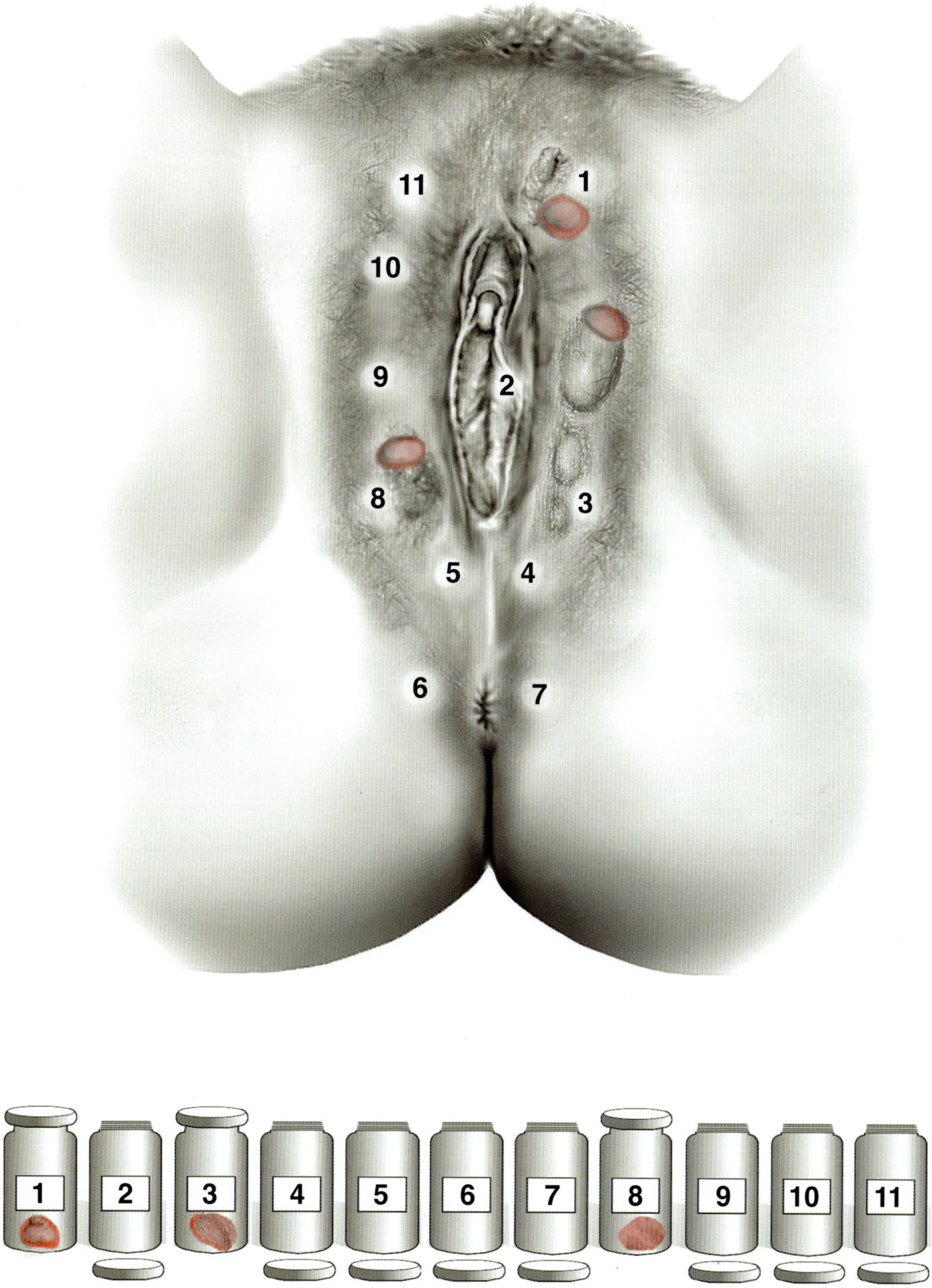

图 21-4　对于波及大面积的多中心病变，外阴绘图是必要的，标记每个活检部位和标本，将每个标本放入盛有福尔马林的标号的瓶中。

（耿力　译）

第 22 章
实例分析

病例 1

26岁，孕妇，因外阴瘙痒和不适应用外用抗真菌药治疗两次。孕 39 周自然分娩，新生儿于出生 24 小时内出现呼吸困难及全身大面积皮疹。取自新生儿的标本念珠菌培养阳性，静脉应用两性霉素 B 治疗。通过检查，产妇患有真菌性外阴炎和阴道炎，经氟康唑 (大扶康) 治疗后两周痊愈 (图 22-1*A* 和 *D*) 。

病例 2

30 岁，性交困难和外阴瘙痒 5 年，瘙痒进行性加重12个月。以为是慢性念珠菌感染，连续服用抗真菌药物 1 年余 (图 22-2) 。

病例 3

29 岁，硬化性苔藓病史 10 年。接受地塞米松 (Decadron) 注射治疗，但是错过了几次治疗。在间断了 8 个月后，因阴蒂疼痛复诊 (图 22-3) 。

病例 4

59 岁，严重外阴瘙痒 1 年，治疗无效。夜间瘙痒明显，抓挠外阴。最终，不得不戴着棉手套睡觉 (图22-4*A* 和 *C*) 。

病例 5

60岁，持续外阴烧灼感及尿痛，外阴偶尔在擦拭后出血。患者不记得何时开始出现症状，但是至少有2年没有过性生活。医师给她开了睾酮软膏，但是用药后烧灼感反而加重 (图 22-5*A* 至 *D*) 。

病例 6

18岁，阴蒂不适和无性触觉。自诉儿时曾因跌落在自行车上而损伤生殖器，之后阴蒂变得肿胀、肥大 (图 22-6*A* 和 *B*) 。

病例 7

42岁，严重外阴瘙痒，口服和局部抗真菌药物治疗多次，症状无缓解 (图 22-7) 。

病例 8

25岁，外阴搔痒，患者以为是酵母菌感染所致。7天后，疼痛进行性加重。就诊时，即使外阴接触到内裤，亦痛得不能直立 (图 22-8) 。

病例 9

28岁，进行性增多的外阴疣状物，自认为外阴湿疣，并为患这种病感到很生气和不可理解，因为她和丈夫长期以来一直保持单一性伴侣关系 (图 22-9*A* 至 *D*) 。

病例 10

40岁，左侧大阴唇慢性、红色、粗糙的皮损。有长期慢性的 Crohn 病，已缓解 (图 22-10) 。

病例 11

35岁，孕妇，广泛的生殖器湿疣。病变在产后持续存在 (图 22-11*A* 和 *B*) 。

病例 12

86岁，老年女性，因“褥疮”被一家护理机构送来就诊。持续外阴烧灼感，排尿时尤其不适。初级保健医师取过活检，诊断为尖锐湿疣。被转至妇科医师，在疣状病变处取活检，支持良性尖锐湿疣的诊断 (图 22-12*A* 和 *B*) 。

病例 13

79岁，老年女性，外阴长期瘙痒不适。广泛的红色病变提示外阴 Paget 病，多点活检病理确诊 (图 22-13*A* 和 *B*) 。

病例 14

年轻的埃塞俄比亚妇女，右侧大阴唇下缘有排液的窦道。经荧光镜检查，窦道深8cm，在直肠外侧。直肠和窦道的造影表明与肠道不相通 (图22-14*A* 和 *B*) 。

病例 15

50 岁，因原发性会阴和小阴唇原位癌而接受治疗。阴道镜下见肛周广泛的黑色皮肤病变，提示外阴上皮内瘤样病变 (图 22-15*A* 至 *C*) 。

病例 16

64岁，老年女性，因为慢性外阴瘙痒进行阴道镜检查，见多发的、隆起的、色素沉着的病变，活检为原位癌 (图 22-16*A* 至 *E*) 。

病例 17

33 岁，外阴切除及植皮术后 5 年，因为湿疣样病变行阴道镜检查 (图 22-17*A* 和 *B*) 。

病例 18

44岁，伴肛周搔痒及阴道口下方疼痛 (图22-18) 。

病例 19

41 岁，右侧大阴唇近 25% 的面积长期存在灰色的、隆起的、扁平的病变，活检诊断为原位癌(图22-19)。

病例 20

28岁，因持续性疣状病变行三氯醋酸治疗两次、电外科手术治疗一次，再次复发。无症状，无性传播疾病史，患者希望去除病灶。活检诊断为原位癌 (图22-20*A* 和 *B*) 。

病例 21

19岁，孕13周，孕早期患生殖道疣，并且生长迅速。主诉外阴沉重感、潮湿、刺激感，排尿刺痛。产科医师建议在孕期不治疗生殖道疣 (图 22-21*A* 和 *B*) 。

病例 22

38岁，常规体检中发现会阴疣状病变。尽管在过去的 1 年中应用鬼臼类药物和三氯醋酸等治疗过 11 次，但疣状病变持续存在 (图 22-22*A* 至 *C*) 。

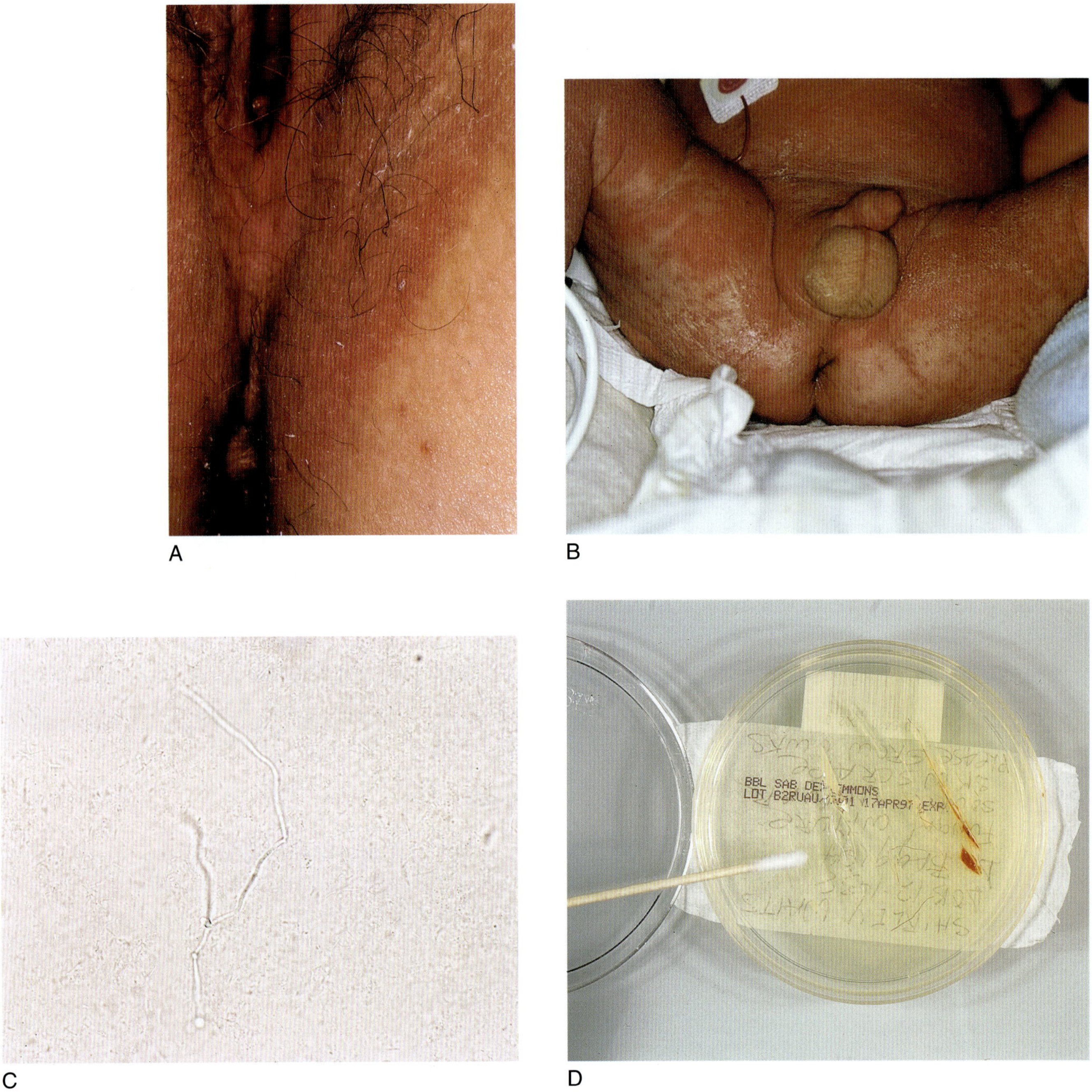

图 22-1 **A**. 外阴红肿发炎，炎症区域内皮肤脱屑，高度提示真菌感染。用手术刀刮取皮肤置真菌培养基中。**B**. 新生儿全身长满红色丘疹，在某些部位脱皮，以皮肤、鼻腔、口腔、呼吸道、消化道取得的标本培养出*念珠菌*。**C**. 新生儿的母亲阴道分泌物经氢氧化钾处理发现了菌丝和芽孢。**D**. 新生儿的母亲皮肤刮片在甘露醇琼脂培养基中有真菌生长。

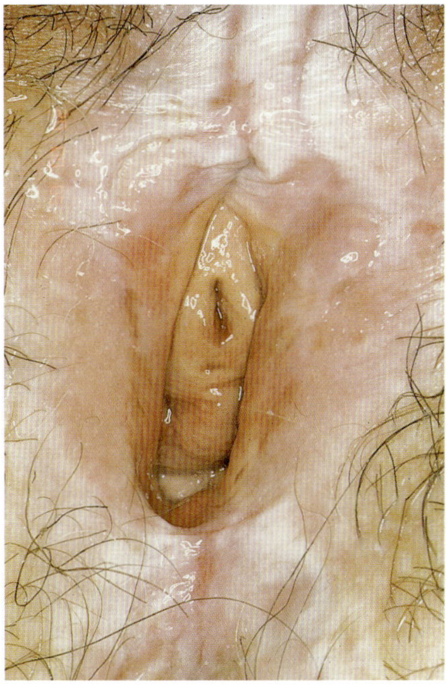

图22-2　阴道镜检查提示硬化性苔藓。阴唇间沟、阴蒂周围、会阴区皮肤发白。阴唇、阴蒂包皮及前后联合的皮肤广泛粘连，会阴及后联合有皲裂。

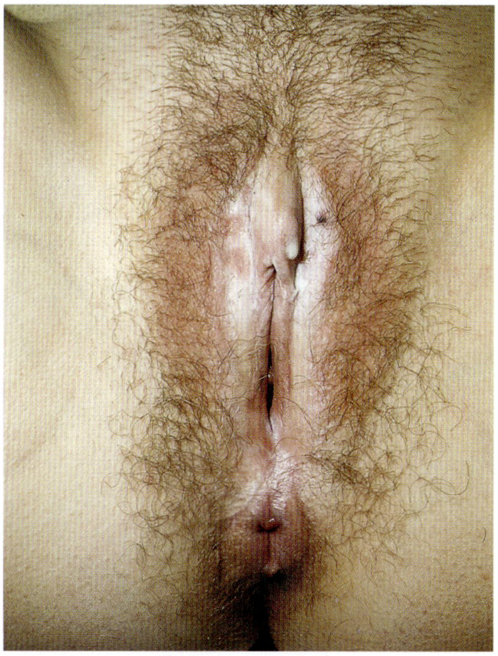

图 22-3　阴蒂肥大、皮肤发白、组织粘连，是典型的硬化性苔藓。阴蒂被粘连的包皮完全封闭，粘连的包皮内通过手术引流出脓液。之后，进行瘢痕组织切除和阴蒂重建术。

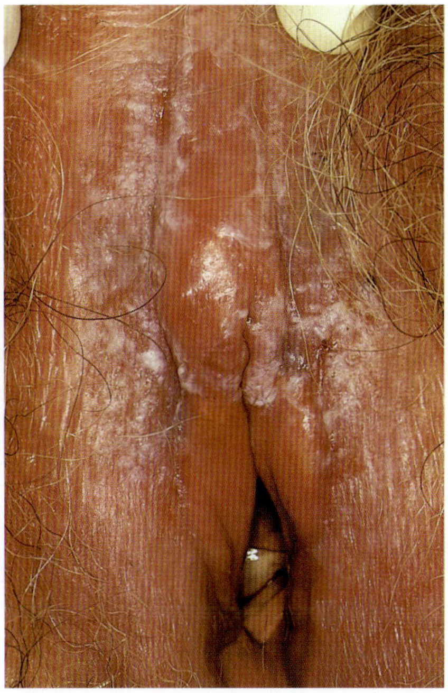

A

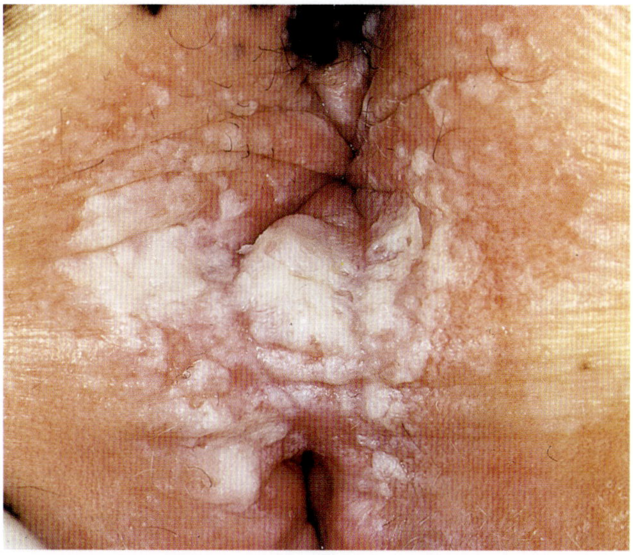

B

图 22-4　**A**. 急性和亚急性外阴炎使外阴发红。阴唇和阴蒂周围可见白斑。活检为慢性单纯性苔藓。治疗方法包括用速溶海水 (Instant Ocean) 和六氯粉清洗每日 2 次，磺胺嘧啶银软膏白天 3 次及睡前 1 次。这个阶段的治疗结束后，每日 2 次使用丙酸氟替美松软膏治疗 2 周。之后再重复一个 2 周的疗程。**B**. 角化过度的、增厚的白色区域，最初的诊断是单纯性苔藓而不是鳞状上皮细胞增生。(待续)

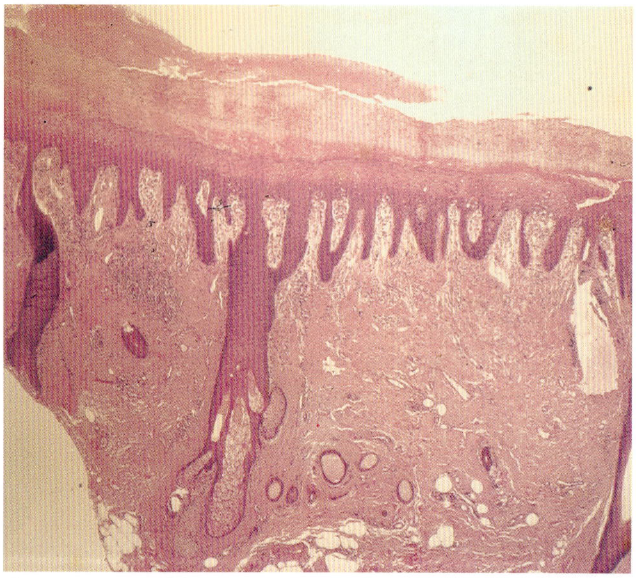

C

图 22-4 **C**. 显微镜 (× 2) 下见表皮增厚和角化过度，基底细胞增生，可见深层的上皮脚，正确的诊断是鳞状上皮细胞增生。

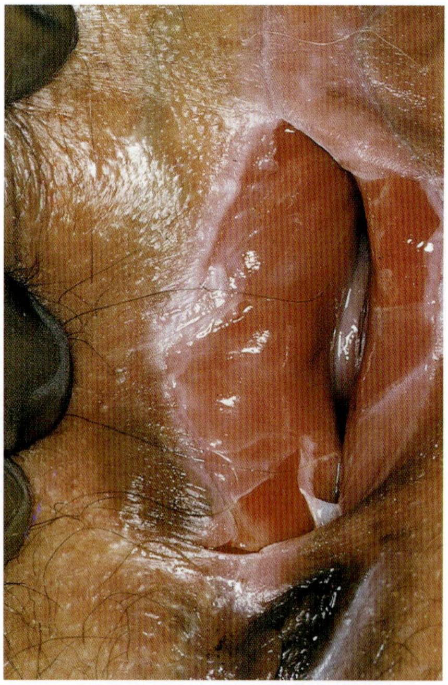

A

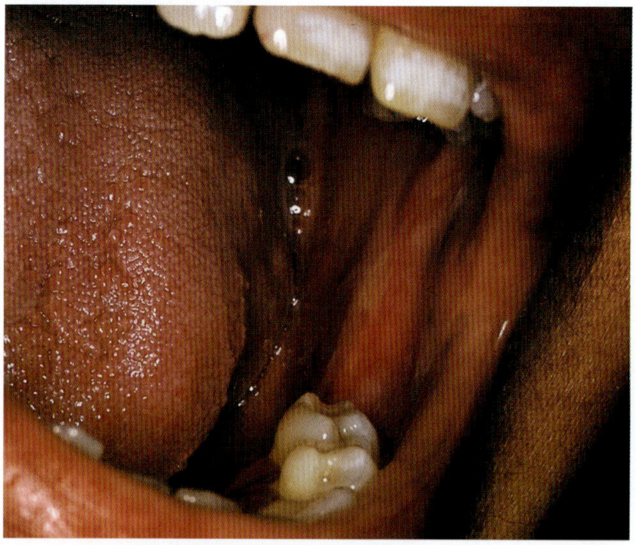

B

图22-5 **A**. 前庭被覆纸一样薄的皮肤，而后联合的皮肤剥脱，露出新鲜的真皮，这种表现符合糜烂性扁平苔藓。**B**. 在口腔颊黏膜有类似的溃疡。(待续)

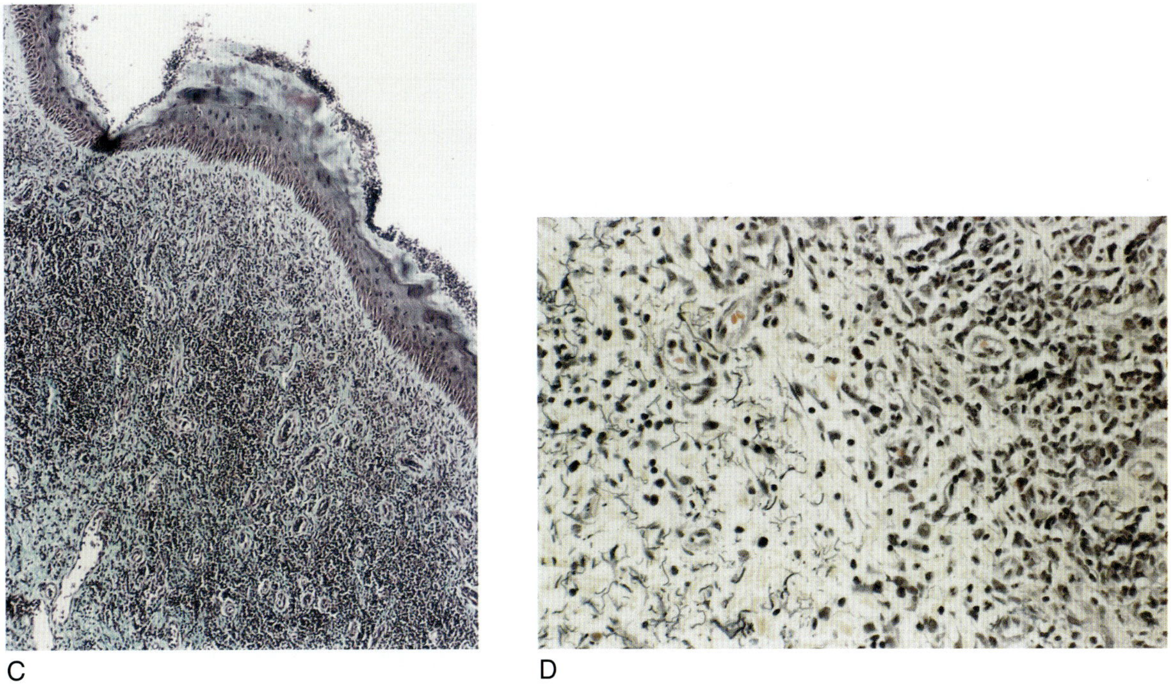

图 22-5　**C**. 图 A 的前庭活检示薄的表皮，真皮及间质中有严重的炎症细胞浸润。**D**. 网状结构染色显示间质的网状结构破坏，有广泛的慢性炎症细胞浸润。

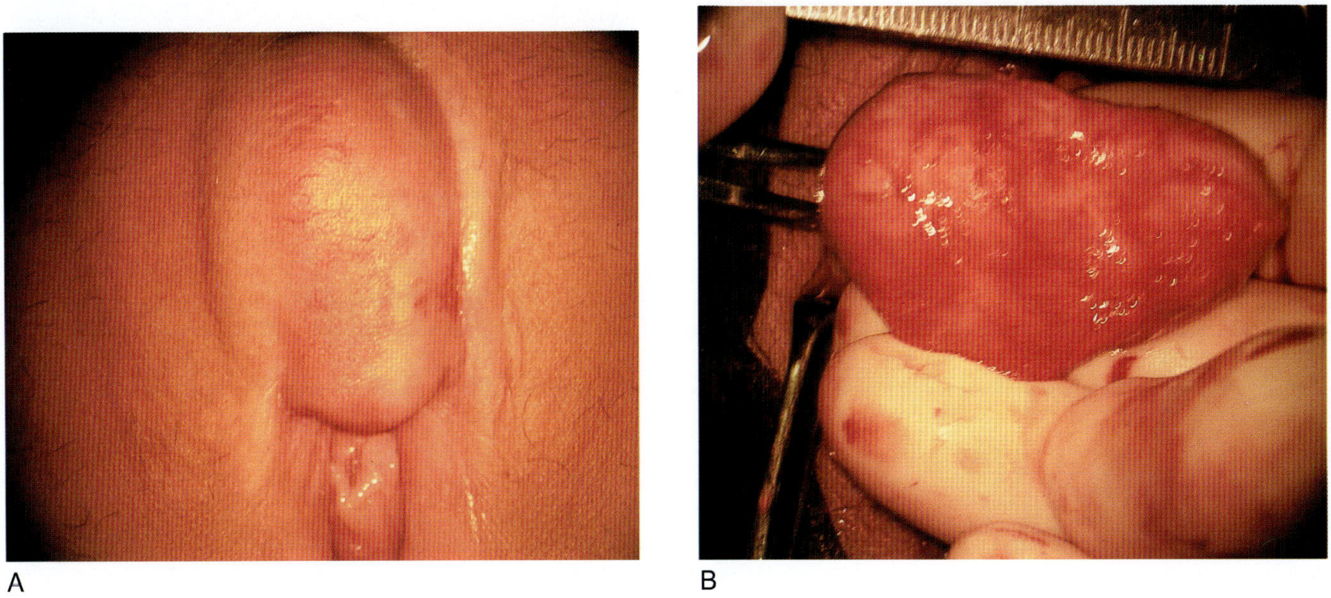

图 22-6　**A**. 未见阴蒂头，阴蒂包皮被封闭，并且增大为正常体积的数倍，有轻微触痛。**B**. 通过显微手术将这个大的囊性包块从阴蒂头和阴蒂上彻底切除。阴蒂正常，包块是上皮包涵囊肿。

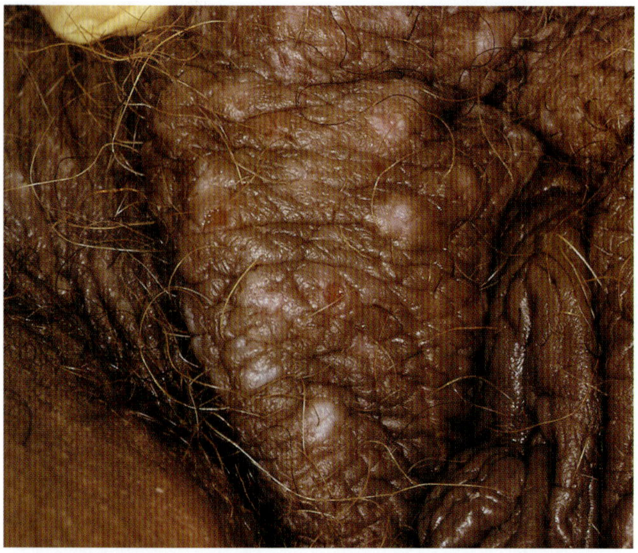

图 22-7 阴阜和大阴唇上可见多个包块，其分布呈典型的Fox-Fordyce病表现。活检证实此诊断。经维甲酸和全身雌激素治疗后症状消失。

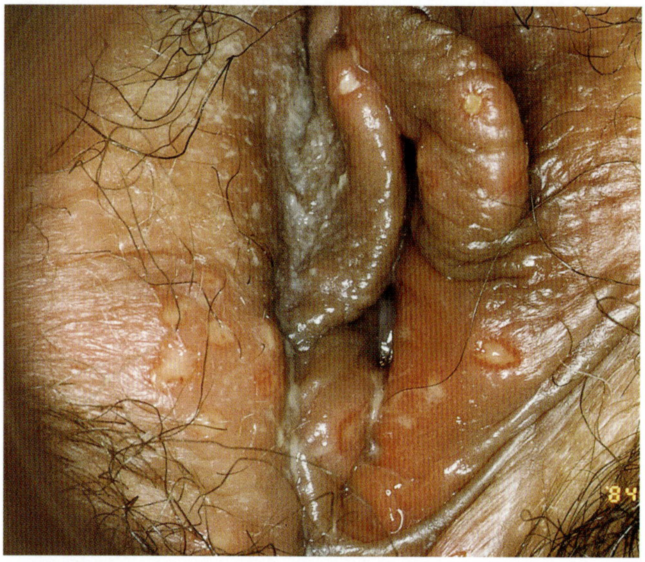

图 22-8 外阴有多个红色边界、穿凿样溃疡，分布广泛，波及阴唇、会阴和前庭，是单纯疱疹感染的特点，II 型单纯疱疹抗体滴度升高，培养结果阳性。

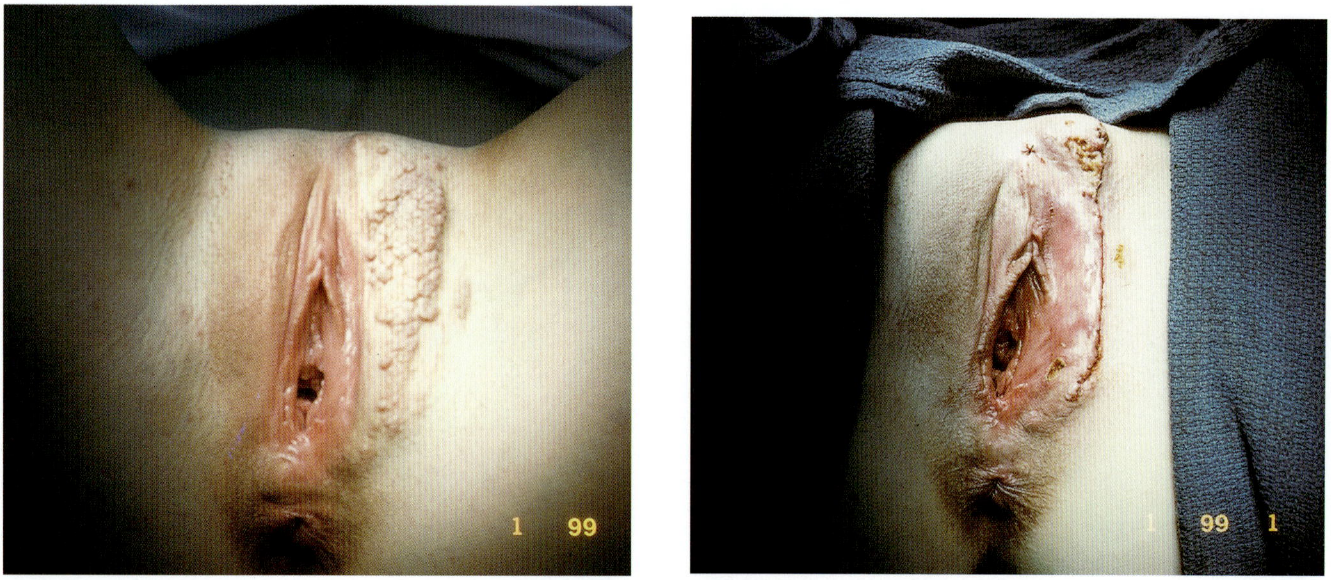

A B

图 22-9 **A**. 整个右侧外阴有许多均一的、圆形、水泡样病灶，似一串葡萄，显然不是湿疣。**B**. 右侧大阴唇切除后的外阴。(待续)

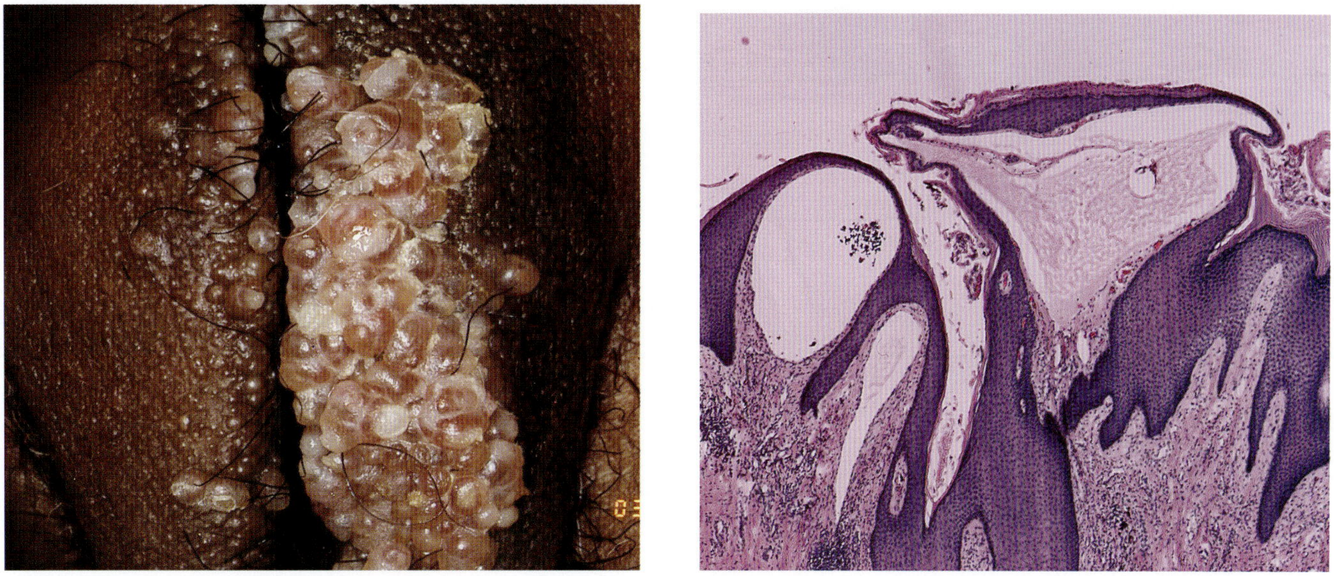

C　　D

图 22-9　**C**. 另一个患者的外阴近距离照片，类似的病变累及双侧阴唇，病变与外阴淋巴管瘤一致。**D**. 显微镜下，图 C 的病变为扩张的表皮下淋巴管，诊断为淋巴管瘤或淋巴管扩张。

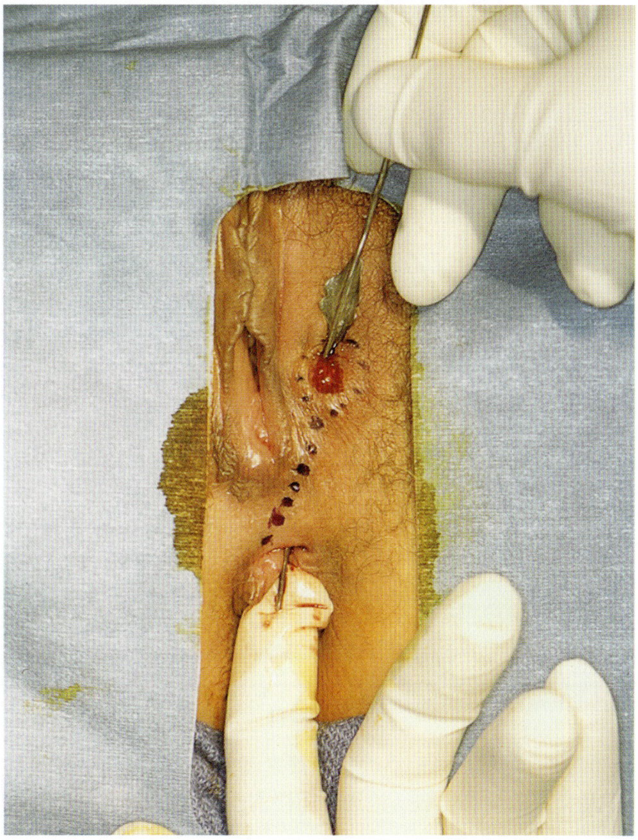

图 22-10　阴道镜检查显示病变处有一小的开口，插入小型 Hegar扩张器，可以很容易地通过并进入肛门。这种类型的直肠皮肤窦道通常与 Crohn 病有关。

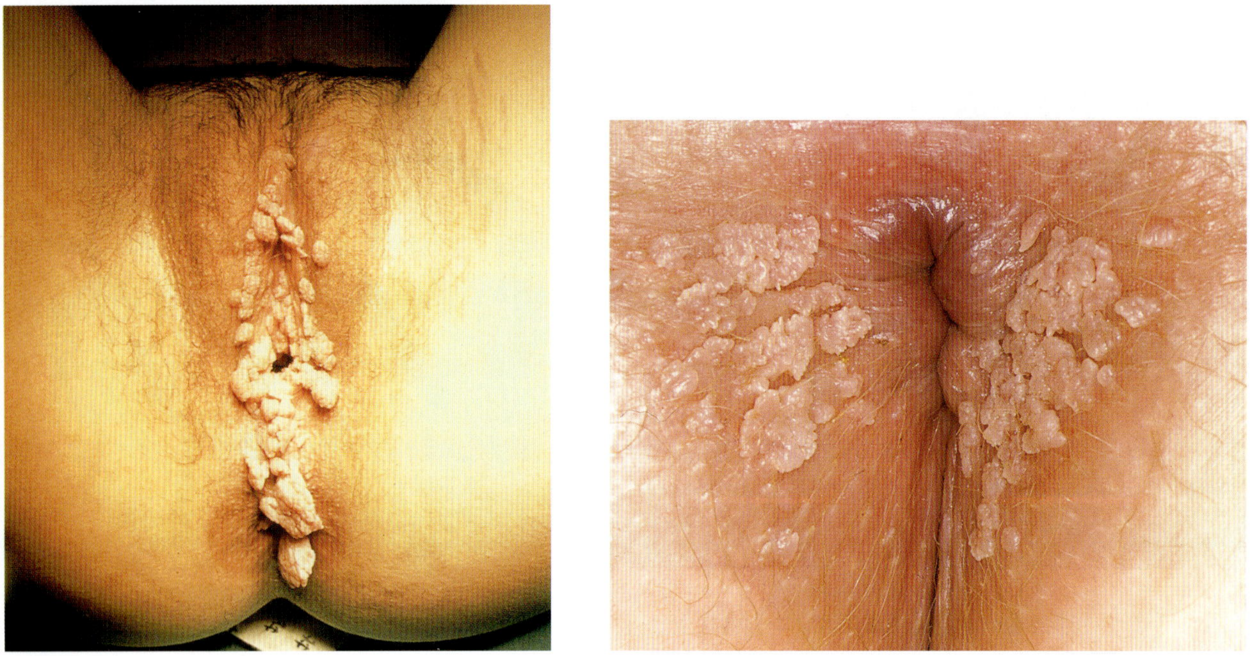

A B

图 22-11 **A**. 尖锐湿疣病变布满前庭、大小阴唇和肛周皮肤。**B**. 肛周尖锐湿疣的近距离照片，显示病变的规则外观和对称性分布。蝴蝶样的分布特征是由于人乳头状瘤病毒的自身播散引起。

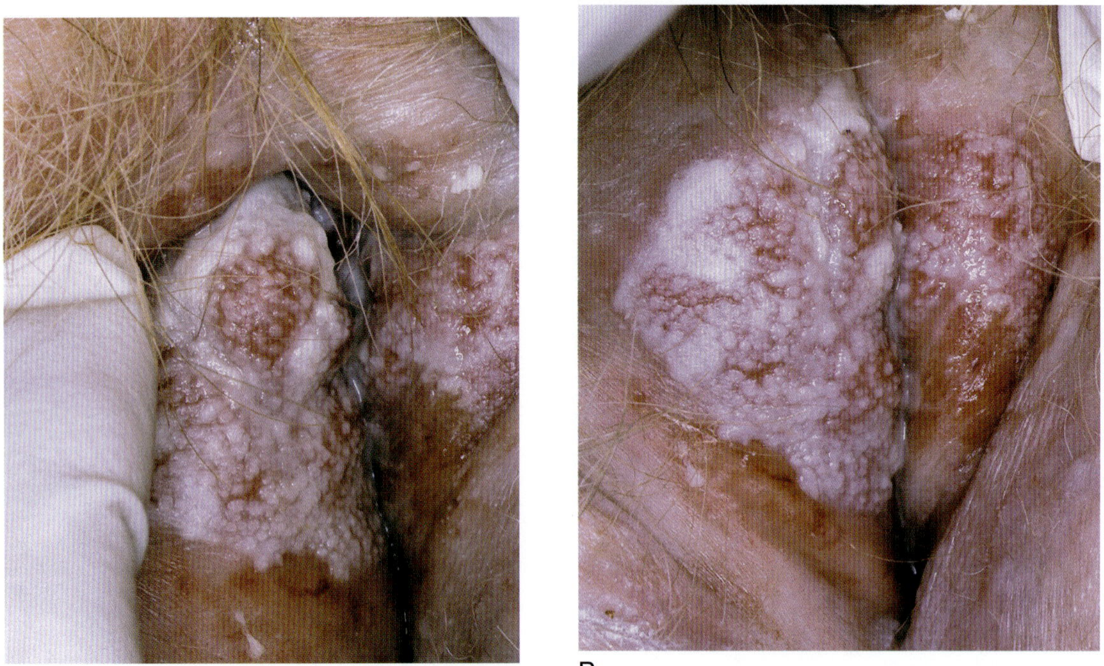

A B

图 22-12 **A**. 白色的湿疣样病变，右侧大小阴唇大部分被累及，并横跨过前庭波及左侧阴唇。外阴发红、感染。**B**. 图 A 病变的放大照片，深的病灶切取活检为外阴浸润性鳞状细胞癌。

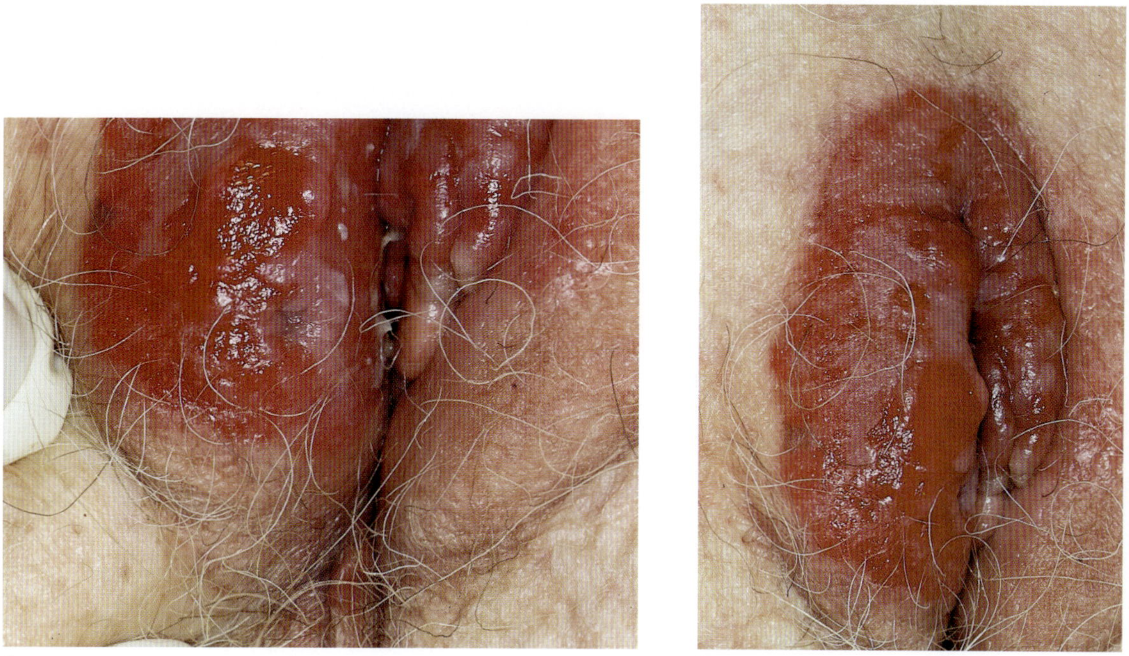

A　　B

图 22-13　**A**. 不正常的阴唇，深红色病变波及右侧和左侧阴唇，病变略隆起。**B**. 图 A 病变完整的外阴正面图，病变广泛地累及右侧大阴唇和左侧小阴唇，多点活检确诊为外阴 Paget 病。

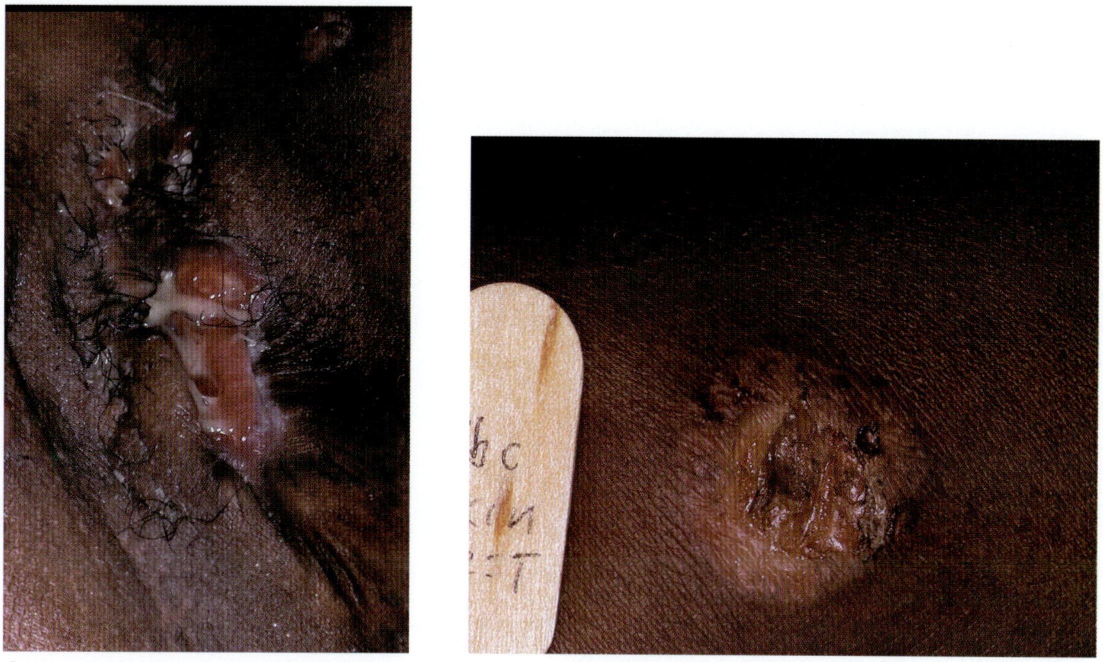

A　　B

图 22-14　**A**. 此管道脓性分泌物培养，有耐酸菌生长。活检结果为急性和慢性炎症。**B**. 结核菌素试验，48 小时后，直径 2cm 的皮肤红色结节及溃疡。

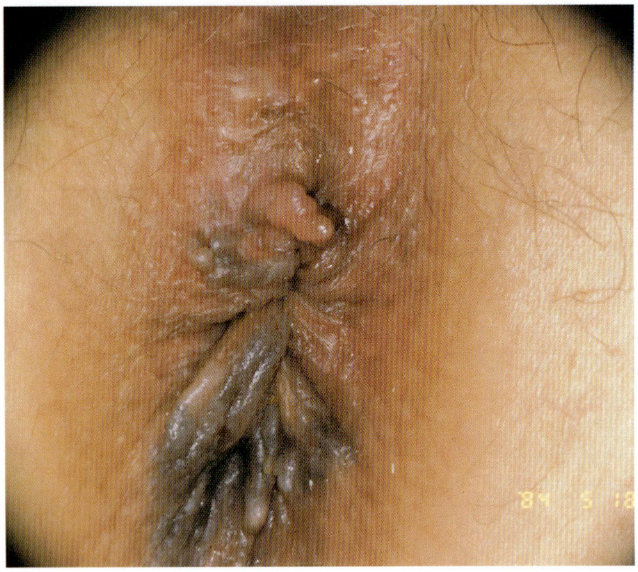
A

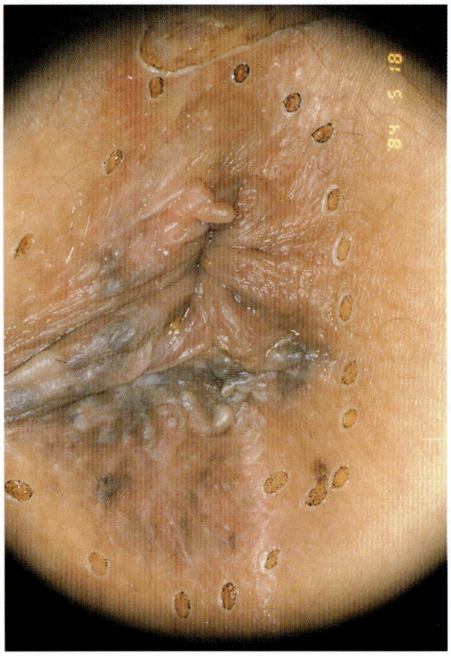
B

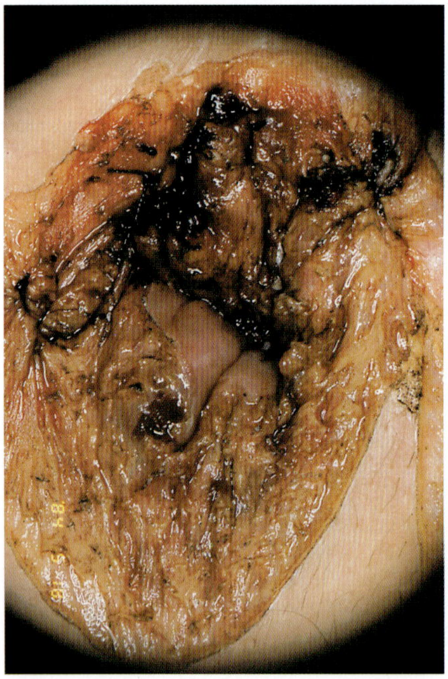
C

图 22-15 **A**. 阴道镜检查示肛周伴色素沉着的湿疣样病变，活检为原位癌。**B**. 用 CO_2 激光的烙印标记准备汽化的病变边界皮肤。**C**. CO_2 激光汽化后，立即清晰地显示正常肛周皮肤的界限。

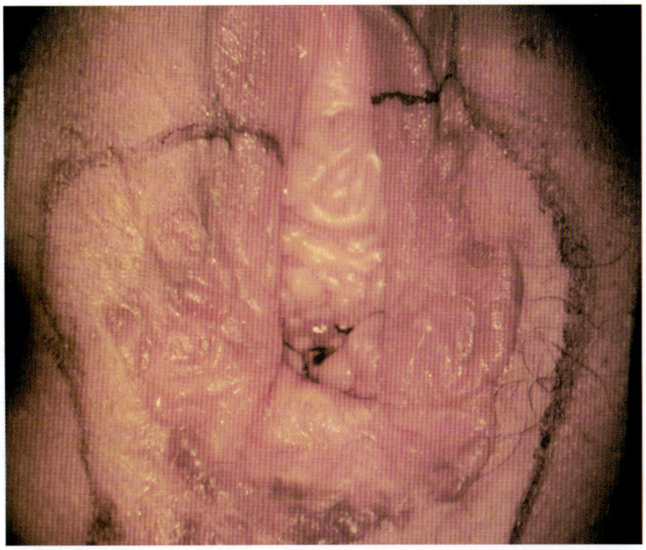
A

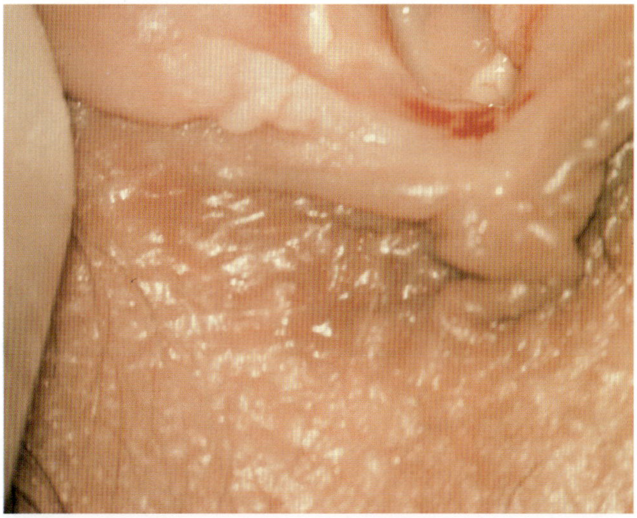
B

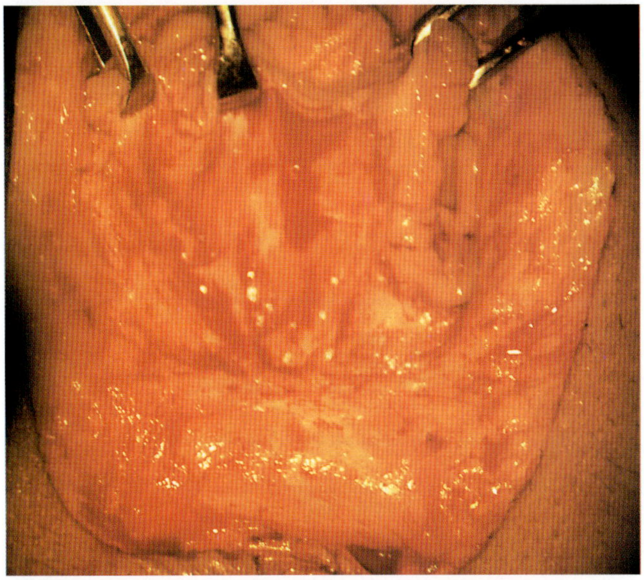
C

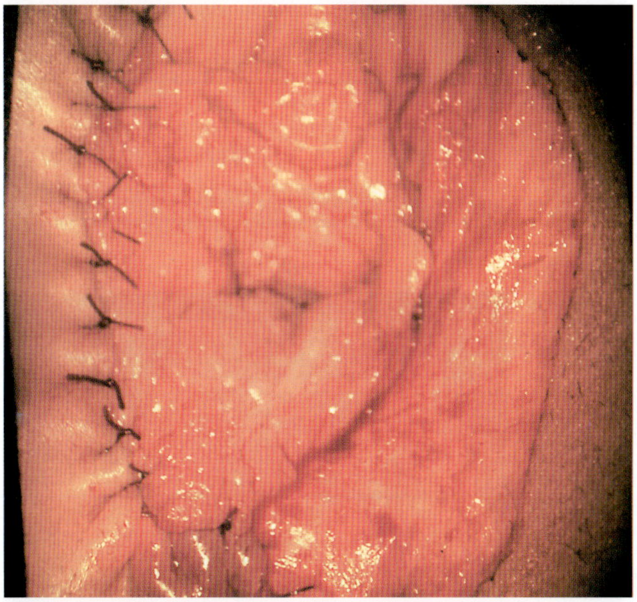
D

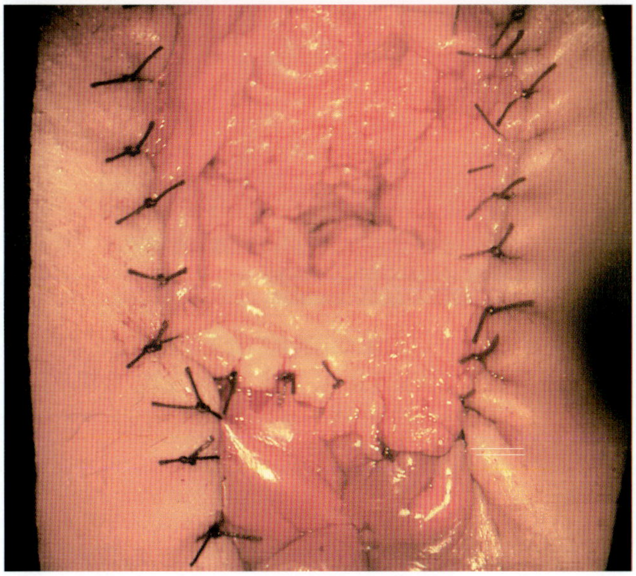
E

图 22-16　**A**. 阴唇下部、会阴和前庭的色素沉着性乳头瘤变提示原位癌。**B**. 图 A 病变的近距离照片，在会阴水平，会阴和前庭交界处的上缘呈疣状突起，六处取活检均为原位癌。**C**. 广泛切除肿瘤累及的会阴、前庭和部分阴唇下部。**D**. 皮肤缺损的右侧边缘已经靠近阴道边缘。**E**. 修补皮肤缺损后。

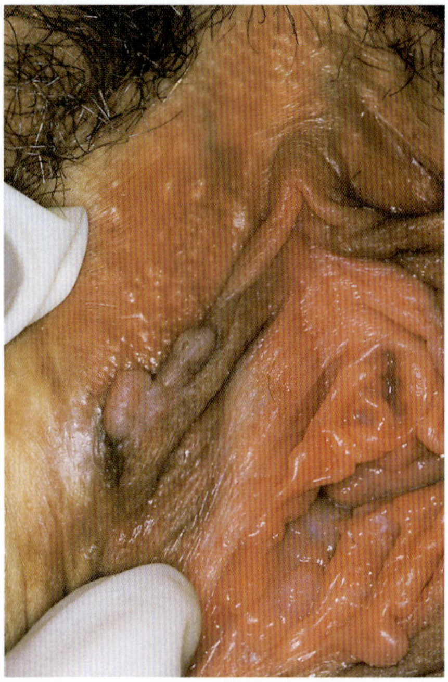

A

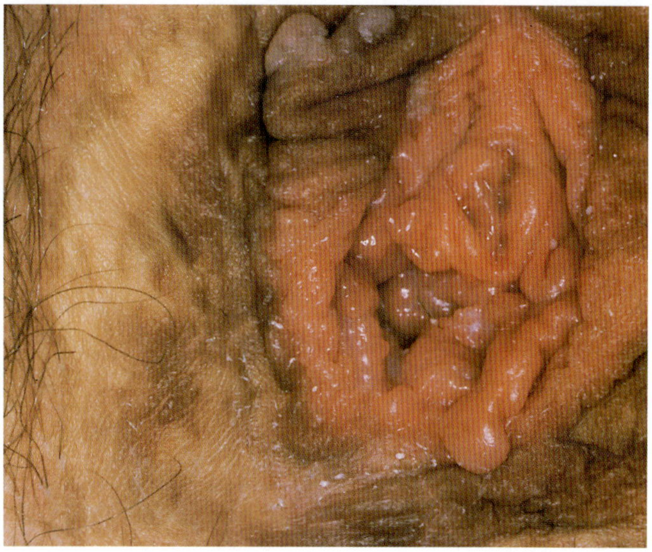

B

图22-17 **A**. 阴道镜检查示右侧小阴唇边缘有两处色素沉着性非典型疣状病变，切除活检为原位癌。**B**. 大阴唇，尤其是阴唇间沟处皮肤色素沉着，提示瘤变，活检结果细胞非典型性和增生。

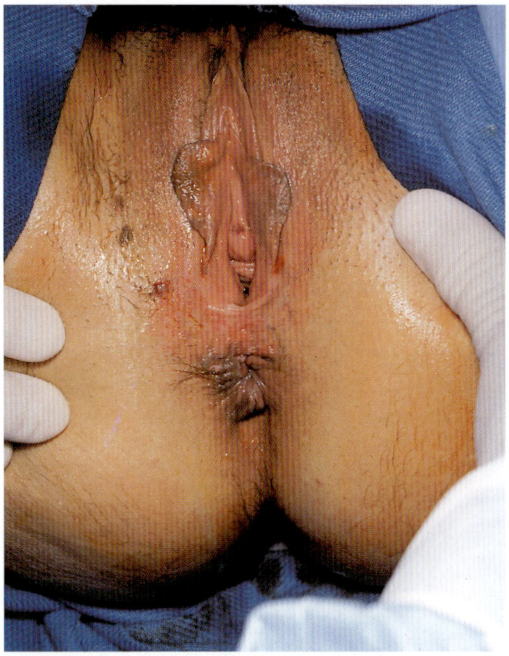

图22-18 右侧大阴唇和肛周皮肤有色素沉着病变，会阴皮肤呈深粉色、增厚和轻度浸软。会阴和肛周皮肤活检结果为VIN Ⅲ，大阴唇处病变皮肤活检为VIN Ⅰ。

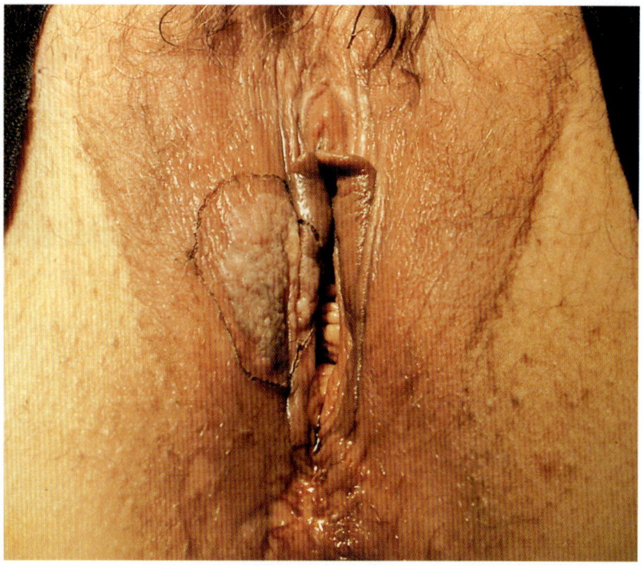

图 22-19 右侧大小阴唇巨大的灰色病变呈扁平疣状外观，伴色素改变提示瘤变。活检结果证实了临床印象，为 VIN Ⅲ。

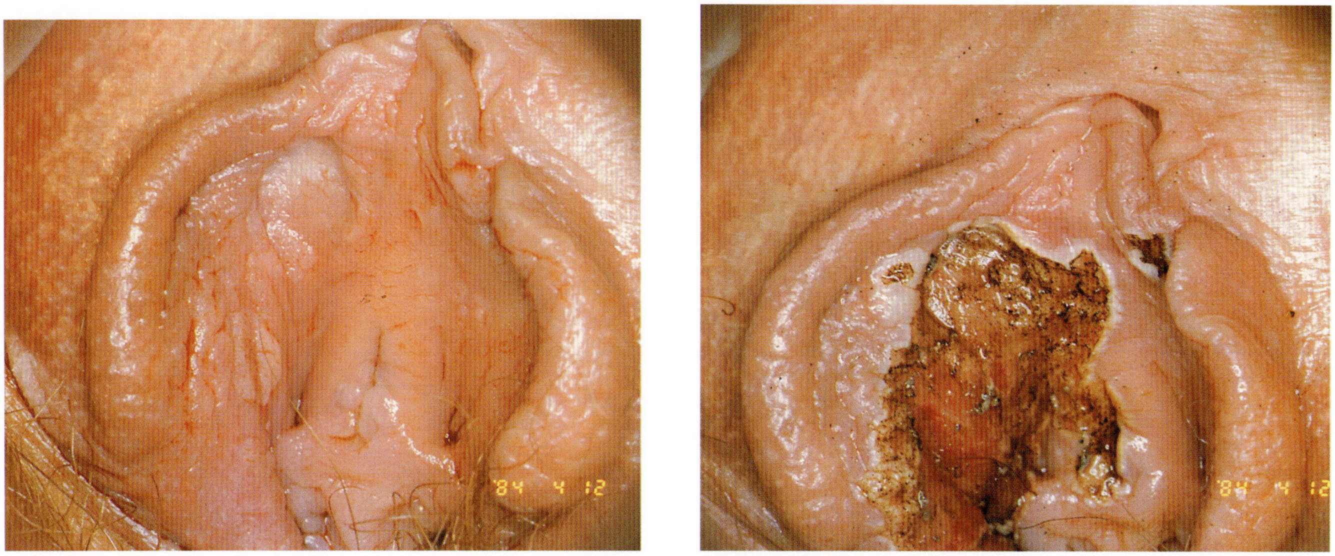

A　　B

图 22-20　**A**. 白色、扁平的乳头瘤变占据了右侧前庭，其特征不符合良性疣，活检证实为外阴上皮内瘤变。**B**. 用 CO_2 激光汽化治疗图 A 的病变，汽化深度达 2～3mm，范围超过病灶边界。

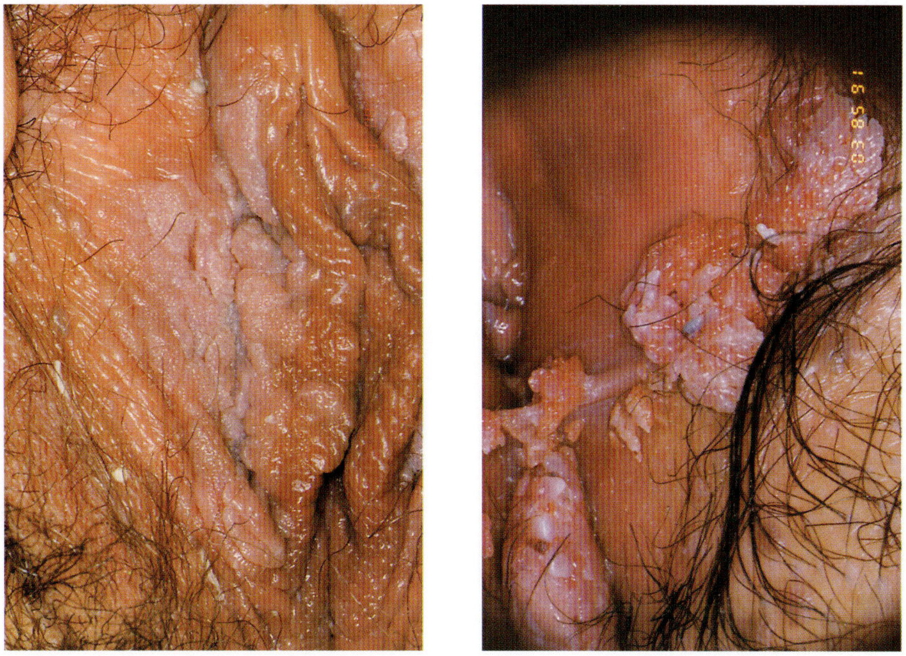

A　　B

图 22-21　**A**. 阴唇间沟的融合疣状物，肉状的疣状物延伸至大阴唇、小阴唇和阴蒂周围，活检为良性湿疣。**B**. 分娩后 4 周，湿疣持续存在，用 CO_2 激光治疗。

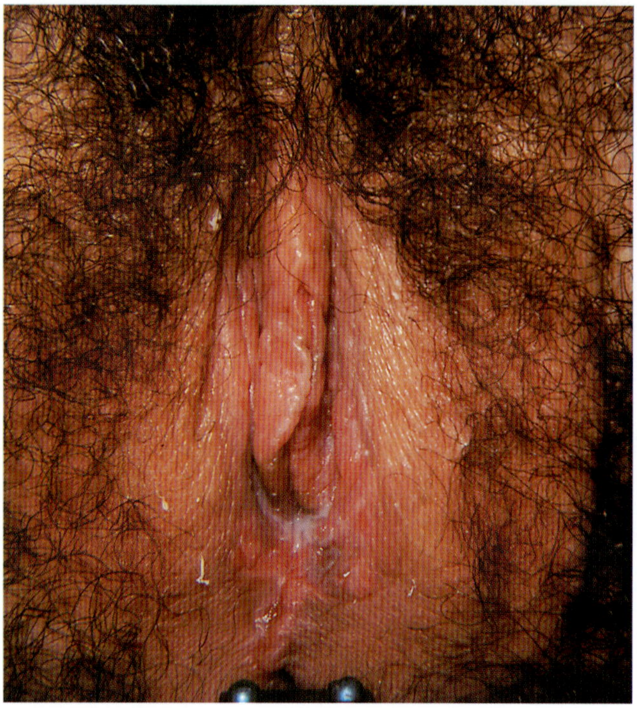
A

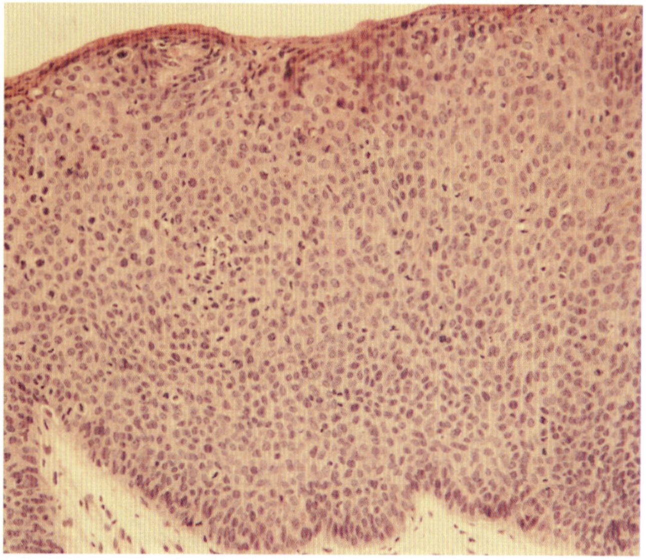
B

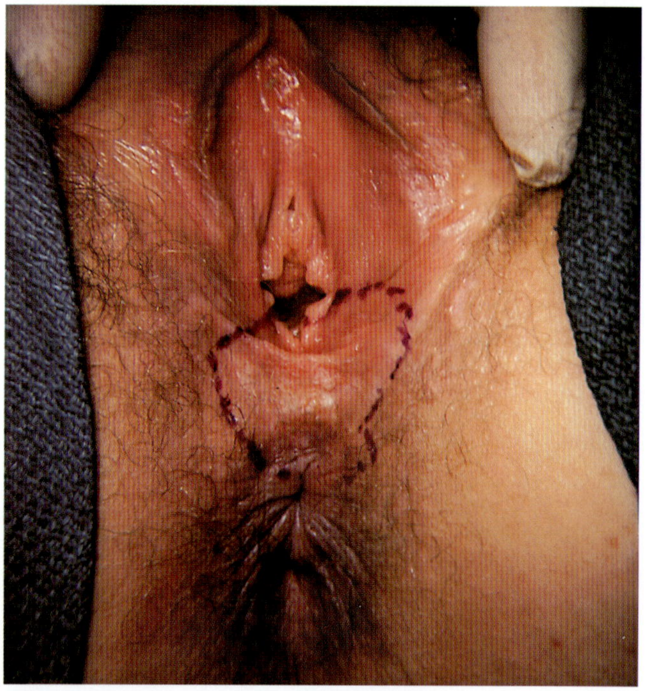
C

图 22-22 **A**. 疣状病变位于后联合和会阴，在异常增厚、发黑的皮肤中见皲裂。**B**. 色素沉着的会阴皮肤活检切片显示表皮异常增厚达1.5mm，细胞丧失规则排列，许多上皮细胞核增大、深染，表层的3～4层细胞由角化不全的细胞组成，诊断为鳞状细胞原位癌。**C**. 图A和B是患者手术治疗前的情况。手术治疗方案包括冷刀切除、激光汽化，或切除加汽化联合治疗。

（耿力 译）

第三部分

上皮内瘤变的治疗

第 23 章

宫颈上皮内瘤变的治疗

宫颈上皮内瘤变 (CIN) 有保守治疗和手术治疗多种治疗方案。保守治疗最常用的方法包括认真监测细胞学表现，人乳头状瘤病毒的分型，定期阴道镜检查。这种方法适用于低度病变 (CIN Ⅰ或非典型湿疣)，或无宫颈管内异常增生的患者。但对于上皮内腺体病变，这种方法并不适宜。此外，这种方法需要患者有很好的依从性，能够每隔 6 个月进行 1 次随诊。

子宫切除术是根治性治疗，也是最不合理的方法。通常，CIN 局限于宫颈上皮，很少累及宫腔。高度上皮内瘤变自鳞柱交界至宫颈内口的高度很少超过 1.5cm。此外，上皮内瘤变并不是危及生命的病变。治疗 CIN 时，由于病变通常局限于宫颈的特定部位，因而没有必要切除子宫。只有在合并其他病变，如有症状的子宫脱垂、盆腔淤血综合征，或希望进行手术绝育者，才选择子宫切除术。

除以上两种方法外，还有其他一些方法，包括：冷冻治疗、激光锥切、激光汽化、环形电极切除和冷刀锥切。

由于 CIN 影响年轻、生育年龄的患者，在决定治疗方案时，必须考虑很多因素。选择手术治疗时应考虑到宫颈长度和体积的减少。湿疣和低度非典型增生病变，既不危及生命，也不易向恶性进展，这种情况下，切除年轻女性的宫颈是不应该的。

治疗的适应证

CIN 是鳞柱交界区单病灶上皮病变逐渐发展形成的。病变可向颈管内延伸，少数情况下，可向宫颈阴道部延伸。异常细胞是自鳞柱交界区移行，而不是形成多病灶。换句话说，异常细胞临近区域间没有间隔正常上皮。病变移行的形式受宫颈内上皮和皱褶或腺体结构的影响。宫颈管由单层连续的柱状腺上皮组成，表面形成皱褶和裂隙，可深达1cm，延伸至下方间质。对锥切标本的研究发现：皱褶处瘤细胞自表面侵入的平均深度为 3mm (图 23-1*A*) 。

为消除宫颈管病变获得阴性边界，术者应了解肿瘤细胞自鳞柱交界向宫颈管延伸的程度。遗憾的是，测定肿瘤细胞浸润的深度，必须切除病灶，染色后在显微镜下观察。研究表明，原位癌肿瘤细胞自鳞柱交界区向宫颈管延伸的高度很少超过 1.5cm (15mm) 。要获得一个锥高为1.5cm的标本，术者应去除 99% 的延伸至颈管的 CIN 病变组织 (图 23-1*B*) 。因此，治疗上皮内瘤变，仅需破坏或切除一少部分宫颈组织。

治疗规范

以下为建议的治疗规范：

1. 为准确观察完整的异常转化区，治疗期间应进行阴道镜检查。
2. 应确定和标记异常转化区边界，治疗应包括异常转化区周围 3mm 的范围，以将腺体包括在内。
3. 对于低级别、很少累及颈管的病变，治疗高度达颈管的 1cm 即可。
4. 高级别病变，颈管治疗高度应达 1.5cm。
5. 切除术可提供病理标本，因此优于去除术。
6. 切除术中，与非能源形式相比，能源形式 (如电刀、激光) 外科治疗的结果，包括颈管、宫颈外口和病变边缘 (深度) 的组织学检查是肯定的。

切除方法

冷刀锥切术

冷刀锥切是最古老的诊治CIN的方法。在阴道镜引入美国之前，术者在锥切前借助卢戈液来判断病变的边界。在20世纪50 ~ 60年代，锥切标本为几何圆锥，锥高至少为2cm，目的在于去除全部可能的病变，高度达到宫颈内口。这种手术出血多，需要大量缝合以控制出血，因此导致宫颈扭曲狭窄 (图 23-2*A*) 。现代 (目前) 冷刀锥切术中应用血管收缩剂，并进行宫颈侧方缝合以减少术中、术后出血。锥高和锥形趋于保守，锥高一般不超过1.5cm。标本的形状以阴道镜检查发现的病变的程度为基础，形状由短粗圆锥形到圆柱形不等 (图 23-2*B*) 。目的在于切除病变并保留宫颈的功能。锥切边缘以阴道镜下醋酸或卢戈液染色后确定，颈管切除的范围由术前颈管取样检查的结果决定。

古老的缝合技术已被应用薇乔线 (Vicryl) 边缘连续缝合、内翻缝合代替，手术结束时对特定的出血部位在或不在阴道镜下进行缝合 (图 23-3*A* 至 *D*) 。

手术前应与病理科医师讨论如何处理术后标本。应尽可能减少钳子和术者对标本的损伤。多数病理医师倾向于用生理盐水浸湿的海绵包裹标本，并立即送至病理科，进行大体观察和切片 (图 23-3*E* 和 *F*) 。或者将标本在12点处剪开，钉在软木塞上，用福尔马林固定并送至病理科。

激光锥切

CO_2 激光器为一种精密的设备，可直接与阴道镜相接，通过一个微型操作装置控制 (图 23-4*A*) 。正确使用这种器械需要良好的训练和一定的技巧。手术医师手眼协调越好，激光设备越精密，组织边缘热损伤的程度越轻。一些报告常忽略了这些因素。不熟练的医师使用过时的设备势必造成不良后果。

受过良好训练的医师应用高频 CO_2 激光会获得一个比冷刀锥切更精确的锥切标本。激光手术出血少，但标本可能有约1mm的热损伤带。这一热损伤程度很小，标本的宫颈内口、宫颈外口、切割边缘仍可准确辨认 (图 23-4*B*) 。

CO_2 激光器可直接用于锥切。阴道镜下辨认出异常转化区 (图 23-4*C* 和 *D*) ，在此区域远侧环形注射 1∶100 的垂体后叶素稀释液约 10 ~ 15ml。如手术在局部麻醉下进行，稀释液用1%的利多卡因。激光束沿鳞柱交界区锥切的周边范围行走 (图 23-4*E*) 。激光束的直径在1mm以下，高频输送以减少热损伤。切割深达宫颈间质，用长柄拉钩在切割缘一侧牵拉宫颈间质，使激光束斜向切入宫颈管，切割形成锥状 (图 23-4*F*) 。在 12 点、3 点、6 点、9 点进行切割，深度达 1.5cm。宫颈管可通过激光束或冷刀切割 (图 23-4*G* 和 *H*) 。手术在阴道镜放大作用下进行，激光微型操作装置直接与显微镜体相接。激光器和显微镜体由于焦距相同，可以保证宫颈最好的图像 (图 23-4*A*) 。有内置式烟雾排出装置的单铰链激光窥器是手术顺利进行的一个很好的配件 (图 23-4*I*) 。

激光联合锥切

大范围的异常转化区可能累及宫颈表面的大部分 (≥ 75%) 及颈管组织。传统的锥切手术需切除全部宫颈。但是，若阴道镜直视下宫颈阴道部活检确定上皮内病变仅出现在宫颈可见区域，则可应用联合锥切法。

应用 CO_2 激光器进行锥高为 1.5cm 的圆柱形切割。切下组织后，用高频激光逐渐汽化外部病变。宫颈阴道部汽化的平均深度约3mm，接近颈管时，深度可达 5 ~ 7mm。对于阴道穹窿的病变，局部汽化深度小于 1mm (图 23-5*A* 至 *H*) 。激光联合手术在去除病变的同时，保留了宫颈的体积和结构。

环形电极切除 (电切术)

在 Prendiviile 描述大的环形电极切除异常转化区之前，Cartier 已描述并应用这一技术多年。1989 年至 1991年间，美国“发现”这一技术之前，环形电极切除已在欧洲应用了很多年。环形电极切除的优点在于其技术简单、相对价廉、学习曲线短。由于这一技术较 CO_2 激光技术需要的技巧和手眼协调配合的要求低，对普通妇科医师来说，它是一个理想的选择。另外，家庭医师和病理科医师也可以进行这一简单的手术操作。但正是这一简单性，使不必要的宫颈电切达到 10% 或更多，成为其潜在的缺点。

环形电极有不同的大小和形状，最好的电极由直径0.2 mm的钨钢构成(图23-6*A*至*C*)。环的高度为1cm或更少。用于颈管切割的小环高度小于5 mm。进行任何宫颈切除术，特别是环形电极切除(图23-6*D*)，医师必须经过培训。例如，对于宫颈长度为3～4cm的成年女性，对异常转化区的切除范围为8～10 mm，而同样的切割范围会将一个青春期少女的宫颈完全切除。医师不能简单地对每一例癌前病变患者进行规定的同样范围的切割。另外，环形切除应在阴道镜引导下进行。

切割之前有几个必要的准备步骤。首先，宫颈涂抹3%～4%的醋酸，然后进行阴道镜检查，标识异常转化区周边范围。确定切除界限后，宫颈注射局麻药和血管收缩剂的混合液，沿切割边缘多点注射1∶100的垂体后叶素稀释液，形成一系列小孔来标记这一区域(图23-6*E*至*G*)。

选择直径足够大的电极，以包括标记的病变组织。切割电流发生器功率设置为35～60W。建议应用50W纯切功率。电极朝向宫颈，然后通电(图23-6*H*)。引导电极切除全部转化区，深度达8～10 mm(图23-6*I*和*J*)。

对于瘤变级别高的病变，选择性进行二次切除，切除宫颈管5×6 mm或5×7 mm的组织(图23-6*K*至*Q*)。完成颈管切除后，将组织块置于盛有福尔马林的广口瓶中。用球形电极取代环形电极，功率设置改为50～60W的散射电凝或电灼档。干棉棒压迫切割部位以止血(图23-6*R*)。棉棒移开后，用球形电极电凝止血。非接触式电凝在起到封闭血管的作用的同时不会导致宫颈穿透过深(图23-6*S*)。这一技术将电凝作用所致的坏死限制在1～2mm。超时电凝、加压电凝，或应用大量腐蚀性药液，会引起额外的坏死性损伤。反之，正确运用这一技术，采用足够的功率强度，短时间作用，可造成最少的热损伤，并获得对标本的准确的病理评价(图23-6*T*至*V*)。

去除术

去除术分不同的种类。这一术式的主要缺点在于不能提供进行病理学诊断的标本。特别是应用这一技术，无法对不可见的宫颈管进行有效的研究。另一缺点是，去除上皮内瘤变、组织切割和破坏的程度难以控制和把握。

去除术由精细到粗糙各不相同，其较切除术简单、迅速、易止血。但去除术不够准确，对间质破坏程度大，并且很难预测。另外，每一例患者间质的损伤程度各不相同。与目前的可测量的切除术相比，其晚期并发症，如宫颈长度和体积减小，宫颈狭窄，更为多见。

冷冻术

20世纪60年代末期至70年代初期，是冷冻术这一技术应用的高峰阶段(图23-7*A*)。将探头插入宫颈，通过气体经过和加压来冷冻探头周围三维的宫颈组织(图23-7*B*)。这一过程有时被称为冰球形成过程，因为细胞内的水分在低于冰点的温度时会结晶(图23-7*C*)。最初，氟里昂气体最为常用。后来开始应用 N_2O 和 CO_2。通常宫颈被冷冻至介于-30℃和-50℃之间。冰球的大小可通过在冷冻探头顶端外缘的霜冻膨胀线来观察(图23-7*D*)。

基于简单的科学原理，曾有过多种冷冻技术。最常用的两种技术包括：一次冷冻后予以逐渐解冻，或冷冻－解冻－冷冻－解冻交替进行。冷冻术可引起宫颈大面积坏死和大量的血管损伤(图23-7*E*)。

CO_2 激光汽化术

这一技术将激光束作用于组织，引起细胞内水分迅速沸腾，变为蒸汽，骤然蒸发。在阴道镜引导下用微型操作器进行操作。与冷冻法相比，组织的汽化体积更为准确。由于周边热损伤的深度限制在汽化带外500μm以内，因此，精确控制破坏深度和范围成为可能。此外，CO_2激光束可以被水很好地吸收。由于水吸收了热量，限制了热传导，因此减轻了坏死程度。

在手术之前，患者必须进行活检或颈管的搔刮，以排除浸润性病变或颈管内病变。在阴道镜引导下，应用直径为1.5～2mm的激光点，在宫颈上划出汽化的范围(图23-8*A*和*B*)。如果患者对激光的作用敏感，可予宫颈直接注射1%的塞鲁卡因进行麻醉。激光功率设置为60～80W连续频率或12～20W高频。系统地进行汽化，按1/4象限的顺序依次进行，深度达7～10mm，周边范围为异常转化区外3mm(图23-8*C*和*D*)。

电凝术

这一技术应用单极电发生器，使用不同的电极电凝组织而非切除组织。组织温度低于100℃。电极包括诸如针状电极、球形电极和纯凝探头等电极(图23-9*A*)。电凝法是局部破坏宫颈组织的最古老的方法。在控制组织破坏深度方面最不精确，选择性最差 (图 23-9*B* 至*D*)。然而，这一技术简单、价廉，可以在门诊应用。但是这一技术在治疗宫颈上皮内瘤变的同时，有可能由于破坏了大量宫颈正常组织而影响宫颈的功能。

冷凝器加热某元素，后者通过简单的传导，随后将热量向周边组织传导。电凝亦即电烙，某种意义上说即热火钳。冷凝一词属用词不当。很显然，这一装置不是通过冷冻作用，而是通过烧灼组织。与电外科手术不同，电流并不是通过冷凝器经组织传导，而是通过发热元素的放射性传导向外自由扩散。

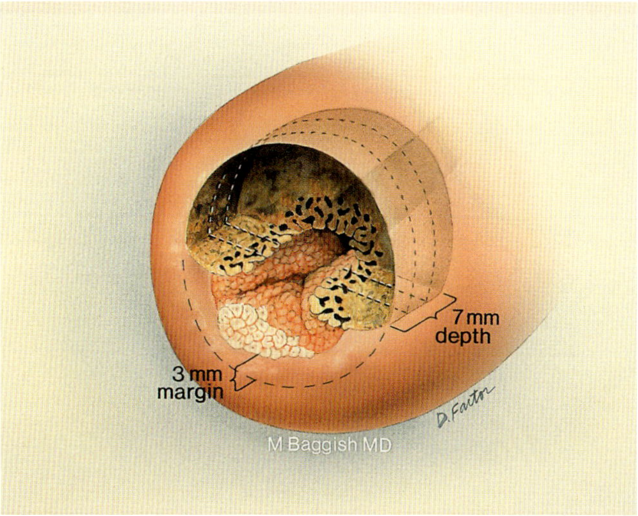

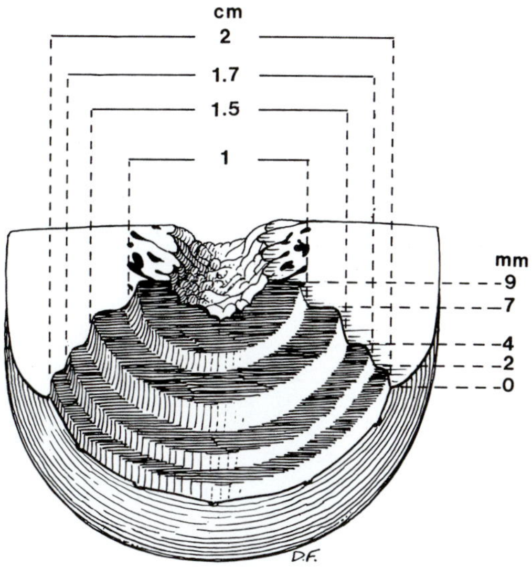

图 23-1　**A**. 三维图像显示宫颈上皮内瘤变向颈管内的浸润。颈管皱褶或腺体穿透间质的平均深度达 3mm，病变深度通常小于 0.5cm。高度上皮内瘤变延伸至颈管极少超过 10 ~ 15mm。**B**. 治疗的范围以宫颈外口至鳞柱交界区的深度为基础，切除或汽化颈管周围至少 3mm 组织。上皮内高度瘤变通常切除颈管外围达 5mm，高度达 1.5cm。

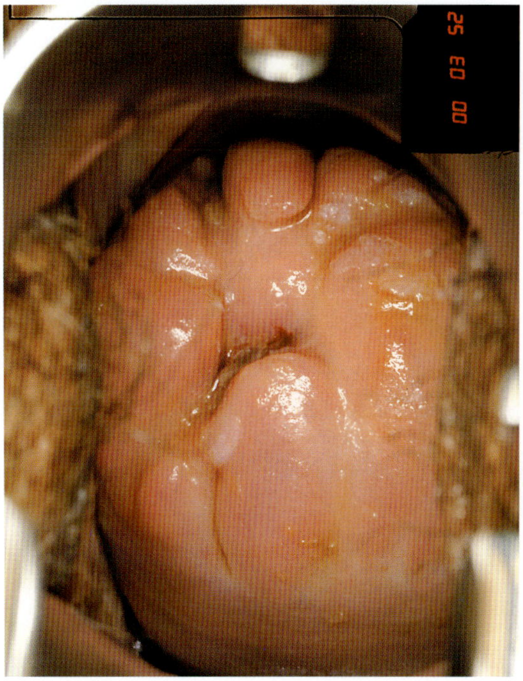

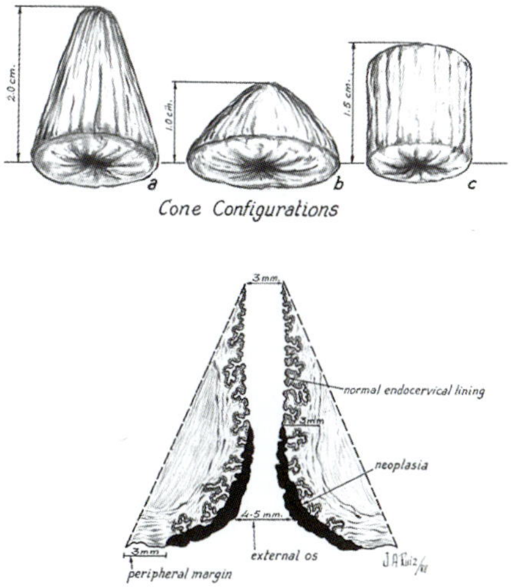

图 23-2　**A**. 锥切后，解剖结构扭曲，大量的结扎导致宫颈变形、狭窄。**B**. 转化区的几何形状不同，瘤变特点不同，锥切组织块的形状亦不相同。例如，圆柱形锥切最适于位于转化区的范围窄并延伸至颈管的病变。这种方法既切除了病变又保留了宫颈的体积。

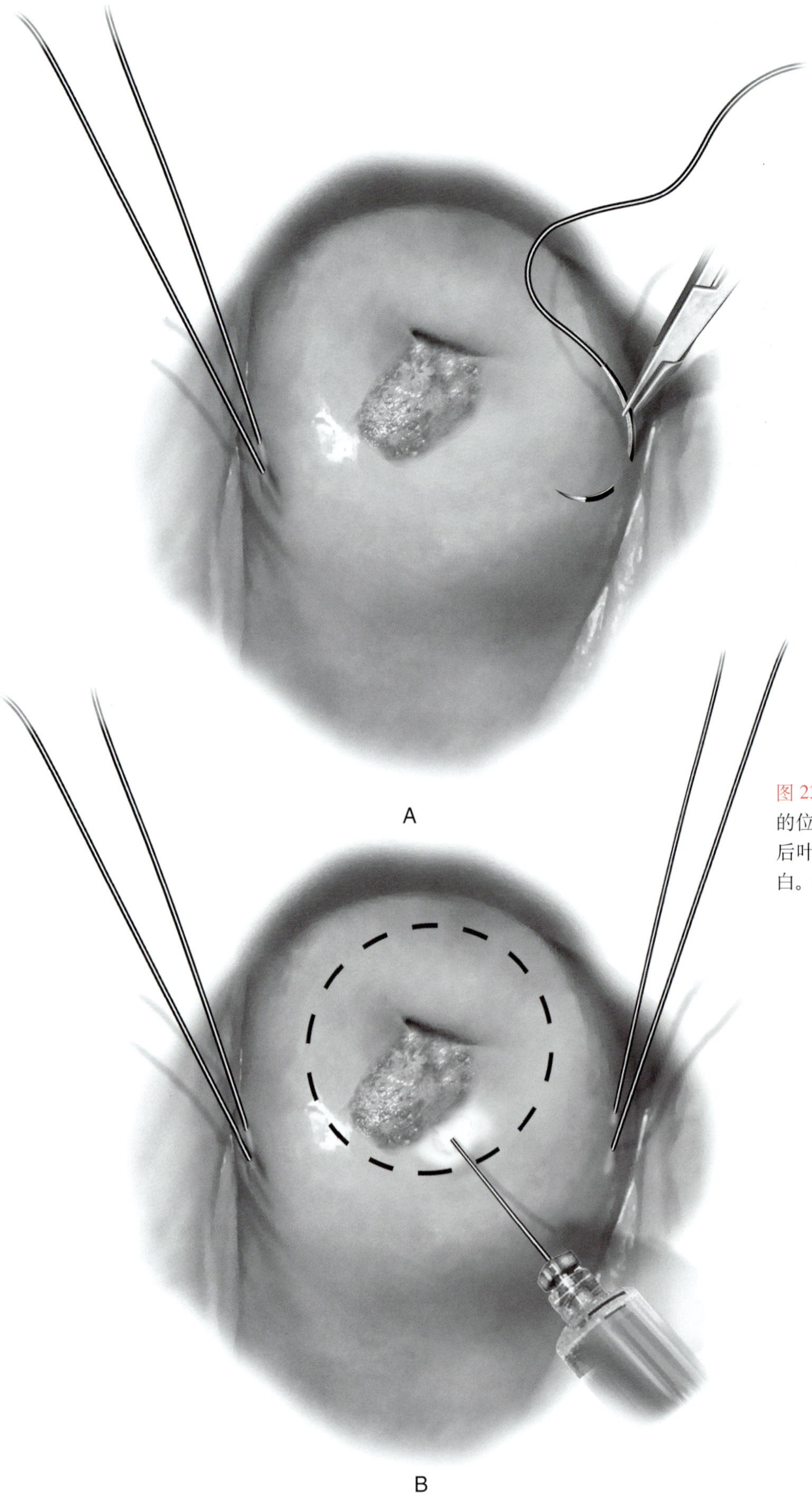

图 23-3　**A**. 将缝线置于 3 点和 9 点的位置。**B**. 宫颈注射 1∶100 的垂体后叶素使异常转化区及周围组织变白。(待续)

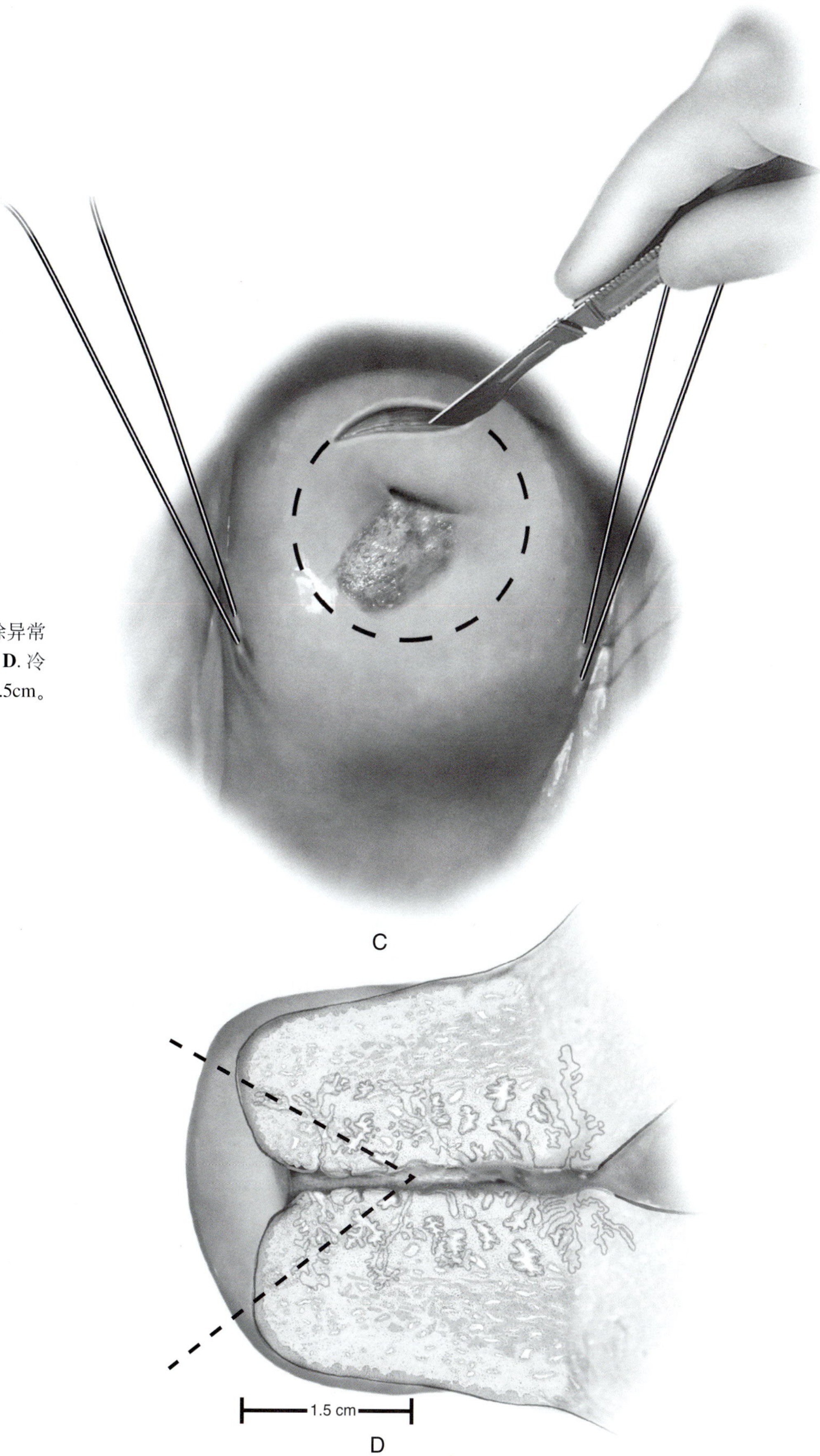

图 23-3　**C**. 锥切时，环形切除异常转化区周缘至少3mm的组织。**D**. 冷刀向内斜向切割，向上至颈管1.5cm。(待续)

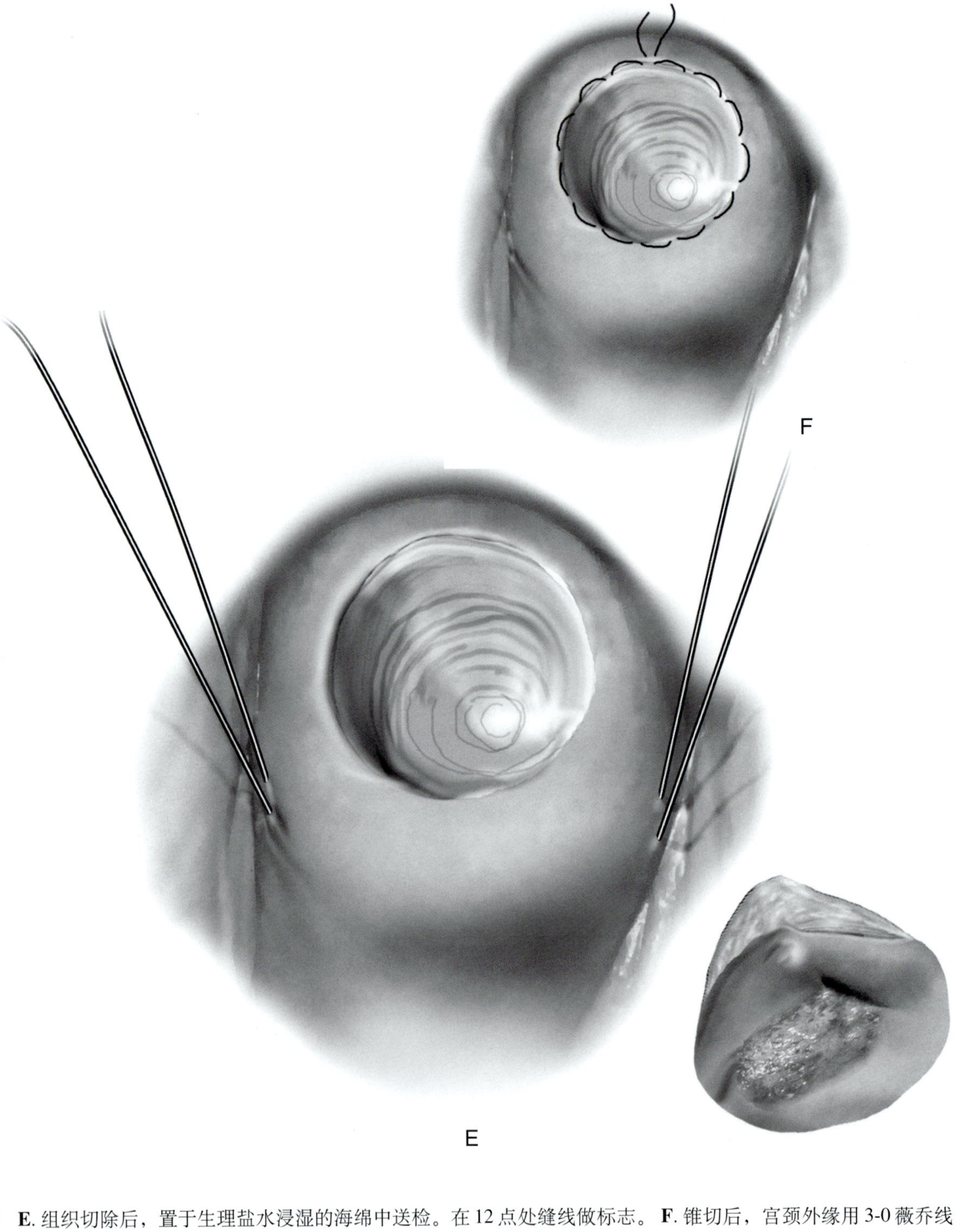

图 23-3 **E**. 组织切除后，置于生理盐水浸湿的海绵中送检。在 12 点处缝线做标志。 **F**. 锥切后，宫颈外缘用 3-0 薇乔线 (Vicryl) 连续缝合结扎。出血点用 3-0 薇乔线 (Vicryl) 缝线结扎。

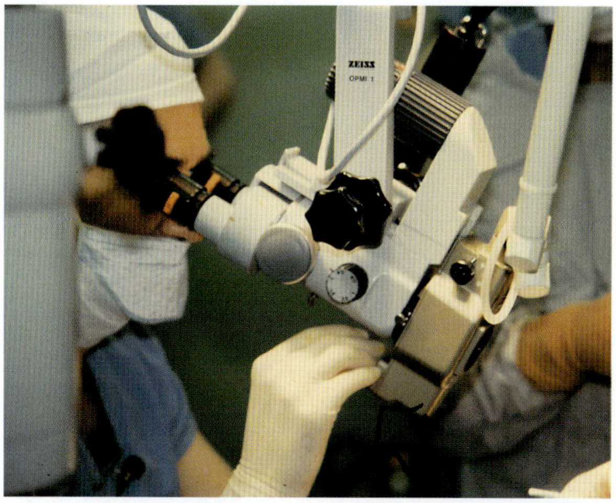

A

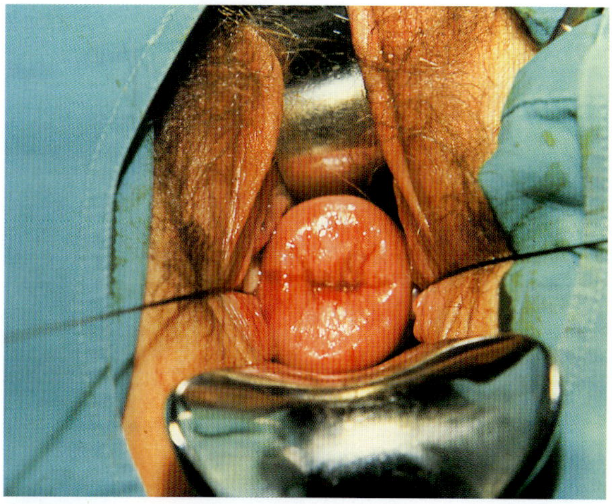

B

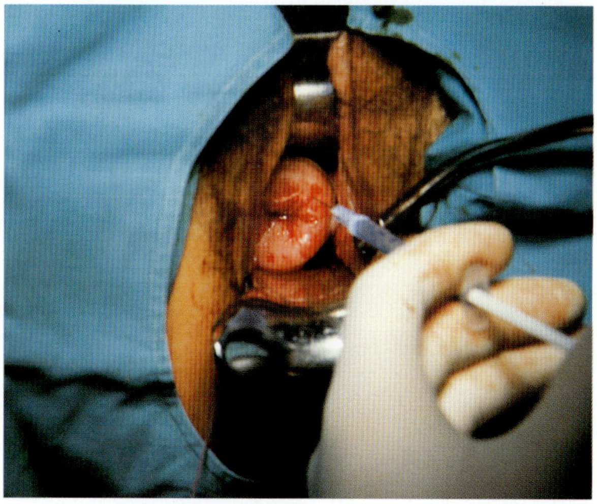

C

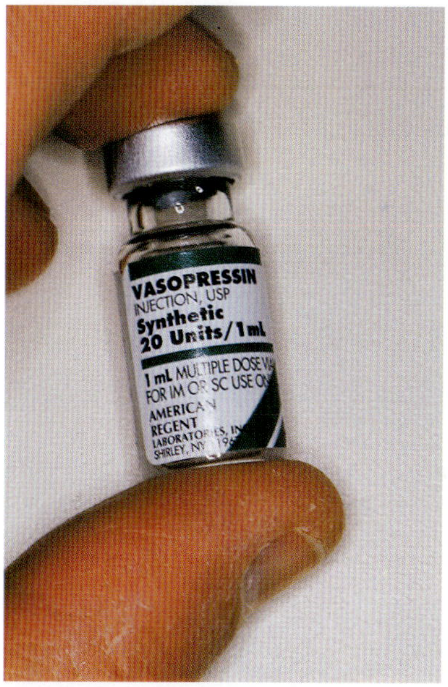

D

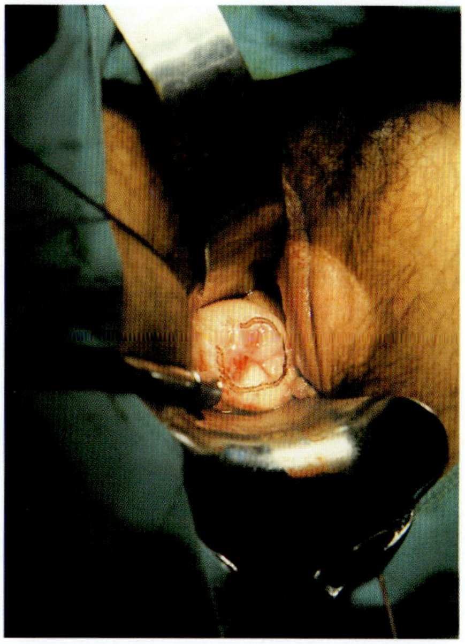

E

图23-4　**A**. CO_2激光器与阴道镜相连，激光束由微型操作器控制（箭头所示）。**B**. 激光锥切术前，在 3 点和 9 点预备缝线。**C**. 在宫颈进行多点注射 1:100 的垂体后叶素。**D**. 20 单位 /ml 的垂体后叶素的安瓿。**E**. 在宫颈上标出切口，划出准备切除的边界。

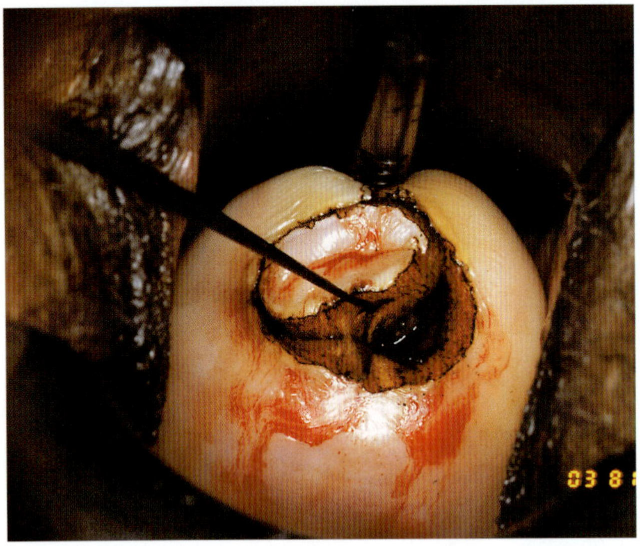
F

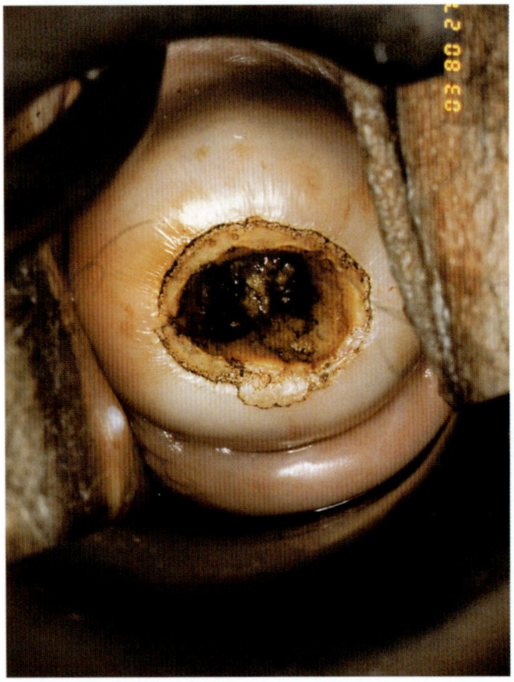
G

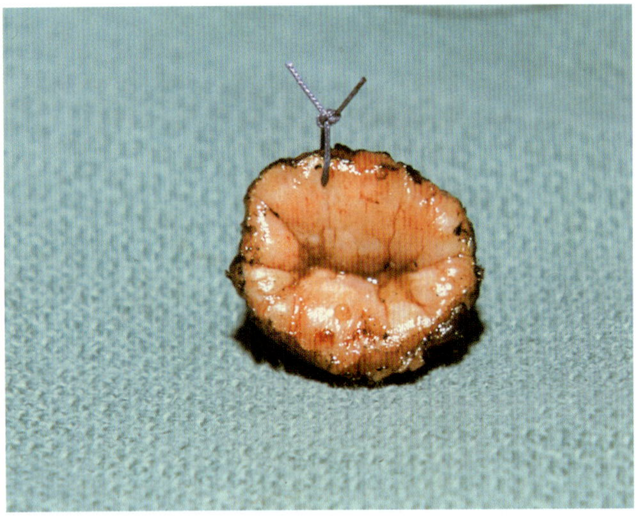
H

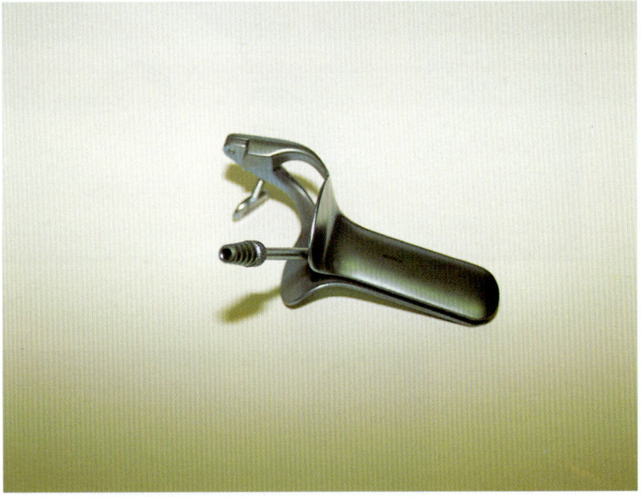
I

图 23-4 **F**. 进行深层、有角度的切割时，应加大激光功率，以切入宫颈间质。用一长柄细拉钩向不同方向牵拉宫颈，使“锥”成形。**G**. 宫颈管用冷刀切割以避免热损伤。锥床干净、无血。在宫颈外口边缘见汽化带。这一汽化带由 2mm 激光束散焦所致。**H**. 一个漂亮的几何学标本，在 12 点的位置做标志后，送至病理科切片。**I**. 在图 B 和图 D 中见到的窥器。带有内置式烟雾排除装置的激光专用窥器，其铰链位于一叶，便于置入阴道。

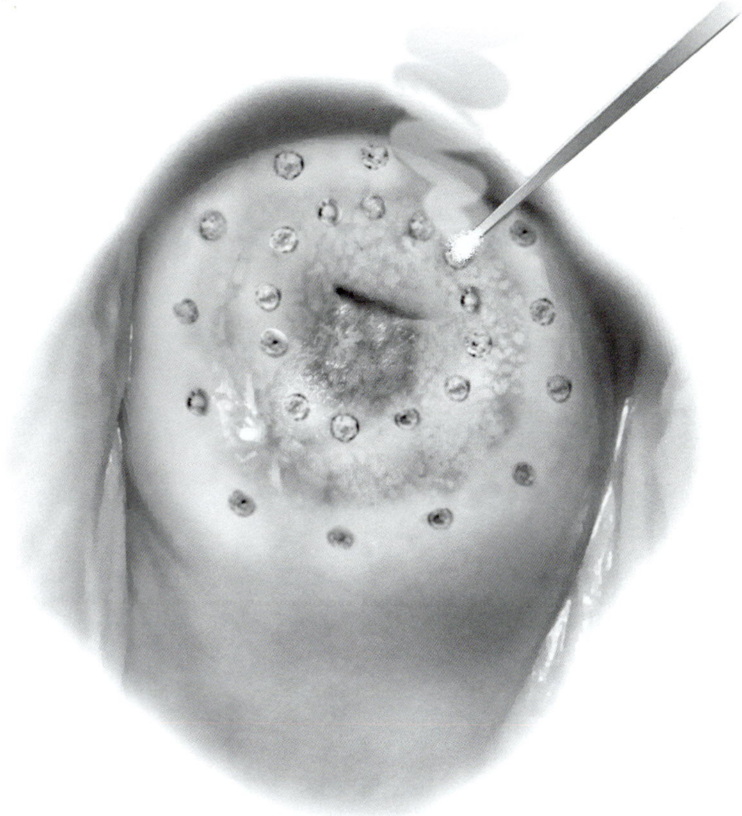

A

图 23-5 **A**. 激光点标志宫颈边缘，覆盖大范围异常转化区的宫颈外口部分。内圈为手术锥切的部分。**B**. 激光束连接各点。(待续)

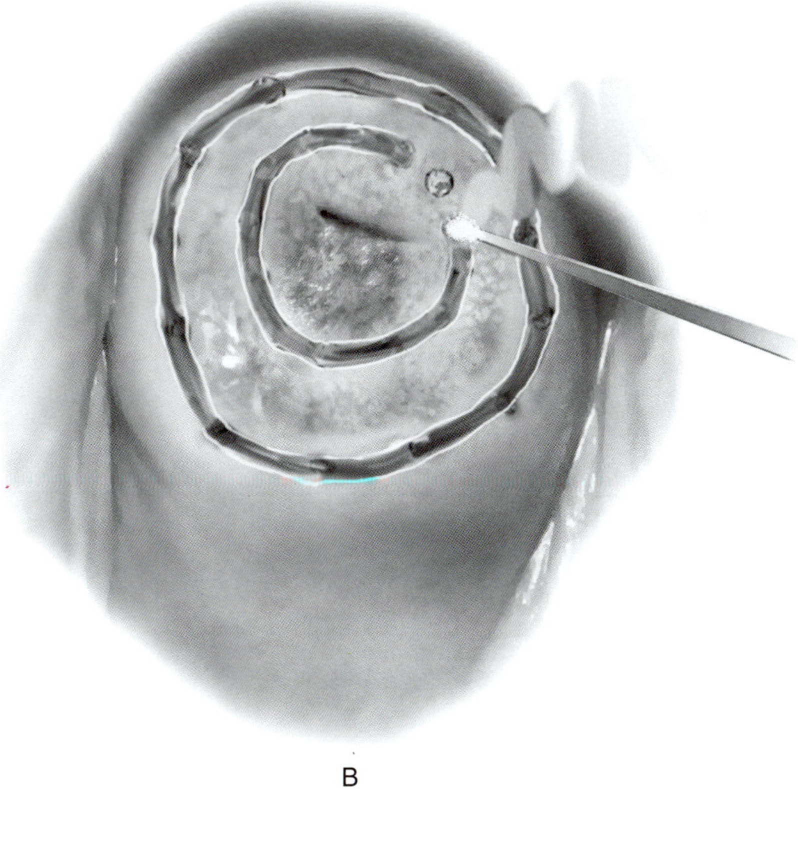

B

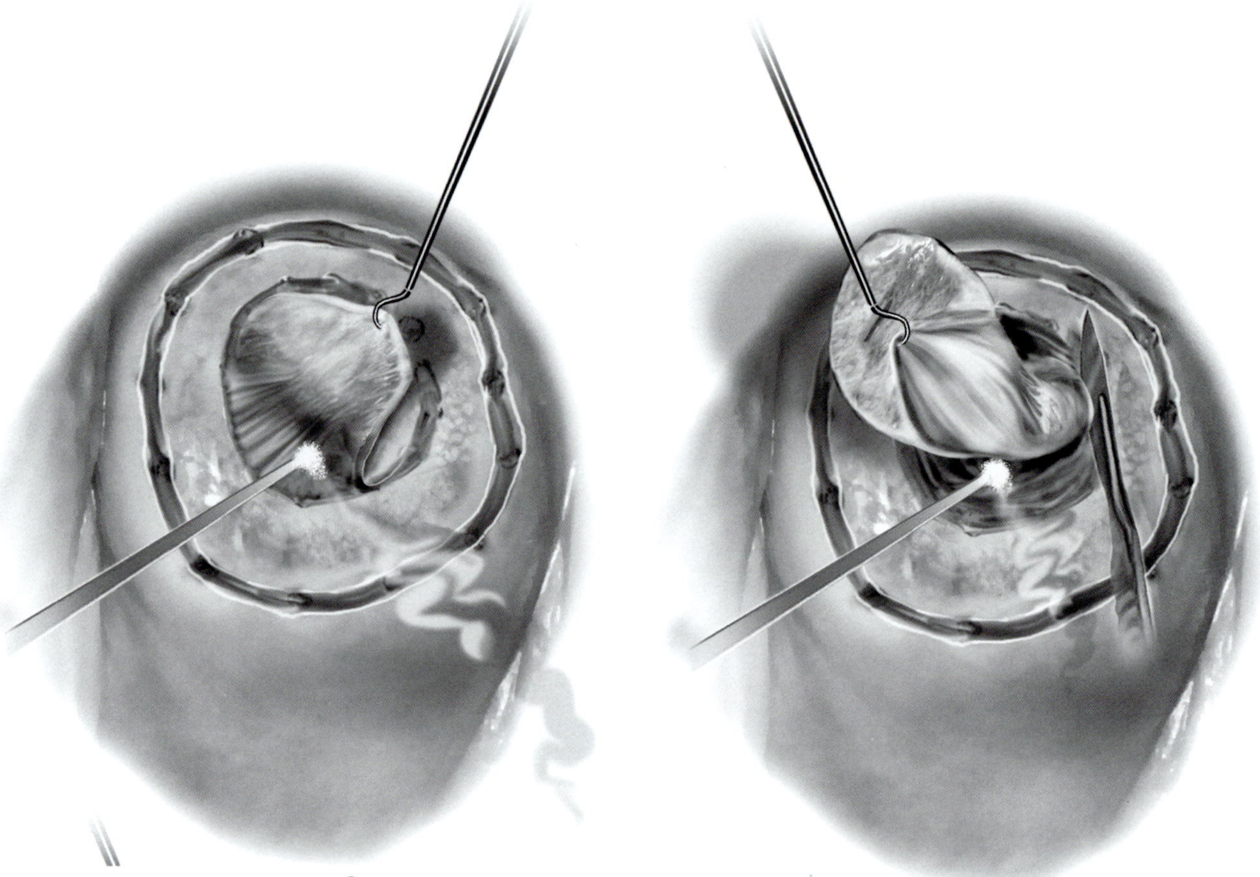

C

D

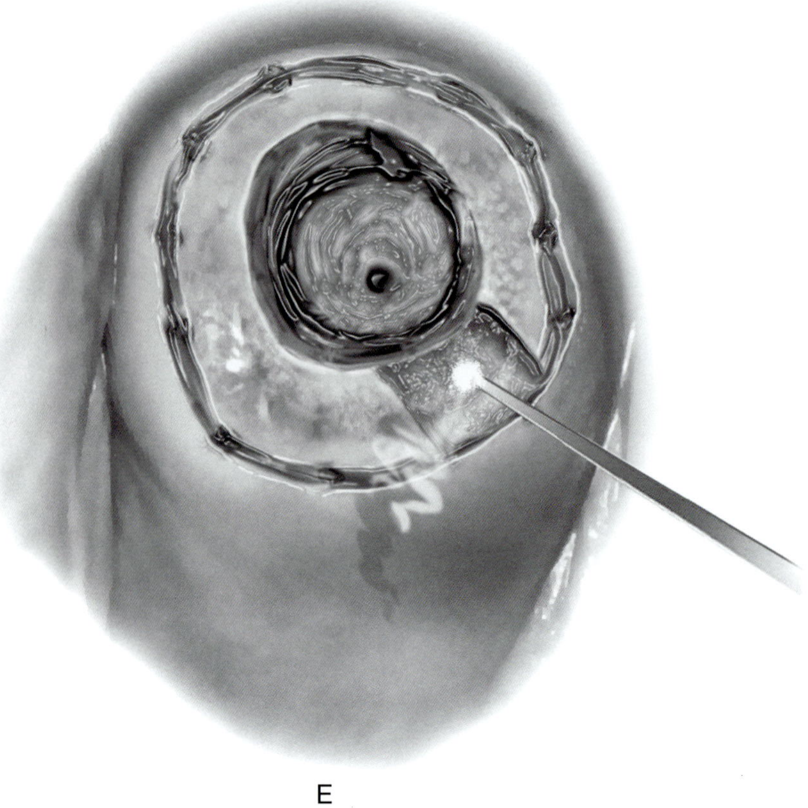

E

图 23-5 **C**. 用一激光拉钩牵拉组织，进行圆柱形切割。**D**. 通常使用冷刀切割宫颈管，锥高达 1.5cm。**E**. 根据图 23-1B 和 23-8 所示方法，汽化病变的宫颈外口部分。(待续)

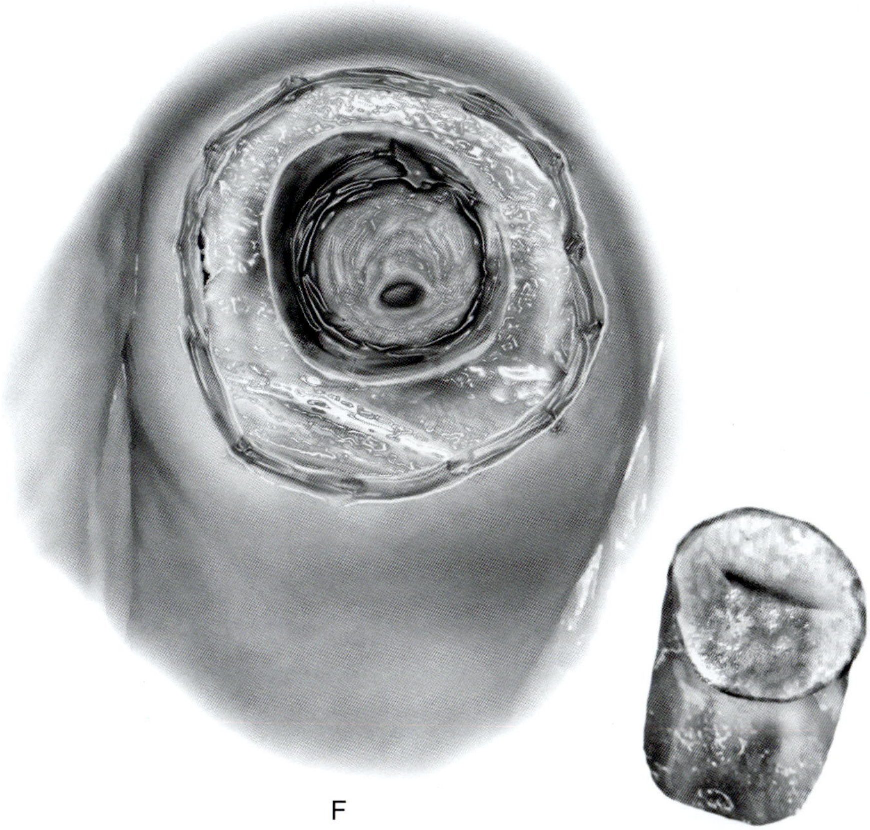

F

图23-5　**F**. 联合手术完成后，组织送病理科进行诊断。**G**. 联合切割后，宫颈半切。蓝色区域显示宫颈汽化部分，橙色区域提示宫颈管的切除。**H**. 这种联合手术过程如 A 至 G 所示。由于病变累及后穹窿，因此对阴道进行深度小于 1mm 的汽化。

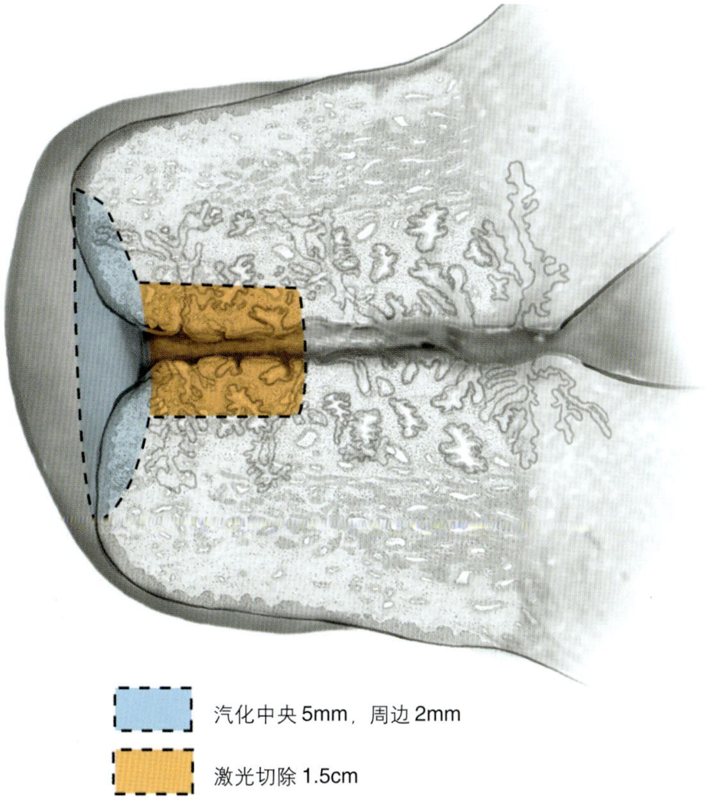

G

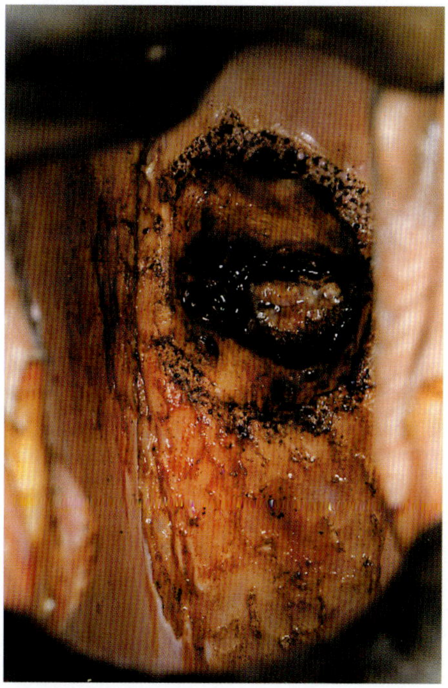

H

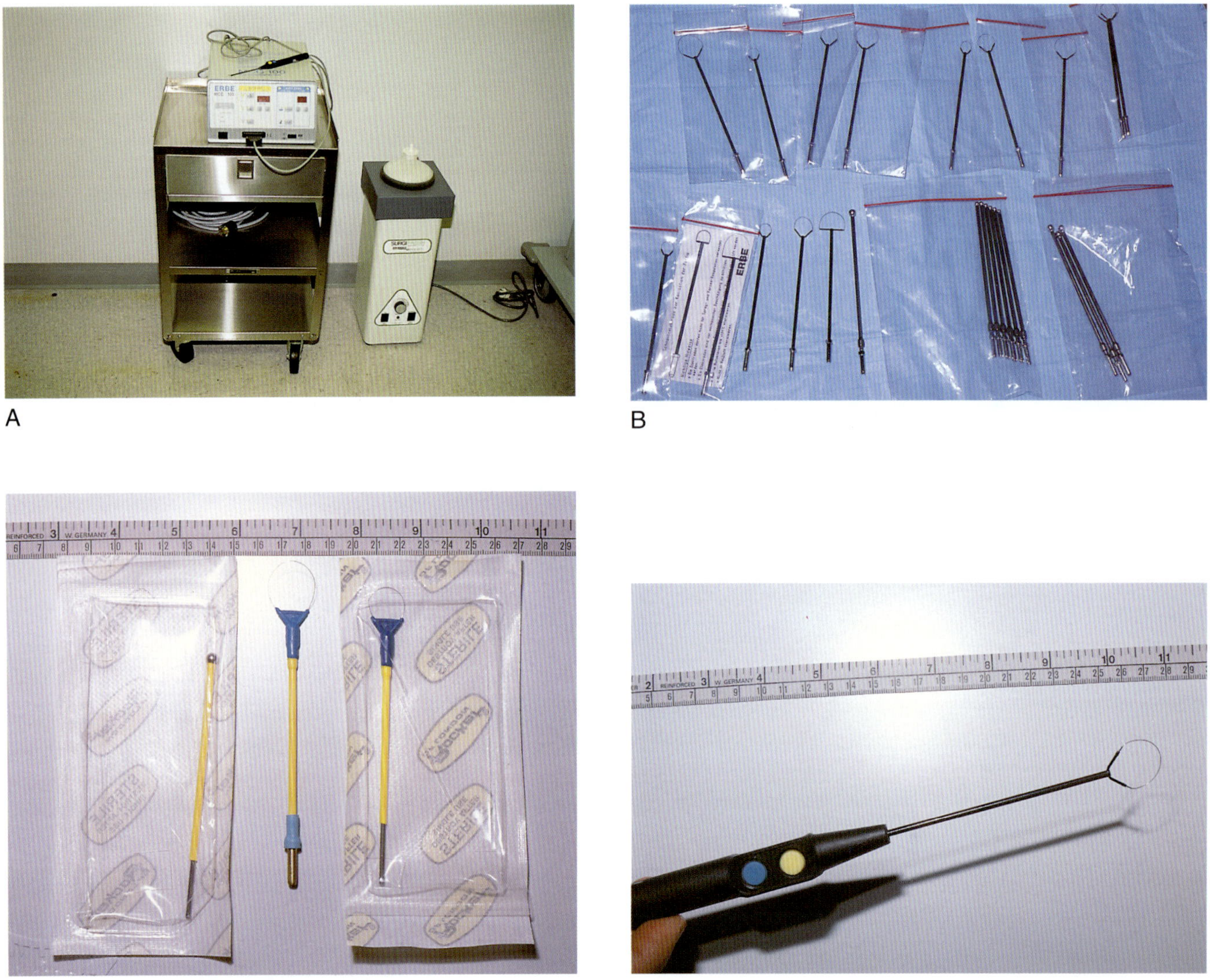

A B C D

图 23-6 **A**. 宫颈环形电极切除术需要功率范围较大 (≥ 100W) 的现代电手术装置, 有计算机控制系统和相关的安全体系。**B**. 有许多可选择的电极，包括两种切割电极和多种凝固球电极。**C**. 球形电极 (*左*)， 8mm环形电级 (*中*)， 5mm环形电极 (*右*) 。**D**. 电极插入手柄，通常蓝色按钮为凝固电流，黄色按钮为切割电流。(待续)

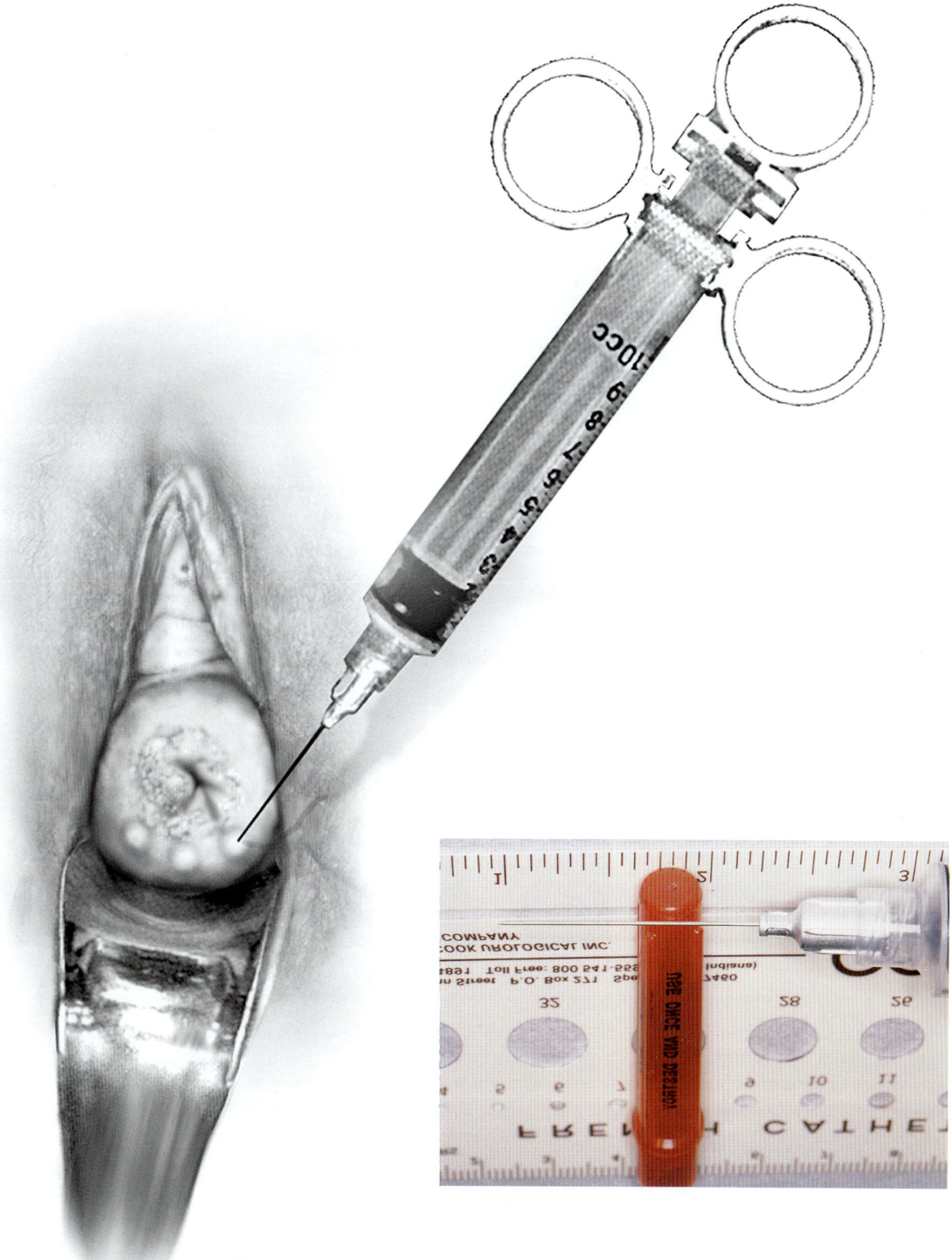

E

图 23-6　**E**. 1.5 英寸 (1 英寸 = 2.54 cm)、25 号针头连于 10ml 注射器，进行 1∶100 的垂体后叶素稀释液宫颈注射。插图：1 个 1.5 英寸、25 号针头。(待续)

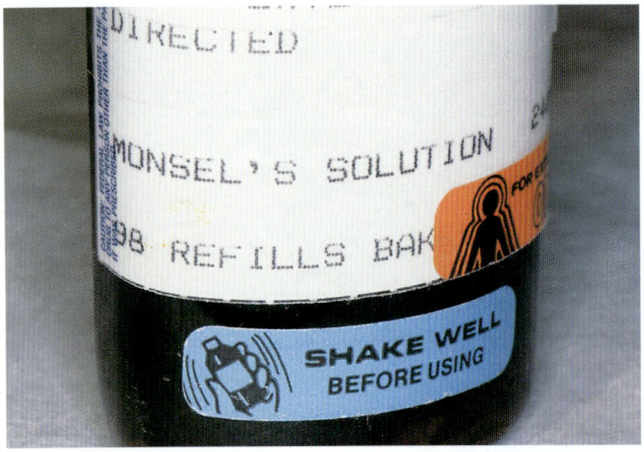

F

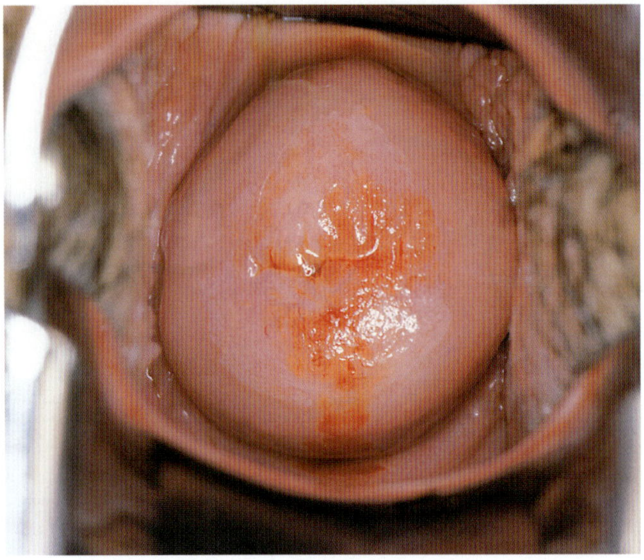

G

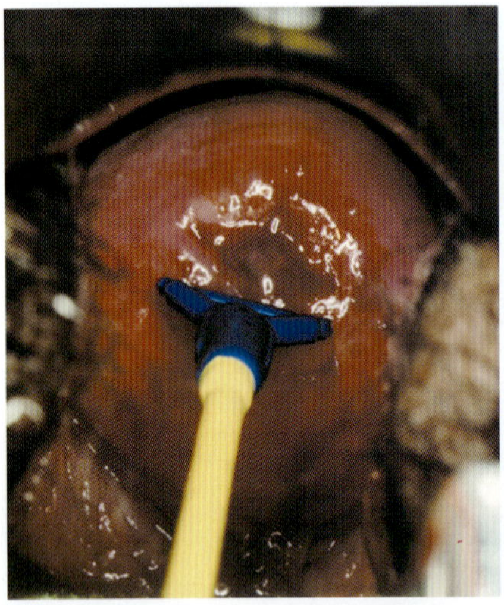

H

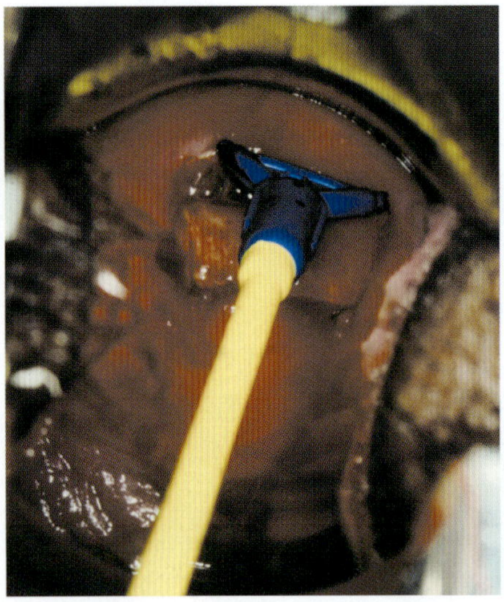

I

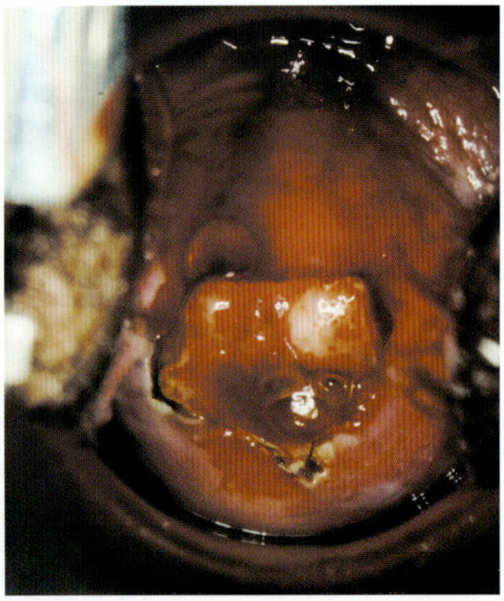

J

图 23-6 **F.** 尽管环形电极切除术后，并不主张在创面上应用 Monsel 液，一些临床医师仍常规用它来止血。Monsel 液用量应保守，因为它有腐蚀性，可导致组织丧失活力。**G.** 宫颈广泛的异常转化区，细胞涂片和活检提示 CIN Ⅱ。下一步，注射稀释的垂体后叶素。**H.** 选择大小合适的电极， 8mm 高度的环形电极在异常转化区后缘下方 3mm 处，与宫颈后唇接触。**I.** 通电后，按压黄色按钮，电极切入宫颈组织，向上一次掠过宫颈前唇。如果术者停止电流，通常须移出电极，并在宫颈表面再次进行切割。**J.** 电切环移走后，切除的圆盘状宫颈组织用组织钳钳夹，固定液固定。(待续)

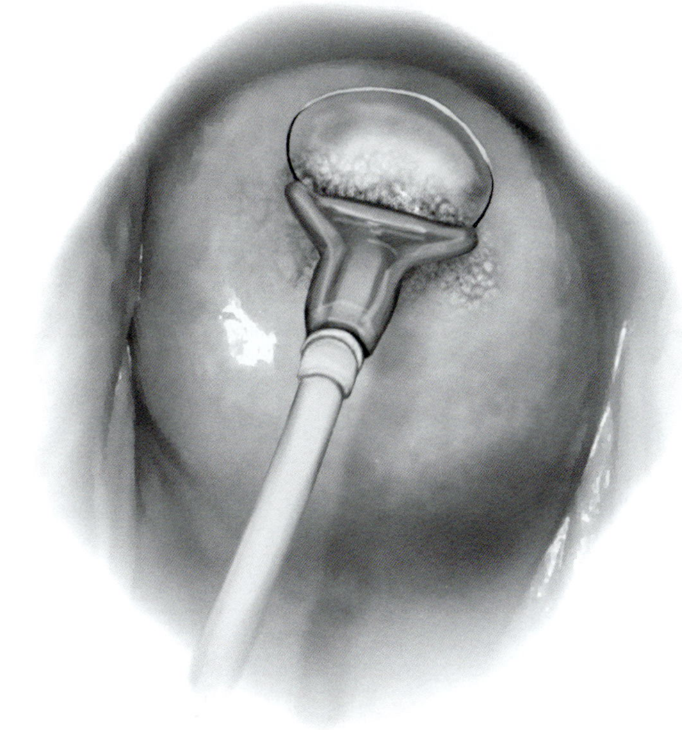

K

图 23-6　**K**. 选择性的两次切割，环形电极置于异常转化区外 3mm 处。**L**. 环形电极切入宫颈，切除全部异常转化区。(待续)

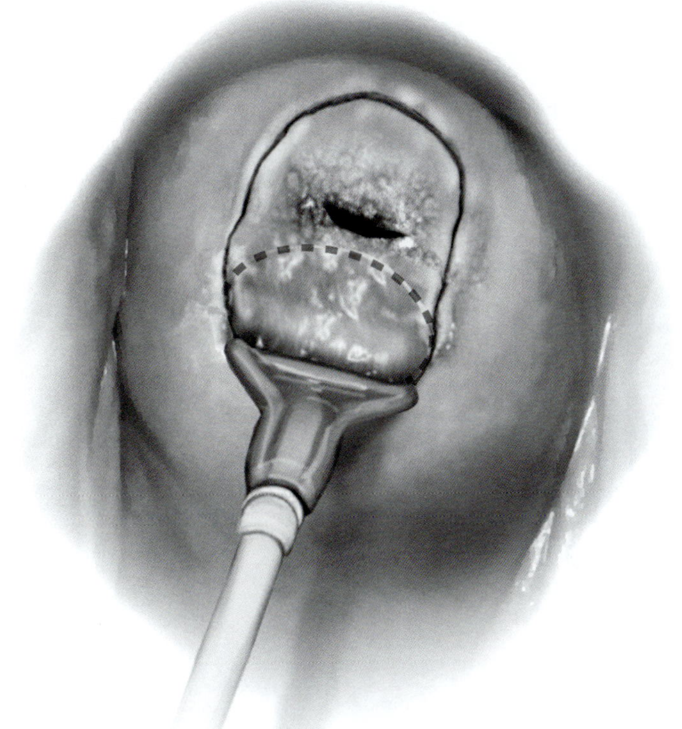

L

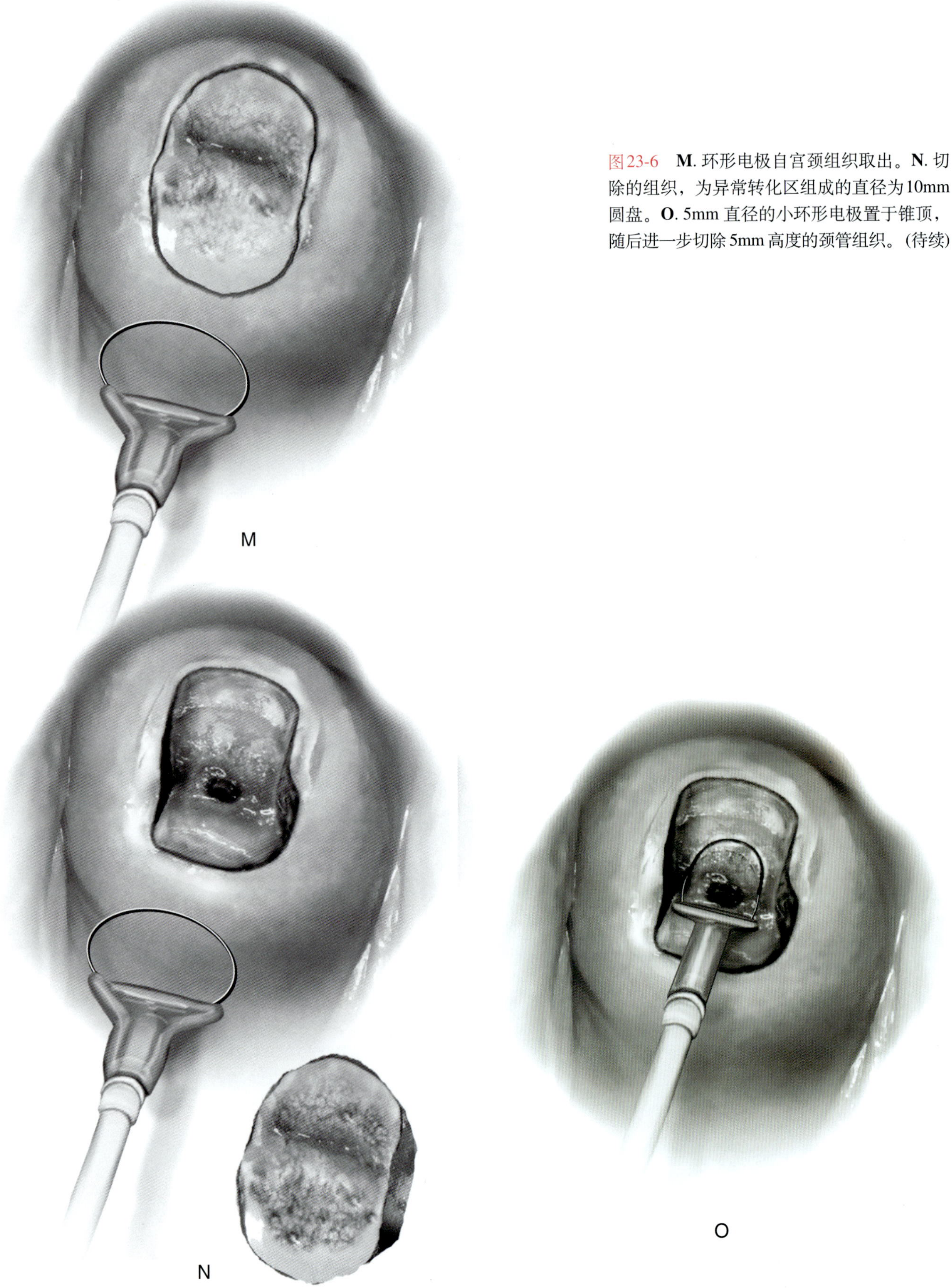

图23-6 **M**. 环形电极自宫颈组织取出。**N**. 切除的组织，为异常转化区组成的直径为10mm圆盘。**O**. 5mm 直径的小环形电极置于锥顶，随后进一步切除5mm 高度的颈管组织。(待续)

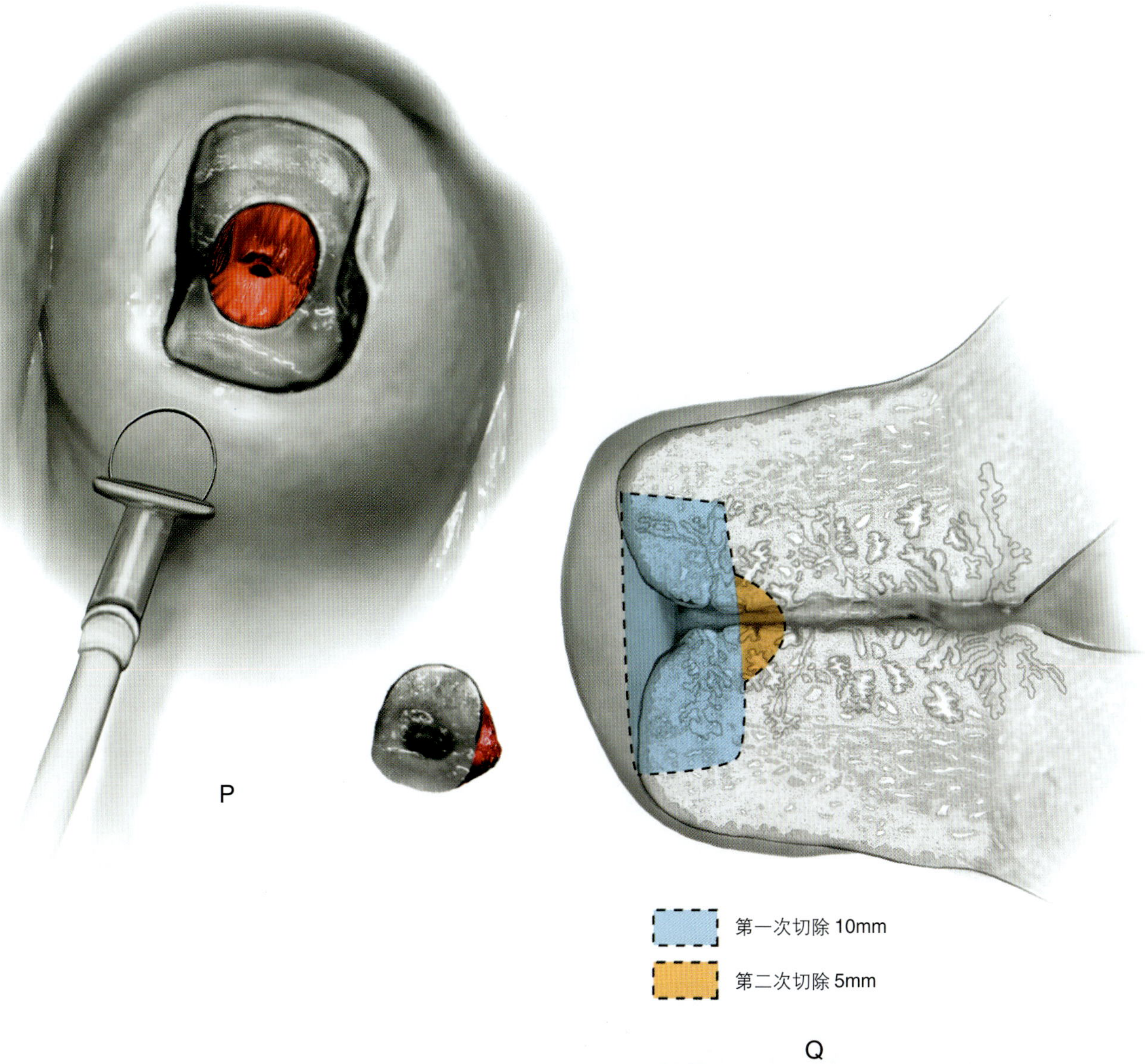

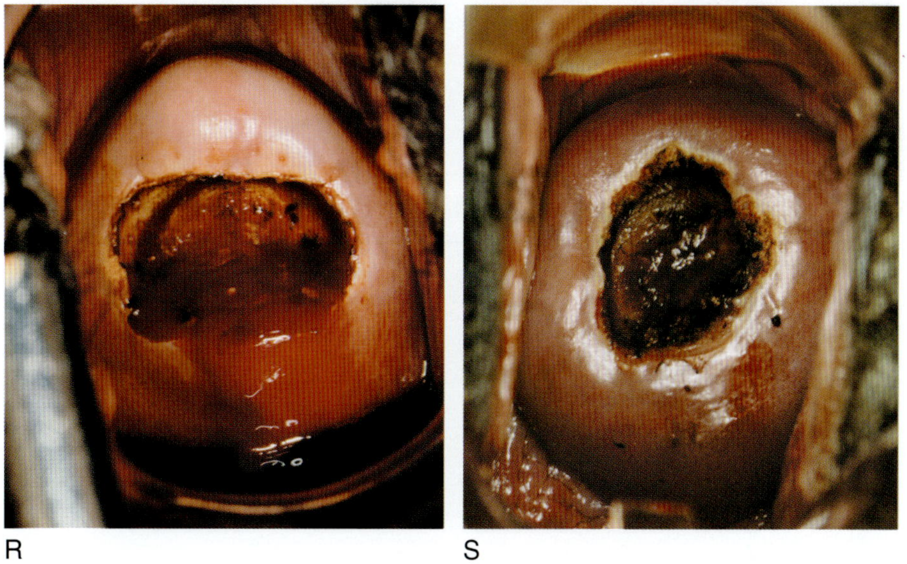

图 23-6　**P**. 另一块切除的组织标本送病理科。**Q**. 选择性 2 次切除后所切除的组织，或称“高帽”。**R**. 环形电极切除后，通常创面有出血。可用一个大的棉拭子 (Proctoswab) 压迫创面止血。**S**. 球形电极替换环形电极。按压手柄上的蓝色按钮，输出凝固电流。散射凝固电流用于表面凝血 (非接触性) 是最好的选择。由于仅有少量组织凝固，出血的血管被封闭，这一区域容易看清。(待续)

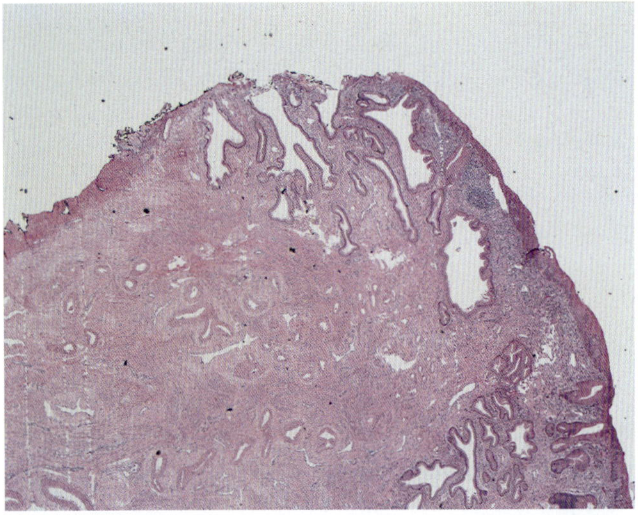

T

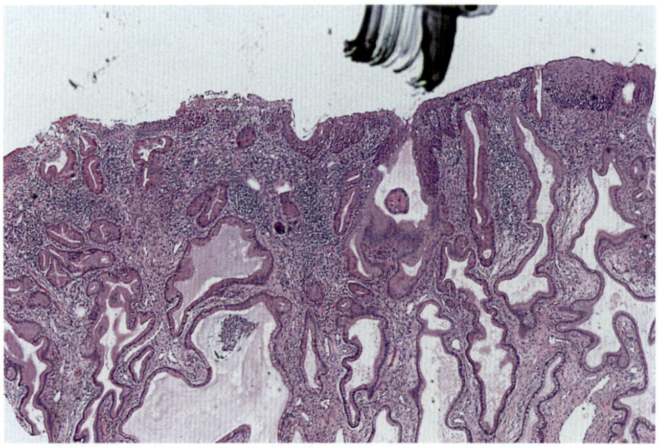

U

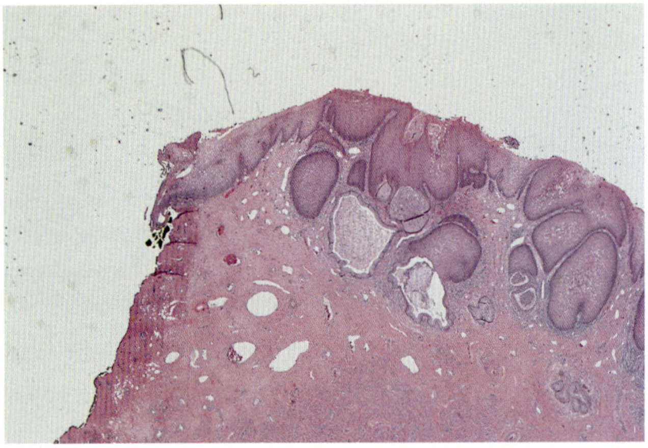

V

图23-6 **T**. 颈管的边界清晰可见。如操作正确，环形电极切除后组织标本边界仍可识别。**U**. 更高倍镜下，图I所示颈管组织的边界。**V**. 图M和N中切除的宫颈外口组织边界。有轻度的热损伤效应。组织边界仍可识别且为阴性。

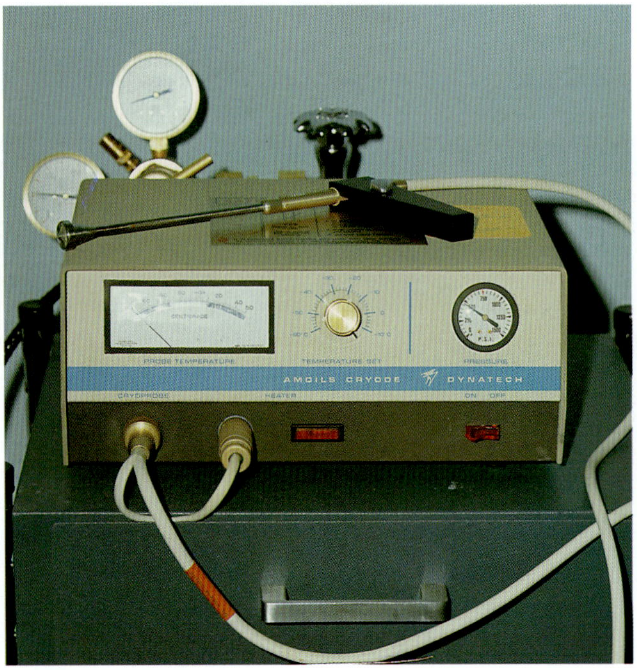

A

图 23-7 **A**. 冷冻外科器械由一个发生器组成。此发生器控制 (减少) 来自 CO_2 或 N_2O 气体容器中的气流。冷冻探头包括手柄、体部(干部)、顶端。顶部置于宫颈上，发生器上有拨动旋扭，并显示温度、压力。本装置包括一个加热器用于去霜。

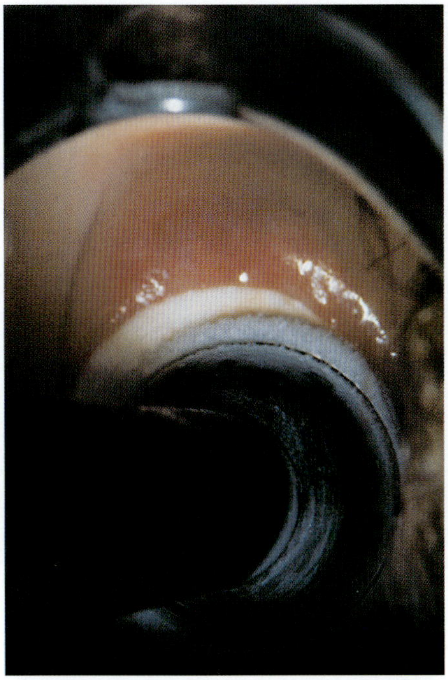

B

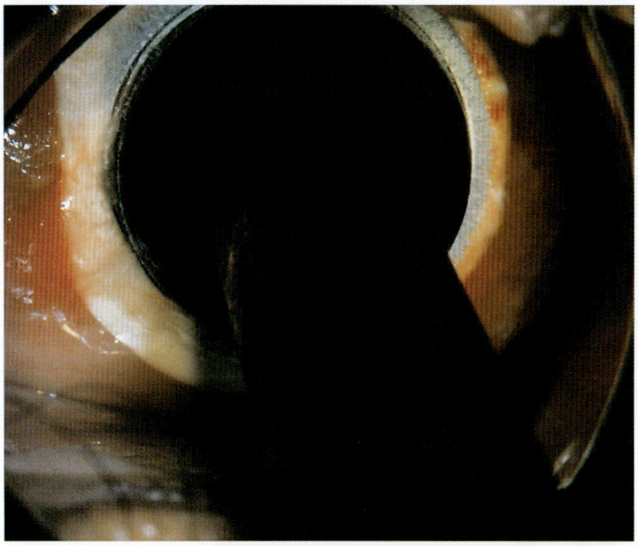

C

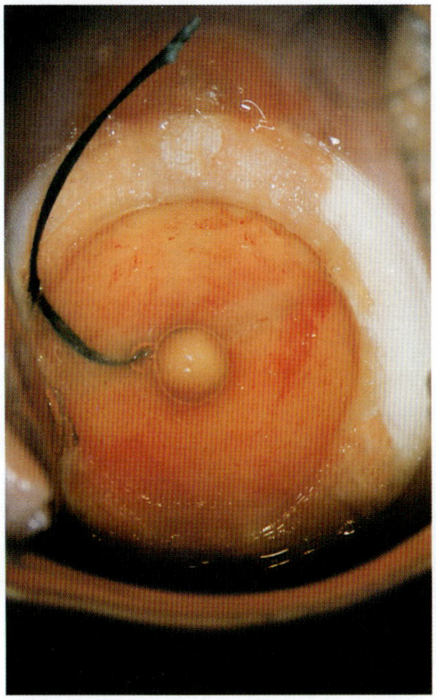

D

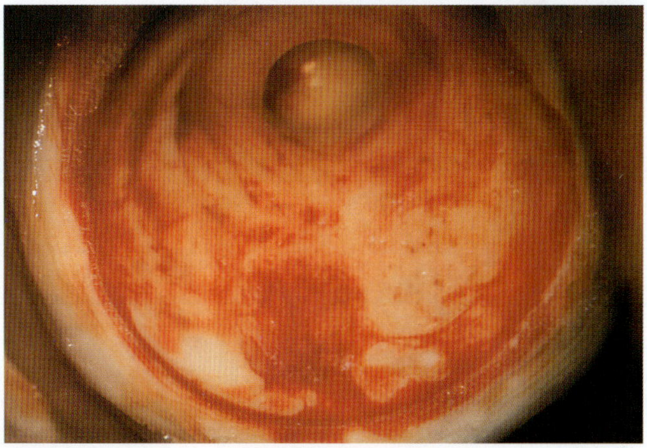

E

图23-7　**B**. 探头顶端放在宫颈上，冷冻开始。探头顶端和宫颈组织均出现一条霜冻线。**C**. 随着冷冻时间的延长，霜冻线逐渐变宽。**D**. 发生器转为解冻挡，尽快使探头离开组织。刚刚冷冻的宫颈组织呈现坚实的外表，处于无活力状态。E. 解冻开始后，冰球膨胀。血管破坏，组织坏死。应用这种方法，医师不能控制组织破坏的深度和体积。

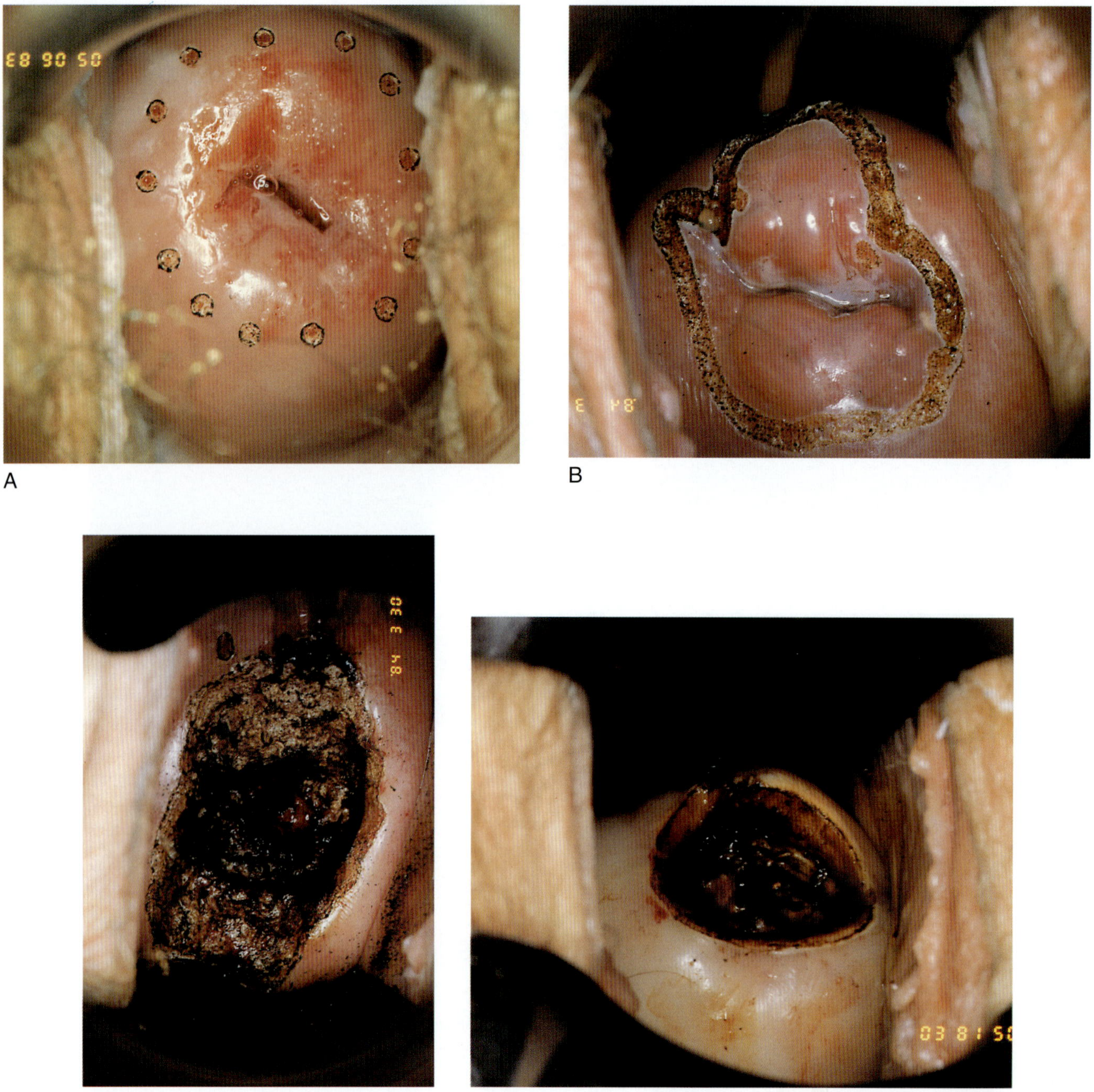

A B C D

图 23-8 **A**. 宫颈上可见一些激光点烙印。这些烙印是汽化的边界。**B**. 激光束切入宫颈组织形成一条实性的线，来划出需汽化的区域。**C**. 10mm 深度的汽化后，必须清洗掉组织炭化形成的焦痂。**D**. 小的异常转化区汽化后形成一个小的“汽化锥”。

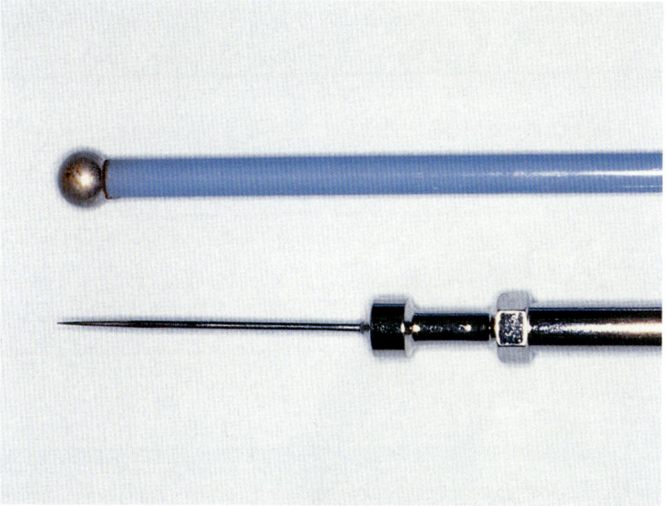

A

图 23-9　**A**. 针状电极和球形电极。**B**. 球形电极用来进行表面凝固。加压电凝或电极直接作用于组织与只引起表浅凝固的散射电流或电灼相比，可引起更深的穿透和损伤。**C**. 针状电极穿入宫颈组织深部，可导致深部大范围不可控制的组织失活。(待续)

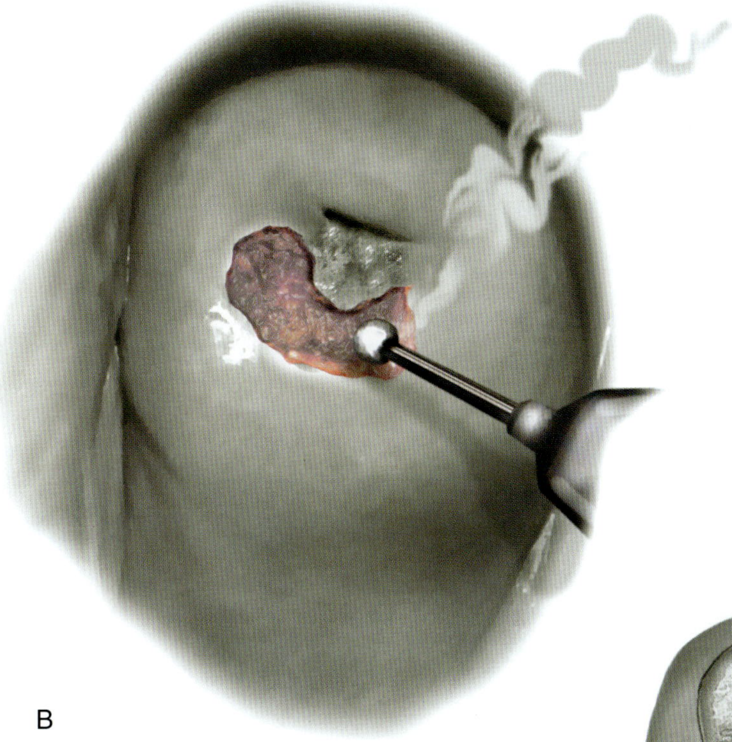

B

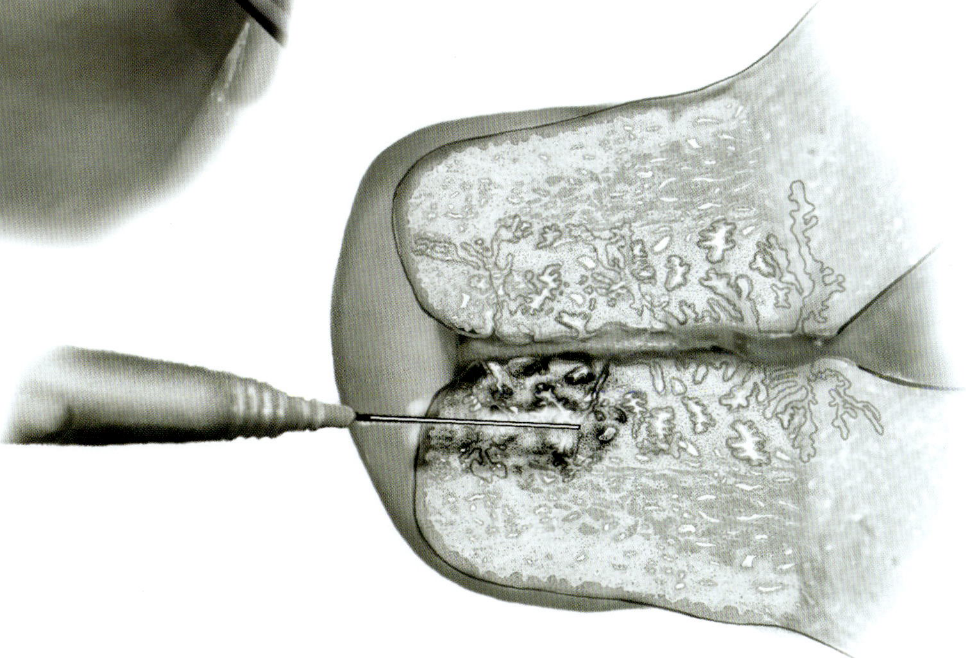

C

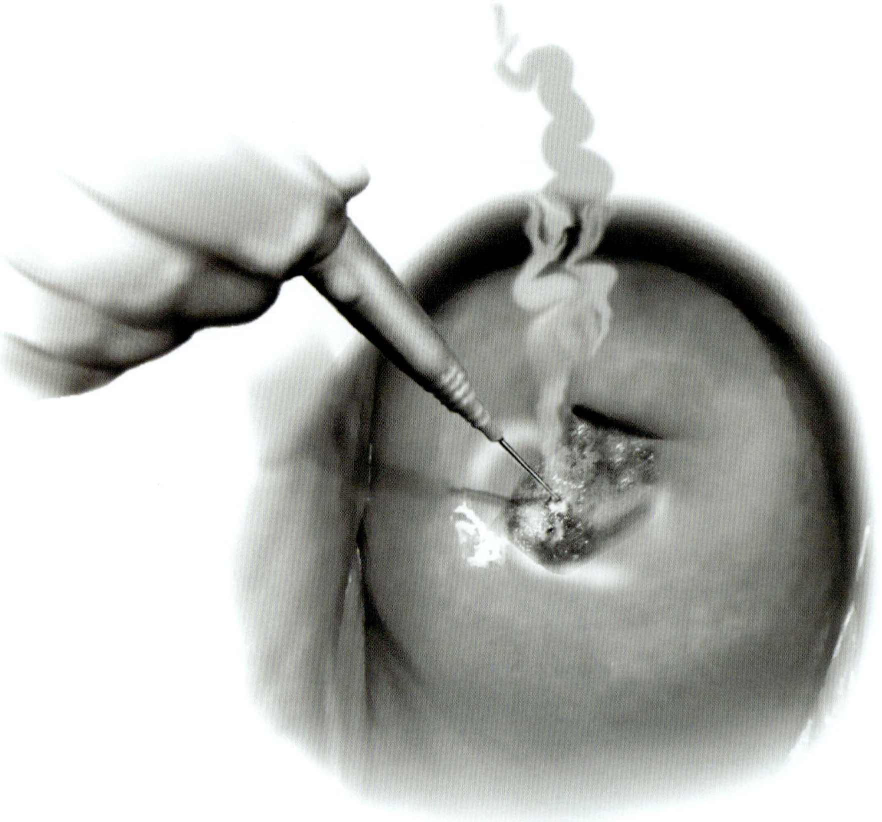

图 23-9 **D**. 针状电极拔出时，发生不易控制的组织汽化。

（黄晓武 译 夏恩兰 陈丽玉 校）

第 24 章

阴道上皮内瘤变的治疗

如前所述，与宫颈的结构不同，阴道由复层鳞状上皮和富含弹性纤维的纤维肌性间质组成。正常情况下，阴道内无腺体组织。阴道上皮全层厚度为 0.45 ~ 0.60mm。

而阴道上皮内瘤变 (vaginal intraepithelial neoplasia，VAIN) 起源于阴道的某个区域，不同位置的多个细胞同时发生瘤变。相比之下，宫颈上皮内瘤变起始于鳞柱交界区、单个细胞突变后。因此，阴道上皮可出现一个或更多区域的多中心性的上皮内瘤变，中心之间可有正常组织。

治疗规范

以下为建议的治疗规范：

1. 确诊后，标识病变，用醋酸涂抹阴道壁，在阴道镜下进一步证实需治疗的部位。
2. 治疗的深度一般在1mm以内。此界限超过黏膜上皮层厚度的 2 倍。
3. 切除的周边组织要足够宽，以去除病灶，预防病变持续存在。建议将阴道病变分为 3 段进行治疗。对于阴道穹窿部的病变，应治疗阴道上1/3段。如果病变累及阴道的中段，上2/3段应给予治疗。若病变仅累及阴道下1/3段，则仅需治疗下1/3段。若病变散在分布于阴道上、中、下段，则需分期治疗整个阴道。
4. 治疗 VAIN 过深时，创面愈合慢，膀胱、直肠及腹膜内脏器的损伤几率增加。
5. 术前和术中进行组织活检以排除合并存在浸润性鳞癌或腺癌 (由腺病发展而来) 。
6. 对于萎缩性阴道，术前局部应用雌激素治疗至少 4 周。对于阴道炎症，术前应进行培养并给予治疗。

切除方法

冷刀切除术

在放大或非放大情况下，应用手术刀和剪刀进行阴道切除的方法。建议使用有光学回路的头灯或显微镜。阴道全部切除即阴道根治性切除。阴道大面积切除时，需移植厚皮移植片来维持正常的功能。阴道切除术通常出血多，手术全过程均应注意止血。由于阴道壁薄，邻近膀胱、直肠和输尿管，术中必须小心操作。术中注射稀释的垂体后叶素有两个优点：一是有助于术中更好的止血，二是膨胀阴道黏膜以形成更好的切割平面。阴道穹窿部的切除最为困难，特别是已行子宫切除术的患者。通常阴道侧壁切口位于处女膜环外侧方延至阴道前庭，自此切口打开阴道侧方间隙。切除应包括阴道前庭球，用细线结扎处理大的出血。将阴道前壁、后壁分别与尿道、膀胱和直肠分离，方法与阴道前、后壁缩窄术相似。最后切除阴道穹窿 (图 24-1*A* 至 *E*) 。

当术者确认阴道结缔组织的出血已被控制后，将一片厚层皮肤移植片置入阴道模上固定 (图 21-1*F* 和 *G*) 。移植片至少保留2周。为避免阴道模片变形或移动 (图21-1*H*) ，应限制患者的活动。供皮部位应“就地取材”予以覆盖，或用另一种合适材料覆盖，直至其脱落。

部分阴道冷刀或激光切除术

这一术式用于只有部分阴道被切除。例如，阴道镜下病变位于阴道壁上1/3段右侧和阴道侧穹窿部，必须予以切除 (图 24-2*A* 至 *C*)，阴道壁上 1/3 其他部分无明显可见的病变，可通过CO_2激光汽化。根据切除组织的部位，在无张力、不缩窄阴道的前提下可进行创面缝合。使用3-0薇乔线 (Vicryl) 进行间断缝合。如无法缝合，则将一片或去脂或全层的移植片移植于缺损处，并与周围阴道黏膜缝合 (图 24-2*D* 至 *G*)。将克林霉素软膏涂于阴道内以预防阴道壁粘连。将不粘敷料置于移植片上，24 小时内取出。

高频CO_2激光是另一种切除方法。由于1mm的激光束可在阴道镜引导下操作，并可用微型操作器控制，因此比冷刀切割更为精确。术中用长的钛拉钩牵拉组织。为限制激光束的穿透深度，可在皮下注射1:100的垂体后叶素稀释液。激光束穿透黏膜层，被黏膜层下的水分吸收。通常高频激光很少导致热损伤，没有传导现象。无论伤口进行缝合或移植，愈合情况与冷刀切割相同。

由于热损伤难以控制，无法预测，单极电切不用于阴道切除。对单极电切，即使注射水垫也不能像对CO_2激光那样起到屏障作用。冷冻法比电切更难控制，因此也不用于阴道切除。

去除术

CO_2激光汽化术

正如在宫颈上皮内瘤变中所讨论的，切除术更适用于宫颈手术。而与冷刀切除术和激光切除术相比，阴道激光汽化术比较简单，并发症发生率低。由于VAIN仅累及厚度小于1mm的上皮组织，因此，熟练地运用浅表的汽化技术安全可靠，并发症发生率低。膀胱和直肠损伤的发生率几乎为零，多数患者术后仅有轻微的疼痛感。手术几乎无出血，并且出血的风险很低。由于阴道组织受损，且阴道是一个有微生物繁殖的区域，因此惟一的潜在风险是术后感染 (图24-3*A* 至 *C*)。

汽化过程中，用细长的钛拉钩暴露凹陷折叠的黏膜 (图 24-3*B*)。应用功率大约在 12 ～ 15W 的高频激光，激光点的直径为1.5～2.5mm。关键是浅表汽化病变所在的 1/3 阴道黏膜 (图 24-3*E*)。术中应使用配有排烟管道的激光手术专用窥器，顺时针或逆时针轻微、环形、缓慢地移动操作器，以便于医师精确控制汽化深度。手术完成后，局部用灭菌水或生理盐水擦净 (图 24-3*F* 至 *M*)。

在做去除术之前，应进行术前取样，以便除外更深的浸润性病变。这种术前取样对有大面积的表皮和多中心上皮内瘤变的阴道尤其重要 (图 24-3*N* 至 *P*)。得到数个阴道镜下定位并绘图标记的活检标本后，术者就可以制定治疗方案了。

5-氟尿嘧啶软膏

局部应用 2% 或 5% 的 5-氟尿嘧啶软膏可以干扰DNA的合成，抑制细胞分裂 (图 24-4*A*)。分裂迅速的细胞，如皮肤上皮细胞或黏膜上皮细胞，对此药尤其敏感。此药不能用于孕妇。药膏的使用说明提示药膏适用于皮肤表面外用，阴道不在标签用药范围内。

每晚睡前将盛满一半 5% 的 5-氟尿嘧啶软膏的阴道涂药器放入阴道 (图 24-4*B*)，连用 7 天。疗程可为每月重复使用，连续应用 3 或 4 个月。治疗可能有以下不良反应：首先，药膏分布可能不准确，药膏是否送入阴道穹窿取决于患者的操作。由于受很多因素的影响，药膏很难很精确地送入阴道。其次，药膏对阴道特定部位的作用深度是未知的。另外，多余的药膏溢出至前庭和会阴，可引起痛性化学性烧伤。不适感强烈时，患者可能不再愿意使用，甚而不能继续治疗。最后，较长的治疗周期可降低患者的依从性。

电切术和冷冻术

由于存在损伤泌尿道和肠道的风险，这些技术不能应用于治疗 VAIN。

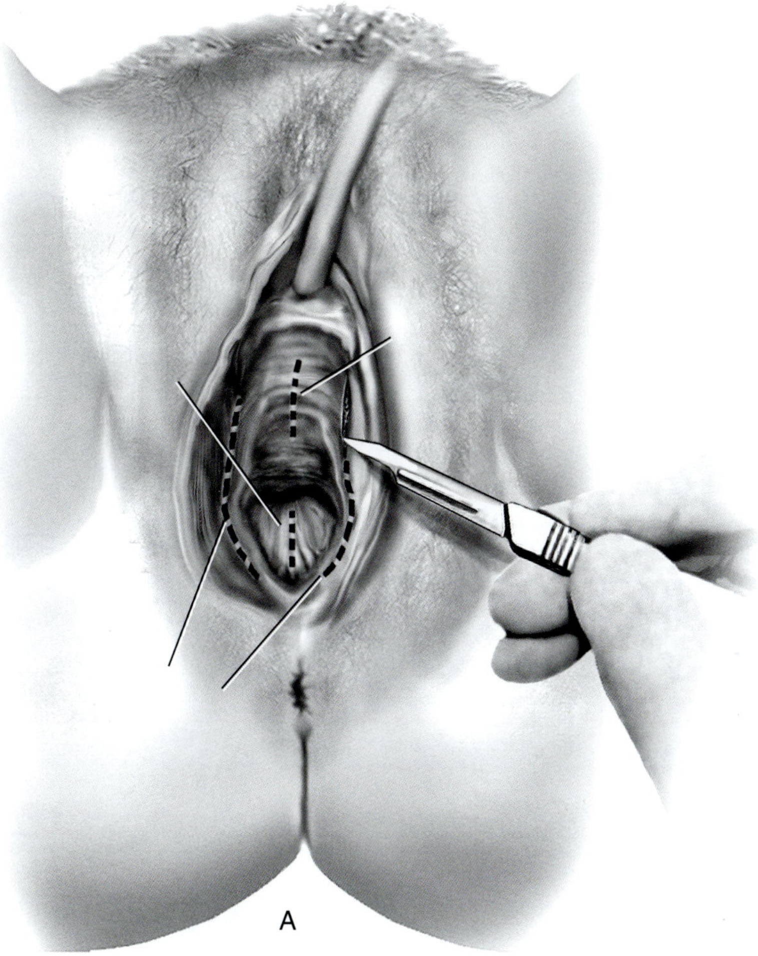
A

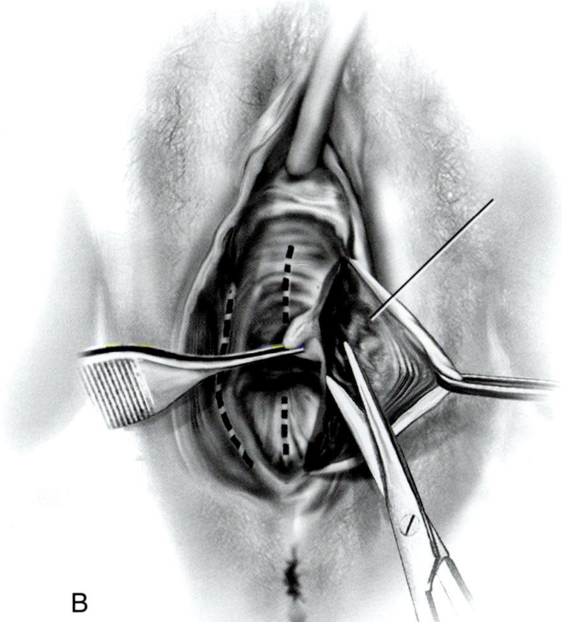
B

图24-1　**A**. 阴道全切除术时，初始切口位于处女膜环侧方，阴道前庭内。**B**. Stevens剪刀进行颅侧分离，距表面1.5cm处，见前庭球。此结构与阴道连接紧密，分离时出血多。可用3-0或4-0薇乔 (Vicryl) 线结扎止血。(待续)

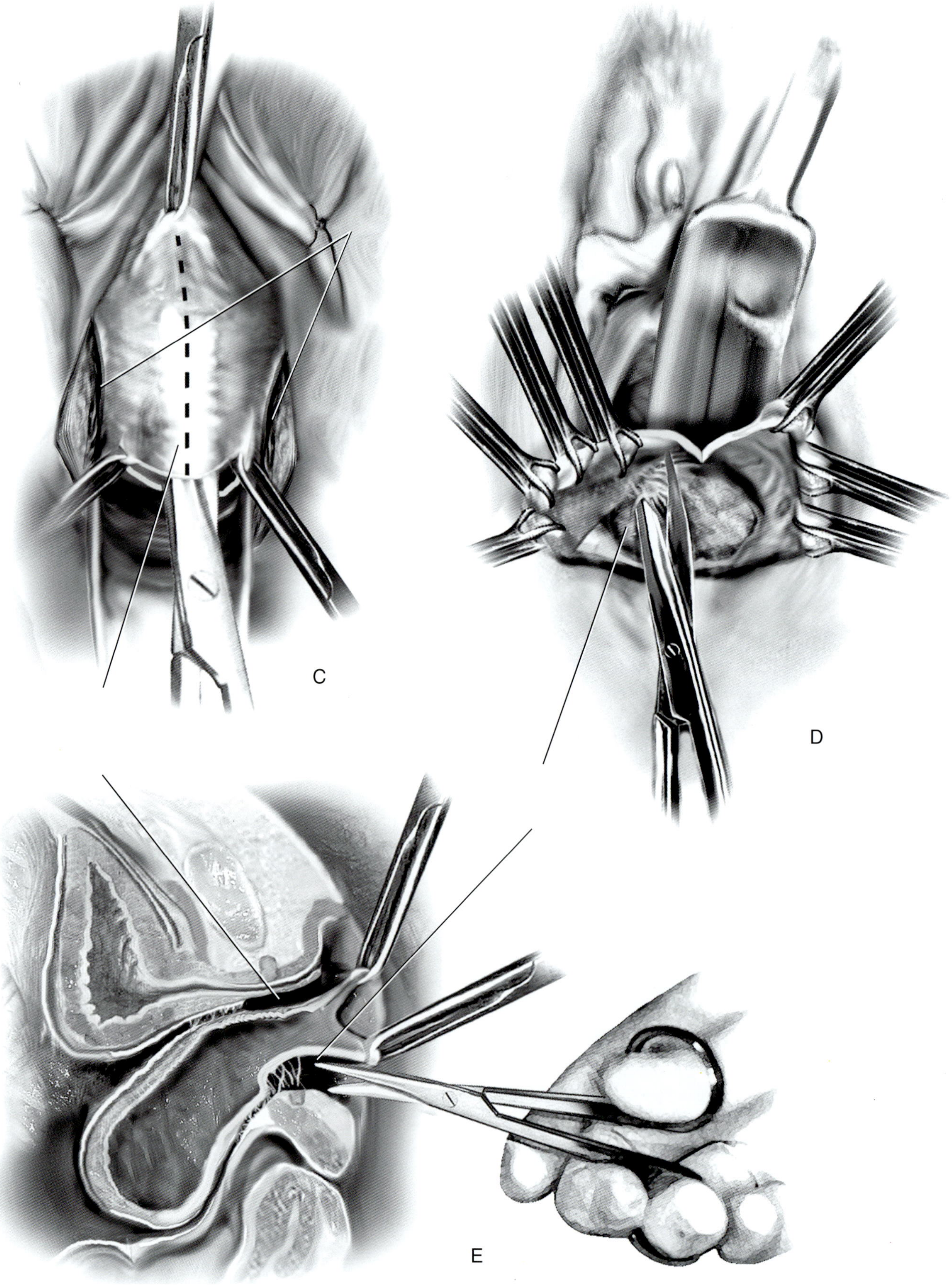
C
D
E

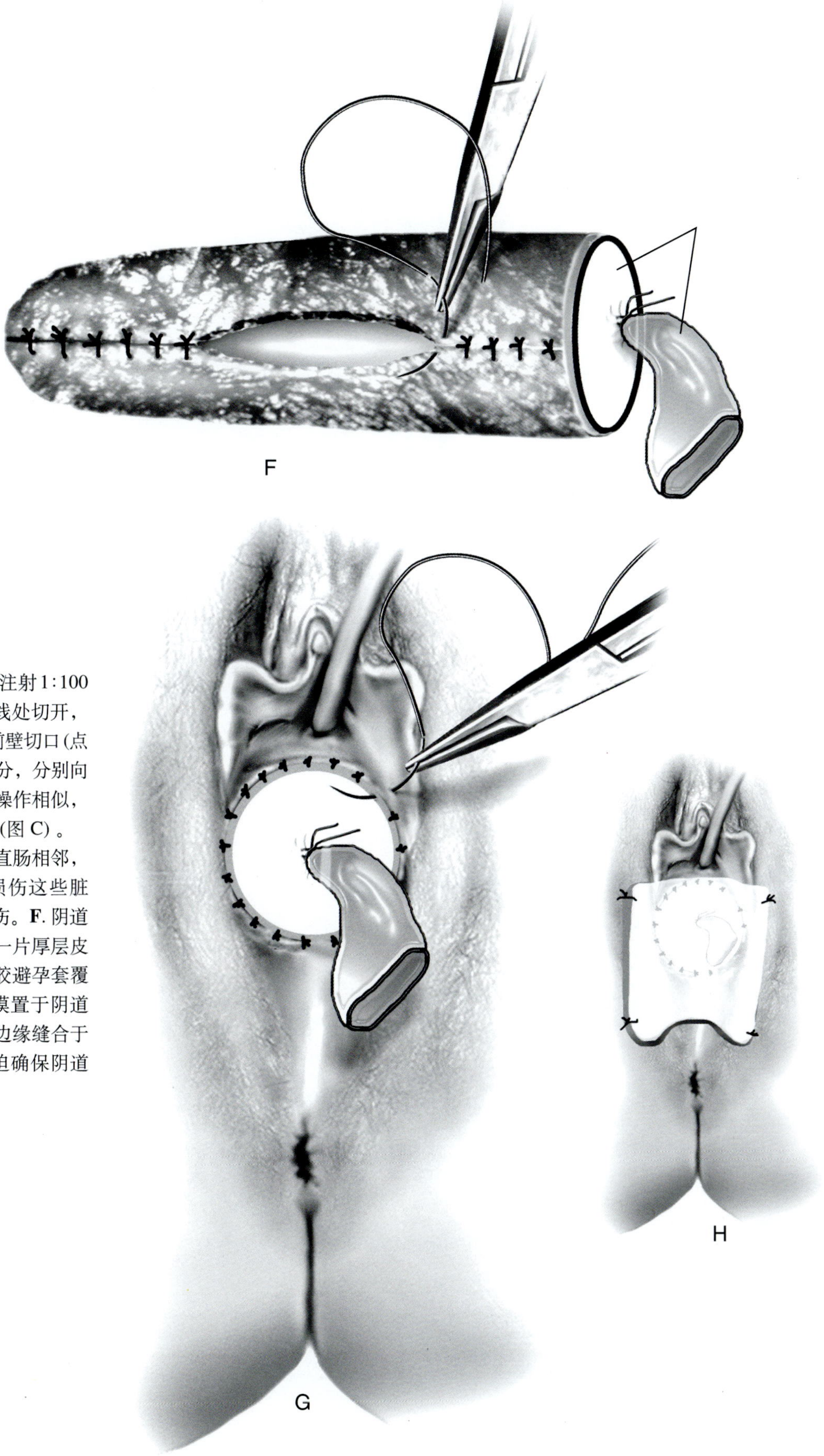

图 24-1　**C**. 阴道前壁黏膜下注射 1:100 的垂体后叶素后膨胀，于中线处切开，操作步骤同阴道前壁修补。前壁切口(点线)打开后，将前壁分为两部分，分别向侧方分离至切缘。**D**. 与前壁操作相似，注射、剪切、分离阴道后壁 (图 C)。**E**. 由于阴道与尿道、膀胱和直肠相邻，术者必须小心操作，避免损伤这些脏器，术毕应检查有无脏器损伤。**F**. 阴道黏膜切除后，确切止血，将一片厚层皮肤移植片置于表面用无菌乳胶避孕套覆盖的阴道模上。**G**. 将阴道模置于阴道切除前所在位置。将移植片边缘缝合于前庭皮肤边缘。**H**. 敷料压迫确保阴道模和移植片位于新阴道。

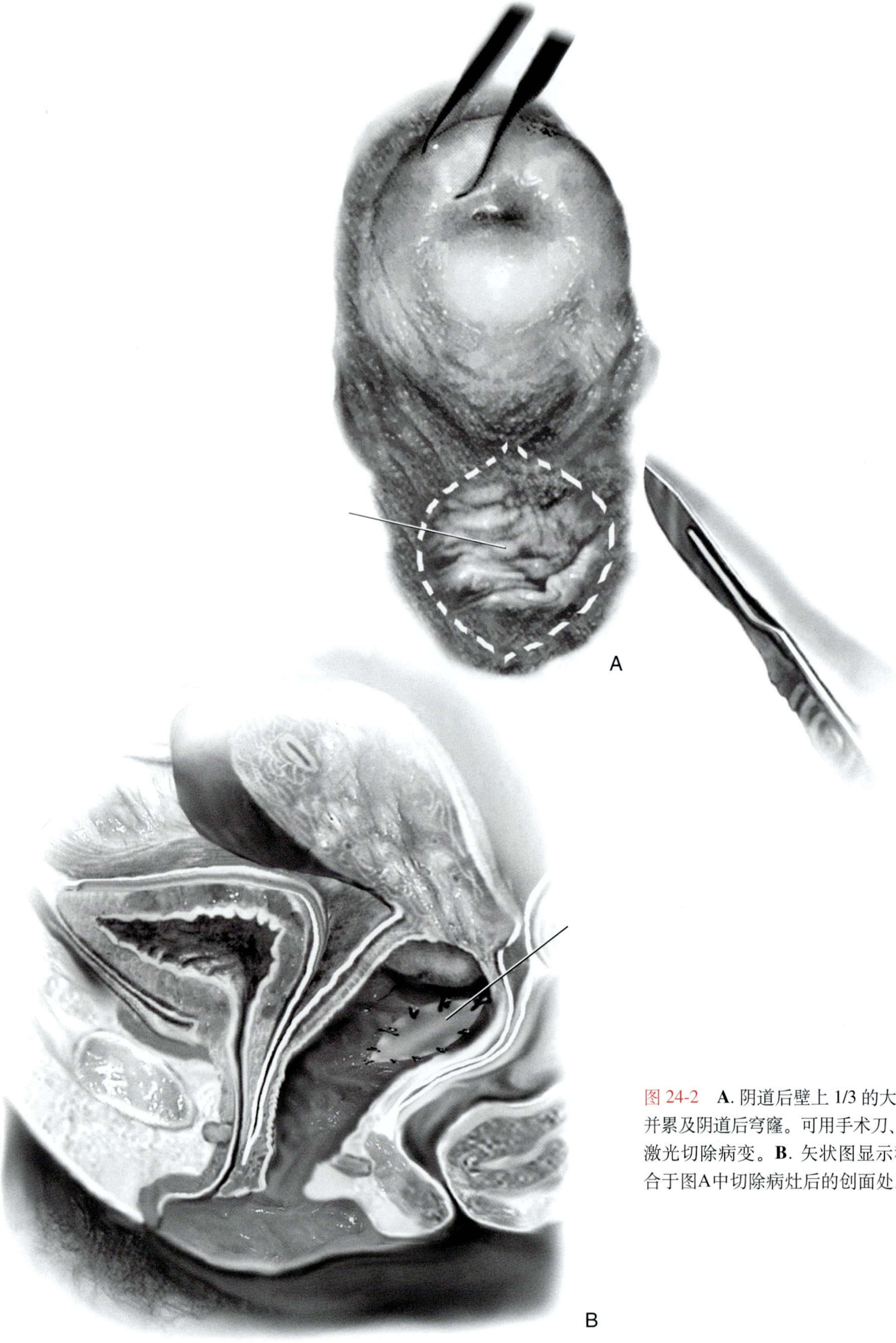

图 24-2 **A**. 阴道后壁上 1/3 的大范围病变，并累及阴道后穹窿。可用手术刀、剪刀或CO_2激光切除病变。**B**. 矢状图显示移植皮片缝合于图A中切除病灶后的创面处。（待续）

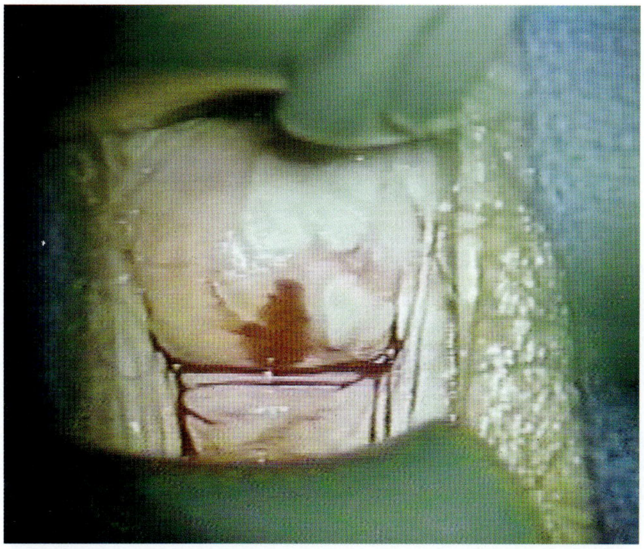

C

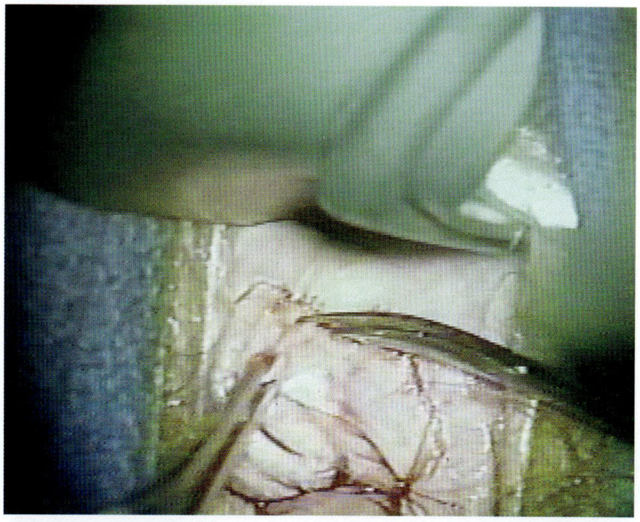

D

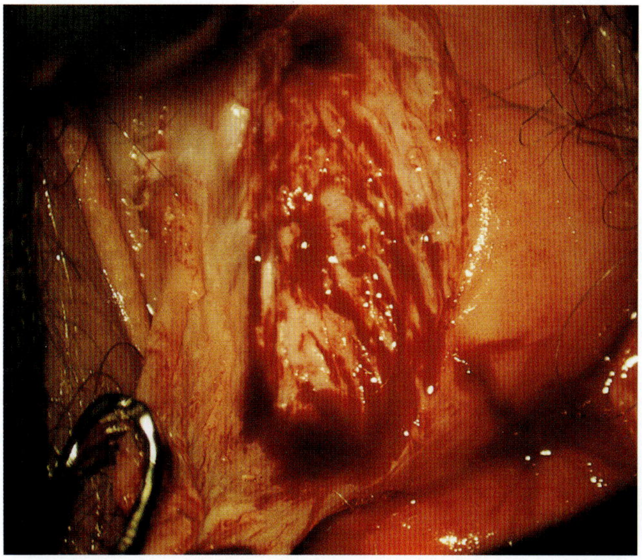

E

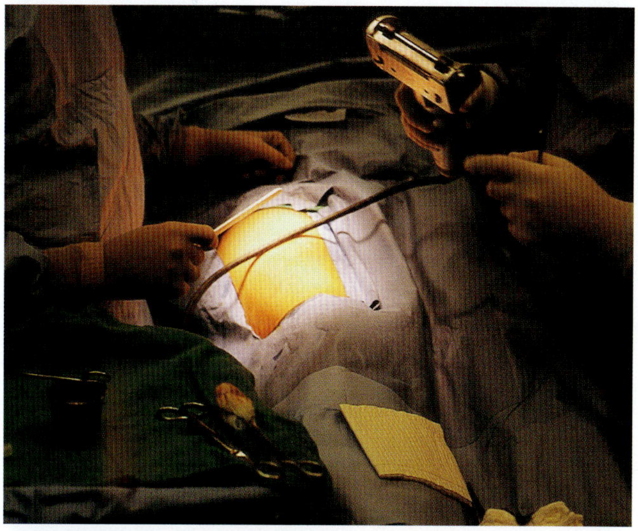

F

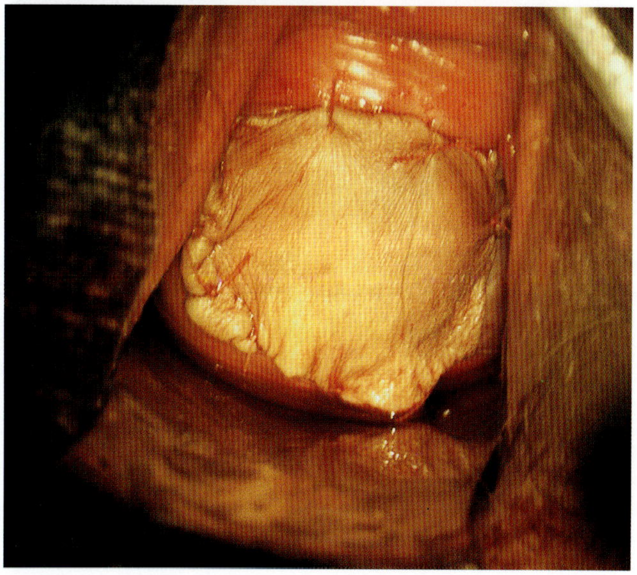

G

图24-2　**C**. 自录像带获得的一张数字静态照片，显示阴道穹窿和前壁的大的、白色疣状病变，活检提示局部原位鳞癌。**D**. 自录像带获得的一张数字静态照片，显示在阴道镜的放大作用下，自阴道前壁开始，应用Stevens剪刀自正常上皮边缘切除上皮内瘤变。**E**. 大部分被累及的阴道前壁已切除，留下大创面。**F**. 进行部分阴道切除术前，获取一片厚层皮肤移植物。**G**. 将厚皮移植片覆盖于创面上，与周围阴道壁缝合。细网眼纱布敷于伤口，将阴道填满，以保持对移植皮片的压边。

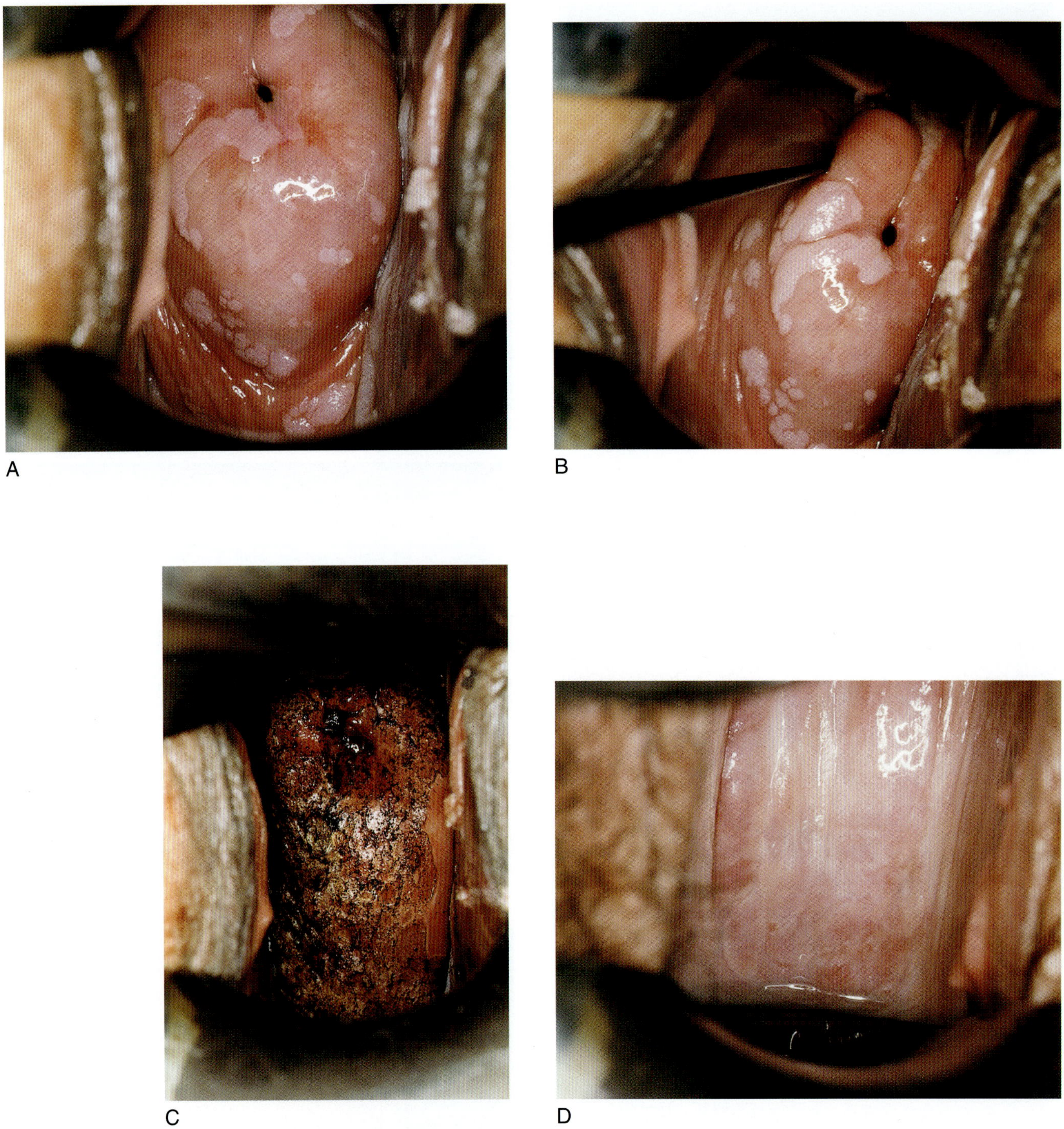

图 24-3 **A**. 此患者具有多灶性的 VAIN，湿疣的病毒型为人乳头状瘤病毒 16、18、31 和 33 型 (杂交捕获)。**B**. 应用长柄、细的皮肤拉钩牵拉宫颈，暴露阴道穹窿部的多处 VAIN。**C**. 宫颈和阴道上段大范围汽化，深度不超过 1mm。术后，患者应用 α-干扰素 100 万单位，每周 3 次。**D**. 另一例患者，阴道前壁和穹窿部大范围 VAIN。

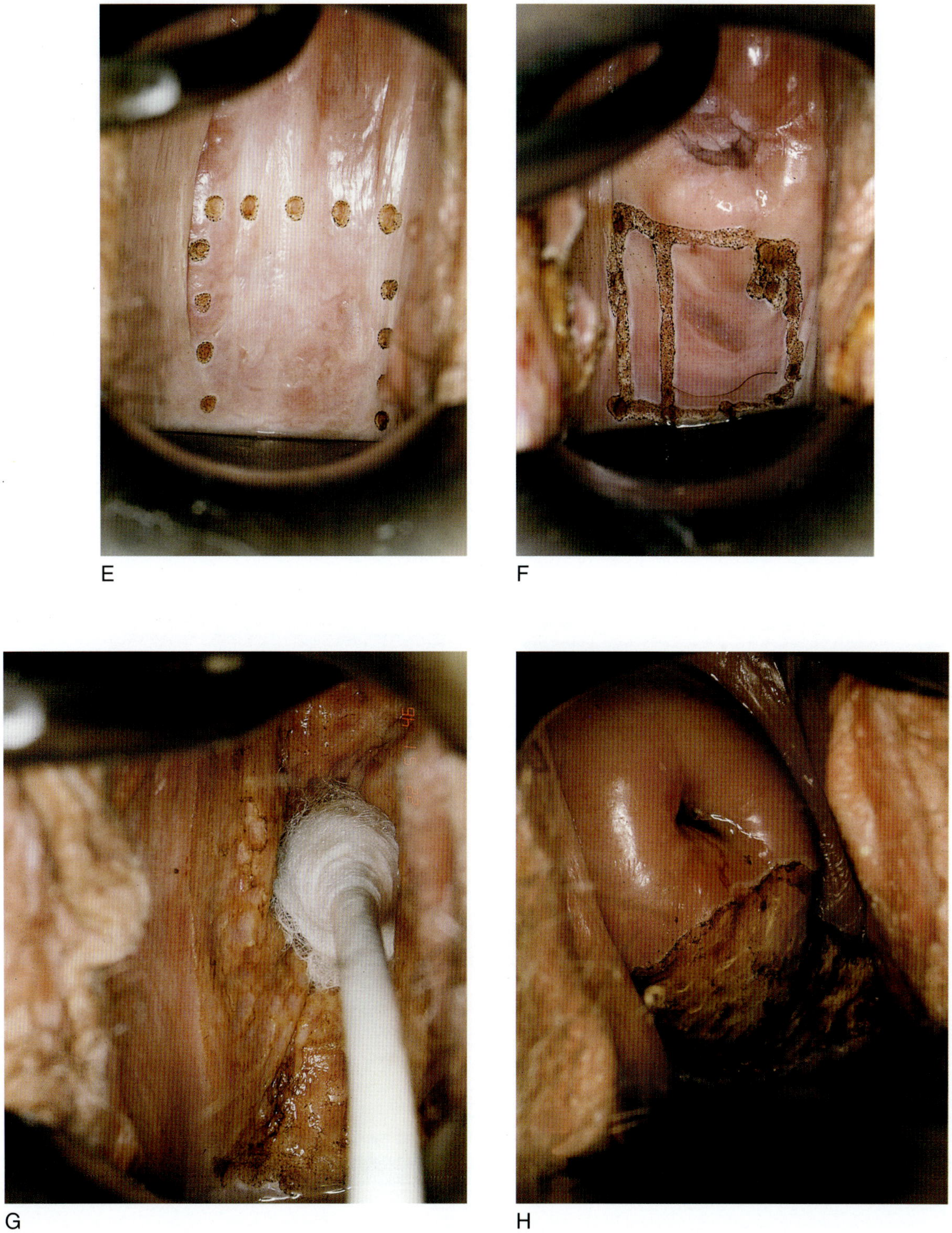

图 24-3　**E**. 用 CO_2 激光束标记阴道前壁病变。**F**. 在预先标记的范围内进行激光汽化。**G**. 汽化延至阴道侧壁。**H**. 汽化后穹窿。(待续)

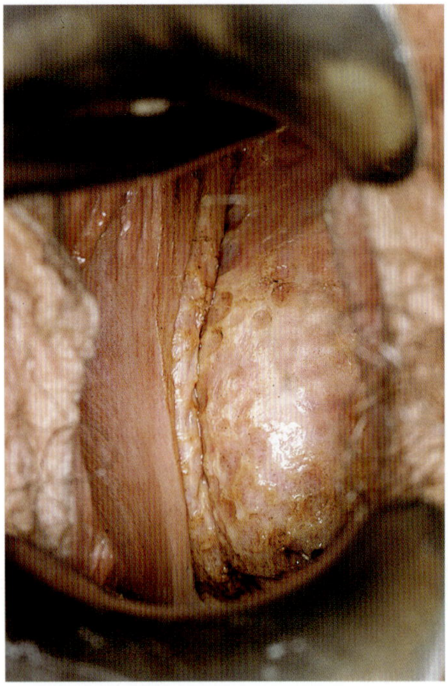
I

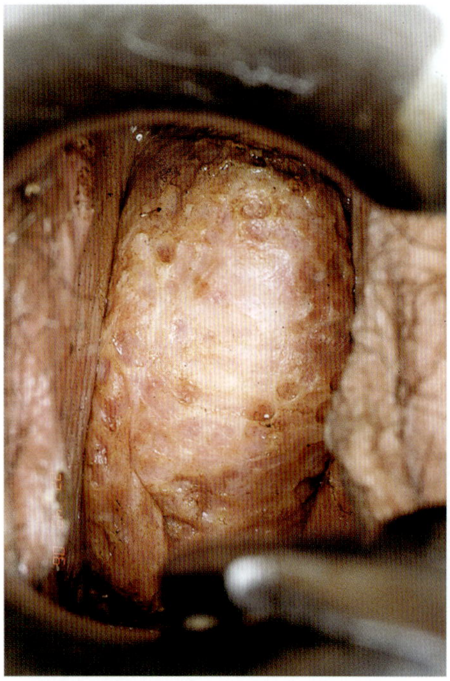
J

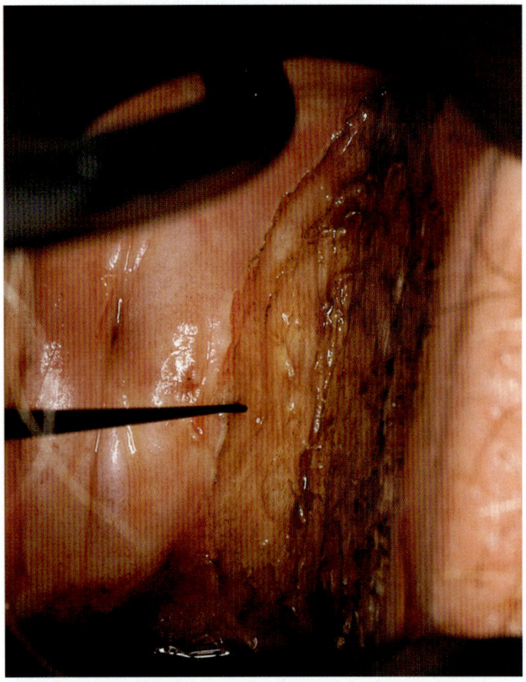
K

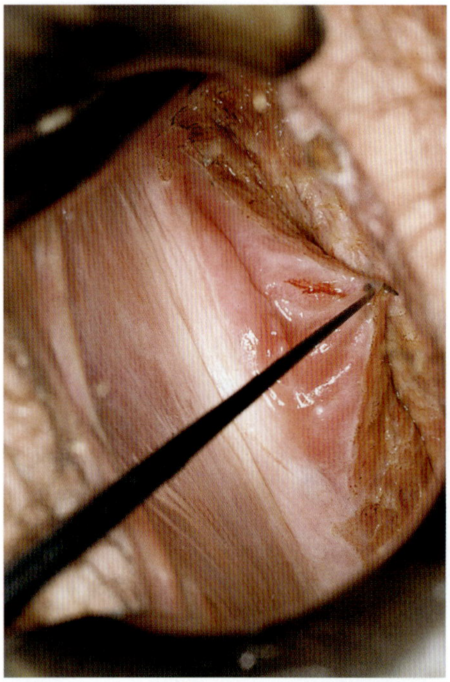
L

图 24-3 **I**. 前壁和前侧壁汽化的边缘及正常的阴道后侧壁。**J**. 阴道前壁全部汽化，由于使用高频激光系统，无焦痂形成。**K**. 使用阴道拉钩暴露难以到达的部位，如阴道穹窿。**L**. 此患者在发现 VAIN 前 10 年已行子宫切除术。细胞学涂片和活检提示 VAIN。在应用 CO_2 激光汽化前，使用皮肤拉钩暴露阴道。(待续)

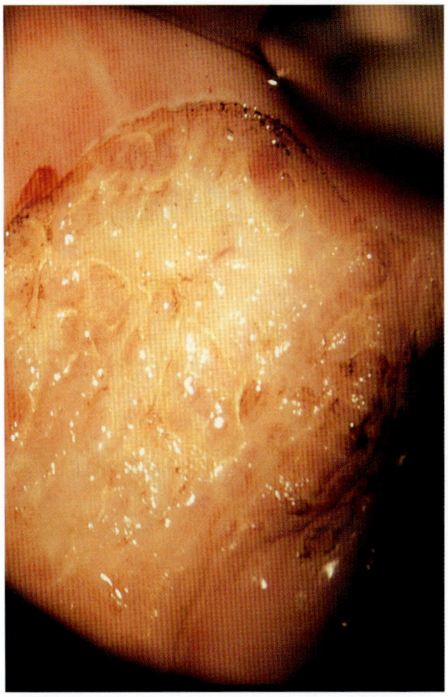

M

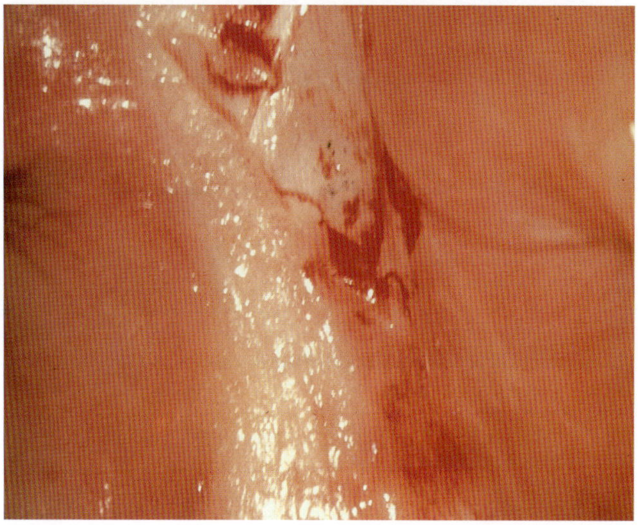

N

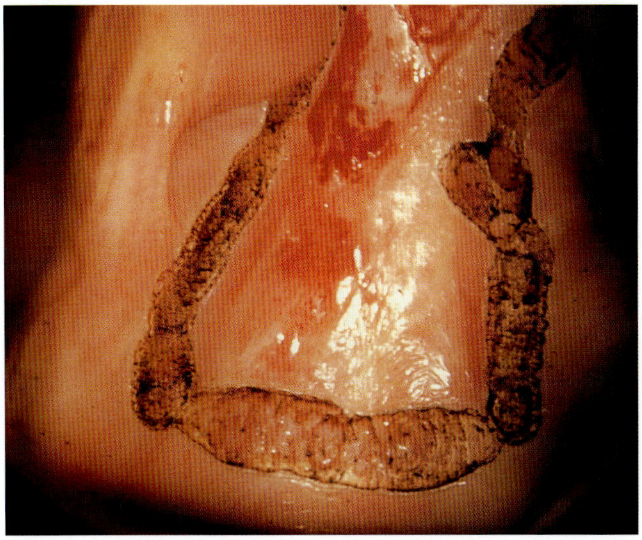

O

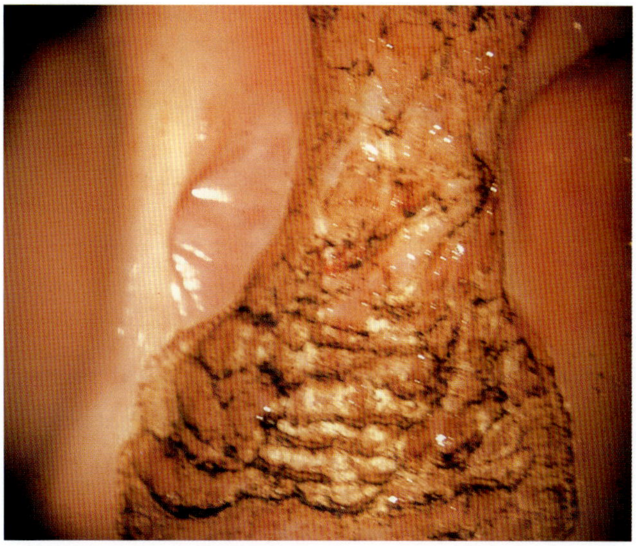

P

图 24-3　**M**. 激光汽化后，近距离观察阴道。汽化深度小于 1mm。**N**. 自阴道穹窿处取 3 处活检，提示 VAIN Ⅱ和 VAIN Ⅲ。**O**. 用功率密度小于 1000W/cm^2、光点为 2～3mm 的激光束小心划出病变界限。细心操作，避免穿透薄的阴道穹窿壁。**P**. 汽化完成后无出血，注入皮下组织的水用于降温并防止激光穿透深层组织。

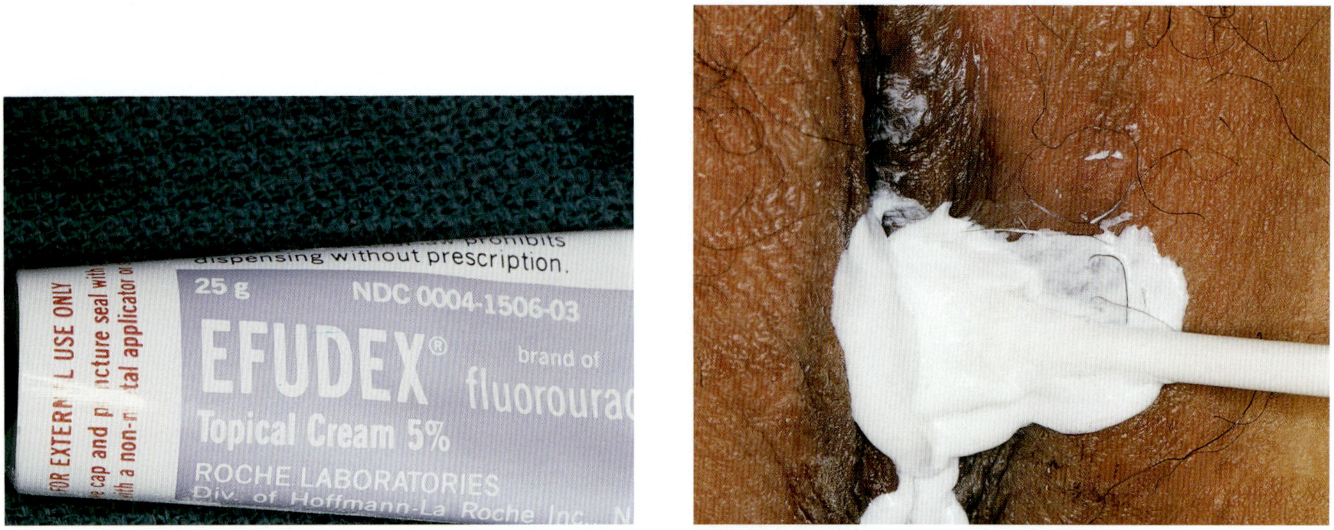

A B

图 24-4 **A**. 阴道局部可应用 5% 的 5－氟尿嘧啶软膏治疗 VAIN。**B**. 药膏置入阴道后，经常溢至外阴和前庭，导致严重的表皮脱落。

（黄晓武 译 夏恩兰 陈丽玉 校）

第 25 章

外阴上皮内瘤变的治疗

外阴上皮内瘤变 (VIN) 的治疗较宫颈和阴道上皮内瘤变的治疗容易，因为外阴易于检查，并且手术易于到达操作部位。但是，外阴较宫颈或阴道大，并且有数种不同的组织学成分。

治疗规范

68%的外阴上皮内瘤变为多灶性疾病。随着上皮增厚 2 ~ 5 倍，细胞从正常发展为瘤变。一个 VIN Ⅲ的患者其上皮的平均厚度大约是0.9mm。在正常外阴毛发生长区域内，皮肤附件可以延伸至其下面的皮下脂肪层达 4mm。在 38% 的 VIN Ⅲ患者中，瘤变过程可扩展到皮肤附件，包括毛干、皮脂腺和汗腺。在VIN Ⅲ的老年患者 (50～60岁) 中，此受累比率接近60%。扩展至皮肤附件的瘤变深度介于 0.43 ~ 3.60 mm，平均深度为 1.53 ± 0.77 mm (0.76 ~ 2.3 mm，95% 可信区间) 。在无毛发生长部位，扩展至皮脂腺的瘤变平均深度是 1mm。

VIN 的治疗包括毛发区深度 2 ~ 2.5 mm 和非毛发区深度 1mm 的组织切除或去除术，外缘至少 3mm。在 Paget 病，治疗深度应在 3 ~ 4mm，外缘应达 6 ~ 10mm。

阴蒂的上皮很薄，在性反应中起重要作用。因此，阴蒂部位的 VIN 的治疗应慎重，应在放大设备下操作，要小心保护功能并保留之间组织。另外，还要小心操作，避免阴蒂包皮和阴蒂头之间的粘连。

切除方法

冷刀切除术

治疗 VIN 最直接的方法是冷刀切除术。如同所有的治疗方法，保存功能是重要目标。在外阴，保存功能包括解剖结构的美观。因此，应尽量避免外阴的全部切除术。如果需要行外阴切除术治疗广泛的多中心性病变，患者应接受专业的皮肤移植和整形重建术 (图 25-1*A* 至 *I*) 。

行冷刀切除术后，皮肤创缘的缝合应无张力 (图 25-2 *A* 至 *E*) 。如果基本的缝合会引起变形，可用带蒂皮瓣移植来修复创面缺损 (图 25-3*A* 至 *D*) 。因为阴部内动脉及其分支提供了外阴的主要血供，带蒂移植皮瓣的基底应大约为其高度 2 倍 (图 25-3 *E* 至 *H*) 。偶尔需要用游离皮片连接，如用游离的移植皮片闭合创面 (图 25-4 *A* 至 *I*) 。

当瘤变分布广泛时 (例如：累及大阴唇、小阴唇、阴道前庭和会阴)，应行外阴皮肤切除术。术前，从大腿或臀部取厚皮移植片。行外阴皮肤切除术即在脂肪和真皮相间水平横切皮肤。保留脂肪组织。小阴唇和阴蒂系带可能被切除，因为它们太薄，无法部分切除。移植片缝合在脂肪创面上，形成重建的、有功能的外阴 (图 25-5*A* 至 *D*) 。

CO_2 激光切除术

超频CO_2激光器连接在阴道镜 (显微镜) 上，手术方式类似于锐性手术刀切除术 (图 25-5*E*) 。一个高度聚焦的激光束其光点或者说光束的直径小于1mm，可用于精确地切割组织，且无焦痂形成 (图 25-5*F* 和 *G*) 。

1:100的垂体加压素溶液皮下注射产生血管收缩效应，可预防激光穿透远端组织，并有助于进一步止血。激光束也可用于行真皮内，或厚层皮肤切割 (图25-6*A*至*H*) 。激光切割皮肤薄，不需植皮愈合。这一技术要求熟练的组织切割操作以达到平行的切割。激光薄切割必须用超频激光以避免不可逆的组织热损伤 (图25-7*A*至*C*) 。这种切割与冷刀切割相比有两个优点：一是可提供一个相对大的组织标本做病理检查和判断切缘情况。二是可使外科医师仅在真皮的网状结缔组织内切割，因此避免了植皮的需要。当激光薄切割完成后，切面涂抹磺胺嘧啶银 (Silvadene) 。告知患者每日用人造海盐洗浴 2 次 (速溶海水) ，每日 3 次睡前用磺胺嘧啶银涂抹创面。

去除术

激光汽化，或 CO_2 激光去除，可用于治疗 VIN。去除术必须在对患者进行充分的取活检送病理检查并将病变处绘图、排除浸润性鳞状细胞癌后进行。汽化应根据毛发生长区域和非毛发生长区域的治疗常规进行。从 20 世纪 90 年代末期开始，激光汽化的规范包括应用超频激光来减少邻近部位的热损伤 (图25-8*A*至*C*) 。汽化操作必须谨慎，避免皮肤三度烧伤形成瘢痕 (图 25-8*D* 至 *I*) 。

通常，激光汽化与切割同时进行。汽化主要用于皮肤的切缘 (图 25-9*A* 至 *C*) 。阴蒂部位是用超频激光汽化治疗的理想部位，因为这一技术可去除 VIN 病灶，同时保留正常组织。激光汽化治疗后，术后处理常规与 CO_2 激光薄切割相同。

其他方法

冷冻术和局部应用5–氟尿嘧啶软膏治疗效果不确定，故不用于 VIN 的治疗。这些技术与先前讨论的几种方法相比无优越性，且有自身固有的缺点。它们惟一潜在的优势是操作相对简单，不需要高超的技术。但是，如果临床医师不能运用切除术或激光对 VIN 进行适当的治疗，那么，就谈不上掌握对此病的治疗。

特殊问题的思考

外阴Paget病是另外一种VIN。与原位鳞状细胞癌不同，病变细胞可来自外阴特殊汗腺 (顶浆分泌腺) 或直接从具有全能分化潜能的基底层下储备细胞转化而来。偶尔，外阴 Paget 病可呈浸润性。由于 Paget 病易发生在汗腺，故常在多部位复发。这一病变的自然进程是切除和复发无休止的循环 (图25-10A) 。治疗的关键是全层和周边广泛切除。即使切割边缘无病变，外阴Paget 病也经常复发。因此，需要密切随访。阴道镜检查是有帮助的，取可疑部位做病理检查，尤其是接近切缘部位，是非常必要的。同时，肛周皮肤也应仔细检查。要治疗这种疾病，病理分析至关重要 (图 25-10*B*和*C*) ，因此，切除术是Paget病的最佳治疗方式。

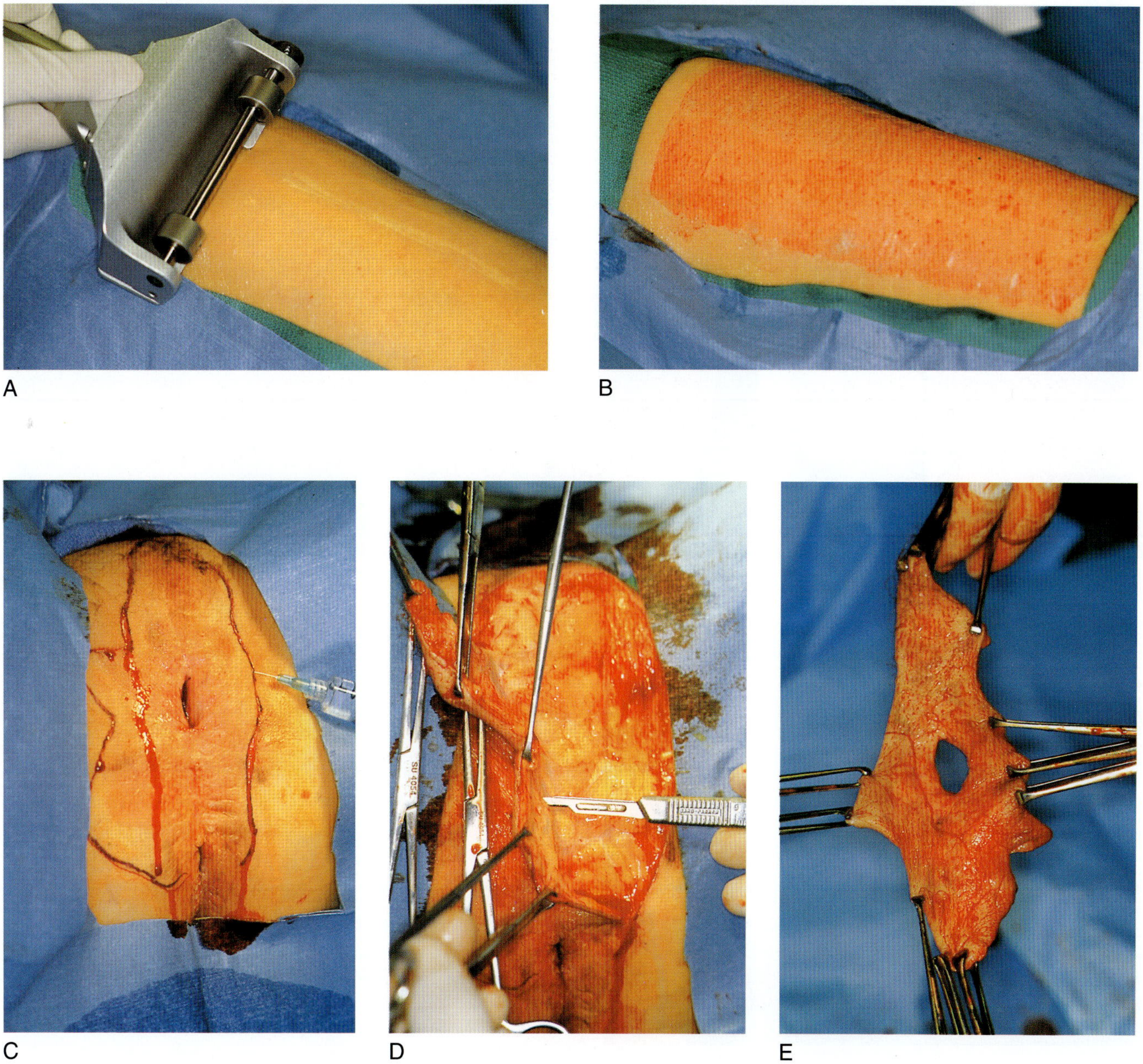

图 25-1　**A**. 行外阴单纯切除术前，获取厚皮移植片。**B**. 大腿取材部位覆盖无菌敷料，保留敷料直至脱落。**C**. 画线标记切割边缘，皮下注射 1∶100的垂体加压素稀释液。**D**. 外阴皮肤全层切除。手术应尽可能多地保留脂肪组织。**E**. 标本切除后，做好标记，以便对切缘进行精确的病理评估。(待续)

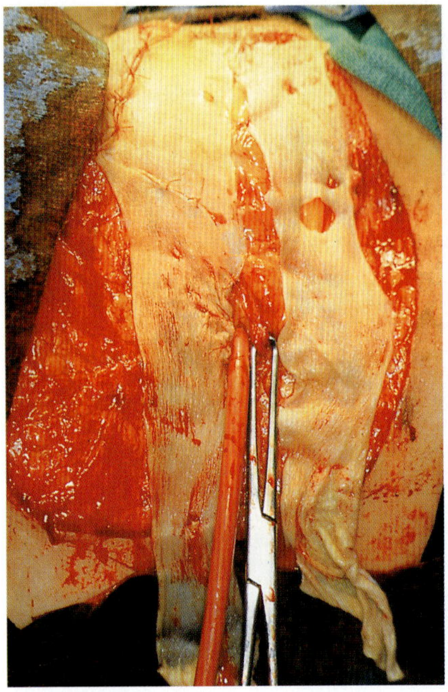
F

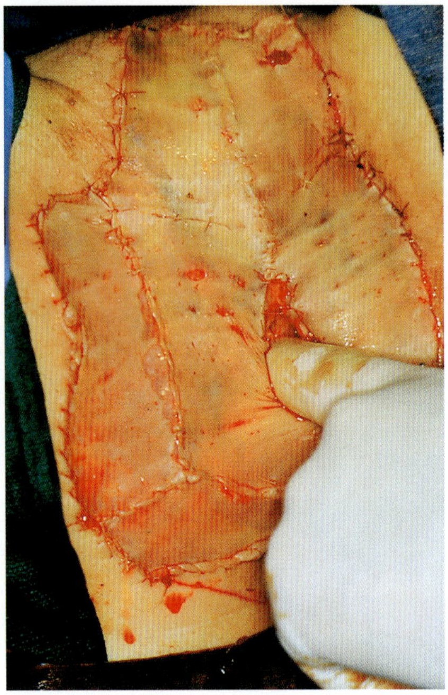
G

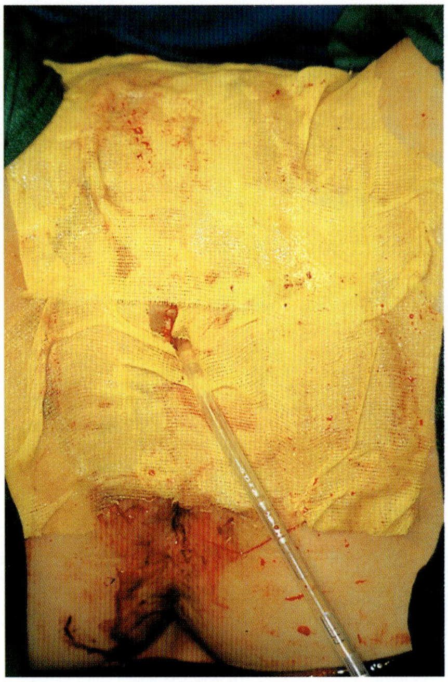
H

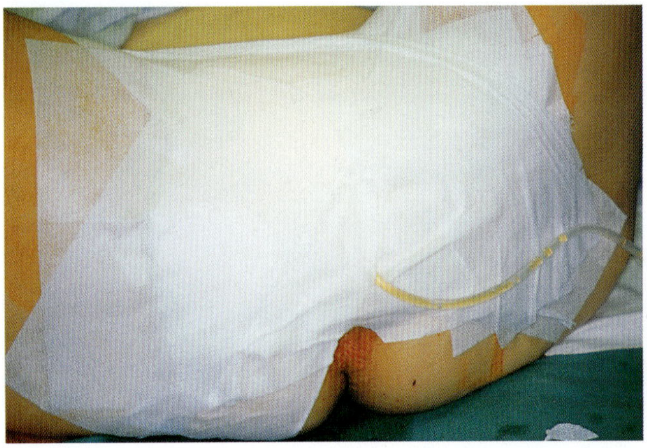
I

图 25-1　**F**. 为闭合创面，将厚皮移植片置于创面上。**G**. 将移植皮瓣缝合在一起以覆盖大面积切除产生的皮肤缺损。**H**. 给患者安置导尿管，将一块细网状纱布置于移植片上。**I**. 细网状纱布上方覆盖 Curlex 均衡张力敷料。

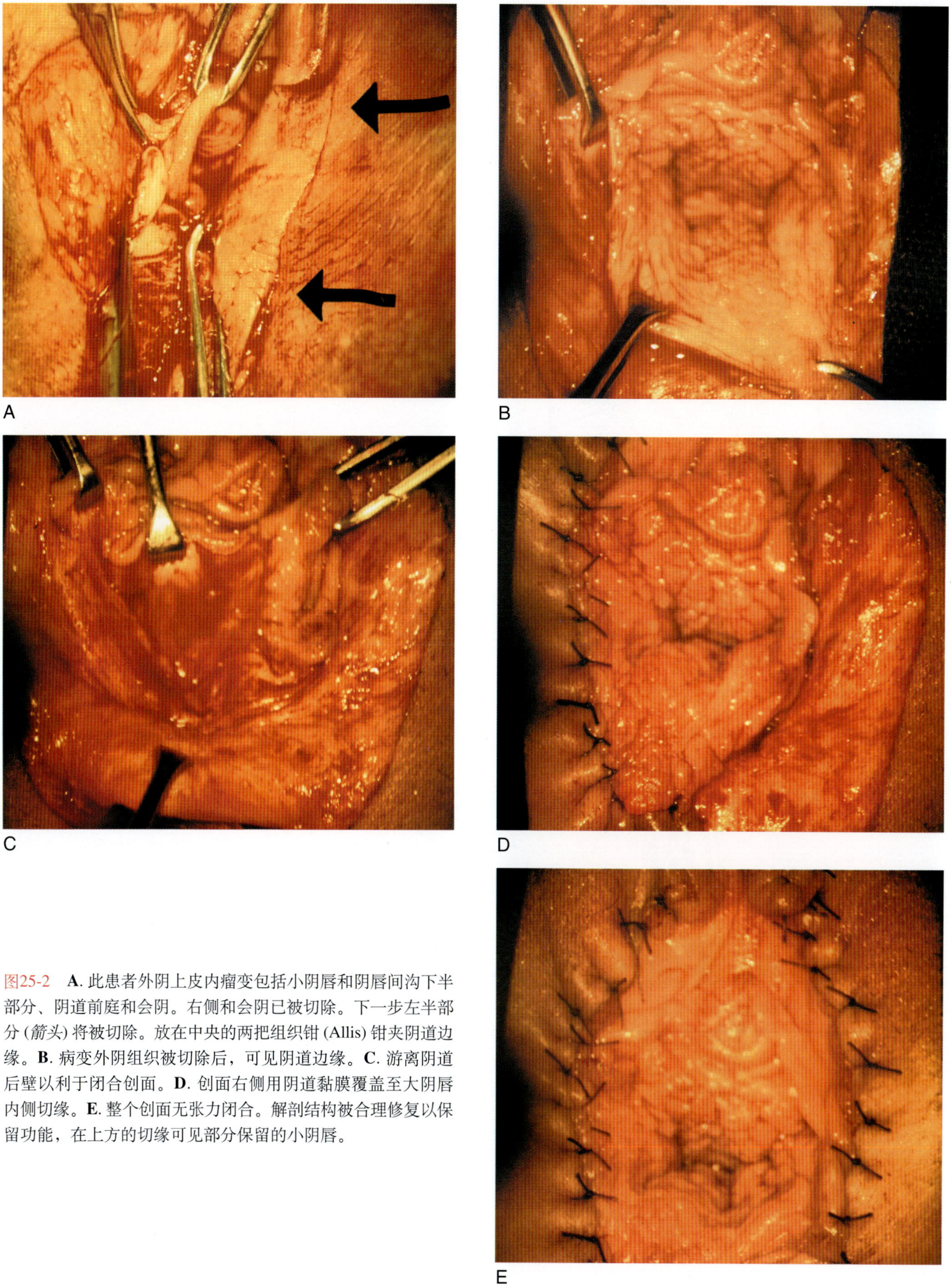

A　B　C　D　E

图25-2　**A**. 此患者外阴上皮内瘤变包括小阴唇和阴唇间沟下半部分、阴道前庭和会阴。右侧和会阴已被切除。下一步左半部分（*箭头*）将被切除。放在中央的两把组织钳（Allis）钳夹阴道边缘。**B**. 病变外阴组织被切除后，可见阴道边缘。**C**. 游离阴道后壁以利于闭合创面。**D**. 创面右侧用阴道黏膜覆盖至大阴唇内侧切缘。**E**. 整个创面无张力闭合。解剖结构被合理修复以保留功能，在上方的切缘可见部分保留的小阴唇。

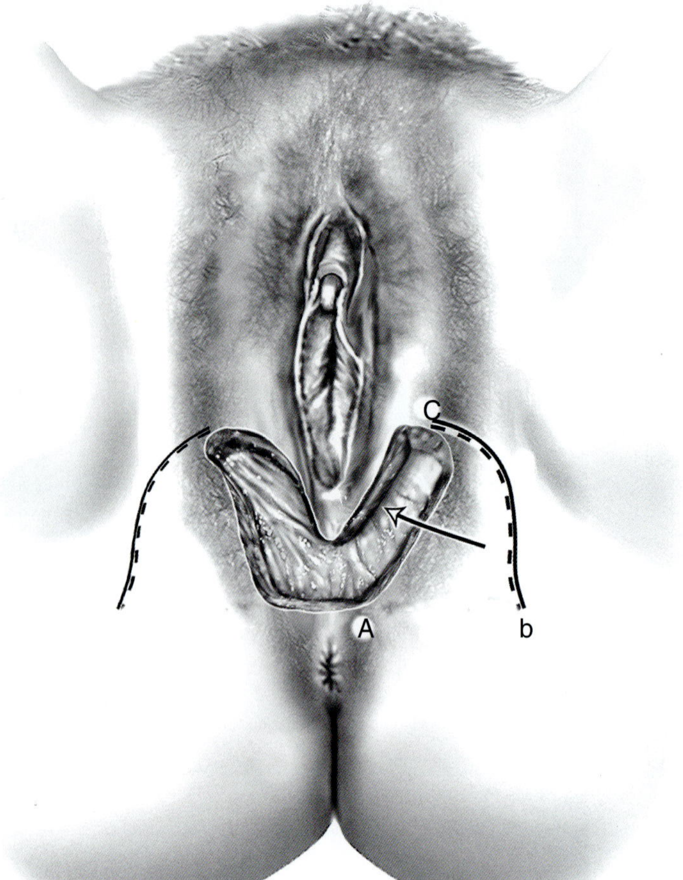

A

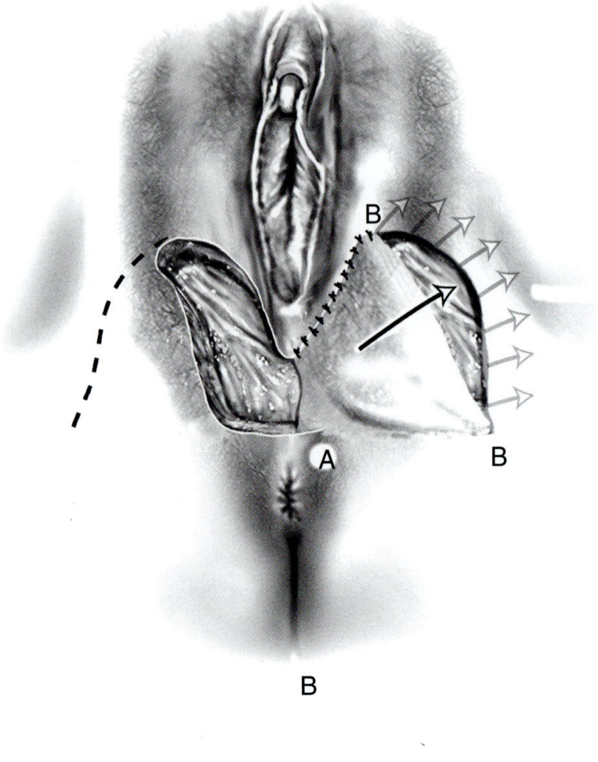

B

图25-3 **A**. 此患者因原位癌行会阴和阴唇下半部的切除术。基底部为创面高度的 2 ~ 3 倍的带蒂皮瓣被标记出范围。皮瓣旋转方向如图示（*箭头*所示）。**B**. 左侧带蒂皮瓣旋转后，与切缘缝合。游离侧方切缘，使活动度增强(*箭头*所示)，缝合无张力。(待续)

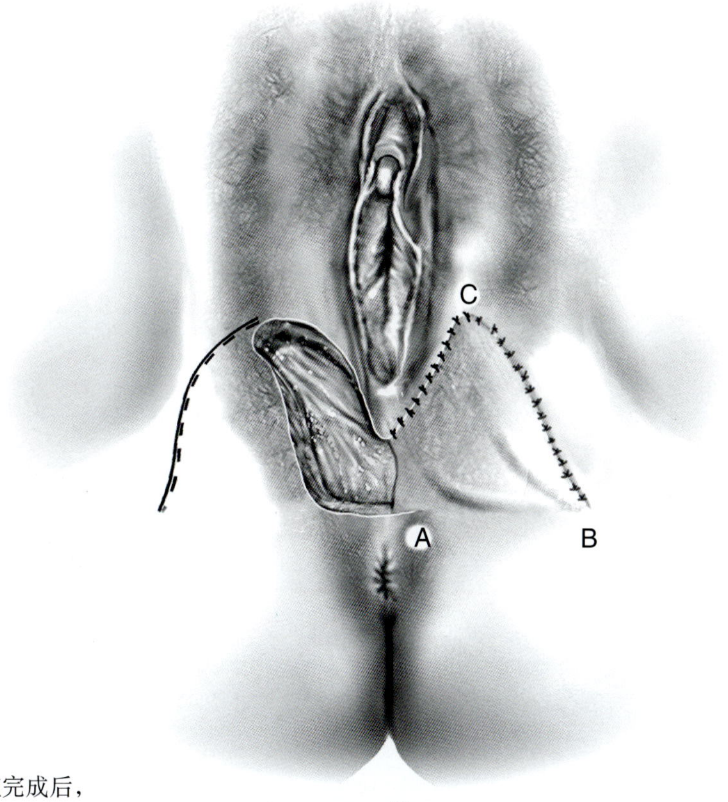

C

图 25-3　**C**. 右侧带蒂皮瓣以同样方式游离。**D**. 移植完成后，创面被闭合。在下方，或者移植皮瓣末梢，皮瓣对合处部分可与组织粘合在一起，而不用缝合。(待续)

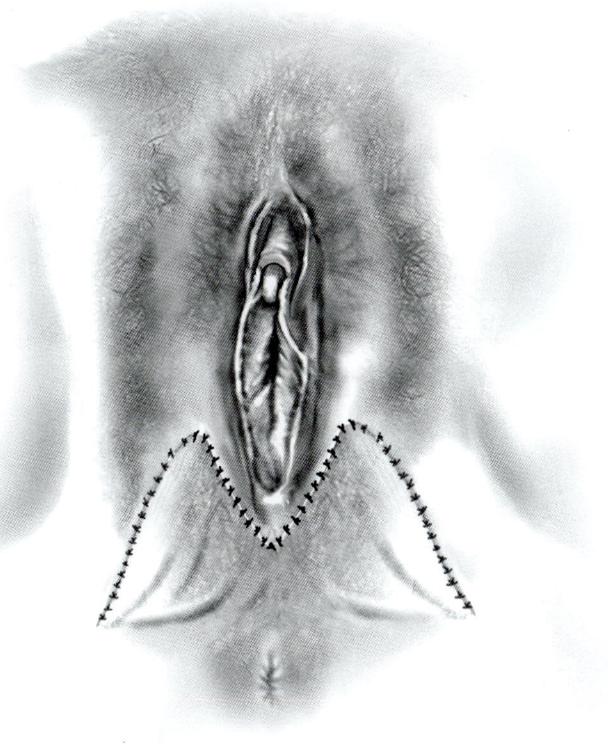

D

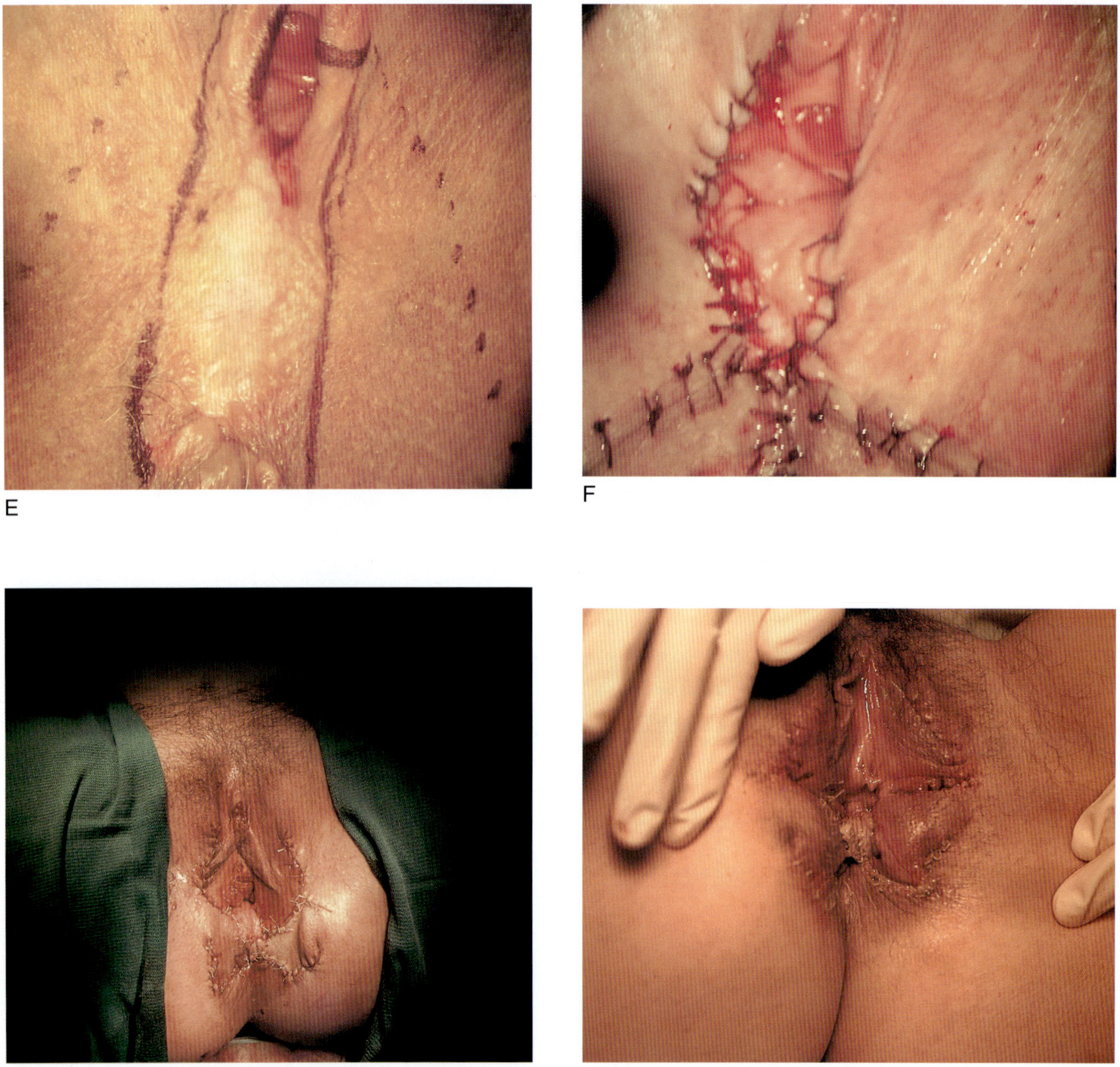

E F G H

图 25-3 **E**. 在这一大范围的外阴组织切除后，用带蒂皮瓣闭合创面是很必要的。**F**. 最先关闭阴道口周围切缘，然后用皮瓣关闭会阴和肛周的组织缺损。 **G**. 大范围的外阴原位癌切除后，用对合和旋转带蒂皮瓣相结合闭合创面的方法。患者左侧膨出于术后2个月消失。**H**. 图G术后2周，显示移植皮瓣生长、颜色良好。

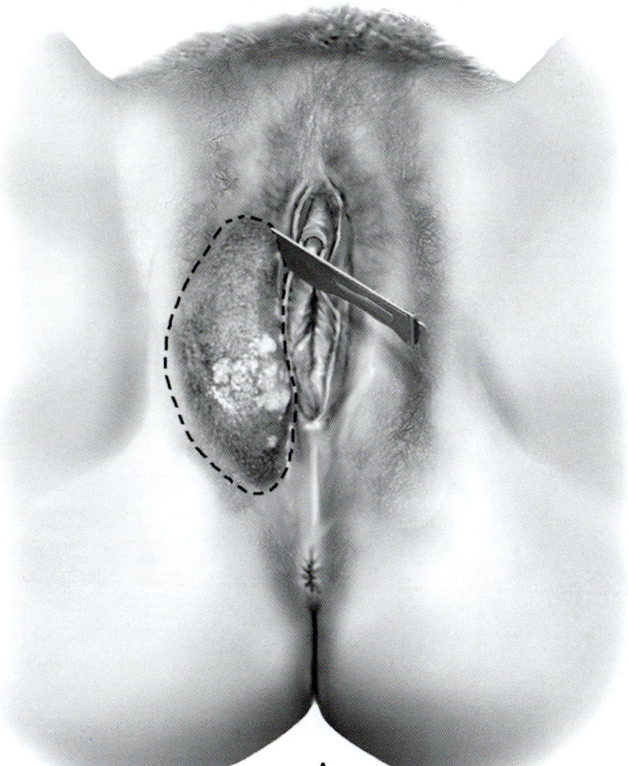

A

图 25-4　**A**. 大阴唇的大范围区域行单纯切除术。**B**. 由于张力过大，切割创面无法进行基本缝合关闭。(待续)

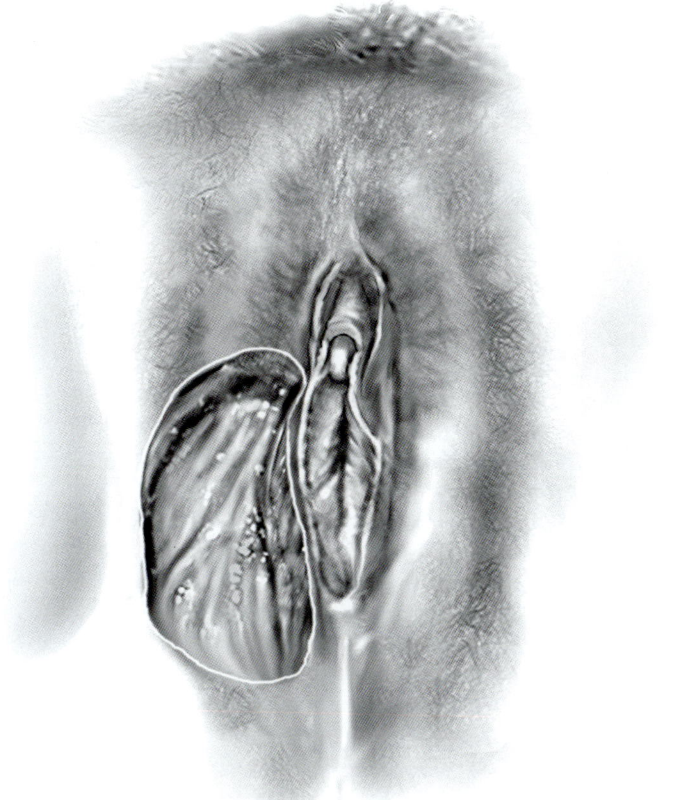

B

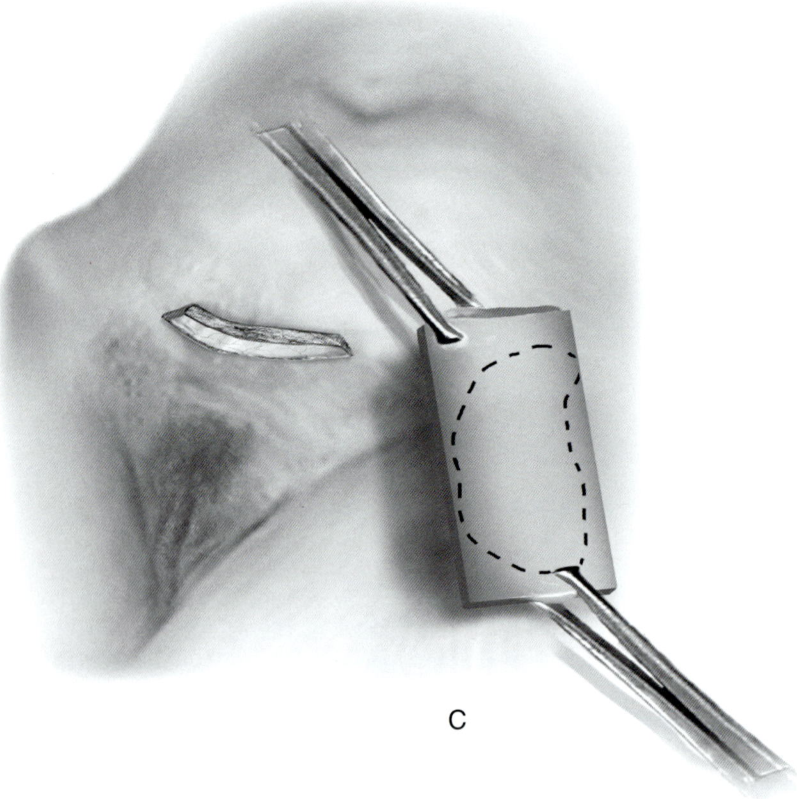

C

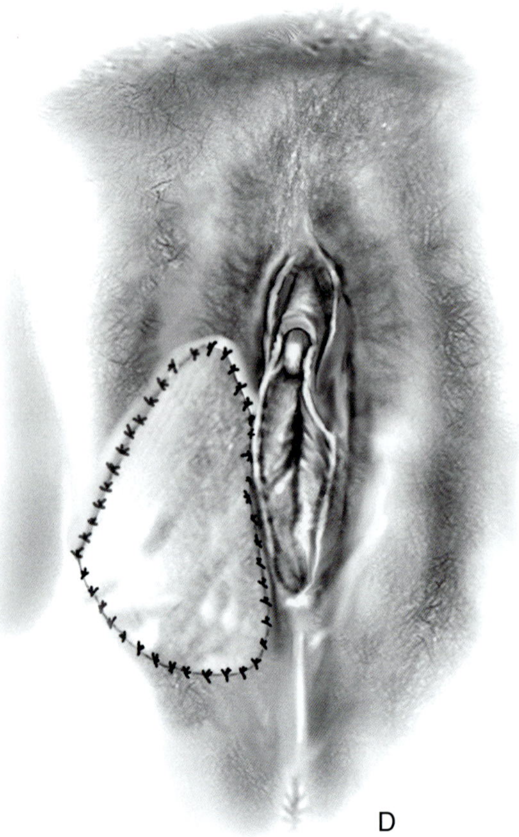

D

图 25-4 **C**. 切取腹部一片全层厚皮片，除去脂肪组织。**D**. 修剪移植皮片，缝合到创面上。**E**. 此患者因外阴上皮内瘤变3级累及大阴唇、小阴唇、阴道前庭和会阴，需行右侧外阴切除术。(待续)

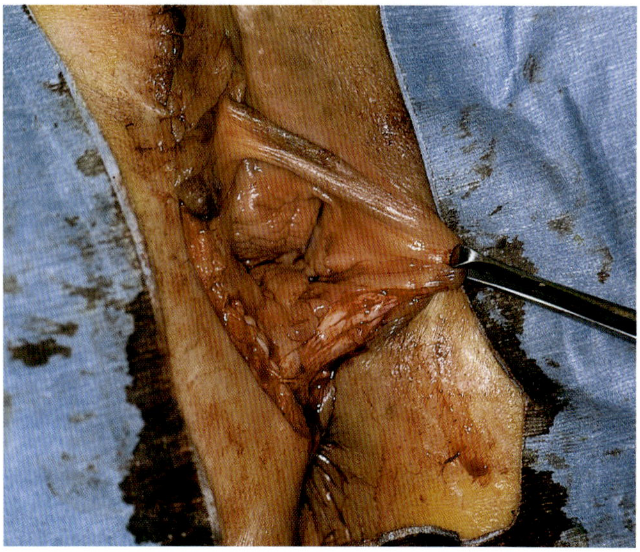

E

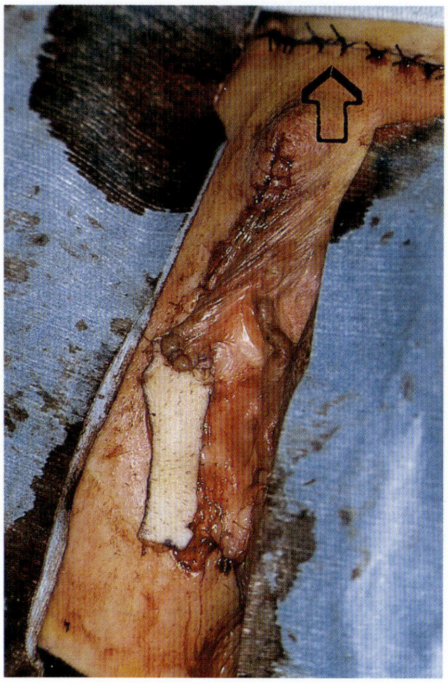

F

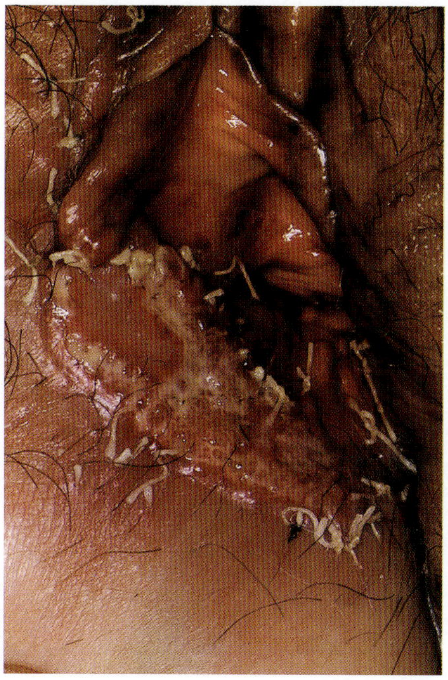

G

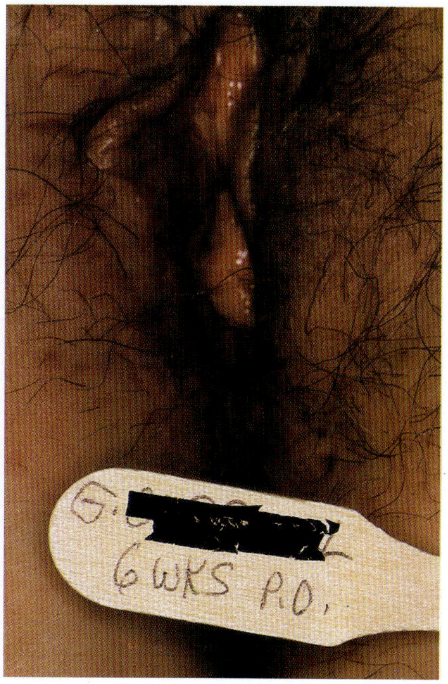

H

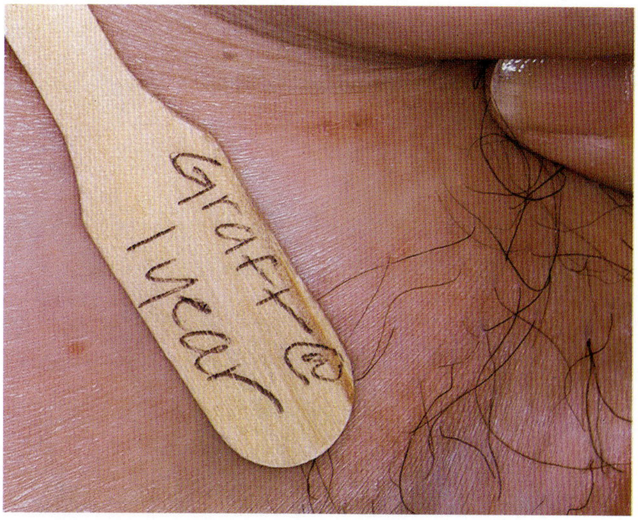

I

图25-4　**F**. 获取一块全层厚皮片行无张力创面闭合。移植皮片取自下腹部（箭头所示）。**G**. 手术 10 天后，移植皮片的上皮脱落，下面的真皮层呈正常的、粉红色外观。**H**. 术后 6 周，移植皮片部位与周围正常组织不易区分。**I**. 术后 1 年移植皮片部位。

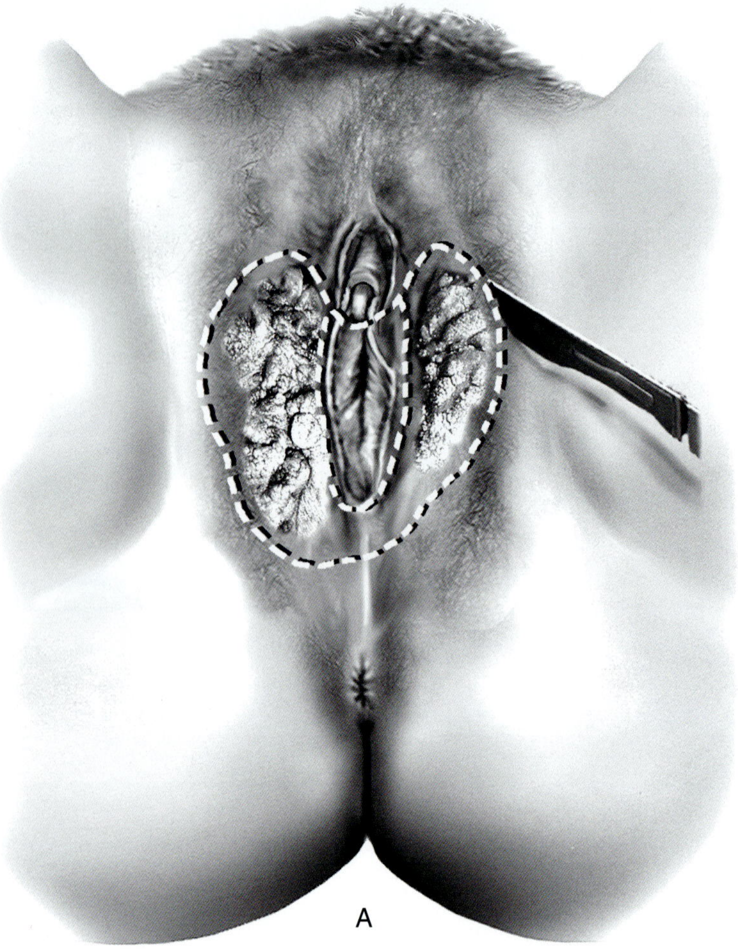

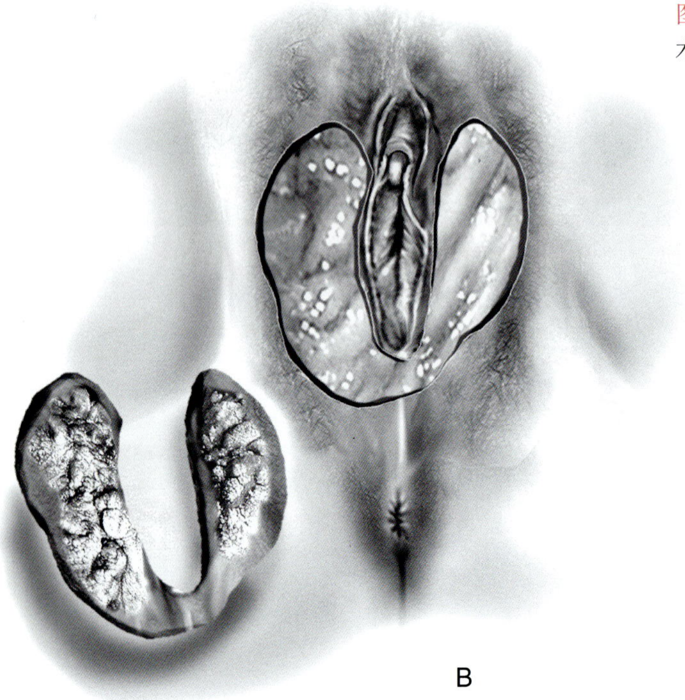

图25-5 **A**. 大阴唇和小阴唇外侧切除，或称外阴皮肤切除术。**B**. 皮肤在脂肪层水平切除，出血较少。(待续)

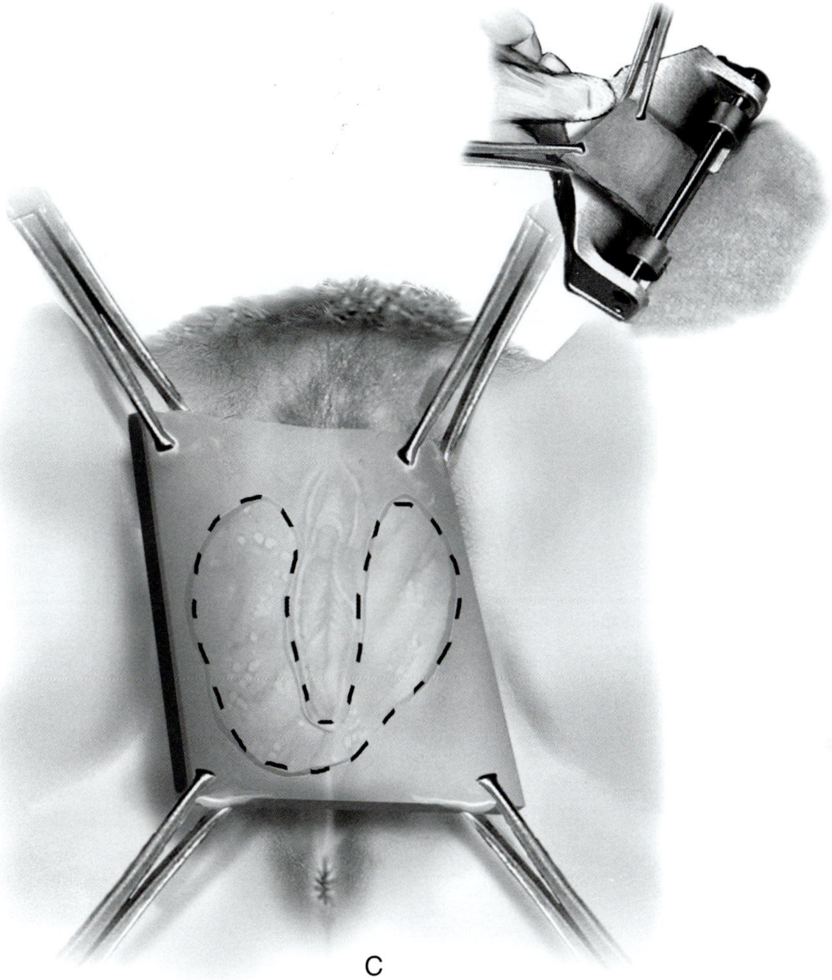
C

图 25-5　**C**. 将一块完整鼓膜样的厚皮移植片置于切口缺陷上方，沿创面的形状精确剪切。**D**. 在缝合的移植皮瓣上覆盖压力敷料，原状保留至少1周。敷料1周后去除并更换。(待续)

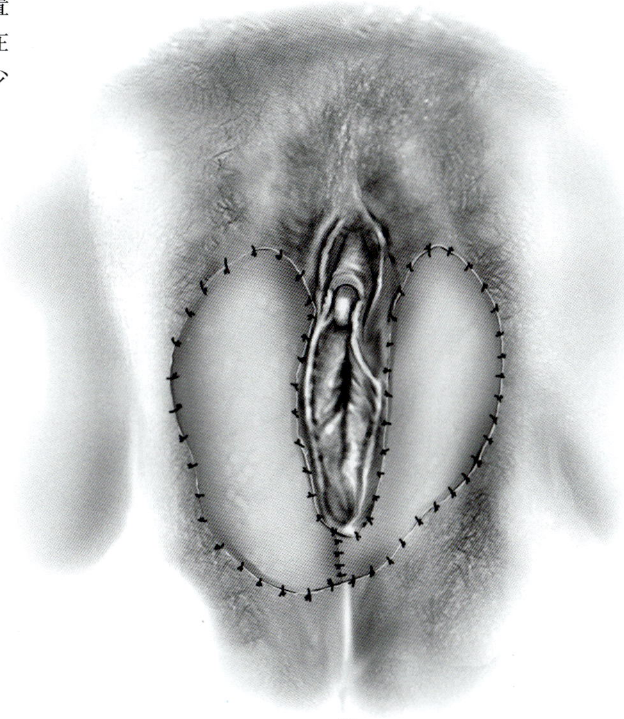
D

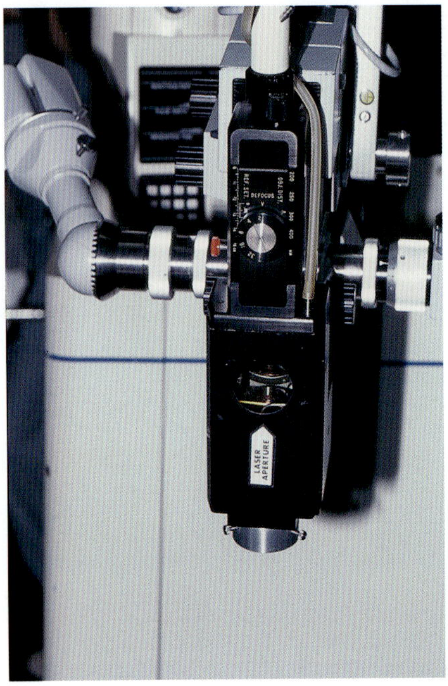

E

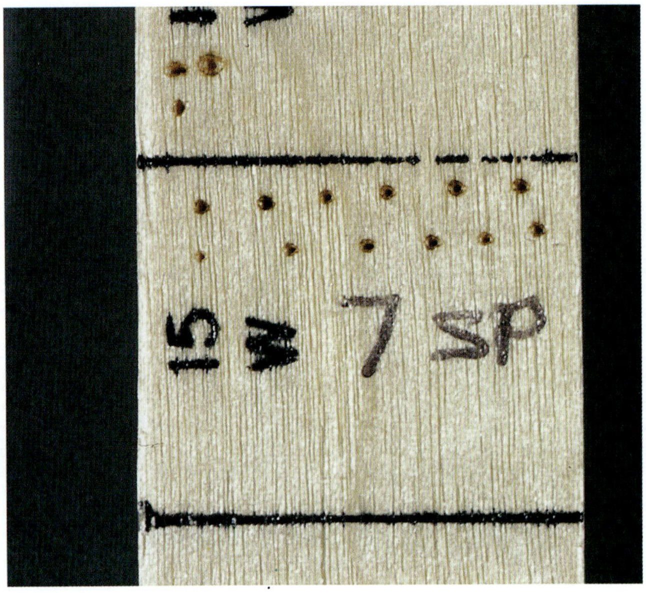

F

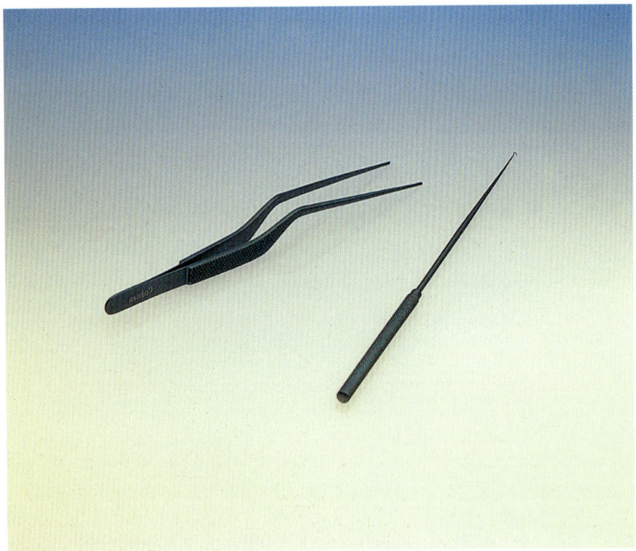

G

图25-5 **E.** 目前最好的治疗下生殖道瘤变的CO_2激光设备是超频 CO_2 激光器（超脉冲）。这一设备的优点包括通过应用显微镜和显微操作器精确控制以及最低限度的热损伤。其创口在愈合和导致组织失活方面与冷刀切割创口相同。**F.** 激光产生的烙印或激光点，可用一个干燥的消毒木制舌形薄片来测试。激光点直径为0.5mm～1mm。这些激光点是用于切割，而不是用于汽化。**G.** CO_2 激光器薄切割的辅助器械是一种长手柄的细皮肤拉钩和带有 Brown 型齿的长镊。

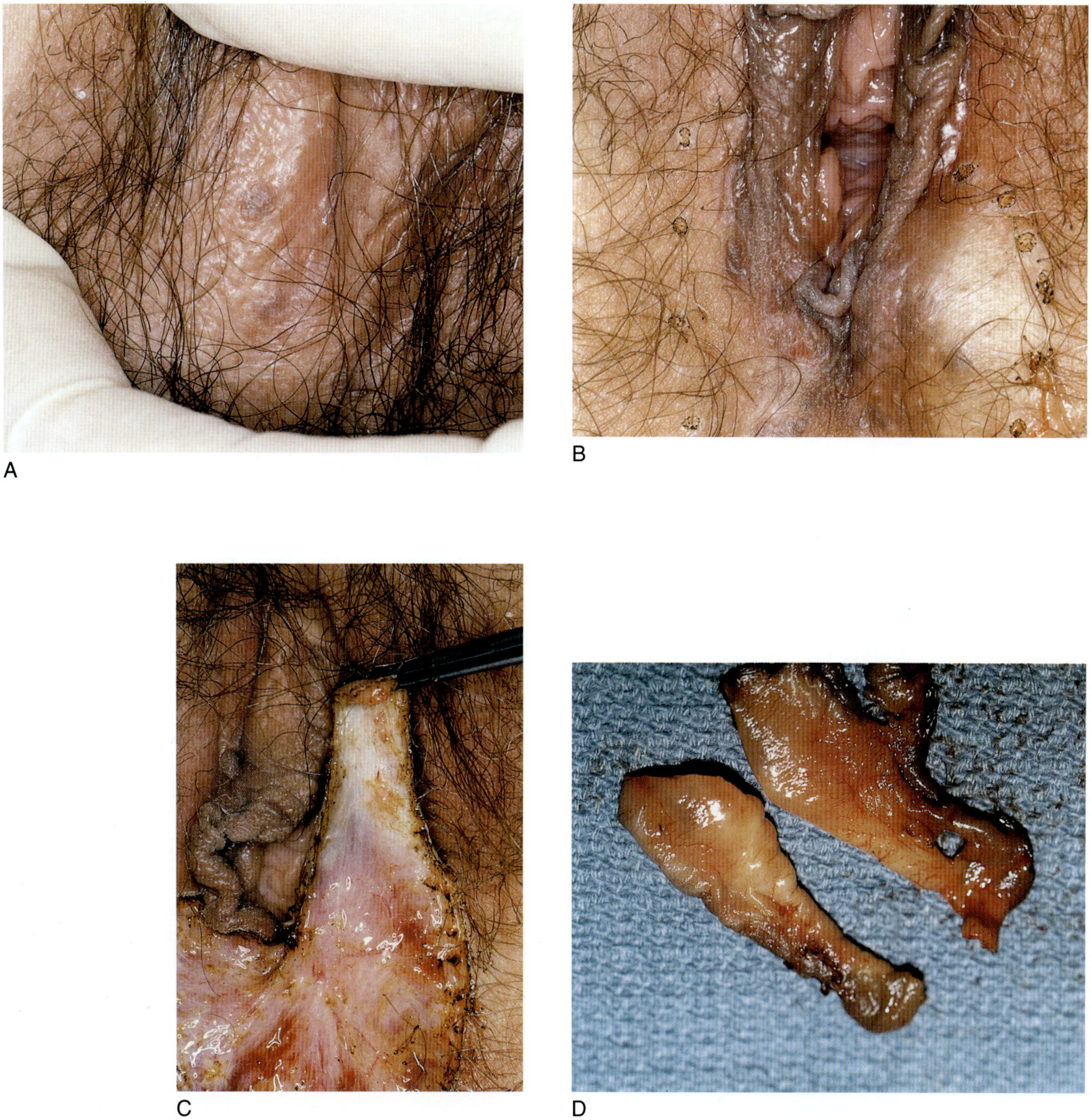

图 25-6　**A**. 28 岁，外阴上皮内瘤变的典型病灶在大阴唇和会阴。**B**. 切除区域皮下注射 1∶100的垂体后叶素稀释液，并用激光烙印标记切割范围。**C**. 一个完美的薄层切割可展现下方的粉红色真皮层。**D**. 切除两块外阴皮肤并送病理检查。(待续)

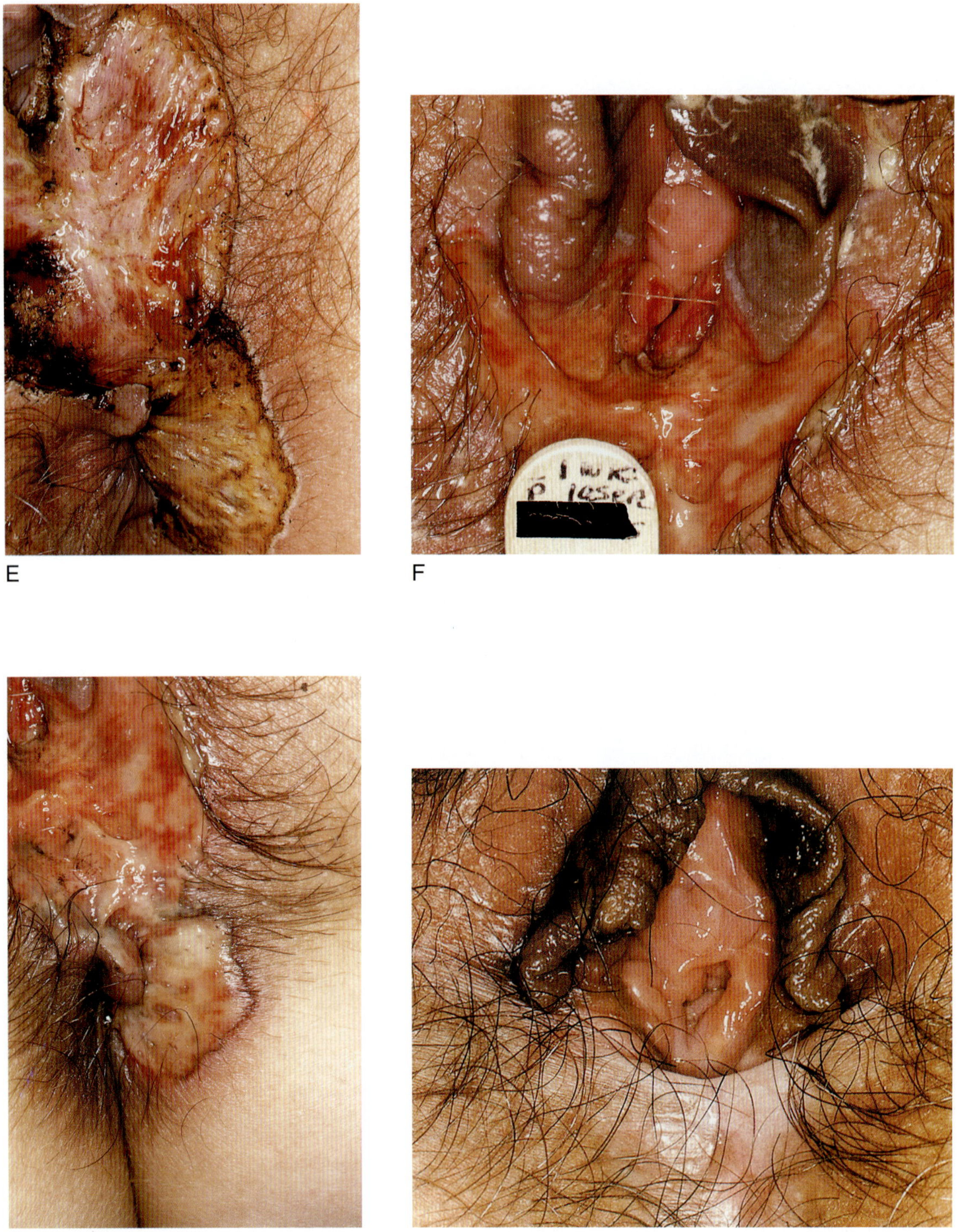

E F

G H

图25-6 **E**. 切割完成后，肛周皮肤局部区域 (左) 被汽化。汽化和激光锐性切割的创面可以区分。汽化组织呈现热损伤表象 (黄色及黑色焦线)。**F**. 术后 1 周，薄层切除创面情况 (× 4)。**G**. 术后 2 周，创面的阴道镜下观 (× 10)，显示汽化和薄层切除创面不同的愈合程度。**H**. 术后 6 周，创面完全愈合。

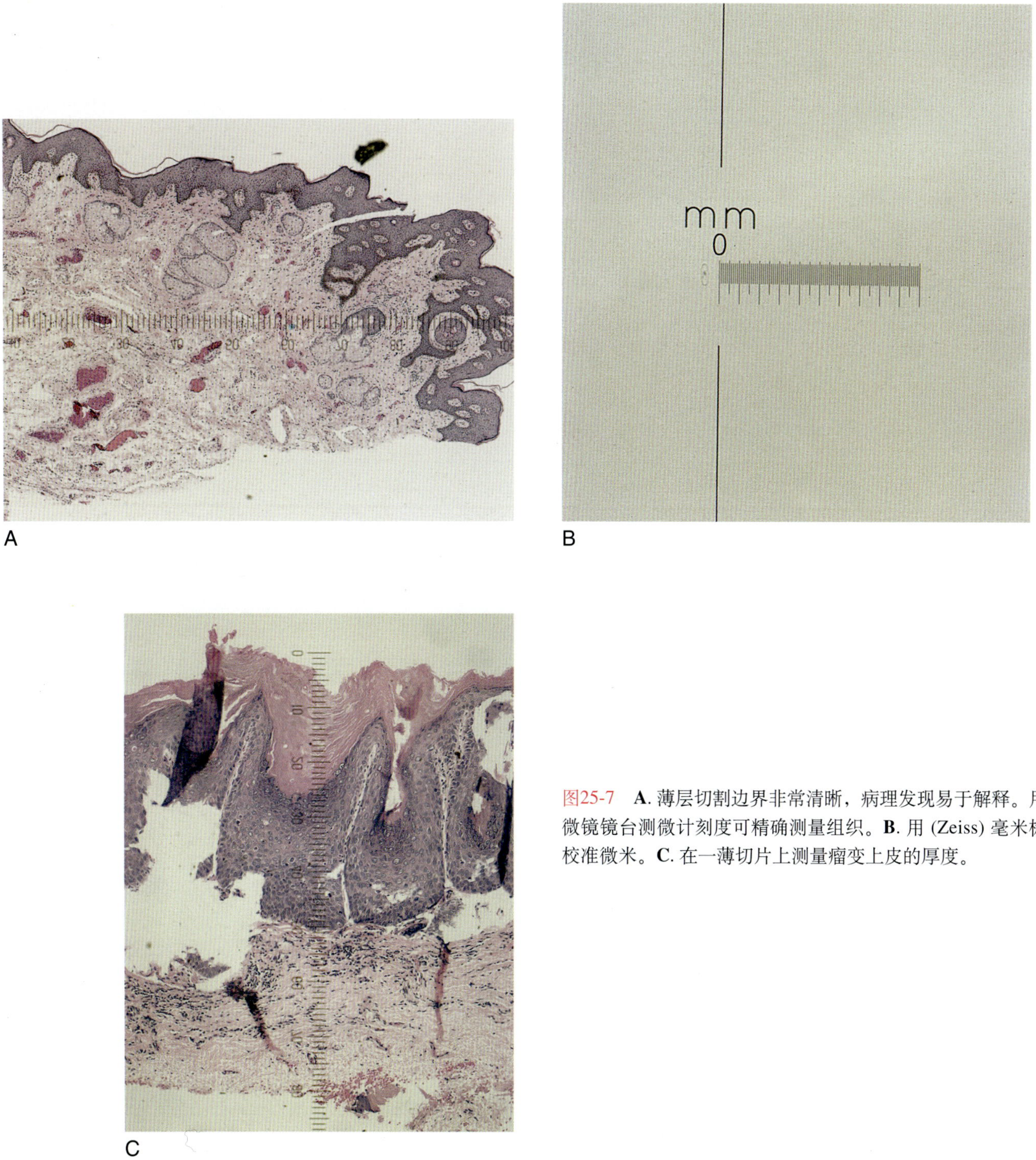

图25-7 **A**. 薄层切割边界非常清晰，病理发现易于解释。用显微镜镜台测微计刻度可精确测量组织。**B**. 用 (Zeiss) 毫米标准校准微米。**C**. 在一薄切片上测量瘤变上皮的厚度。

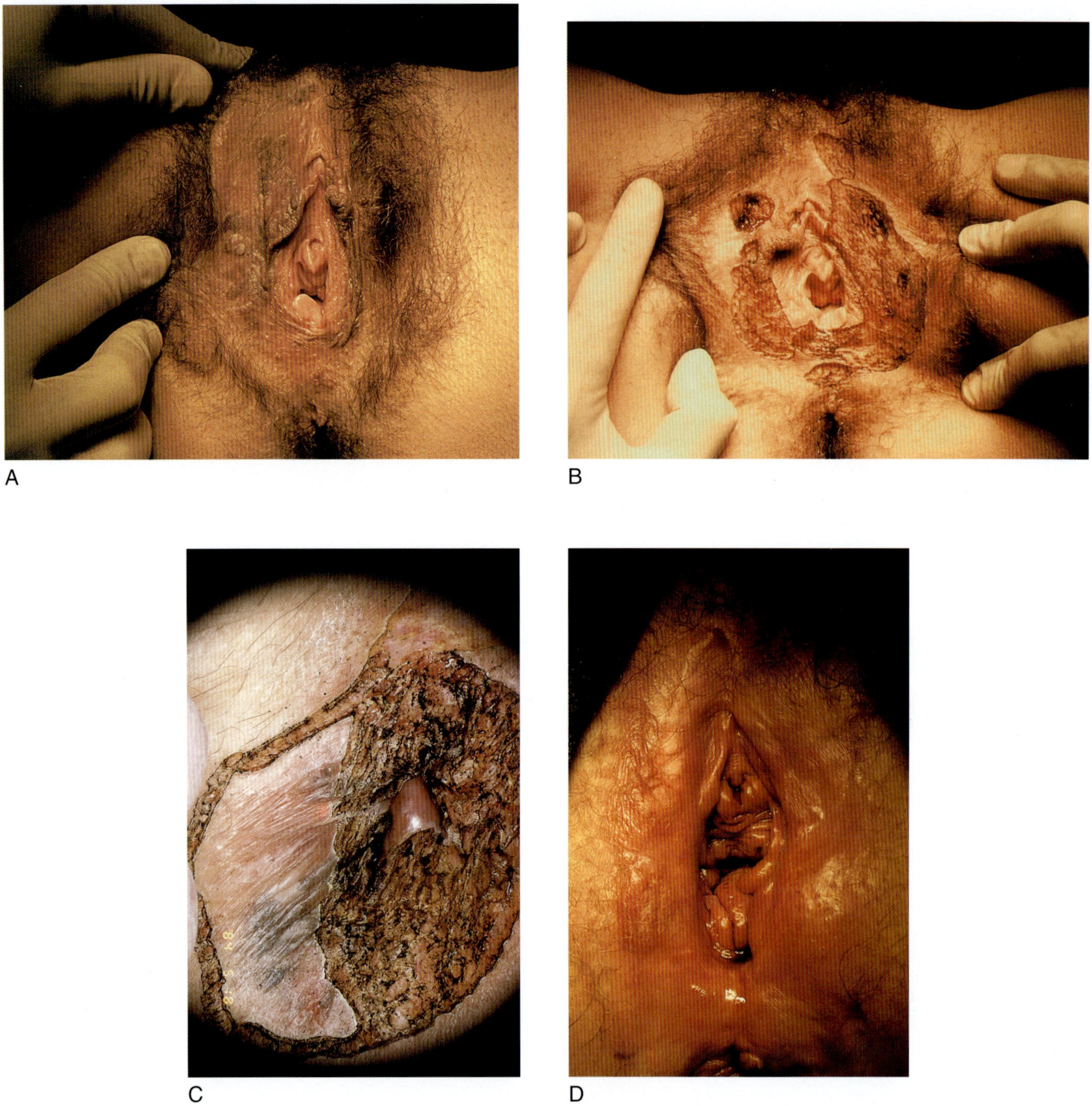

图 25-8 **A**. 这些多发的、有色素沉着的疣状病变是外阴上皮内瘤变 (VIN) 的特征。人乳头状瘤病毒分型为16型DNA。**B**.术后即刻，所有原来可以看得见的病变已完全汽化。**C**. 肛周VIN Ⅲ病灶汽化后的放大图像，显示清晰的手术细节和经过控制的创面的深度。**D**. 38 岁患者，活检证实左侧和右侧大阴唇 VIN。(待续)。

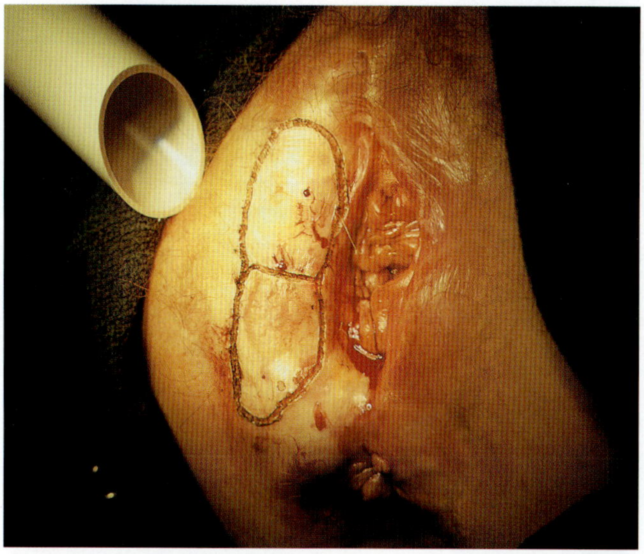

E

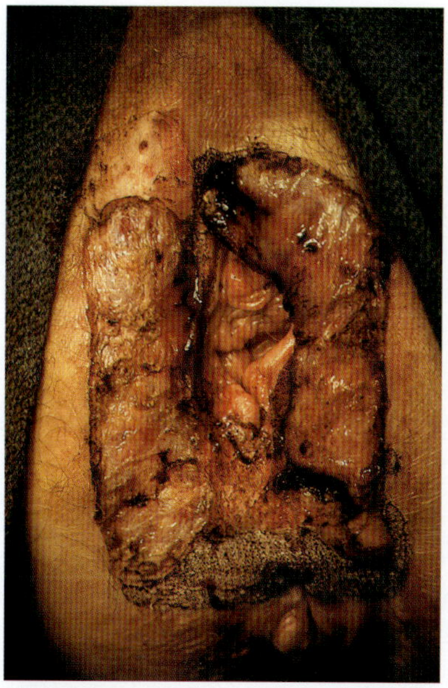

F

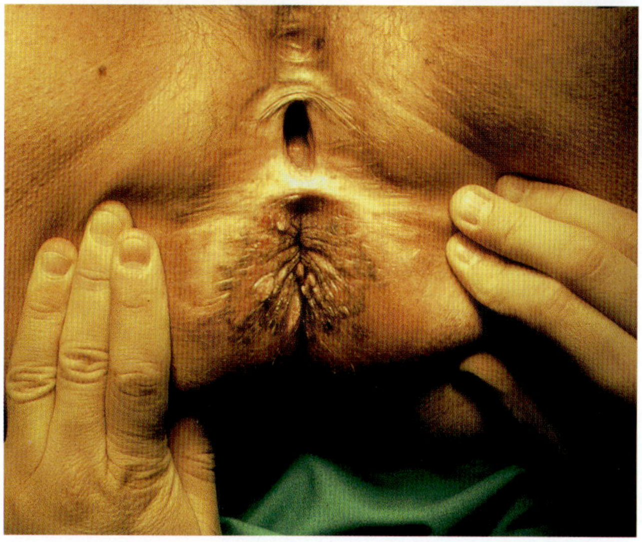

G

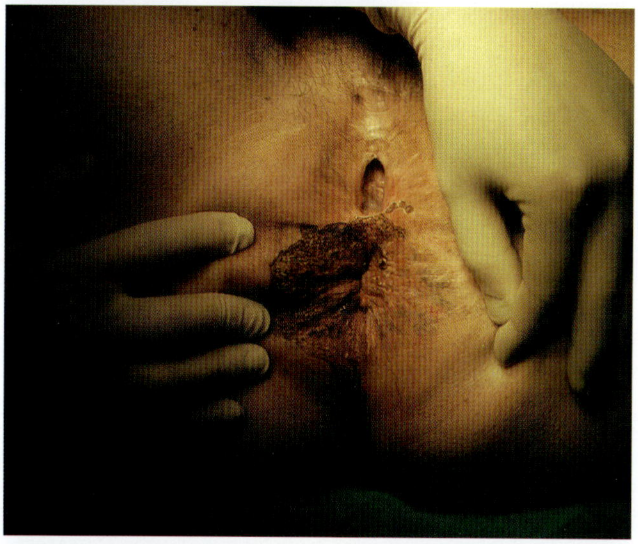

H

图 25-8　**E**. 用激光束标记右侧大阴唇应汽化的范围。**F**. 两侧汽化都已完成。**G**. 本例曾因外阴原位癌行外阴切除术。肛周皮肤表现典型 VIN 病变。活检提示原位癌。**H**. 右半侧肛周和肛门远端的皮肤被汽化。左边将进行分级并在8周后汽化。**I**. 术后 8 月，肛周皮肤已愈合，且无瘤变表现。

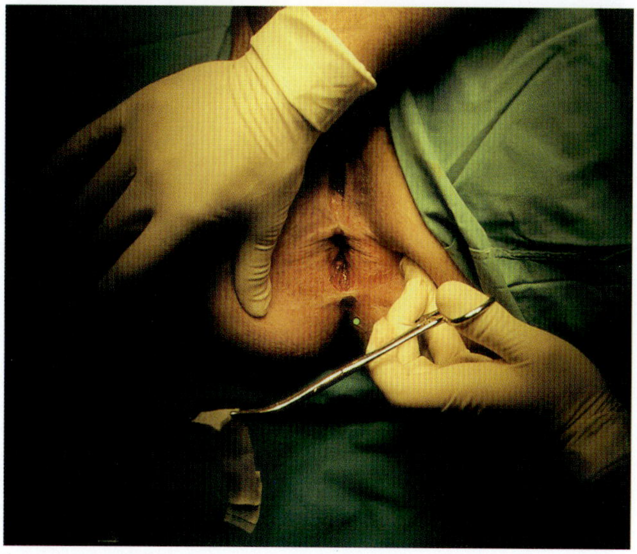

I

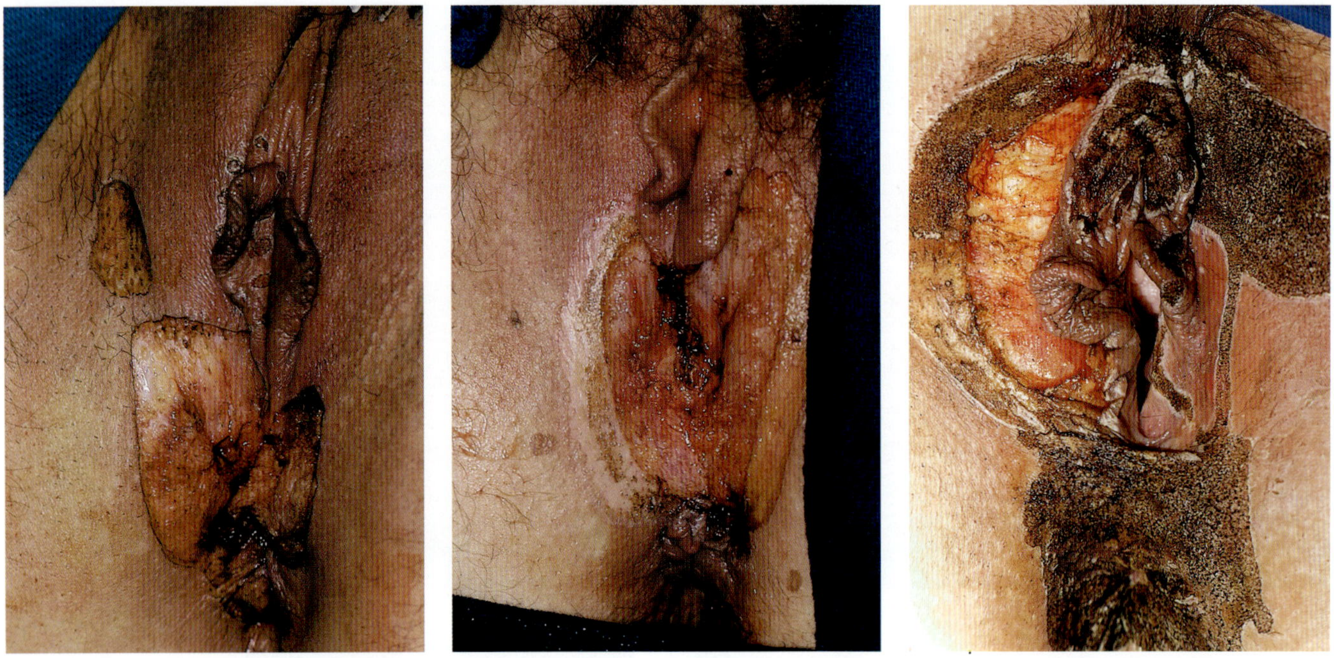

A B C

图 25-9 **A**. 本例因外阴上皮内瘤变行切除术和 CO_2 激光汽化联合治疗。**B**. 广泛的外阴上皮内瘤变 3 级，病变绝大部分已被切除，外缘用激光汽化进一步扩大。**C**. 右侧大阴唇内侧被切除，外阴的其余部分被汽化，周缘宽 5mm。

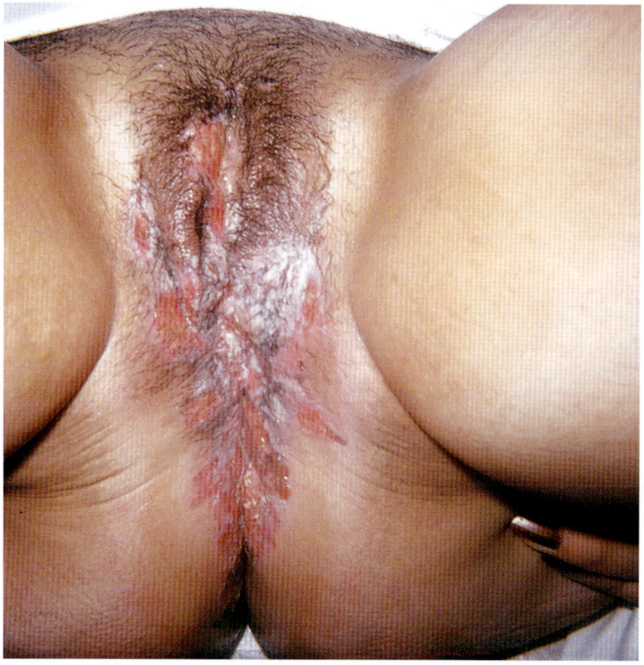

A

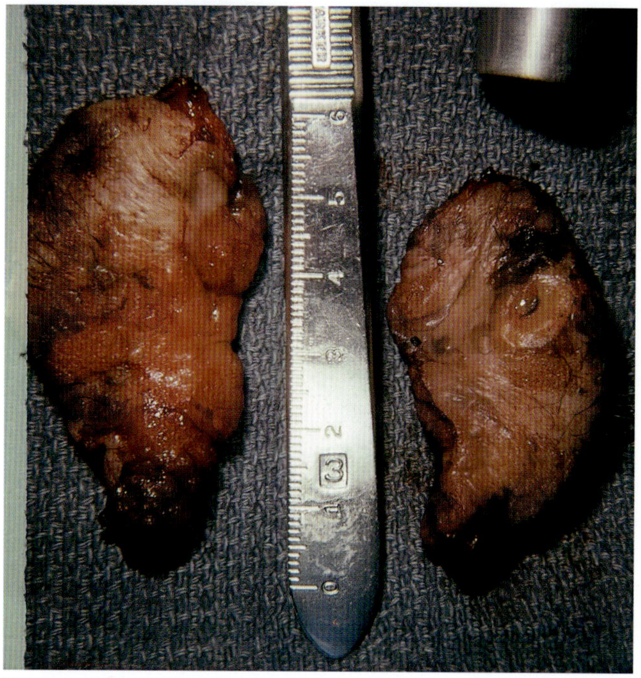

B

图25-10　**A**. 本例患有外阴广泛的Paget病。可见红色受累区域和病变多中心分布的特点。**B**. 初次就诊 2 个月后，图 A 患者行大范围的外阴切除术。**C**. 6 年后，图 A 和 B 所述患者的外阴阴道镜照片。会阴和肛周皮肤可疑区域需行活检。

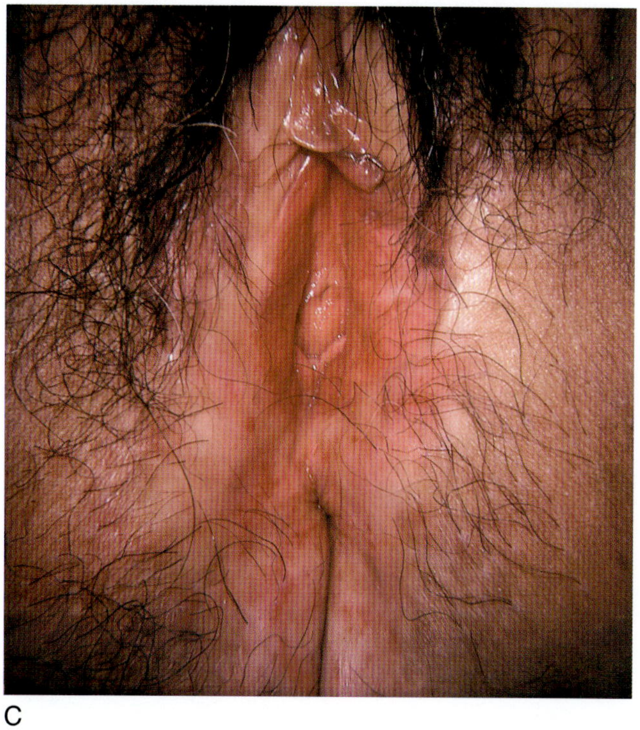

C

（于丹 译　夏恩兰　陈丽玉 校）

第四部分

特殊情况下的处理

第 26 章

人乳头状瘤病毒DNA分型和疫苗接种

人乳头状瘤病毒 (HPV) 分型已经并将成为极其重要的筛查内容，不仅针对细胞学检查为 ASCUS 的妇女，也针对HPV疫苗接种志愿者的未来选择。最近有一份 HPV-16 疫苗的对照性试验报道。2392 名年龄为16～23岁的女性被分成2组，1194名给予疫苗，1198名给予安慰剂。试验开始时和试验 7 个月时，所有受试者 HPV-16 DNA 和 HPV-16 抗体阴性。另外，这些妇女先前巴氏涂片无异常发现，且所有人一生男性性伴侣数均≤5个。检测HPV的方法可以行细胞学检查，例如薄层巴氏涂片，以及取活组织。检测 HPV DNA 的类型最敏感的方法是聚合酶链反应 (PCR) 。目前临床检验最常用的是杂交捕获方法。疫苗研究结果包括以下数据：

1. 接种疫苗的妇女平均**抗体滴度**（**HPV-16**）为1510mMU/ml，而对照组低于 6mMU/ml。
2. 持续HPV-16感染的发生率在安慰剂组是每100人年 3.8，在接种疫苗组是每 100 人年 0。
3. 安慰剂组 41 例感染 HPV-16 的患者分别为：31例无CIN，5例CIN Ⅰ，4例CIN Ⅱ，1例DNA阳性失访。
4. 另有 44 例 CIN 病例证实**与 HPV-16 无关**。22 例在安慰剂组，22 例在接种疫苗组。

由于 HPV-16 与 50% 以上的浸润性宫颈癌及阴道和外阴瘤变相关，检测和预防 HPV-16 感染，包括核转录，对预防女性人口下生殖道瘤变意义重大。在世界范围内，应用保护性疫苗所需的费用与治疗费用及浸润性癌对人类造成的危害相比，接种疫苗有明显的优势。

（于丹 译　夏恩兰　陈丽玉 校）

第27章
妊 娠

妊娠妇女可定期接受阴道镜检查。在妊娠早、中期，检查与非妊娠妇女相同。实际上，因为妊娠期宫颈管相对易于检查，阴道镜检查更简单。

妊娠期检查最重要的方面是避免蘸有醋酸的棉签擦到鳞柱交界带的裸露的腺上皮细胞。通常摩擦比蘸的操作更易引起出血。

如有必要，与非孕妇女一样行活检术，并与非孕妇女一样，可用Monsel液止血。在妊娠期不应行宫颈管搔刮术。

一旦在妊娠期诊断出癌前病变，患者应在28孕周时复诊，再次行阴道镜检查。如果未发现病变恶化，无可疑浸润癌存在，可指导患者产后6～8周复诊，重复阴道镜检查，并取活检。

如果可疑或无法排除浸润性病变，则无论孕期长短，均应在阴道镜下定位取活检。妊娠晚期患者最适合进行的检查技术已有阐述。简单地说，将一把长柄活检钳在阴道镜放大作用下对准可疑异常部位。妇科医师的另一只手持浸有Monsel液的棉签并接近活检钳。当活检钳钳嘴在活检部位咬合并撤出时，将Monsel棉签迅速置于活检创口上。

宫颈锥形切除术可在妊娠晚期进行，但是手术暴露困难并且失血很多。因此，妊娠中期以后直到妊娠结束都应避免宫颈锥形切除术。如果必须行宫颈锥形切除术，作者建议在宫颈侧方3点和9点部位用0号铬制肠线缝合2道缝扎线减少出血。后一缝合线尾剪短。然后，用4根0号薇乔线(Vicryl)在12、3、6和9点缝扎固定。然后，宫颈注射1:100的垂体后叶素。用手术刀或电刀环切获得锥高1cm的小标本。然后用0号薇乔线(Vicryl)缝合止血。去除多余缝线。嘱患者回家卧床休息24～48小时。手术前静脉给1克的头孢替坦预防性治疗。阴道内不需填塞填充物或棉纱。有时候，外科医师在手术结束时将等同于盛满一涂药器数量的氯洁霉素阴道软膏喷入阴道内。

(于丹 译　夏恩兰　陈丽玉 校)

第 28 章

年轻患者

在年轻患者可用阴道镜观察阴道和宫颈病变。年轻患者不易于发生肿瘤；但是常见创伤、异物和性病，以及病毒、真菌或细菌感染。一个小型窥器和阴道镜可帮助检查者准确地检查阴道并取得标本。异物，如豆类、弹子、铅笔、珠宝，可在直视下取出。

青少年患者也可有外阴、阴道或宫颈的人乳头状瘤病毒感染。易感人群也可有上皮内瘤变。这些患者的诊断与成人相同，包括活检。不过，可用局部注射和表面麻醉减轻年轻患者因紧张或恐惧引起的不适感。在行宫颈活检前，推荐用 1% 的利多卡因 (Xylocaine) 宫颈注射。在宫颈管搔刮术前，建议用蘸有粘性 2% 的塞鲁卡因的棉棒置入颈管内。

有非典型湿疣或宫颈上皮内瘤变 (CIN) 1级的患者仅随诊即可。也可行HPV 类型检测。如果诊断 CIN Ⅱ或Ⅲ，可行环形电极切除术或 CO_2 超频激光切除术。手术医师的判断是手术成功的关键。5mm电切环用来治疗小的、未成熟的宫颈，术者应仔细地尽可能少的切除组织。1 ~ 1.5cm 的切除准则不能用于未成熟宫颈，因为未成熟的宫颈比成人的宫颈小。最后，医师应建议患者避免吸烟，因为吸烟与宫颈病变持续存在或复发有关。

（于丹 译　夏恩兰　陈丽玉 校）

第 29 章

高龄和老年患者

这一年龄组人群的巴氏涂片异常需给予特殊重视，因为宫颈和阴道的浸润性鳞状细胞癌在这一年龄组最常见。另外，在这一年龄组的子宫腺癌的发生率最高。同时，因为鳞柱交界上移并回缩在宫颈管内，宫颈转化区检查困难。有数据报道，与年龄小于40岁的妇女相比，上皮内瘤变的持续时间在年龄大于60岁的妇女可能缩短 1 ～ 16 倍。

如果细胞学检查异常而转化区观察不到，环行切除可能是惟一获得标本的方法。宫颈管内搔刮或用宫颈管刷也可能是检查宫颈管的惟一的方法。同在未成年人一样，局部注射麻醉可以解除疼痛继而使患者尽力配合。一项报告描述了萎缩性阴道可导致轻度非典型细胞，由此建议局部应用 4 周的雌激素后复查巴氏涂片和行阴道镜检查。阴道活检的异常发现，在阴道局部雌激素预治疗后比局部激素治疗前更有意义。

与年龄小于 40 岁的妇女比较，大于 50 岁的妇女的外阴上皮内瘤变更倾向于发展成浸润癌，且更不易于自发地从癌前病变转为良性病变。

（于丹 译　夏恩兰　陈丽玉 校）

第 30 章

有DES（己烯雌酚）暴露史的患者

宫内己烯雌酚暴露引起的先天异常已在宫颈和阴道部分讨论过。当治疗这类妇女时也应该考虑相关因素。与无DES暴露史的妇女比较，阴道上部可有先天性狭窄。打开窥器时必须小心操作，以避免撕裂阴道侧壁或阴道穹窿壁。如果组织过度伸展造成阴道撕裂，会导致大量出血。

对有DES暴露史的患者，在本底白斑背景上发现镶嵌血管或点状血管，除了非典型鳞状上皮化生外，可能没有其他严重的病变，而对无DES暴露史患者，则需要高度关注。作者本人曾在有产前DES暴露史患者的宫颈帽边缘观察到一些最明显的镶嵌血管。事实上，作者本人曾质疑镶嵌血管部位活检病理报告的准确性。但之后的 2 例镶嵌血管的活检最终使作者确信无瘤变存在。

有DES暴露史患者的子宫腔可能会变形或缩小。子宫造影可见“T”形宫腔也证实了这种宫腔容积的减小。

最后，有DES暴露史妇女会抱怨与阴道腺病相关的性交困难。最常见的不适是性交时的烧灼感。药物治疗可尝试用激素治疗，使腺上皮向鳞状上皮化生转化，或者手术去除腺病部位。

（于丹 译　夏恩兰　陈丽玉 校）

第 31 章

依从性差的患者

故意不遵照医师建议的患者对负责任的妇科医师来说是一个问题。这类人群不仅会引起潜在的医疗责任风险，而且会造成治疗困难。

对宫颈、阴道或外阴低度瘤变的患者进行随访的决定是基于假设患者可以按规定的日期和时间准时回来复查。如果这一假设不正确，患者就将冒对病变的发展未能得到及时诊断，因此也未能治疗的风险。临床诊治及随访计划应根据患者失访的历史记录和对患者可信度的客观评定进行调整。一个非常实际的谨慎的做法是对细胞学结果异常的患者行根治性宫颈环形电极切除术，这样可以同时达到活检和治疗的目的。

因为阴道和外阴的瘤变是多中心的，治疗后的随访是发现病变复发的关键。随访时要求行阴道细胞学检查，以及阴道和外阴的阴道镜检查及活检。对于没有按时随访检查的妇女，应首先写信告知患者按时随访的重要性。如果患者仍未能复查，需寄挂号信阐明癌症的风险及门诊部、医师多次尝试告知患者需要随访和所有这些努力都无回应的事实。信中应特别提到这封信将是促使患者复查的最后尝试，如果患者仍无回应，那么医院将不再对患者的疾病负责任。

接受后续治疗的妇女，例如用干扰素治疗抗药性湿疣，应被告知在开始干扰素治疗前，必须停止吸烟和停用口服避孕药。如果患者放任自己不能停止吸烟，那么应用干扰素毫无意义。

综上所述，实施治疗的医师有责任确保患者完全知晓所患疾病的病理情况和所建议的治疗。后者应包括与潜在的并发症相关的细节和这些并发症对最终治疗效果的影响。毁形的手术，如外阴切除术，尤其是涉及最终外阴的美观，必须与患者详细讨论。可能影响基本功能的手术，例如阴道切除术，必须针对性交困难和影响以后的生育进行探讨。类似地，宫颈手术也必须探讨其结局，尤其在生育能力和妊娠结局方面。外观形态、性交效果以及危及未来生育能力这三个方面是每一个妇女关心的问题。

（于丹 译　夏恩兰　陈丽玉 校）

第32章

免疫抑制患者

继发于HIV (人类免疫缺陷病毒) 感染的免疫缺陷患者，或因为药物治疗，例如用环孢霉素抑制器官移植排异反应的免疫缺陷患者，对 HPV (人乳头状瘤病毒) 和 HSV (单纯疱疹病毒) 的各个分型明显易感。其结果是这些病毒易于攻击下生殖道发生瘤变。一旦CIN、VAIN或VIN病变形成，这类患者的病变将很难根除。在这些病例，去除术尤其易于失败。边缘的情况非常重要，因此建议行切除术。随访亦极为重要，应结合更精确的检查方法，例如：细胞学检查、HPV类型检测、阴道镜检查，对任何可疑病变进行活检。连续性宫颈和阴道照片记录可提供一个良好的可比较的文件记录。这些患者需要重复治疗，最后终止于根治性治疗，例如宫颈上皮内瘤变行子宫切除术 + 阴道穹窿扩大切除；阴道上皮内瘤变行阴道切除术 + 移植术，或者外阴上皮内瘤变行外阴切除术+皮肤移植术。很明显，药物治疗，如干扰素，在这种情况下不能应用。

免疫功能相对降低可见于有抗药性的湿疣及CIN、VAIN和VIN患者中。一个免疫功能相对降低的生动例子是湿疣可在妊娠时出现并加重，而在妊娠结束后消退。糖尿病是另一个免疫功能相对降低的例子。不明显的免疫功能降低状态与皮质类固醇的摄入有关(哮喘的治疗、多发性硬化的治疗、狼疮的控制)。服用口服避孕药和吸烟可能对免疫功能造成较弱的有害作用。致使免疫力相对降低的因素应尽可能在开始治疗 HPV 相关感染或下生殖道上皮内瘤变之前去除，否则，将会使病变持续或复发。在某些病例这一点非常容易做到，例如停止吸烟和（或）停止服用口服避孕药。在其他情形下，可能需一段时间，例如妊娠、多发性硬化的类固醇激素治疗。在特殊情形下，严密控制糖尿病结合治疗下生殖道病变将产生更好的效果。

（于丹 译　夏恩兰　陈丽玉 校）

第33章

癌症恐惧症和情绪障碍患者

异常的细胞学或活检报告结果会使大多数妇女产生焦虑。因为担心患有家庭成员、朋友或熟人类似的癌症或相关的疾病，会导致患者产生不正常的心理反应。在这种情况下，患者需要接受心理指导或精神治疗。由于错误地将自己的疾病视为癌症，患者希望不惜代价将疾病去除，为了去除非典型增生病变，会要求子宫切除术。同样地，患者认为异常的活组织检查结果与将来不孕是一回事。

妇科医师有义务将癌前病变的精确信息告诉患者。需要正确的阐明并使患者相信癌前病变不是致命的；非典型增生病变不会突然发展成浸润性癌；治疗不一定立即进行，而是应有一个安全的治疗方案。非典型增生病变的成功去除不须行根治性治疗。

要达到满意的治疗效果，最重要是要求妇科医师做出及时和准确的诊断。不了解患者疾病的真正情况，医师就不能客观准确地给出合理的治疗建议。诊断，正如前几章阐述的那样，依赖于细胞学涂片、阴道镜检查、宫颈管搔刮、定位活检和各种切除手术。以上的关键是取活检做组织病理学检查，并对其做出与细胞学发现一致的合理解释。

（于丹 译　夏恩兰　陈丽玉 校）

第 34 章

ASCUS*

ASCUS (未确定意义的非典型鳞状上皮细胞) 是1988 年建立 TBS 细胞学诊断报告系统时提出的一个术语。属于鳞状上皮细胞异常的一类。因此不是正常的细胞学表现。简单地说，即细胞学医师不能确定这种检出的异常细胞的意义。也即是说，ASCUS 可以是修复性 (反应性) 改变，亦可以是严重的高度癌前病变，甚至是浸润性癌。根据最近对TBS (2001) 的修订，大约10%～20% 的有 ASCUS 的妇女有潜在的患 CIN Ⅱ或 CIN Ⅲ的危险，1/1000 可能会患浸润性癌。2001 版 TBS 将 ASCUS 分为 ASC-US 和 ASC-H (非典型鳞状细胞不能排除 HSIL) 。其作者认为 ASC (SIL) 不是一个排除性诊断，而是“提示有鳞状上皮内病变”。新的系统删除了“ASCUS，趋向于反应性变化”一语。新的 ASC-H 有可能含盖 5% ～ 10% 的非典型鳞状细胞 (非特异性归为 SIL) 。在 ASC-H 中，24% ～ 94% 活检可证实为 CIN Ⅱ和 CIN Ⅲ。

任何患 ASC-US 或 ASC-H 的妇女需要进一步检查以明确诊断。属于 ASC-H 的患者应及时行阴道镜检查、镜下活检和宫颈管搔刮。如果未能看见或未能完全看见转化区，可行环形电极切除术。有 ASC-US 的妇女需定期重复阴道镜检查，直至巴氏涂片连续两次阴性。如果患者连续两次 ASCUS (间隔 3 ～ 6 个月)，应及时行阴道镜检查、镜下活检和宫颈管搔刮。

近来，有建议将行 HPV-DNA 分型检查作为 ASC-US 患者的一个可选择的处理方案。高危型 HPV-DNA 阴性的患者可每12个月复查细胞学。高危型HPV-DNA 阳性的患者应及时行阴道镜检查、定位活检和宫颈管搔刮术。

* 一个实验室 ASCUS 的诊断率不能超过 SIL 报告率的 2 ～ 3 倍。

(于丹 译　夏恩兰　陈丽玉 校)

第35章

AGUS

发现未确定意义的非典型腺上皮细胞（AGUS），需要进一步检查以确定这种细胞的来源和特点。宫颈管腺癌的发病率在过去30年里从5%升至20%。主要的新增病例来自更年轻的妇女，且与HPV-16和18型DNA阳性有关。腺癌比宫颈鳞状细胞癌更不易发现和预测。典型的原位腺癌（AIS）在起源上是多灶性的，很大一部分病例同时并发原位鳞状细胞癌。细胞学检查发现AGC（非典型腺上皮细胞），提示很可能有潜在的高度病变（10%～39%）。根据2001版TBS，AGC、AGC倾向瘤变、AIS、腺癌、其他（40岁以上妇女的子宫内膜细胞）被划分为不同的类别。问题是AGC源自何处：子宫内膜或宫颈管？妇科医师的职责不仅是进行阴道镜检查、宫颈管搔刮和宫颈阴道部活检，尤其当上述这些检查结果为良性，并且和细胞学检查结果不一致时。根据2001年的共识研究，AGC患者中，9%～54%与CIN相关，0%～8%与AIS相关，1%～9%与浸润性癌相关。显然，细胞学发现AGC倾向瘤变有较高的瘤变风险，约27%～96%有CIN Ⅱ、CIN Ⅲ、AIS或者癌症，而这一比例在AGC-NOS组（NOS＝无其他说明）只有9%～41%。因此需要做进一步检查，包括：冷刀锥切、宫腔镜及活检、内膜活检、子宫内膜超声波检查（利用3mm内膜厚度临界值，经阴道超声）。研究发现，细胞学检查AGC与绝经前妇女易患重度CIN和原位腺癌、绝经后妇女易患内膜增生和宫颈内膜/子宫内膜癌相关。

（于丹 译　夏恩兰　陈丽玉 校）

第 36 章

不满意的阴道镜检查

一个不满意的阴道镜检查意味着检查者不能观察到所有的或者部分的鳞柱转化区。因此，妇科医师不能确定是否有瘤变存在，无法知道瘤变的严重性，不能给患者任何有关病情的承诺。显而易见，因为细胞学异常或其他明确的原因，首先要做的是阴道镜检查。

如果阴道镜检查结果不满意，不能作为诊断的依据，必须着手采用其他诊断方法。继续重复获取细胞学标本不是一个获得诊断目的的合适的方法。如果宫颈管狭窄或者转化区在宫颈管内，可用手术刀、激光、或者环形电极切取一个小的锥体，来证实或排除 CIN (或浸润性癌) 的诊断。可行宫颈管搔刮或宫颈管内镜检查以获取一个适宜的组织标本，这样患者可避免宫颈锥切。宫颈管搔刮的主要缺陷是不能对病变精确分级，因为当获得的只有组织碎片时，定位是问题。细胞学检查异常者如果宫颈管搔刮阴性，而阴道镜检查结果不满意，应立即行电刀环切术以提供足够的转化区标本。

(于丹 译　夏恩兰　陈丽玉 校)

第 37 章

随　访

当诊治医师或其助手，例如专业护士或助产士，诊治一种疾病，而这种疾病没有也不能治愈时，不能明确保证疾病不会持续存在或复发，这时约定复查和后续的诊治是必要的 (见流程 1 和 2) 。

绝大多数妇科医师采用的随访方案是随意的，很少有发表的数据能够客观的支持一种方案而否定另一种。以往发表的资料详细记述了由不同的感染源产生的宫颈感染在治疗后，重复的细胞学检查可能反复显示残余感染，持续 8 ~ 10 周。接受盆腔放射线治疗后的细胞学异常会持续数年，或者持续终生。宫颈锥切后可出现修复异常，大约持续 3 个月。细胞学涂片提示 ASCUS 的患者规定 3 ~ 6 个月后复查。

为避免非典型细胞复发，巴氏涂片反复ASCUS或LSIL 的患者应行阴道镜和活组织检查 (包括宫颈管搔刮术) ，如果阴道镜检查和活检发现与细胞学检查结果一致，则大约 3 个月内随诊。复诊由两部分组成：阴道镜检查活检部位，以及会诊决定是治疗还是继续随诊有可能消退的病变。如果选择随诊，患者应每 6 个月复诊一次，每次进行巴氏涂片和阴道镜检查。

然而，如果活检诊断为CIN Ⅱ或者CIN Ⅲ，患者应在 3 个月内复诊进行治疗。巴氏涂片提示高度鳞状上皮细胞异常的随诊时间安排应及时，即约 1 个月内复查，包括阴道镜检查和活检 (包括宫颈管搔刮术 (ECC)) 。如果活检和巴氏涂片结果证明是高度鳞状上皮细胞不正常，应行环形切除术。如果ECC阳性，而活检并未提示 CIN Ⅱ或 CIN Ⅲ，可行宫颈锥形切除术。后者有诊断和治疗的双重作用。

任何巴氏涂片提示或者诊断为浸润性癌者应在 1 周内或更短时间进行阴道镜下定位活检。如果活检不足以诊断浸润癌，应立即行冷刀锥切术。正常的巴氏涂片结果可以每年随访一次，复查巴氏涂片。诊断为非典型增生、病变消退或者治疗性切除的患者，应在连续两次涂片正常 (间隔 4 ~ 6 月) 后每年复查一次巴氏涂片。

与宫颈、阴道或外阴占位性病变有关的任何异常出血的患者，应即刻进行检查，不能因为出血有任何延迟，并应行活检术。在这种情况下，巴氏涂片检查是多余的。

(于丹 译　夏恩兰　陈丽玉 校)

流程图指南

最初的细胞学检查　AGC-N

最初的随访　≤1 月

第 1 步检查

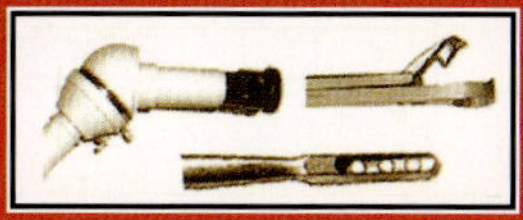

结果 A　AIS

第二次随访　≤1 月

第 2 步检查

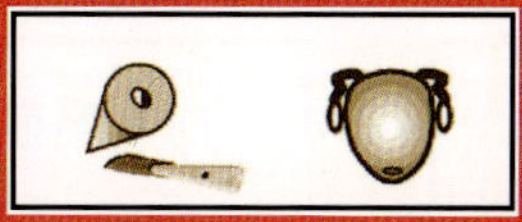

请看图表，
沿每种颜色下行。

第三次随访　4 周

第 3 步检查

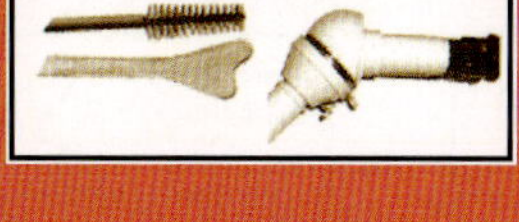

流程图 1

最初的细胞学检查	ASC-US	ASC-H	AGC-N	AGC-NOS*
最初的随访	3 个月	≤1 个月	≤1 个月	≤1 个月
第 1 步检查	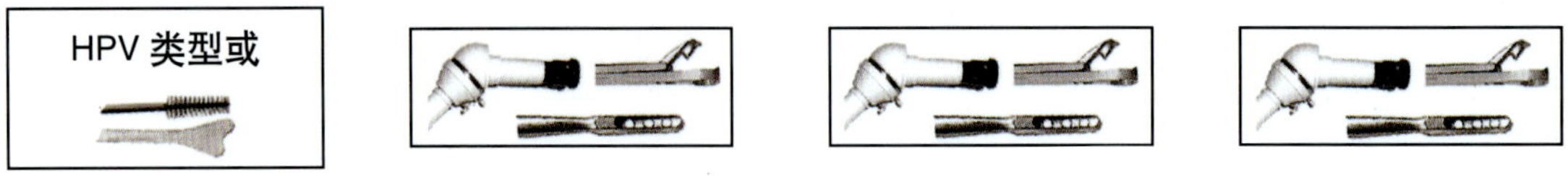			
结果 A	ASC-US	CIN Ⅱ, Ⅲ	AIS	AIS (± CIN)
结果 B	正常	无 CIN	正常	正常
结果 C	LSIL	CIN Ⅰ	腺癌	腺癌
第二次随访	≤3 个月 6 个月 ≤3 个月	≤1 个月 ≤1 个月 ≤1 个月	≤1 个月 * ≤3 个月 ** (如果是 AGC 则行锥形切除) 尽早	≤1 个月 ≤1 个月 ≤尽早
第 2 步检查	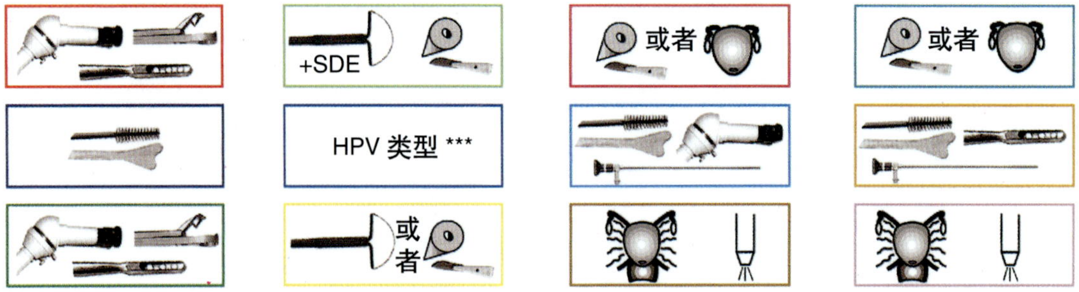			
第三次随访	≤3 个月 ≤1 年 ≤3 个月	≤3 个月 ≤6 个月 ≤3 个月	4 周 ≤3 个月 ≤4 周	3-4个月 1 年 ≤4 周
第 3 步检查	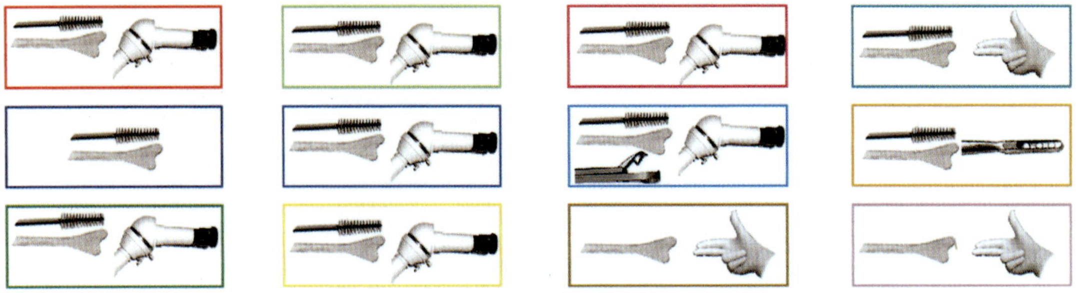			

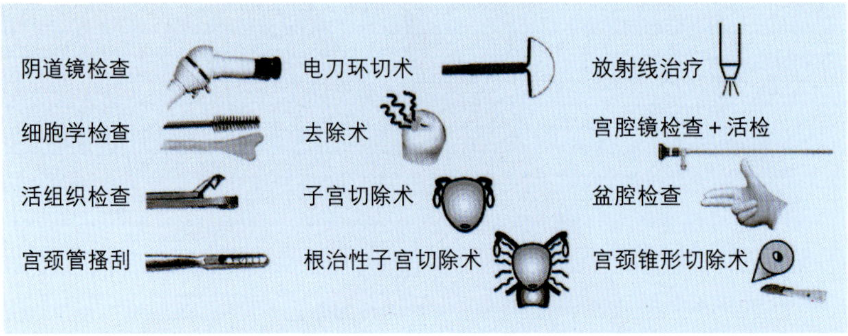

* 无其他说明

** 一个不令人满意的阴道镜检查应在6周内行宫颈锥切术 (可用冷刀或者电刀环切或者超频激光)。

*** HPV-DNA 阳性应行阴道镜检查及活组织检查。

流程图 2

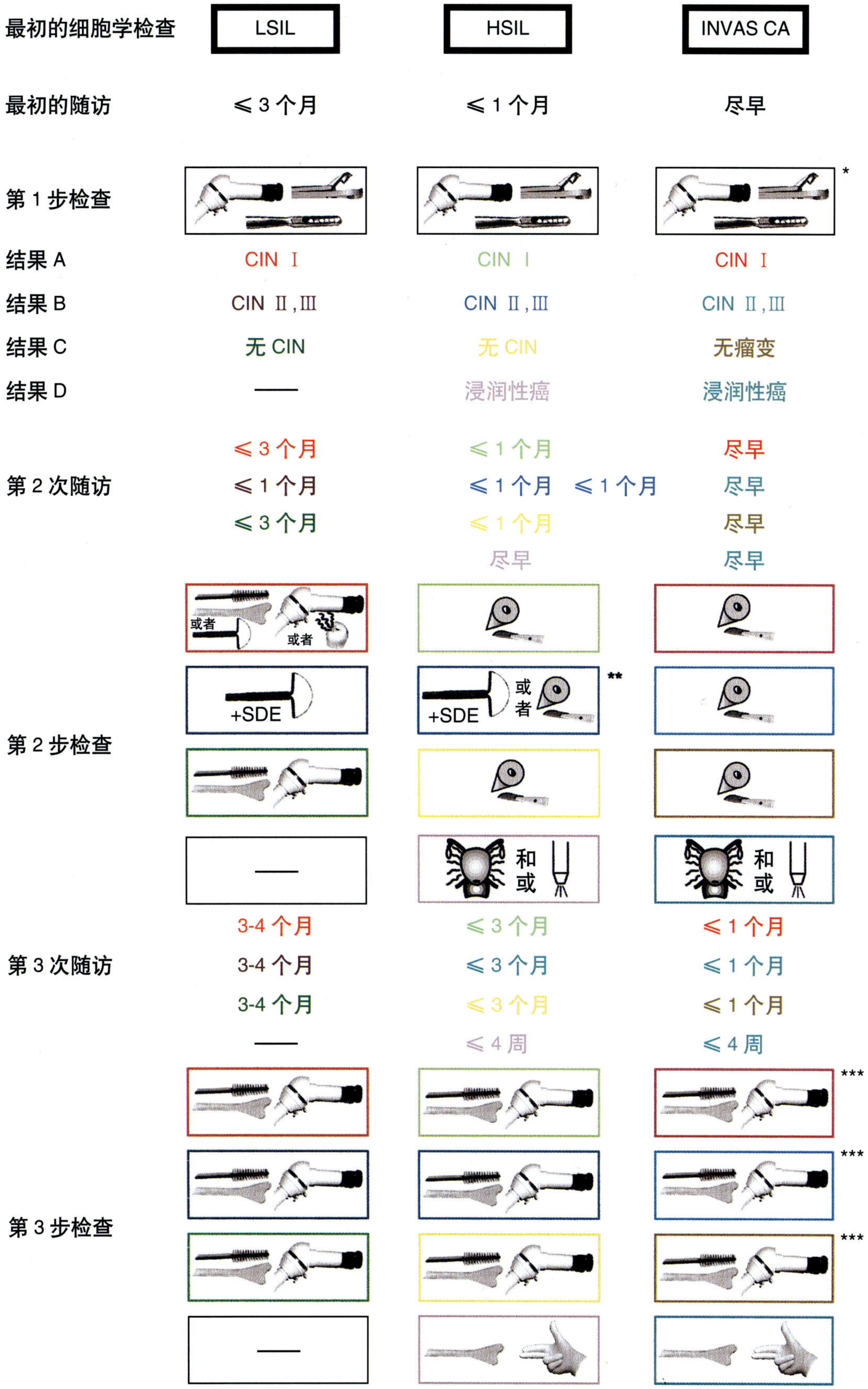

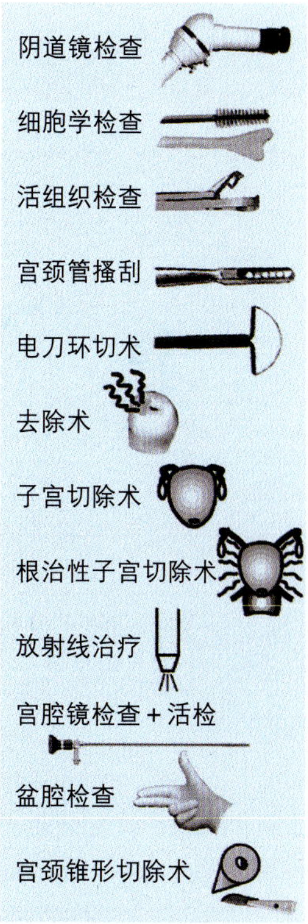

* 最初的临床分期

** 选择性两次切除术

*** 包括阴道的阴道镜检查。如果不一致，要求病理学/细胞学医师复查所有的巴氏涂片和组织切片。

(于丹　译　夏恩兰　陈丽玉　校)

第五部分

参考文献

参考文献

Adad SJ, Souza MA, Etchebehere RM, et al: Cytohistological correlation of 219 patients submitted to surgical treatment due to diagnosis of cervical intraepithelial neoplasia. Sao Paulo Med J 1999;117(2):81–84.

Adam E, Decker DG, Herbst AL, et al: Exposure in utero to diethylstilbestrol and related synthetic hormones. JAMA 1976;236:1107.

Adelson MD, Semo R, Baggish MS, Osborne NG: Laser vaporization of genital condylomata in pregnancy. J Gynecol Surg 1990;6:257–262.

Ahlgren M, Ingemarsson I, Lindberg LG, Nordquist SRB: Conization as treatment of carcinoma in situ of the uterine cervix. Obstet Gynecol 1975;46:135.

Alvarez-Santin C, Sica A, Rodriguez M, et al: Microglandular hyperplasia of the uterine cervix: Cytologic diagnosis in cervical smears. Acta Cytol 1999;43:110–113.

Anclaux D, Lawrence WD, Gregoire L: Glandular lesions of the uterine cervix: Prognostic implications of human papillomavirus status. Int J Gynecol Pathol 1997;16:103–110.

Andersen ES, Pedersen B: Combination laser conization: Early and late complications. J Gynecol Surg 1997;13:51–56.

Andersen ES, Pedersen B, Boris J: Pregnancy outcome after combination laser conization: A case-controlled study. J Gynecol Surg 1999;15:7–12.

Andersen WA, Franquemont DW, Williams J, et al: Vulvar squamous cell carcinoma and papillomaviruses: Two separate entities? Am J Obstet Gynecol 1991;165:329–336.

Anderson B, Warting WG, Edinger DD Jr, et al: Development of DES-associated clear cell carcinoma: The importance of regular screening. Obstet Gynecol 1979;53:293.

Anderson MC: Should conization by hot loop or laser replace cervical biopsy? J Gynecol Surg 1991;7:191–194.

Anderson MC, Harteley RB: Cervical crypt involvement by intraepithelial neoplasia. Obstet Gynecol 1980;55:546.

Anderson MC, Jordan J, Morse A, Sharp F: Integrated Colposcopy. St. Louis, Mosby, 1991.

Antoine T, Grunberger V: Atlas der Kolpomikroskopie. Stuttgart, Thieme, 1956.

Aziz DC, Ferré F, Robitaille J, Ferenczy A: Human papillomavirus testing in the clinical laboratory: Part I. Squamous lesions of the cervix. J Gynecol Surg 1993;9:1–7.

Aziz DC, Ferré F, Robitaille J, Ferenczy A: Human papillomavirus testing in the clinical laboratory: Part II. Vaginal, vulvar, perineal, and penile squamous lesions. J Gynecol Surg 1993;9:9–15.

Baggish MS: The DES enigma "present précis." Conn State Med J 1978;42:395.

Baggish MS: High-power density carbon dioxide laser therapy for early cervical neoplasia. Am J Obstet Gynecol 1980;136:117–125.

Baggish MS: Evaluation and staging of endometrial and endocervical adenocarcinoma by contact hysteroscopy. Gynecol Oncol 1980;9:182.

Baggish MS: The CO_2 laser for treatment of condyloma acuminata infections. Obstet Gynecol 1980;55:711.

Baggish MS: Laser therapy of cervical intraepithelial neoplasia. Am J Obstet Gynecol 1980;138:838.

Baggish MS: Complications associated with carbon dioxide laser surgery in gynecology. Am J Obstet Gynecol 1981;139:568.

Baggish MS: CO_2 laser for CIN gynecologic laser surgery. New York, Plenum, 1981:173.

Baggish MS: CO_2 laser surgery for benign and malignant lesions of the vagina. In Bellina, JH. Gynecologic Laser Surgery. New York, Plenum, 1981:253–277.

Baggish MS: Management of cervical intraepithelial neoplasia by carbon dioxide laser. Obstet Gynecol 1982;60:378–384.

Baggish MS: Treating viral venereal infections with the CO_2 laser. J Reprod Med 1982;27:737–742.

Baggish MS: Laser management of cervical intraepithelial neoplasia. Clinical Obstet Gynecol 1983;26:980.

Baggish MS: Application of the CO_2 laser for cervical intraepithelial neoplasia. In Atsumi K (ed): New Frontiers in Laser Medicine and Surgery. Amsterdam. The Netherlands, Excerpta Medica, 1983:355.

Baggish MS: Improved laser techniques for the elimination of genital and extragenital warts. Am J Obstet Gynecol 1985;153: 545.

Baggish MS: A comparison between laser excisional conization and laser vaporization for the treatment of CIN. Am J Obstet Gynecol 1986;155:39.

Baggish MS: The state of the art of laser surgery in gynecology. Lasers Surg Med 1986;6:390–395.

Baggish MS: Laser therapy for genital warts in clinical practice of gynecology. In Winkler B, Richart RM: Clinical Practice of Gynecology. New York, Elsevier, 1989:187–213.

Baggish MS: Lower genital tract laser surgery in gynecologic and obstetric surgery. In Nichols DH and Clarke-Pearson DL: Gynecologic, Obstetric and Related Surgery, 2nd ed., 2nd ed. Mosby, St. Louis 1999.

Baggish MS, Adelson MD, Semo R, Osborne NG: Laser vaporization of genital condylomata in pregnancy. J Gynecol Surg 1996;6:257.

Baggish MS, Baltoyannis P: Carbon dioxide laser treatment of cervical stenosis. Fertil Steril 1987;48:24–28.

Baggish MS, Barash F, Noel Y, Brooks M: Comparison of thermal injury zones in loop electrical and laser cervical excisional conization. Am J Obstet Gynecol 1992;166:545.

Baggish MS, Campion MJ, Ferenczy AS, Richart R: Ways of using LEEP for external lesions. Contemp Obstet Gynecol Surg 1992;37:138.

Baggish MS, Dorsey JH: Carbon dioxide laser for the treatment of vulva carcinoma in situ. Obstet Gynecol 1981;57:371.

Baggish MS, Dorsey JH: Vaginal intraepithelial neoplasia: II. Indications and technique for total vaginectomy with split thickness graft replacement. Colposc Gynecol Laser Surg 1984;1:149.

Baggish MS, Dorsey JH: The CO_2 laser combination conization. Am J Obstet Gynecol 1985;151:23.

Baggish MS, Dorsey JH, Adelson MD: A ten-year experience treating cervical intraepithelial neoplasia with the carbon dioxide laser. Am J Obstet Gynecol 1989;161:60–68.

Baggish MS, Ferenczy A, Reid R, Richart R: Laser therapy for lower genital tract lesions. Contemp Obstet Gynecol Surg 1989:1–15.

Baggish MS, Gerbie M, Ferenczy A, Richart R: Potential complications of loop excision. Contemp Obstet Gynecol Surg 1994;39:93–107.

Baggish MS, Karram MM: Atlas of Pelvic Anatomy and Gynecologic Surgery. Philadelphia, WB Saunders, 2001.

Baggish MS, Kooyman D, Woodruff JD: The cryostat cone for rapid diagnosis in carcinoma of the uterine cervix. Md State Med J 1970;19:64.

Baggish MS, Miklos J: Vulvar pain syndrome: A review. Obstet Gynecol Surv 1995;50:618.

Baggish MS, Noel Y, Brooks M: Electrosurgical thin loop conization by selective double excision. J Gynecol Surg 1991;7:83.

Baggish MS, Robinson D, Passman B: Stilbestrol induced muellerian cervix: A colposcopic study. J Gynecol Oncol 1976;4: 20–32.

Baggish MS, Sze EHM: Subdermal decadron and bupivacaine to treat symptomatic lichen sclerosus. J Gynecol Surg 1995;11:245.

Baggish MS, Sze EHM, Adelson MD, et al: Quantitative evaluation of the skin and accessory appendages in vulvar carcinoma in situ. Obstet Gynecol 1989;74:169–174.

Baggish MS, Sze EHM, Johnson R: Urinary oxalate excretion and its role in vuvlar pain syndrome. Am J Obstet Gynecol 1997;177:507.

Baggish MS, Valle R, Barbot J: Diagnostic and operative hysteroscopy. pp 106–122, 2nd ed. St. Louis, Mosby, 1999.

Baggish MS, Woodruff JD: Adenoid basal carcinoma of the cervix. Obstet Gynecol 1966;28:213.

Baggish MS, Woodruff JD: Adenoid basal lesions of the cervix. Obstet Gynecol 1971;37:807–819.

Balas C: A novel optical imaging method for the early detection, quantitative grading, and mapping of cancerous and precancerous lesions of cervix. Trans Biomed Eng 2001;48:96–104.

Baldauf JJ, Dreyfus M, Ritter J, et al: Cytology and colposcopy after loop electrosurgical excision: Implications for follow-up. Obstet Gynecol 1998;92:124–130.

Baldauf JJ, Dreyfus M, Ritter J, et al: Cervicography: Does it improve cervical cancer screening? Acta Cytol 1997;41:295–301.

Baldauf JJ, Dreyfus M, Ritter J, Philippe E: An analysis of the factors involved in the diagnostic accuracy of colposcopically directed biopsy. Acta Obstet Gynecol Scand 1997;76:468–473.

Bandieramonte G, Lomonico S, Quattrone P, et al: Laser conization assisted by crypt visualization for cervical intraepithelial neoplasia. Obstet Gynecol 1998;91:263–269.

Bar-Am A, Daniel Y, Ron IG, et al: Combined colposcopy, loop conization, and laser vaporization reduces recurrent abnormal cytology and residual disease in cervical dysplasia. Gynecol Oncol 2000;78:47–51.

Barrasso K, Coupez F, Ionesco M, DeBrux J: Human papilloma viruses and cervical intraepithelial neoplasia: The role of colposcopy. Gynecol Oncol 1987;27:197–207.

Bauer HM, Ting Y, Greer CE, et al: Genital human papillomavirus infection in female university students as determined by a PCR-based method. JAMA 1991;264:472–477.

Beckwith BA, Abu-Jawdeh GM, Burke L, Wang HH: Lack of utility of Pap smears obtained at colposcopy with tissue sampling. J Gynecol Surg 1995;11:85–89.

Bellina JH: The use of the carbon dioxide laser in the management of condyloma acuminatum with eight-year follow-up. Am J Obstet Gynecol 1983;147:375–378.

Beresford JM, McFaul SM, Moher D: Laser treatment of cervical intraepithelial neoplasia and the endocervical button. J Gynecol Surg 1990;6:111–114.

Bergeron C, Ferenczy A, Shah KV, Naghashfar Z: Multicentric human papillomavirus infections of the female genital tract: Correlation of viral types with abnormal mitotic figures, colposcopic presentation, and location. Obstet Gynecol 1987;69: 736–742.

Bergeron C, Jeannel D, Poveda J, et al: Human papillomavirus testing in women with mild cytologic atypia. Obstet Gynecol 2000;95(6 Pt 1):821–827.

Berget A, Lenstrup C: Cervical intraepithelial neoplasia: Examination, treatment and follow-up. Obstet Gynecol Surv 1985;40: 545–552.

Bernstein A, Harris B: The relationship of dietary and serum vitamin A to the occurrence of cervical intraepithelial neoplasia in sexually active women. Am J Obstet Gynecol 1984;148:309–312.

Bernstein SG, Kovacs BR, Townsend DE, Morrow CP: Vulvar carcinoma in situ. Obstet Gynecol 1983;61:304–307.

Bigrigg MA, Codling BW, Pearson P, et al: Colposcopic diagnosis and treatment of cervical dysplasia at a single clinic visit: Experience of low-voltage diathermy loop in 1000 patients. Lancet 1990;336:229–231.

Bjerre H, Eliasson G, Linell F, et al: Conization as the only treatment of carcinoma in situ of the uterine cervix. Am J Obstet Gynecol 1976;125:143.

Bolten KA: Practical colposcopy in early cervical and vaginal cancer. Clin Obstet Gynecol 1967;10:808.

Bolten KA, Jacques WE: Introduction to Colposcopy. New York, Grune and Stratton, 1960.

Borgatta L, Lopatinsky I, Shaw FM: Overcoming unsatisfactory colposcopy: Use of osmotic dilators. J Reprod Med 1997;42: 271–275.

Borgo G, Feyles E, Gaglio A, et al: Villoglandular papillary adenocarcinoma of the uterine cervix: Report of a case. Tumori 1998;84:717–719.

Boyle CA, Lowell DM, Kelsey JL, et al: Cervical intraepithelial neoplasia among women with *Papillomavirus* infection compared to women with *Trichomonas* infection. Cancer 1989;64:168–172.

Branca M, Rossi E, Alderisio M, et al: Performance of cytology and colposcopy in diagnosis of cervical intraepithelial neoplasia (CIN) in HIV-positive and HIV-negative women. Cytopathology 2001;12:84–93.

Brewer CA, Wilczynski SP, Kurosaki T, et al: Colposcopic regression patterns in high-grade cervical intraepithelial neoplasia. Obstet Gynecol 1997;90(4 Pt 1):617–621.

Broders AC: Carcinoma in situ contrasted with benign penetrating metaplasia. JAMA 1932;99:1670–1674.

Brown BH, Tidy JA, Boston K, et al: Relation between tissue structure and imposed electrical current flow in cervical neoplasia. Lancet 2000;355(9207):892–895.

Brown JV, Fu YS, Berek JS: Ovarian metastases are rare in stage I

adenocarcinoma of the cervix. Obstet Gynecol 1990; 76:623–626.
Brown M, Mira J, Husseinzadeh N: Adenoid basal carcinoma of the cervix after subtotal hysterectomy. J Gynecol Surg 2000;16:125–127.
Bruner JM, Rosebrook LE, Crushhman GW: Photographic records of the cervix uteri. Am J Obstet Gynecol 1937; 34:1027–1029.
Burghardt E: Über dei atypische umwandlungszone. Geburtshilfe Frauenheilkd 1959;19:676.
Burghardt E: Early histological diagnosis of cervical cancer. Stuttgart, Thieme, 1973.
Burghardt E: Spezielle Gynakologie und Geburtshilfe. New York, Springer, 1985.
Burghardt E: Colposcopy: Cervical Pathology. Stuttgart, Thieme, 1991.
Burghardt E, Bajardi F: Ergebnisse der früherfassung des collumcarcinoms mittels cytologie und kolposkopie an der Universitäts-Frauenklinik Graz. Arch Gynakol 1956;1987:621.
Burghardt E, Coupez F, Dexeus S, et al: A European proposal for a classification of colposcopic findings. Cervix 1989;7:251–254.
Burghardt E, Holzer E: Diagnosis and treatment of microinvasive carcinoma of the cervix. Obstet Gynecol 1977;49:641.
Burghardt E, Holzer E: Treatment of carcinoma in situ: Evaluation of 1609 cases. Am J Obstet Gynecol 1980;55:539–545.
Burke L: Is laser surgery superior to cryosurgery for the treatment of high grade CIN? J Gynecol Surg 1991;7:53–55.
Burke L, Antonioli S, Rosen S: Vaginal and cervical squamous cell dysplasia in women exposed to diethylstilbestrol in utero. Am J Obstet Gynecol 1978;132:537.
Caglar H, Tamer S, Hreshchyshyn MM: Vulvar intraepithelial neoplasia. Obstet Gynecol 1982;60:346–349.
Callaway P, Frisch L: Does a family physician who offers colposcopy and LEEP need to refer patients to a gynecologist? J Fam Pract 2000;49:534–536.
Campion MJ, Singer A, McCance DJ, et al: Subclinical penile human papillomavirus infection in consorts of women with cervical neoplasia: A clue to the high-risk male. Colposc Gynecol Laser Surg 1987;3:11–22.
Campion MJ, Hacker NF: Vulvar intraepithelial neoplasia and carcinoma. Semin Cutan Med Surg 1998;17:205–212.
Cantor SB, Mitchell MF, Tortolero-Luna G, et al: Obstet Gynecol 1998;91:270–277.
Cardosi RJ, Arango HA, Phillips R, et al: Atypical squamous cells of undetermined significance: Do we need colposcopy? J Gynecol Surg 1999;15:13–17.
Carmichael JA, Maskens PD: Cervical dysplasia and human papillomavirus. Am J Obstet Gynecol 1989;160:916–918.
Cartier R: Practical Colposcopy. Paris, Laboratoire Cartier, 1984.
Chang T, Bova C, Wong F: Adenocarcinoma in situ of the uterine cervix progressing to invasive adenocarcinoma. Aust N Z J Obstet Gynaecol 1996;36:218–220.
Chang TC, Lai CH, Tseng CJ, et al: Prognostic factors in surgically treated small cell cervical carcinoma followed by adjuvant chemotherapy. Cancer 1998;83:712–718.
Chang WC, Matisic JP, Zhou C, et al: Cytologic features of villoglandular adenocarcinoma of the uterine cervix: Comparison with typical endocervical adenocarcinoma with a villoglandular component and papillary serous carcinoma. Cancer 1999;87:5–11.
Chang Chien CC, Lin H, Leung SW, et al: Effect of acetic acid on telomerase activity in cervical intraepithelial neoplasia. Gynecol Oncol 1998;71:99–103.
Charlton A, Kirker JA, Robertson AK, Jones RW: Vaginal adenosis with adenocarcinoma in situ in a woman with no recognized antecedent factors. Aust N Z J Obstet Gynaecol 2001;41:97–99.
Chin AB, Bristow RE, Korst LM, et al: The significance of atypical glandular cells on routine cervical cytologic testing in a community-based population. Am J Obstet Gynecol 2000;182: 1278–1282.
Choo K, Pan C, Liu M, et al: Presence of episomal and integrated human papillomavirus DNA sequences in cervical carcinoma. J Med Virol 1987;21:101–107.
Christopherson WM, Gray LA, Parker JE: Role of punch biopsy in subclinical lesions of the uterine cervix. Obstet Gynecol 1967;30:806.
Cohn DE, Peters WA III, Muntz HG, et al: Adenocarcinoma of the uterine cervix metastatic to lymph nodes. Am J Obstet Gynecol 1998;178:1131–1137.
Collins RJ, Wong LC: Adenocarcinoma of the uterine cervix with beta-hCG production: A case report and review of the literature. Gynecol Oncol 1989;33:99–107.
Conley LJ, Ellerbrock TV, Bush TJ, et al: HIV-1 infection and risk of vulvovaginal and perianal condylomata acuminata and intraepithelial neoplasia: A prospective cohort study. Lancet 2002;359(9301):108–113.
Cook-Glenn CL, Keyhani-Rofagha S: Adenocarcinoma of the uterine cervix associated with pregnancy: A retrospec-tive 10-year investigative study. Diagn Cytopathol 1998;18:393–397.
Coppleson M: The new colposcopic terminology. J Reprod Med 1976;16:214.
Coppleson M, Pixley E, Reid B: Colposcopy. Springfield, Ill, Charles C Thomas, 1971.
Coppleson M, Reid B: A colposcopic study of the cervix during pregnancy and the puerperium. J Obstet Gynecol Br Commonwealth 1966;73:575.
Costa S, Sideri M, Syrjanen K, et al: Combined Pap smear, cervicography and HPV DNA testing in the detection of cervical intraepithelial neoplasia and cancer. Acta Cytol 2000;44:310–318.
Cox JT: ASCCP practice guidelines: Endocervical curettage. J Lower Genital Tract Dis 1997;1:251–256.
Cox SM, Kaufman RH, Kaplan A: Recurrent carcinoma in situ of the vulva in a skin graft. Am J Obstet Gynecol 1986; 155:177–179.
Craigo J, Hopkins M, DeLucia A: Uterine cervix adenocarcinoma with both human papillomavirus type 18 and tumor suppressor gene p53 mutation from a woman having an intact hymen. Gynecol Oncol 1995;59:423–426.
Cronje HS, van Rensburg E, Niemand I, et al: Screening for cervical neoplasia during pregnancy. Int J Gynaecol Obstet 2000;68:19–23.
Crozier M, Morris M, Levenback C, et al: Pelvic exenteration for adenocarcinoma of the uterine cervix. Gynecol Oncol 1995;58: 74–78.
Cruickshank ME, Kitchener HC: The problem with low-grade Pap smears. Contemp Obstet Gynecol 1996;44:80–93.
Crum CP, Egawa K, Barron B, et al: Human papilloma virus infection (condyloma) of the cervix and cervical intraepithelial neoplasia: A histopathologic and statistical analysis. Gynecol Oncol 1983;15:88–94.
Crum CP, Levine RU: Human papillomavirus infection and cervical neoplasia: New perspectives. Int J Gynecol Pathol 1984;3: 376–388.
Crum CP, Nagal N, Levine RU, Silverstein S: In situ hybridization analysis of HPV 16 DNA sequences in early cervical neoplasia. Am J Pathol 1986;123:174–182.
Cullimore JE, Rollason TP, Luesley DM, et al: Invasive cervical cancer after laser vaporization for cervical intraepithelial neoplasia: A ten-year experience. J Gynecol Surg 1990;6:103–110.

Curtis MG: The use of the loop electrosurgical excision procedure (LEEP) in relieving stenosis of the external cervical os. J Gynecol Surg 1996;12:201–203.
Das SS, Elias AH: Diagnosis and treatment of cervical intraepithelial neoplasia in a single visit. Aust N Z J Obstet Gynaecol 1998;38:246–250.
Datta CK: Well-differentiated papillary villoglandular adenocarcinoma of the uterine cervix. W V Med J 1997;93:186–188.
Demopoulos RI, Horowitz LF, Vamvakas EC: Endocervical gland involvement by cervical intraepithelial neoplasia grade III: Predictive value for residual and/or recurrent disease. Cancer 1991;68:1932–1936.
Denise-Zielinski G, Snijders PJ, Rosendaal L, et al: High-risk HPV testing in women with borderline and mild dyskaryosis: Long-term follow-up data and clinical relevance. J Pathol 2001;195:300–306.
Denny L, Kuhn L, Pollack A, Wright TC Jr: Direct visual inspection for cervical cancer screening: An analysis of factors influencing test performance. Cancer 2002;94:1699–1707.
DeSutter PH, Coibion M, Vosse M, et al: A multicentre study comparing cervicography and cytology in the detection of cervical intraepithelial neoplasia. Br J Obstet Gynaecol 1998;105:613–620.
Diakomanolis E, Rodolakis A, Michalas S: Diagnostic conization for cervical neoplasia during pregnancy using the CO_2 laser. J Gynecol Surg 1999;15:197–202.
Diakomanolis E, Stefanidis K, Rodolakis A, Sakellaropoulos G: Local vasoconstrictive effect of ornipressin (POR8) in laser conization of the cervix: A randomized study. J Gynecol Surg 1997;13:187–196.
Diakomanolis E, Stefanidis K, Solomou E, et al: Local vasoconstrictive effect of ornipressin (POR8) in loop excision of the cervix: A randomized study. J Gynecol Surg 1998;14:75–79.
Dietrich CS III, Yancey MK, Miyazawa K, et al: Risk factors for early cytologic abnormalities after loop electrosurgical excision procedure. Obstet Gynecol 2002;99:188–192.
Dixit S, Singhal S, Vyas R, et al: Adenoid cystic carcinoma of the cervix. J Postgrad Med 1993;39:211–215.
Dorsey JH: Understanding CO_2 laser surgery of the vulva. Colposc Gynecol Laser Surg 1984;1:205–213.
Dorsey JH, Baggish MS, Sharp EF, Jordan JA: Multifocal vaginal intraepithelial neoplasia with uterus in situ: Proceedings of the 15th Study Group of the RCOG. Ithaca, New York, Perinatology Press, 1986:173–179.
Draeby-Kristiansen J, Garsaae M, Bruun M, Hansen K: Ten years after cryosurgical treatment of cervical intraepithelial neoplasia. Am J Obstet Gynecol 1991;165:43–45.
Dudding N, Sutton J, Lane S: Koilocytosis: An indication for conservative management. Cytopathology 1996;7:32–37.
Duggan B, Muderspach LI, Roman LD, et al: Cervical cancer in pregnancy: Reporting on planned delay in therapy. Obstet Gynecol 1993;82(4 Pt 1):598–602.
Duggan MA, McGregor SE, Stuart GC, et al: Predictors of coincidental CIN II/III amongst a cohort of women with CIN I detected by a screening pap test. Eur J Gynaecol Oncol 1998;19:209–214.
Eger RR, Peipert JF: Risk factors for non-compliance in a colposcopy clinic. J Reprod Med 1996;41:671–674.
Epperson JWW, Hellman LM, Galvin GA, Busby T: The morphological changes in the cervix during pregnancy, including intraepithelial carcinoma. Am J Obstet Gynecol 1951; 61:50.
Eskridge C, Begneaud WP, Landwehr C: Cervicography combined with repeat Papanicolaou test as triage for low-grade cytologic abnormalities. Obstet Gynecol 1998;92:351–355.
Etherington IJ, Dunn J, Shafi MI, et al: Video colpography: A new technique for secondary cervical screening. Br J Obstet Gynaecol 1997;104:150–153.
Etherington IJ, Luesley DM, Shafi MI, et al: Observer variability among colposcopists from the West Midlands region. Br J Obstet Gynaecol 1997;104:1380–1384.
Evans AS, Monaghan JM, Anderson MC: A nuclear deoxyribonucleic acid analysis of normal and abnormal vulvar epithelium. Obstet Gynecol 1987;69:790–793.
Falcone T, Ferenczy A: Cervical intraepithelial neoplasia and condyloma: An analysis of diagnostic accuracy of post-treatment follow-up methods. Am J Obstet Gynecol 1986; 154:260–264.
Favalli G, Lomini M, Schreiber C, et al: The use of carbon-dioxide laser surgery in the treatment of intraepithelial neoplasia of the uterine cervix. Przegl Lek 1999;56:58–64.
Ferenczy A: Using the laser to treat vulvar condylomata acuminata and intraepidermal neoplasia. Can Med Assoc J 1983;128:135–137.
Ferenczy A: Comparison of 5-fluorouracil and CO_2 laser for treatment of vaginal condylomata. Obstet Gynecol 1984;64:773–778.
Ferenczy A: Evaluation and management of male partners of condyloma patients. Colposc Gynecol Laser Surg 1986;2:15–24.
Ferenczy A, Choukroun D, Falcone T, Franco E: The effect of cervical loop electrosurgical excision on subsequent pregnancy outcome: North American experience. Am J Obstet Gynecol 1995;172:1246–1250.
Ferenczy A, Choukroun D, Arseneau J: Loop electrosurgical excision procedure for squamous intraepithelial lesions of the cervix: Advantages and potential pitfalls. Obstet Gynecol 1996;87:332–337.
Ferenczy A, Mitao M, Nagai N, et al: Latent papillomavirus and recurring genital warts. N Engl J Med 1985;313:784–788.
Ferguson JH, Brown GC: Cervical conization during pregnancy. Surgery 1960;111:603.
Ferris DG, Schiffman M, Litaker MS: Cervicography for triage of women with mildly abnormal cervical cytology results. Am J Obstet Gynecol 2001;185:939–943.
Flannelly G, Bolger B, Fawzi H, et al: Follow-up after LLETZ: Could schedules be modified according to risk of recurrence? Br J Obstet Gynaecol 2001;108:1025–1030.
Flannelly G, Langhan H, Jandial L, et al: A study of treatment failures following large loop excision of the transformation zone for the treatment of cervical intraepithelial neoplasia. Br J Obstet Gynaecol 1997;104:718–722.
Fluhmann CF: The cervix uteri and its diseases. Philadelphia, WB Saunders, 1961.
Fowler JM, Davos I, Leuchter RS, Lagasse LD: Effect of CO_2 laser conization of the uterine cervix on pathologic interpretation of cervical intraepithelial neoplasia. Obstet Gynecol 1992;79:693–698.
Fraser IS, Lahteenmaki P, Elomaa K, et al: Variations in vaginal epithelial surface appearance determined by colposcopic inspection in healthy, sexually active women. Hum Reprod 1999;14:1974–1978.
Freeman-Wang T, Walker P, Linehan J, et al: Anxiety levels in women attending colposcopy clinics for treatment for cervical intraepithelial neoplasia: A randomized trial of written and video information. Br J Obstet Gynaecol 2001;108:482–484.
Friedman-Kien AE, Eron LJ, Conant M, et al: Natural interferon alfa for treatment of condylomata acuminata. JAMA 1988;259:533–538.
Fruchter RG, Maiman M, Sedlis A, et al: Multiple recurrences of cervical intraepithelial neoplasia in women with the human immunodeficiency virus. Obstet Gynecol 1996;87:338–344.

Fujii T, Crum CP, Winkler B, et al: Human papillomavirus infection and cervical intraepithelial neoplasia: Histopathology and DNA content. Obstet Gynecol 1984;63:99–104.

Fukushima M, Yamakawa Y, Shimano S, et al: The physical state of human papillomavirus 16 DNA in cervical carcinoma and cervical intraepithelial neoplasia. Cancer 1990;66:2155–2161.

Furber SE, Weisberg E, Simpson JM: Progression and regression of low-grade epithelial abnormalities of the cervix. Aust N Z J Obstet Gynaecol 1997;37:107–112.

Gabriel G, Thin RNT: Treatment of anogenital warts: Comparison of trichloracetic acid and podophyllin versus podophyllin alone. Br J Vener Dis 1983;59:124–126.

Gal D, Friedman M, Mitrani-Rosenbaum S: Transmissibility and treatment failures of different types of human papillomavirus. Obstet Gynecol 1989;73:308–311.

Galloway CE: Photography of the uterine cervix. JAMA 1938;111:1996–1998.

Gallup DG, Stock RJ, Talledo OE: Current management of non-squamous carcinoma of the cervix. Oncology 1989;3:95–102; discussion 104, 106.

Ganse R: Kolpototogramme zur einfuhrung in die kolposkopie. Berlin, Akademie Verlag 1953.

Gardeil F, Turner MJ: A study of treatment failures following large loop excision of the transformation zone for the treatment of cervical intraepithelial neoplasia. Br J Obstet Gynaecol 1997;104:1325; discussion 1326.

Geier CS, Wilson M, Creasman W: Clinical evaluation of atypical glandular cells of undetermined significance. Am J Obstet Gynecol 2001;184:64–69.

Geisler JP, Hiett AK, Geisler HE, et al: Papillary serous carcinoma of the cervix: Ultrasonographic findings. Eur J Gynaecol Oncol 1998;19:519–521.

Gentry DJ, Baggish MS, Brady K, et al: The effects of loop excision of the transformation zone on cervical length: Implications for pregnancy. Am J Obstet Gynecol 2000;182:516–520.

Gerber S, DeGrandi P, Petignat P, et al: Colposcopic evaluation after a repeat atypical squamous cells of undetermined significance (ASCUS) smear. Int J Gynaecol Obstet 2001;75: 251–255.

Giacalone PL, Laffargue F, Aligier N, et al: Randomized study comparing two techniques of conization: Cold knife versus loop excision. Gynecol Oncol 1999;75:356–360.

Giles JA, Gafar A: The treatment of CIN: Do we need lasers? Br J Obstet Gynaecol 1991;98:3–6.

Glatthaar E: Kolposkopie in Biologie und Patholigie des Weibes: 2 Aufl Band III s. Berlin, Urban und Schwarzenberg, 1955: 911–980.

Goette DK: Review of erythroplasia of Queyrat and its treatment. Urology 1976;8:311–315.

Golbang P, Scurry J, DeJong S, et al: Investigation of 100 consecutive negative cone biopsies. Br J Obstet Gynaecol 1997;104:100–104.

Gomez-Irizarry FL, Helm CW, Hartman G, Barton DPJ: Unilateral invasive adenosquamous carcinoma of the cervix in a uterus didelphys. J Gynecol Surg 1996;12:213–216.

Gonzalez DI Jr, Zahn CM, Retzloff MG, et al: Recurrence of dysplasia after loop electrosurgical excision procedures with long-term follow-up. Am J Obstet Gynecol 2001;184:315–321.

Goodman HM, Buttlar CA, Niloff JM, et al: Adenocarcinoma of the uterine cervix: Prognostic factors and patterns of recurrence. Gynecol Oncol 1989;33:241–247.

Gordon HK, Duncan ID: Effective destruction of cervical intraepithelial neoplasia (CIN) 3 at 100°C using the Semm cold coagulator: 14 years experience. Br J Obstet Gynaecol 1991;98:14–20.

Grayson W, Taylor LF, Cooper K: Adenoid cystic and adenoid basal carcinoma of the uterine cervix: Comparative morphologic, mucin, and immunohistochemical profile of two rare neoplasms of putative "reserve cell" origin. Am J Surg Pathol 1999;23:448–458.

Green RR, Peckham BM: Preinvasive cancer of the cervix and pregnancy. Am J Obstet Gynecol 1958;75:551.

Gross G, Hagedorn M, Ikenberg H, et al: Bowenoid papulosis: Presence of human papillomavirus (HPV) structural antigens and of HPV 16-related DNA sequences. Arch Dermatol 1985;121:858–863.

Gross G, Roussaki A, Schöpf E: Successful treatment of condylomata acuminata and bowenoid papulosis with subcutaneous injections of low-dose recombinant interferon-α. Arch Dermatol 1985;122:749.

Grunebaum AN, Sedlis A, Sillman F, et al: Association of human papillomavirus infection with cervical intraepithelial neoplasia. Obstet Gynecol 1983;62:448–455.

Guerra B, DeSimone P, Gabrielli S, et al: Combined cytology and colposcopy to screen for cervical cancer in pregnancy. J Reprod Med 1998;43:647–653.

Guijon FB, Paraskevas M, Brunham R: The association of sexually transmitted diseases with cervical intraepithelial neoplasia: A case-control study. Am J Obstet Gynecol 1985;151:185–190.

Gupta JW, Gupta PK, Rosenshein N, Shah KV: Detection of human papillomavirus in cervical smears: A comparison of in situ hybridization, immunocytochemistry and cytopathology. Acta Cytol 1987;31:387–396.

Gupta J, Pilotti S, Shah KV, et al: Human papillomavirus-associated early vulvar neoplasia investigated by in situ hybridization. Am J Surg Pathol 1987;11:430–434.

Haffenden DK, Bigrigg A, Codling BW, Read MD: Pregnancy following large loop excision of the transformation zone. Br J Obstet Gynaecol 1993;100:1059–1060.

Hallam NF, West J, Harper C, et al: Large loop excision of the transformation zone (LLETZ) as an alternative to both local ablative and cone biopsy treatment: A series of 1000 patients. J Gynecol Surg 1993;9:77–82.

Hamm RM, Loemker V, Reilly KL, et al: A clinical decision analysis of cryotherapy compared with expectant management for cervical dysplasia. J Fam Pract 1998;47:193–201.

Hartman KE, Nanda K, Hall S, Myers E: Technologic advances for evaluation of cervical cytology: Is newer better? Obstet Gynecol Surv 2001;56:765–774.

Hartz LE, Fenaughty AM: Management choice and adherence to follow-up after colposcopy in women with cervical intraepithelial neoplasia 1. Obstet Gynecol 2001;98:674–679.

Held E, Schreiner WE, Oehler I: Bedeutung der kolposkopie und cytologie zur erfassung des genitalkarzinoms. Schweiz Med Wochenschr 1954;84:856.

Henderson BR, Thompson CH, Rose BR, et al: Detection of specific types of human papillomavirus in cervical scrapes, anal scrapes, and anogenital biopsies by DNA hybridization. J Med Virol 1987;21:381–393.

Henriksen HM: The cryosurgical treatment of intraepithelial neoplasia. Acta Obstet Gynecol Scand 1979;58:271.

Herbst AL, Cole P, Norusis MJ, et al: Epidemiologic aspects and factors related to survival in 384 registry cases of clear cell adenocarcinoma of the vagina and cervix. Am J Obstet Gynecol 1979;135:876.

Herbst AL, Kurman RJ, Scully RE, Poskanzer DC: Clear cell adenocarcinoma of the genital tract in young females. N Engl J Med 1972;284:1259.

Herbst AL, Pickett KE, Follen M, Noller KL: The management of ASCUS cervical cytologic abnormalities and HPV testing: A cautionary note. Obstet Gynecol 2001;98:849–851.

Herbst AL, Ulfelder U, Poskanzer DC: Adenocarcinoma of the vagina. N Engl J Med 1971;284:878.
Herod JJ, Shafi MI, Rollason TP, et al: Vulvar intraepithelial neoplasia: Long term follow-up of treated and untreated women. Br J Obstet Gynaecol 1996;103:446–452.
Hinselmann H: Verbesserung der inspektionsmöglichkeit von vulva, vagina, and portio. Munch Med Wochenschr 1925;72: 1733.
Hinselmann H: Der begriff der umwandlungszone der portio. Arch Gynakol 1927;131:422.
Hinselmann H: Zur kenntnis der präekanzerösen veränderungen der portio. Zentralbl Gynakol 1927;51:901.
Hinselmann H: Das klinische bild der indirekten metaplasie der ektopischen zylinderzellenschleimhaut der portio. Arch Gynakol 1928;133:64–69.
Hinselmann H: Beitrag zur ordnung ableitung der leukoplakien des weiblichen geschlecttraktes. Z Geburtshilfe Gynakol 1932;101:142.
Hinselmann H: Ausgewählte gesichtspunkte zur beurteilung des zusammenhanges der "matrixbezirke" und des karzinoms der sichtbaren abschnitte des weiblichen ganitaltraktes. Z Geburtshilfe 1933;104:228.
Hinselmann H: Einführung in die kolposkopie. Hamburg, Paul Hartung, 1933.
Hinselmann H: Die klinische und mikroskopische frühdiagnose des portiokarzinoms. Arch Gynakol 1934;156:239.
Hinselmann H: Die essigsäureprobe ein bestandteil der erweiterten kolposkopie. Dtsch Med Wochenschr 1938;vol 64:40.
Hinselmann H: In welchem stadium möchten wir das portiokarzinom klinisch diagnostizieren? Munch Med Wochenschr 1938;35:1071–1073.
Hinselmann H: Der nachweis der aktiven ausgestaltung der gefässe beim jungen portiokarzinom als neues differential diagnostisches hilfsmittel. Zentralbl Gynakol 1940;64:1810.
Hinselmann H: Die kolposkopie. Wuppertal, Germany, Girardet, 1954.
Hinselmann H: Aktuelle probleme der praktischen und wissenschaftlichen kolposkopie. Jena, Germany, VEB Gustav Fischer, 1956.
Hirai Y, Takeshima N, Haga A, et al: A clinicocytopathologic study of adenoma malignum of the uterine cervix. Gynecol Oncol 1998;70:219–223.
Hocking GR, Hayman JA, Ostor AG: Adenocarcinoma in situ of the uterine cervix progressing to invasive adenocarcinoma. Aust N Z J Obstet Gynaecol 1996;36:218–220.
Hoepfner I, Löning T: Human papillomavirus (HPV) infection of cervical lesions detected by immunohistochemisty and in situ hybridization. Cancer Detect Prev 1986;9:293–301.
Hoffman MS, Finan M, Wallach P, et al: Use of the cytobrush in postmenopausal women. J Gynecol Surg 1991;7:23–25.
Hogenmiller JR, Smith ML, Stephens LC, McIntosh DG: Patterns of pap smear screening in women diagnosed with invasive cervical cancer. J Gynecol Surg 1994;10:247–253.
Hollingworth J, Kotecha K, Dobbs SP, et al: Cervical disease in women referred to colposcopy following inadequate smears. Cytopathology 2000;11:45–52.
Hollyhock VE, Chanen W: Electrocoagulation therapy for the treatment of cervical dysplasia and carcinoma in situ. Obstet Gynecol 1976;47:196.
Hopman EH, Kenemans P, Helmerhorst TJ: Positive predictive rate of colposcopic examination of the cervix uteri: An overview of literature. Obstet Gynecol Surv 1998;53:97–106.
Houghton SJ, Shafi MI, Rollason TP, Luesley DM: Is loop excision adequate primary management of adenocarcinoma in situ of the cervix? Br J Obstet Gynaecol 1997;104:325–329.
Howe DT, Vincenti AC: Is large loop excision of the transformation zone (LLETZ) more accurate than colposcopically directed punch biopsy in the diagnosis of cervical intraepithelial neoplasia? Br J Obstet Gynaecol 1991;98:588–591.
Howells RE, Dunn PD, Isasi T, et al: Is the provision of information leaflets before colposcopy beneficial? A prospective randomized study. Br J Obstet Gynaecol 1999;106:528–534.
Howells RE, O'Mahony F, Tucker H, et al: How can the incidence of negative specimens resulting from large loop excision of the cervical transformation zone (LLETZ) be reduced? An analysis of negative LLETZ specimens and development of a predictive model. Br J Obstet Gynaecol 2000;107:1075–1082.
Howells RE, Tucker H, Millinship J, et al: A comparison of the side effects of prilocaine with felypressin and lignocaine with adrenaline in large loop excision of the transformation zone of the cervix: Results of a randomized trial. Br J Obstet Gynaecol 2000;107:28–32.
Hurt WG, Silverberg SG, Frable WJ, et al: Adenocarinoma of the cervix: Histopathologic and clinical features. Am J Obstet Gynecol 1977;129:304–315.
Husniye-Dilek F, Kucukali T: Mucin production in carcinoma of the uterine cervix. Eur J Obstet Gynecol Reprod Biol 1998;79:149–151.
Ikenberg H, Gissmann L, Gross G, et al: Human papillomavirus type-16 related DNA in genital Bowen's disease and in bowenoid papulosis. Int J Cancer 1983;32:563–565.
Ishii K, Hosaka N, Toki T, et al: A new view of the so-called adenoma malignum of the uterine cervix. Virchows Arch 1998;432:315–322.
Ishikawa H, Nakanishi T, Inoue T, Kuzuya K: Prognostic factors of adenocarcinoma of the uterine cervix. Gynecol Oncol 1999;73:42–46.
Ismail SM, Colclough AB, Dinnen JS, et al: Reporting cervical intraepithelial neoplasia (CIN): Intra- and interpathologist variation and factors associated with disagreement. Histopathology 1990;16:371–376.
Jaworski RC: Endocervical glandular dysplasia, adenocarcinoma in situ, and early invasive (microinvasive) adenocarcinoma of the uterine cervix. Semin Diagn Pathol 1990;7:190–204.
Jenson AB, Lim LY, Lancaster WD: Role of papilloma virus in proliferative squamous lesions. Surv Synth Pathol Res 1985;4:8–13.
Jobling TW, Shepherd JH, Curtis P, Lowe DG: Squamous cell carcinoma arising in a human amnion neovagina. J Gynecol Surg 1993;9:53–57.
Johnson DB, Rowlands CJ: Diagnosis and treatment of cervical intraepithelial neoplasia in general practice. BMJ 1989;299: 1083–1086.
Johnson JC, Burnett AF, Willet GD, et al: High frequency of latent and clinical human papillomavirus cervical infections in immunocompromised human immunodeficiency virus-infected women. Obstet Gynecol 1992;79:321–327.
Johnson N, Brady J: Dilating the cervix medically to overcome an unsatisfactory colposcopy: 5 year follow-up. Eur J Obstet Gynaecol Reprod Biol 1996;69:125–127.
Jones HW III: Should conization by hot loop or laser replace cervical biopsy? J Gynecol Surg 1991;7:195.
Jones HW III: Clinical treatment of women with atypical squamous cells of undetermined significance or atypical glandular cells of undetermined significance cervical cytology. Clin Obstet Gynecol 2000;43:381–393.
Jones HW III, Buller RE: The treatment of cervical intraepithelial neoplasia by cone biopsy. Am J Obstet Gynecol 1980;137:882.
Jones MW, Silverberg SG, Kurman RJ: Well-differentiated villoglandular adenocarcinoma of the uterine cervix: A clinicopathological study of 24 cases. Int J Gynecol Pathol 1993;12:1–7.

Kadish AS, Burk RD, Kress Y, et al: Human papillomaviruses of different types in precancerous lesions of the uterine cervix: Histologic, immunocytochemical and ultrastructural studies. Hum Pathol 1986;17:384–392.

Kaferle JE, Malouin JM: Evaluation and management of the AGUS papanicolaou smear. Am Fam Physician 2001;63: 2239–2244.

Kaku T, Kamura T, Sakai K, et al: Early adenocarcinoma of the uterine cervix. Gynecol Oncol 1997;65:281–285.

Kaku T, Kamura T, Shigematsu T, et al: Adenocarcinoma of the uterine cervix with predominantly villoglandular papillary growth pattern. Gynecol Oncol 1997;64:147–152.

Kaku T, Kirakawa T, Kamura T, et al: Angiogenesis in adenocarcinoma of the uterine cervix. Cancer 1998;83:1384–1390.

Kaufman RH, Adam E: Is human papillomavirus testing of value in clinical practice? Am J Gynecol Surg 1999;180: 1049–1053.

Kaufman RH, Adam E: Findings in female offspring of women exposed in utero to diethylstilbestrol. Obstet Gynecol 2002;99: 197–200.

Kaufman RH, Conner JS: Cryosurgical treatment of cervical dysplasia. Am J Obstet Gynecol 1971;109:1167.

Kaufman RH, Faro S: Benign Diseases of the Vulva and Vagina, 2nd ed. St. Louis, Mosby, 1994.

Kavanagh AM, Simpson JM: Predicting non-attendance for colposcopy clinic follow-up after referral for an abnormal Pap smear. Aust N Z J Public Health 1996;20:266–271.

Keijer KGG, Kenemans P, van der Zanden P, et al: Diathermy loop excision in the management of cervical intraepithelial neoplasia: Diagnosis and treatment in one procedure. Am J Obstet Gynecol 1992;166:1281–1287.

Kennedy AW, Salmieri SS, Wirth SL, et al: Results of the clinical evaluation of atypical glandular cells of undetermined significance (AGCUS) detected on cervical cytology screening. Gynecol Oncol 1996;63:14–18.

Kevorkian AY, Younger PA: Contemporary means of evaluation of the uterine cervix. Clin Obstet Gynecol 1963;6:334.

Kilgore LC, Helm CW: Adenocarcinoma of the uterine cervix. Clin Obstet Gynecol 1990;33:863–871.

Kim JJ, Wright TC, Goldie SJ: Cost-effectiveness of alternative triage strategies for atypical squamous cells of undetermined significance. JAMA 2002;287:2382–2390.

Kirby AJ, Spiegelhalter DJ, Day NE, et al: Conservative treatment of mild/moderate cervical dyskaryosis: Long-term outcome. Lancet 1992;339:828–831.

Kishi Y: Individualized electrosurgical excision of cervical intraepithelial neoplasia of the uterus. J Gynecol Surg 2000;16:25–32.

Kjaer SK, Brinton LA: Adenocarcinoma of the uterine cervix: The epidemiology of an increasing problem. Epidemiol Rev 1993;15:486–498.

Kohan S, Beckman EM, Bigelow B, et al: The role of colposcopy in the management of cervical intraepithelial neoplasia during pregnancy and postpartum. J Reprod Med 1980;25:279–284.

Koller O: The vascular patterns of cervical cancer. Acta Un Int Cancer 1989;15:375.

Kolstad P: Vascularisation, oxygen tension and radiocurability in cancer of the cervix. Oslo, Universitetsforlaget, 1963.

Kolstad P: The colposcopical picture of trichomonas vaginitis. Acta Obstet Gynecol Scand 1964;43:388.

Kolstad P: Intercapillary distance, oxygen tension and local recurrence in cervix cancer. Scand J Clin Lab Invest 1968;22:145 (suppl 106).

Kolstad P: Diagnosis and management of precancerous lesions of the cervix uteri. Int J Gynaecol Obstet 1970;8:551.

Kolstad P, Klem V: Long-term follow-up of 1121 cases of carcinoma in situ. Obstet Gynecol 1976;48:125–129.

Kolstad P, Stafl A: Atlas of Colposcopy. Baltimore, University Park Press, 1972.

Korhorn MO, Kaufman RH, Roberts D, et al: Carcinoma in situ of the vulva: The search for viral particles. J Reprod Med 1982;27:746–748.

Korn AP, Abercrombie PD, Foster A: Vulvar intraepithelial neoplasia in women infected with human immunodeficiency virus-1. Gynecol Oncol 1996;61:384–386.

Koss LG: Concepts of genesis and development of carcinoma of the cervix. Obstet Gynecol Surv 1969;24:850.

Koss LG, Stewart FW, Foote FW, et al: Some histological aspects of behavior of epidermoid carcinoma in situ and related lesions of the uterine cervix: A long-term prospective study. Cancer 1963;16:1160–1211.

Koutsky LA, Ault KA, Wheeler CM, Brown DR, Barr E, Alvarez FB, Chiacchierini LM, Jansen KU: A controlled trial of a human papillomavirus type 16 vaccine. N Engl J Med 2002;347: 1645.

Kraatz H: Farbfiltervorschaltung zur leichteren erlernung der kolposkopie. Zentralbl Gynakol 1939;63:2307–2309.

Krebs HB: Combination of laser plus 5-fluorouracil for the treatment of extensive genital condylomata acuminata. Lasers Surg Med 1988;8:135–138.

Krebs HB, Wheelock JB: The CO_2 laser for recurrent and therapy-resistant condylomata acuminata. J Reprod Med 1985;30:489–492.

Krumholz BA: Colposcopy in pregnancy: Directed brush cytology compared with cervical biopsy. Obstet Gynecol 1999;94:1054–1055.

Kumar L, Tanwar RK, Singh SP: Intracranial metastases from carcinoma of the cervix and review of literature. Gynecol Oncol 1992;46:391–392.

Kuppers V, Stiller M, Somville T, Bender HG: Risk factors for recurrent VIN: Role of multifocality and grade of disease. J Reprod Med 1997;42:140–144.

Kurian K, Nafussi A: Relation of cervical glandular intraepithelial neoplasia to microinvasive and invasive adenocarcinoma of the uterine cervix: A study of 121 cases. J Clin Pathol 1999;52:112–117.

Kurinczuk JJ, Burton P: Cervical intraepithelial neoplasia in women with renal allografts. BMJ 1989;298:598.

Kurman D, Kurman RJ: The Bethesda System. New York, Springer-Verlag, 1994.

Kurman RJ, Sanz LE, Jenson AB, et al: Papillomavirus infection of the cervix: I. Correlation of histology with viral structural antigens and DNA sequences. Int J Gynecol Pathol 1982;1:17–28.

Kurman RJ: Blaustein's Pathology of the Female Genital Tract, 4th ed. New York, Springer-Verlag, 1994.

Kurman RJ, Henson DE, Herbst AL, et al: Interim guidelines for management of abnormal cervical cytology: For the 1992 National Cancer Institute Workshop. JAMA 1994;271:1866–1869.

Lancaster WD, Castellano C, Santos C, et al: Human papillomavirus deoxyribonucleic acid in cervical carcinoma from primary and metastatic sites. Am J Obstet Gynecol 1986;154: 115–119.

Larsson G: Conization for cervical dysplasia and carcinoma in situ: Long-term follow-up of 1013 women. Ann Chir Gynaecol 1981;70:79.

Lee KE, Koh CF, Watt WF: Comparison of the grade of CIN in colposcopically directed biopsies with that in outpatient loop electrosurgical excision procedure (LEEP) specimens: A retrospective review. Singapore Med J 1999;40:694–696.

Lee KR, Darragh TM, Joste NE, et al: Atypical glandular cells of undetermined significance (AGUS): Interobserver

reproducibility in cervical smears and corresponding thin-layer preparations. Am J Clin Pathol 2002;117:96–102.
Lee MF, Chang MC, Wu CH: Detection of human papillomavirus types in cervical adenocarcinoma by the polymerase chain reaction. Int J Gynaecol Obstet 1998;63:265–270.
Lee SS, Collins RJ, Pun TC, et al: Conservative treatment of low-grade squamous intraepithelial lesions (LSIL) of the cervix. Int J Gynaecol Obstet 1988;60:35–40.
Leuchter RS, Townsend DE, Pretorius RG, et al: Treatment of vulvar carcinoma in situ with the CO_2 laser. Gynecol Oncol 1984;19:314–322.
Leveque J, Laurent JF, Burtin F, et al: Prognostic factors of the uterine cervix adenocarcinoma. Eur J Obstet Gynecol Reprod Biol 1998;80:209–214.
Levine RU, Crum CP, Herman E, et al: Cervical papillomavirus infection and intraepithelial neoplasia: A study of male sexual partners. Obstet Gynecol 1984;64:16–20.
Lewis P, Lashgari M: A comparison of cold knife, CO_2 laser, and electrosurgical loop conization in the treatment of cervical intraepithelial neoplasia. J Gynecol Surg 1994;10:229–234.
Lifton RJ: The Nazi Doctors. New York, Basic Books, 1986.
Lonky NM, Sadeghi M, Tsadik GW, Petitti D: The clinical significance of the poor correlation of cervical dysplasia and cervical malignancy with referral cytologic results. Am J Obstet Gynecol 1999;181:560–566.
Lorincz AT, Reid R, Jenson AB, et al: Human papillomavirus infection of the cervix: Relative risk associations of 15 common anogenital types. Obstet Gynecol 1992;79:328–337.
Lotmar W, Wespi HJ: Stereo-kolpophotographie. Geburtshilfe Frauenheilkd 1955;15:22–27.
Luesley DM, Cullimore J, Redman CWE, et al: Loop diathermy excision of the cervical transformation zone in patients with abnormal cervical smears. BMJ 1990;300:1690–1693.
Lungu O, Wei Sun X, Felix J, et al: Relationship of human papillomavirus type to grade of cervical intraepithelial neoplasia. JAMA 1992;267:2493–2496.
McCance DJ, Campion MJ, Clarkson PK, et al: Prevalence of human papillomavirus type 16 DNA sequences in cervical intraepithelial neoplasia and invasive carcinoma of the cervix. Br J Obstet Gynaecol 1985;92:1101–1105.
McClintock J, Hoffman MS, Fiorica JV, Cavanagh D: Vulvar melanoma: A retrospective review of prognostic factors and outcomes. J Gynecol Surg 1998;14:25–26.
McGonigle KF, Berek JS: Early-stage squamous cell and adenocarcinoma of the cervix. Curr Opin Obstet Gynecol 1992;4:109–119.
Mann CH, Steele JC, Burton A, et al: LLETZ: Evidence of its efficacy against HPV infection. Gynecol Oncol 2001;81:125–127.
Manos MM, Kinney WK, Hurley LB, et al: Identifying women with cervical neoplasia: Using human papillomavirus DNA testing for equivocal Papanicolaou results. JAMA 1999;281:1605–1610.
Marana HR, Andrade JM, Duarte G, et al: Colposcopic scoring system for biopsy decisions in different patient groups. Eur J Gynaecol Oncol 2000;21:368–370.
Massad LS: The performance of colposcopy for women with atypical and low-grade cervical cytologic abnormalities. Gynecol Oncol 1999;74:527.
Massad LS, Collins YC, Meyer PM: Biopsy correlates of abnormal cervical cytology classified using the Bethesda system. Gynecol Oncol 2001;82:516–522.
Massad LS, Halperin CJ, Bitterman P: Correlation between colposcopically directed biopsy and cervical loop excision. Gynecol Oncol 1996;60:400–403.
Masterson BJ, Krantz KE, Calkins JW, et al: The carbon dioxide laser in cervical intraepithelial neoplasia: A five-year experience in treating 230 patients. Am J Obstet Gynecol 1981;139:565.
Mathoulin-Portier MP, Penault-Liorca F, Labit-Bouvier C, et al: Malignant mullerian tumor of the uterine cervix with adenoid cystic component. Int J Gynecol Pathol 1998;17:91–92.
Matsuura Y, Kawagoe T, Toki N, et al: Early cervical neoplasia confirmed by conization: Diagnostic accuracy of cytology, colposcopy and punch biopsy. Acta Cytol 1996;40:241–246.
Meanwell CA, Blackledge G, Cox MF, Maitland NJ: HPV 16 DNA in normal and malignant cervical epithelium: Implications for the aetiology and behaviour of cervical neoplasia. Lancet 1987;(8535):703–707.
Meisels A, Fortin R, Roy M: Condylomatous lesions of the cervix: 2. Cytologic, colposcopic and histopathologic study. Acta Cytol 1977;21:379.
Mencaglia L, Gilardi G: Conservative treatment of CIN: A review. J Gynecol Surg 1990;6:237–255.
Mene A, Buckley CH: Involvement of the vulval skin appendages by intraepithelial neoplasia. Br J Obstet Gynaecol 1985;92:634–638.
Meyer R: Die epithelentwicklung der cervix und portio vaginalis uteri und die pseudoerosio congenita. Arch Gynakol 1910;91:579.
Mitchell MF, Schottenfeld D, Tortolero-Luna G, et al: Colposcopy for the diagnosis of squamous intraepithelial lesions: A meta-analysis. Obstet Gynecol 1988;91:626–631.
Mohammed DK, Lavie O, de B-Lopes A, et al: A clinical review of borderline glandular cells on cervical cytology. Br J Obstet Gynaecol 2000;107:605–609.
Moniak CW, Kutzner S, Adam E, et al: Endocervical curettage in evaluating abnormal cervical cytology. J Reprod Med 2000;45:285–292.
Mor-Yosef S, Lopes A, Pearson S, Monaghan JM: Loop diathermy cone biopsy: Instruments and methods. Obstet Gynecol 1990;75:884–886.
Moss TR: Cervical cytology and colposcopy in young patients attending genitourinary medicine clinics: Invalid intrusion or preventive opportunity and definitive audit? Cytopathology 1999;10:2–7.
Nafussi A, Rebello G, Yusif R, McGoogan E: The borderline cervical smear: Colposcopic and biopsy outcome. J Clin Pathol 2000;53:439–444.
Naghashfar Z, Sawada E, Kutcher MJ, et al: Identification of genital tract papillomavirus HPV-6 and HPV-16 in warts of the oral cavity. J Med Virol 1985;17:313–324.
Nahhas WA, Marshall ML, Ponziani J, Jagielo JA: Evaluation of urinary cytology of male sexual partners of women with cervical intraepithelial neoplasia and human papillomavirus infection. Gynecol Oncol 1986;24:279–285.
Naumann RW, Crispens MA, Alvarez RD, et al: Treatment of cervical dysplasia with large loop excision of the transformation zone: Is endocervical curettage necessary? South Med J 1996;89:961–965.
Nguyen GK, Daya D: Cervical adenocarcinoma and related lesions: Cytodiagnostic criteria and pitfalls. Pathol Annu 1993;28(Pt 2):53–75.
Nguyen GK, Daya D: Exfoliate cytology of papillary serous adenocarcinoma of the uterine cervix. Diagn Cytopathol 1997;16:548–550.
Nieminen P, Soares VRX, Aho M, et al: Cervical human papillomavirus deoxyribonucleic acid and cytologic evaluations in gynecologic outpatients. Am J Obstet Gynecol 1991;164:1265–1269.
Novak ER, Woodruff JD: Novak's Gynecologic and Obstetric Pathology, 7th ed. Philadelphia, WB Saunders, 1974.

Novotny DB, Ferlisi P: Villoglandular adenocarcinoma of the cervix: Cytologic presentation. Diagn Cytopathol 1997;17: 383–387.

Obermair A, Wanner C, Bilgi S, et al: The influence of vascular space involvement on the prognosis of patients with stage IB cervical carcinoma: Correlation of results. Cancer 1998;82: 689–696.

Ong S, Lees DA: A study of treatment failures following large loop excision of the transformation zone for the treatment of cervical intraepithelial neoplasia. Br J Obstet Gynaecol 1997;104: 718–722.

Osborne NG: Mucopurulent cervicitis: Antibiotic management. J Gynecol Surg 1997;14:197–198.

Ostergard DR: Cryosurgical treatment of cervical intraepithelial neoplasia. Obstet Gynecol 1980;56:231.

Ott F, Eichenberger-DeBeer H, Storck H: The local treatment of precancerous skin conditions with 5-fluorouracil ointment. Dermatologica 1970;140(Suppl I):109–113.

Oyesanya OA, Amerasinghe CN, Manning EAD: Outpatient excisional management of cervical intraepithelial neoplasia: A prospective, randomized comparison between loop diathermy excision and laser excisional conization. Am J Obstet Gynecol 1993;168:485–488.

Ozsaran AA, Ates T, Dikmen Y, et al: Evaluation of the risk of cervical intraepithelial neoplasia and human papilloma virus infection in renal transplant patients receiving immunosuppressive therapy. Eur J Gynaecol Oncol 1999;20:127–130.

Palit A, McDowell H, Carty H, et al: Endometroid adenocarcinoma of the cervix in a 9-year old girl. Br J Radiol 1998;71:1093–1095.

Palle C, Bangsboll S, Andreasson B: Cervical intraepithelial neoplasia in pregnancy. Acta Obstet Gynecol Scand 2000;79: 306–310.

Papanicolau GN, Traut HF: Diagnosis of uterine cancer by the vaginal smear. New York, Commonwealth Fund, 1943.

Paraskevaidis E, Jandial L, Mann EMF, et al: Pattern of treatment failure following laser for cervical intraepithelial neoplasia: Implications for follow-up protocol. Obstet Gynecol 1991;78:80–83.

Paraskevaidis E, Koliopoulos G, Paschopoulos M, et al: Effects of ball cauterization following loop excision and follow-up colposcopy. Obstet Gynecol 2001;97:617–620.

Parham GP, Andrews NR, Lee ML: Comparison of immediate and deferred colposcopy in a cervical screening program. Obstet Gynecol 2000;95:340–344.

Parkkinen S, Mäntyjärvi R, Syrjänen K, Ranki M: Detection of human papillomavirus DNA by the nucleic acid sandwich hybridization method from cervical scraping. J Med Virol 1986;20:279–288.

Pater MM, Hughes GA, Hyslop DE, et al: Glucocorticoid-dependent oncogenic transformation by type 16 but not type 11 human papilloma virus DNA. Nature 1988;335: 832–835.

Patni S, Hutchon DJ: A prospective follow-up study of women with colposcopically unconfirmed positive cervical smears. Br J Obstet Gynaecol 1999;106:1232.

Pederson E, Hoeg K, Kolstad P: Mass screening for cancer of the uterine cervix in Ostfold County, Norway: An experiment. Second report of the Norwegian Cancer Society. Acta Obstet Gynecol Scand 1971; vol 50(suppl 11).

Pete I, Toth V, Bosze P: The value of colposcopy in screening cervical carcinoma. Eur J Gynaecol Oncol 1998;19:120–122.

Pickel H, Winter R: Colposcopic diagnosis: Clinical aspects and experiences. Clin Exp Obstet Gynecol 1999;26:120–122.

Piura B, Dgani R, Yanai-Inbar I, et al: Adenocarcinoma of the uterine cervix: A study of 37 cases. J Surg Oncol 1996;61:249–255.

Pogue BW, Kaufman HB, Zelenchuk A, et al: Analysis of acetic acid-induced whitening of high-grade squamous intraepithelial lesions. J Biomed Opt 2001;6:397–403.

Powell CB, Sedlacek TV, Riva JM, Mangan C: Multicentricity of human papillomavirus infections in the female genital tract. J Gynecol Surg 1990;6:39–42.

Powell JL: Pitfalls in cervical colposcopy. Obstet Gynecol Clin North Am 1993;20:177–188.

Poynor EA, Barakat RR, Hoskins WJ: Management and follow-up of patients with adenocarcinoma in situ of the uterine cervix. Gynecol Oncol 1995;57:158–164.

Prendiville W: Large loop excision of the transformation zone. Clin Obstet Gynecol 38:622–639.

Prendiville W, Cullimore J, Norman S: Large loop excision of the transformation zone (LLETZ): A new method of management for women with cervical intraepithelial neoplasia. Br J Obstet Gynaecol 1989;96:1054–1060.

Pretorius RG, Belinson JL, Zhang WH, et al: The colposcopic impression: Is it influenced by the colposcopist's knowledge of the findings on the referral Papanicolaou smear? J Reprod Med 2001;46:724–728.

Raab SS: The cost-effectiveness of cervical-vaginal rescreening. Am J Clin Pathol 1997;108:525–536.

Rader AE, Rose PG, Rodriguez M, et al: Atypical squamous cells of undetermined significance in women over 55: Comparison with the general population and implications for management. Acta Cytol 1999;43:357–362.

Raio L, Ghezzi F, DiNaro E, et al: Duration of pregnancy after carbon dioxide laser conization of the cervix: Influence of cone height. Obstet Gynecol 1997;90:978–982.

Reagan JW, Hamonic MH: The cellular pathology in carcinoma in situ: A cytohistopathological correlation. Cancer 1956;9:385.

Redman CW: Does histological incomplete excision of cervical intraepithelial neoplasia following large excision of the transformation zone increase recurrence rates? A six year cytological follow-up. Br J Obstet Gynaecol 2001;108:771–772.

Reich O, Lahousen M, Pickel H, et al: Cervical intraepithelial neoplasia: III. Long-term follow-up after cold knife conization with involved margins. Obstet Gynecol 2002;99:193–196.

Reid R: Papillomavirus and cervical neoplasia: Modern implications and future prospects. Colposc Gynecol Laser Surg 1984;1:3–34.

Reid R: Superficial laser vulvectomy: III. A new surgical technique for appendage-conserving ablation of refractory condylomas and vulvar intraepithelial neoplasia. Am J Obstet Gynecol 1985;152: 504–509.

Reid R: Understanding HPV infection: The key to rational triage. Colposc Gynecol Laser Surg 1987;3:37–43.

Reid R, Laverty CR, Coppleson M, et al: Non-condylomatous cervical wart virus infection. Obstet Gynecol 1980;55:476–483.

Reid R, Scalzi P: Genital warts and cervical cancer: VII. An improved colposcopic index for differentiating benign papillomaviral infections from high-grade cervical intraepithelial neoplasia. Am J Obstet Gynecol 1985;153:611–618.

Reid R, Elfont EA, Zirkin RM, Fuller TA: Superficial laser vulvectomy: The anatomic and biophysical principles permitting accurate control over the depth of dermal destruction with the carbon dioxide laser. Am J Obstet Gynecol 1985;152:261–271.

Reid R, Greenberg M, Jenson AB, et al: Sexually transmitted papillomaviral infections: I. The anatomic distribution and pathologic grade of neoplastic lesions associated with different viral types. Am J Obstet Gynecol 1987;156:212–222.

Reid WA, Nafussi AI, Rebello G, Williams AR: Effect of using templates on the information included in histopathology reports on specimens of uterine cervix taken by loop excision of the transformation zone. J Clin Pathol 1999;52:825–828.

Rettenmaier MA, Berman ML, DiSaia PJ: Skinning vulvectomy for the treatment of multifocal vulvar intraepithelial neoplasia. Obstet Gynecol 1987;69:247–250.

Richart RM: The correlation of Schiller positive areas on the exposed portion of the cervix with intraepithelial neoplasia. Am J Obstet Gynecol 1964;90:697.

Richart RM: Natural history of cervical intraepithelial neoplasia. Clin Obstet Gynecol 1967;10:748.

Richart RM: A theory of cervical carcinogenesis. Obstet Gynecol Surv 1969;24:874.

Richart RM, Sciarra JJ: Treatment of cervical dysplasia by outpatient electrocauterization. Am J Obstet Gynecol 1968; 101:200.

Richart RM, Townsend DE, Crips W, et al: An analysis of "long-term" follow-up results in patients with cervical intraepithelial neoplasia treated by cryotherapy. Am J Obstet Gynecol 1980;137:823.

Roberts JM, Gurley AM, Thurloe JK, et al: Evaluation of the ThinPrep Pap test as an adjunct to the conventional pap smear. Med J Aust 1997;167:466–469.

Robertson JH, Woodend BE, Crozier EH, Hutchinson J: Risk of cervical cancer associated with mild dyskaryosis. BMJ 1988;297:18.

Rokyta Z: Diagnostic reliability of prebioptic methods in the prediction of a histological basis of cervical lesions and its correlation with accuracy of colposcopically directed biopsy in patients with cervical neoplasia. Eur J Gynaecol Oncol 2000;21:484–486.

Ross MJ, Ehrmann RL: Histologic prognosticators in stage I squamous cell carcinoma of the vulva. Obstet Gynecol 1987;70: 774–784.

Rossetti D, Gerli S, Saab JC, Di-Renzo GC: Atypical squamous cells of undetermined significance (ASCUS), low-grade squamous intraepithelial lesion (LSIL), high-grade squamous intraepithelial lesion (HSIL) and histology. J Med Liban 2000;48:127–130.

Roteli-Martins CM, Alves VA, Santos RT, et al: Value of morphological criteria in diagnosing cervical HPV lesions confirmed by in situ hybridization and hybrid capture assay. Pathol Res Pract 2001;197:677–682.

Rubinstein E: Probably virus induced epithelial lesions in preinvasive cervical cancer. Acta Obstet Gynecol Scand 1980;59: 529–534.

Sadeghi SB, Hsieh EW, Gunn SW: Prevalence of cervical intraepithelial neoplasia in sexually active teenagers and young adults: Results of data analysis of mass Papanicolaou screening of 796,337 women in the United States in 1981. Am J Obstet Gynecol 1984;148:726–729.

Saigo PE, Cain JM, Kim WS, et al: Prognostic factors in adenocarcinoma of the uterine cervix. Cancer 1986;57: 1584–1593.

Sammour MB, Shahwan AA, Iskander SG: Mucopolysaccharide activity in intraepithelial neoplasia of the cervix: 7th International Congress of Cytology, Munich, May 1980. Program 185:135.

Sankaranarayanan R, Shyamalakumary B, Wesley R, et al: Visual inspection with acetic acid in the early detection of cervical cancer and precursors. Int J Cancer 1999;80:161–163.

Santin AD, Hermonat PL, Ravaggi A, et al: Secretion of vascular endothelial growth factor in adenocarcinoma and squamous cell carcinoma of the uterine cervix. Obstet Gynecol 1999;94:78–82.

Saunders NJSG, Sharp F, Nottingham J, Lambourne C: Alcian blue staining of cone specimens: A guide to complete excision of the transformation zone. J Gynecol Surg 1989;5:375–379.

Schauenstein WW: Histologische untersuchungen Über atypisches plattenepithel an der portio und an der innenfläche der cervix uteri. Arch Gynakol 1908;85:576–581.

Schellhas HF: Laser surgery in gynecology. Surg Clin North Am 1978;58:151.

Schiffman MH: Latest HPV findings: Some clinical implications. Contemp Obstet Gynecol 1993; 38(10):27–40.

Schiffman MH, Herrero R, Hildesheim A, et al: HPV DNA testing in cervical cancer screening: Results from women in a high-risk province of Costa Rica. JAMA 2000;283:87–93.

Schiller W: Zur histologischen frÜhdiagnose des portiokarzinom. Zentralbl Gynakol 1928;52:1562.

Schiller W: Zur klinischen frÜhdiagnose des portiokarzinoms. Zentralbl Gynakol 1928;52:1886–1892.

Schneider A, Kraus H, Schuhmann R, Gissmann L: Papillomavirus infection of the lower genital tract: Detection of viral DNA in gynecological swabs. Int J Cancer 1985;35:443–448.

Schneider A, Hoyer H, Lotz B, et al: Screening for high-grade cervical intraepithelial neoplasia and cancer by testing for high-risk HPV, routine cytology or colposcopy. Int J Cancer 2000;89:529–534.

Schneppenheim P, Hamperl H, Kaufmann C, Ober KG: Die beziehungen des schleimepithels zum plattenepithel an der cervix uteri im lebenslauf der frau. Arch Gynakol 1958;190: 303.

Scholl SM, Kingsley Pillers EM, Robinson RE, Farrell PJ: Prevalence of human papillomavirus type 16 DNA in cervical carcinoma samples in East Anglia. Int J Cancer 1985;35: 215–218.

Schottländer J, Kermauner F: Zur kenntnis des uteruskarzinoms. Berlin, Karger, 1912.

Scott JW, Brass P, Seckinger D: Colposcopy plus cytology. Am J Obstet Gynecol 1969;103:925.

Scott JW, Vence CA: Colposcopy, cytology and biopsy in the office diagnosis of uterine malignancy. Cancer Cytol J 1963;5:5.

Scott JW, Welch WB, Blake TF: Bloodless technique of cold knife conization (ring biopsy). Am J Obstet Gynecol 1960;79:62.

Sedlacek TV: Colposcopic guidance for LOOP. J Reprod Med 1999;44:313–314.

Seidl ST: Praxis der kolposkopie: EinfÜhrung in methode und techn. Gynakol Prax 1986;10:673–682.

Semple D, Saha A, Maresh M: Colposcopy and treatment of cervical intraepithelial neoplasia: Are national standards achievable? Br J Obstet Gynaecol 1999;106:351–355.

Sen C, Brett MT: Outcome of women referred to colposcopy for persistently inadequate smears. Cytopathology 2000;11: 38–44.

Senzaki H, Osaki T, Uemura Y, et al: Adenoid basal carcinoma of the uterine cervix: Immunohistochemical study and literature review. Jpn J Clin Oncol 1997;27:437–441.

Shackelford DP, Griffin D, Hoffman MK, Jones DE: Influence of specialty on pathology resource use in evaluation of cervical dysplasia. Obstet Gynecol 1999;94(5 Pt 1):709–712.

Shafi MI, Luesley DM, Jordan JA, et al: Randomized trial of immediate versus deferred treatment strategies for the management of minor cervical cytological abnormalities. Br J Obstet Gynaecol 1997;104:590–594.

Shah K, Kashima H, Polk BF, et al: Rarity of cesarean delivery in cases of juvenile-onset respiratory papillomatosis. Obstet Gynecol 1986;68:795–799.

Shatz P, Bergeron C, Ferenczy A: Anatomy of vulvar skin with emphasis on the pilosebaceous unit and subcutaneous fat. J Gynecol Surg 1989;5:183–191.

Sherman AI, Goldrath M, Berlin A, et al. Cervical-vaginal adenosis after in utero exposure to synthetic estrogens. Obstet Gynecol 1974;44:531–545.

Sherman ME, Schiffman M, Cox JT: Effects of age and human papilloma viral load on colposcopy triage: Data from the randomized atypical squamous cells of undetermined significance/low-grade squamous intraepithelial lesion triage study (ALTS). J Natl Cancer Inst 2002;94:102–107.

Sherman ME, Tabbara SO, Scott DR, et al: "ASCUS, rule out HSIL": Cytologic features, histologic correlates, and human papillomavirus detection. Mod Pathol 1999;12:335–342.

Shlay JC, Dunn T, Byers T, et al: Prediction of cervical intraepithelial neoplasia grade 2-3 using risk assessment and human papillomavirus testing in women with atypia on Papanicolaou smears. Obstet Gynecol 2000;96:410–416.

Shylasree T, Ashraf M, Jayawickrama N: Retrospective audit of standards and quality in colposcopy services in a district hospital. J Qual Clin Pract 2001;21:22–24; discussion 25.

Sianturi MH: Dense acetowhite: A high grade lesion? J Obstet Gynaecol Res 1997;23:79–83.

Sideri M, Schettino F, Spolti N, et al: Loop diathermy to replace conization in the conservative treatment of in situ cancer of the uterine cervix. J Gynecol Surg 1994;10:235–239.

Silbar EL, Woodruff JD: Evaluation of biopsy, cone and hysterectomy sequence in intraepithelial carcinoma of the cervix. Obstet Gynecol 1966;27:89.

Sillman FH, Sedlis A, Boyce JG: A review of lower genital intraepithelial neoplasia and the use of topical 5-fluorouracil. Obstet Gynecol Surv 1985;40:190–220.

Simsir A, Loffe OB, Bourquin P, et al: Repeat cervical cytology at the time of colposcopy: Is there an added benefit? Acta Cytol 2001;45:23–27.

Sincock AM: Semi-automated diagnosis of cervical intraepithelial neoplasia grade 2 by the measurement of acid labile DNA in cytologically normal nuclei. Cancer 1986;58:83–86.

Singer A, Jordan JA: The Cervix. Philadelphia, WB Saunders, 1961.

Smith KT, Campo MS: The biology of papillomaviruses and their role in oncogenesis. Anticancer Res 1985;5:31–48.

Smith KT, Campo MS: Papillomaviruses and their involvement in oncogenesis. Biomed Pharmacother 1985;39:405–414.

Smotkin D, Berek JS, Fu YS, et al: Human papillomavirus deoxyribonucleic acid in adenocarcinoma and adenosquamous carcinoma of the uterine cervix. Obstet Gynecol 1986;68:241–244.

Sokoll WC, Creasman WT: Is laser surgery superior to cryosurgery for the treatment of high grade CIN? J Gynecol Surg 1991;7:57–59.

Solomon D, Schiffman M, Tarone R: Comparison of three management strategies for patients with atypical squamous cells of undetermined significance: Baseline results from a randomized trial. J Natl Cancer Inst 2001;93:293–299.

Soloman D, Davey D, Kurman R, et al: The 2001 Bethesda system: Terminology for reporting results of cervical cytology. JAMA 2002;287:2114.

Spitzer M, Krumholz BA, Seltzer VL: The multicentric nature of disease related to human papillomavirus infection of the female lower genital tract. Obstet Gynecol 1989;73:303–307.

Stafl A: The clinical diagnosis of early cervical cancer. Obstet Gynecol Surv 1969;24:976.

Stafl A: New nomenclature for colposcopy. Obstet Gynecol 1976;48:123.

Stafl A: Cervicography: A new method for cervical cancer detection. Am J Obstet Gynecol 1981;139:815–825.

Stafl A, Linhartová A, Dohnal V: Das kolposkopische bild der felderung und seine pathogenese. Arch Gynakol 1963:199: 223.

Stafl A, Mattingly RF: Colposcopic diagnosis of cervical neoplasia. Obstet Gynecol 1973:41:168.

Stafl A, Mattingly RF: Vaginal adenosis: A precancerous lesion? Am J Obstet Gynecol 1974;120:666.

Stafl A, Mattingly RF: Angiogenesis of cervical neoplasia. Am J Obstet Gynecol 1975;121:845.

Stafl A, Wilkinson EJ, Mattingly RF: Laser treatment of cervical and vaginal neoplasia. Am J Obstet Gynecol 1977;128:128.

Stefanon B, DePalo G: Is vulvoscopy a reliable diagnostic technique for high-grade vulvar intraepithelial neoplasia? Eur J Gynaecol Oncol 1997;18:211.

Steren A, Nguyen HN, Averette HE, et al: Radical hysterectomy for stage IB adenocarcinoma of the cervix: The University of Miami experience. Gynecol Oncol 1993;48:355–359.

Stockton D, Cooper P, Lonsdale RN: Changing incidence of invasive adenocarcinoma of the uterine cervix in East Anglia. J Med Screen 1997;4:40–43.

Sundfor K, Lyng H, Rofstad EK: Oxygen tension and vascular density in adenocarcinoma and squamous cell carcinoma of the uterine cervix. Acta Oncol 1998;37:665–670.

Sutton GP, Stehman FB, Ehrlich CE, Roman A: Human papillomavirus deoxyribonucleic acid in lesions of the female genital tract: Evidence of type 6/11 in squamous carcinoma of the vulva. Obstet Gynecol 1987;70:564–568.

Syrjänen K, Parkkinen S, Mäntyjärvi R, et al: Human papillomavirus (HPV) type as an important determinant of the natural history of HPV infections in uterine cervix. Eur J Epidemiol 1985;1:180–187.

Syrjänen S, Syrjänen K, Mäntyjärvi R, et al: Human papillomavirus (HPV) DNA sequences demonstrated by in situ DNA hybridization in serial paraffin-embedded cervical biopsies. Arch Gynakol 1986;239:39–48.

Sze EHM, Rosenzweig BA, Birenbaum DL, et al: Excisional conization of the cervix uteri: A five-part review. J Gynecol Surg 1989;5:235–268, 325–341.

Tabbara S, Saleh ADM, Andersen WA, et al: The Bethesda classification for squamous intraepithelial lesions: Histologic, cytologic, and viral correlates. Obstet Gynecol 1992;79:338–346.

Tabor A, Berget A: Cold-knife and laser conization for cervical intraepithelial neoplasia. Obstet Gynecol 1990;76:633–635.

Teale GR, Moffitt DD, Mann CH, Luesley DM: Management guidelines for women with normal colposcopy after low-grade cervical abnormalities: Population study. BMJ 2000;320(7251): 1693–1696.

Thomas DB, Ray RM: Oral contraceptives and invasive adenocarcinoma and adenosquamous carcinomas of the uterine cervix: The World Health Organization Collaborative Study of Neoplasia and Steroid Contraceptives. Am J Epidemiol 1996;144: 281–289.

Toki T, Shiozawa T, Hosaka N, et al: Minimal deviation adenocarcinoma of the uterine cervix has abnormal expression of sex steroid receptors, CA125, and gastric mucin. Int J Gynecol Pathol 1997;16:111–116.

Toms C: ASCUS in postmenopausal women. Acta Cytol 2002;46:68–69.

Torashima M, Yamashita Y, Hatanaka Y, et al: Invasive adenocarcinoma of the uterine cervix: MR imaging. Comput Med Imaging Graph 1997;21:253–260.

Townsend DE: Cryosurgery. Obstet Gynecol 1975;4:331.

Townsend DE: Vaginal adenosis, adenocarcinoma and diethylstilbestron. In Morrow CP and Townsend DE: Synopsis of gynecologic oncology 3rd ed. New York, Churchill Livingston, 1987:45–55.

Townsend DE, Levine RU, Richart RM, et al: Management of vulvar intraepithelial neoplasia by carbon dioxide laser. Obstet Gynecol 1982;60:49–52.

Townsend DE, Richart RM, Marks E, Nielsen J: Invasive cancer following outpatient evaluation and therapy for cervical disease. Obstet Gynecol 1981;57:145.

Tseng CJ, Horng SG, Soong YK, et al: Conservative conization for microinvasive carcinoma of the cervix. Am J Obstet Gynecol 1997;176:1009–1010.

van Beurden M, van der Vange N, de Craen AJ, et al: Normal findings in vulvar examination and vulvoscopy. Br J Obstet Gynaecol 1997;104:320–324.

van Niekerk WA, Dunton CJ, Richart RM, et al: Colposcopy, cervicography, speculoscopy, and endoscopy: International Academy of Cytology Task Force summary. Diagnostic Cytology Towards the 21st Century: An International Expert Conference and Tutorial. Acta Cytol 1988;42:33–49.

van Vliet W, van Loon AJ, ten Hoor KA, Boonstra H: Cervical carcinoma during pregnancy outcome of planned delay in treatment. Eur J Obstet Gynecol Reprod Biol 1998;79:153–157.

von Franqué O: Das beginnende portiokankroid und die ausbreitungswege des gebärmutterhalskrebses. Z Geburtshilfe 1901;44:173.

von Franqué O: Leukoplakia und carcinoma vaginae et uteri. Z Geburtshilfe 1907;60:237.

Vaccher E, Tirelli U: Invasive cervical cancer after treatment for cervical intraepithelial neoplasia. Lancet 1997;349(9069): 1909–1910.

Valentine BH, Arena B, Green E: Laser ablation of recurrent Paget's disease of the vulva and perineum. J Gynecol Surg 1992;8:21–24.

Vecchia C, Franceschi S, Decarli A, et al: Sexual factors, venereal diseases, and the risk of intraepithelial and invasive cervical neoplasia. Cancer 1986;58:935–941.

Vermund SH, Kelley KF, Klein RS, et al: High risk of human papillomavirus infection and cervical squamous intraepithelial lesions among women with symptomatic human immunodeficiency virus infection. Am J Obstet Gynecol 1991;165:392–400.

Vessey MP: Epidemiological studies of the effects of diethylstilbesterol. IARC Sci Pub 1989;96:335–348.

Vessey MP, Grice D: Carcinoma of the cervix and oral contraceptives: Epidemiological studies. Biomed Pharmacother 1989;43:157–160.

Vesterinnen E, Meyer B, Purola E, et al: Treatment of vaginal flat condyloma with interferon cream. Lancet 1984;1:157.

Villani C, Inghirami P, Pietrangeli D, Pace S: Today's stage in differential diagnosis between cervical condyloma and CIN. Clin Exp Obstet Gynecol 1986;13:26–32.

Visvalingam S, Blumenthal N, Clarke A, Kench J: Vaginal melanoma masquerading as adenocarcinoma based on cervical cytology: A case report and review of the literature. Aust N Z J Obstet Gynaecol 2000;40:466–467.

Wagner D, Ikenberg H, Boehm N, Gissmann L: Identification of human papillomavirus in cervical swabs by deoxyribonucleic acid in situ hybridization. Obstet Gynecol 1984;64:767–772.

Walker EM, Dodgson J, Duncan ID: Is colposcopy of teenage women worthwhile? An 11-year review of teenage referrals in Dundee. J Gynecol Surg 1989;5:385–388.

Walsh JT Jr, Flotte TJ, Anderson RR, Deutsch TF: Pulsed CO_2 laser tissue ablation: Effect of tissue type and pulse duration on thermal damage. Lasers Surg Med 1988;8:108–118.

Ward JW, Clifford WS, Monaco AR, Bicherstaff HJ: Fatal systemic poisoning following podophyllin treatment of condyloma acuminatum. South Med J 1954;47:1204.

Watts KC, Husain OAN, Campion MJ, et al: Quantitative DNA analysis of low-grade cervical intraepithelial neoplasia and human papillomavirus infection by static and flow cytometry. BMJ 1987;295:1090–1092.

Wespi HJ: Erfahrungen mit der systematischen kolposkopie an der zürcher frauenklinik. Zentralbl Gynakol 1938;82:1762–1776.

Wespi HJ: Entstehung und Früherfassung des portiokarzinoms. Basel, Benno Schwabe, 1946. Translated by M. Schiller: Early Carcinoma of the Uterine Cervix: Pathogenesis and Detection. New York, Grune and Stratton, 1949.

Wespi HJ: Kolpophotographic. Gynaecologia 1951;131:65–73.

Wespi HJ: Altersverteilung und Latenzzeit beim portiokarzinom. Gynaecologia 1952;133:169–178.

Wespi HJ: Die rolle der kolposkopie zum ausschluss des karzinoms im portiobereich in gynaecologia 1952;34:111–121.

Wespi HJ: Colposcopic-histologic correlation in the benign acanthotic non-glycogenated squamous epithelium. Colposc Gynecol Laser Surg 1986;2:147–158.

Wespi HJ: Enhancement of the colposcopic image of the uterine cervix by salicyclic alcohol and metacresol sulphonic acid. The cervix and l.f.g.t. 1986;4:139–148.

Wespi HJ: 50 years colposcopy. Annali di Obstetricia e Ginecologia Medicina Perinatal 1988 CIX (109):319–350.

Wespi HJ, Sauter H: Der einfluss von alter und geburtenzahl auf die entstehung des genitalcarcinoms. Z Krebsforsch 1943;53: 347–357.

Wickenden C, Coleman DV, Malcolm ADB: Cross-hybridisation of human papillomavirus DNA on filters. J Virol Methods 1987;15:249–255.

Widrich T, Kennedy AW, Myers TM, et al: Adenocarcinoma in situ of the uterine cervix: Management and outcome. Gynecol Oncol 1996;61:304–308.

Wolcott HD, Gallup DG: Wide local excision in the treatment of vuvlar carcinoma in situ: A reappraisal. Am J Obstet Gynecol 1984;150:695–698.

Wright CV, Davis E, Riopelle MA: Laser cylindrical excision to replace conization. Am J Obstet Gynecol 1984;150:704.

Wright CV, Davis E: Laser surgery for vulvar intraepithelial neoplasia: Principles and results. Am J Obstet Gynecol 1987;156: 374–378.

Wright TC Jr, Gagnon S, Richart RM, Ferenczy A: Treatment of cervical intraepithelial neoplasia using the loop electrosurgical excision procedure. Obstet Gynecol 1992;79:173–178.

Wright TC Jr, Cox JT, Massad LS, et al: 2001 consensus guidelines for the management of women with cervical cytological abnormalities. JAMA 2002;287:2120–2129.

Yabroff KR, Kerner JF, Mandelblatt JS: Effectiveness of interventions to improve follow-up after abnormal cervical cancer screening. Prev Med 2000;31:429–439.

Yandell RB, Hannigan EV, Dinh TV, Buchanan VS: Avoiding conization for inadequate colposcopy: Suggestions for conservative therapy. J Reprod Med 1996;41:135–139.

Yang YJ, Gordon GB: Cervical adenoid cystic carcinoma coexisting with multiple human papillomavirus-associated genital lesions: A common etiology? Gynecol Obstet Invest 1999;47: 272–277.

Yeh IT, LiVolsi VA, Noumoff JS: Endocervical carcinoma. Pathol Res Pract 1991;187:129–144.

Yoshida M, Jimbo H, Shirai T, et al: A clinicopathological study of postoperatively upgraded early squamous-cell carcinoma of the uterine cervix. J Obstet Gynaecol Res 2000;26:259–264.

Yost NP, Santoso JT, McIntire DD, Iliya FA: Postpartum regression rates of antepartum cervical intraepithelial neoplasia II and III lesions. Obstet Gynecol 1999;93:359–362.

Young LS, Bevan IS, Johnson MA, et al: The polymerase chain reaction: A new epidemiological tool for investigating cervical human papillomavirus infection. BMJ 1989;298:14–18.

Young RH, Scully RE: Atypical forms of microglandular hyperplasia of the cervix simulating carcinoma: A report of five cases and review of the literature. Am J Surg Pathol 1989;13:50–56.

Young RH, Scully RE: Invasive adenocarcinoma and related tumors of the uterine cervix. Semin Diagn Pathol 1990;7: 205–227.
Zheng T, Holford TR, Ma Z, et al: The continuing increase in adenocarcinoma of the uterine cervix: A birth cohort phenomenon. Int J Epidemiol 1996;25:252–258.
Zhou C, Gilks CB, Hayes M, Clement PB: Papillary serous carcinoma of the uterine cervix: A clinicopathologic study of 17 cases. Am J Surg Pathol 1998;22:113–120.
Zinser HK: Zur gynäkologischen krebsvorsorgeuntersuchung. GBK-Mitteilungsdienst Nr 1985;45:12–18.
Zinser HK, Rosenbauer KA: Untersuchungen über die angioarchitektonik der normalen und pathologisch veränderten cervix uteri. Arch Gynakol 1960;194:73.

第六部分

索　　引

索引 Index

注：页码后带 f 指插图；页码后带 t 指表格

A

B

C

D

F

I

K

N

O

P

R

S

T

U

V

W

（黄晓武 译　夏恩兰　陈丽玉 校）